碳离子放射治疗学

——原理、实践和治疗计划

Carbon-Ion Radiotherapy

Principles，Practices，and Treatment Planning

注　意

医学是一门不断探索的学科。随着新的研究和临床试验不断拓宽我们现有的知识，医学手段和药物治疗也在不断更新。这本书籍是作者和出版商通过不懈努力、查阅多方资料，为读者提供的完整且符合出版标准的内容。然而，鉴于难以避免的人为错误或医学科学的多变性，本书作者、出版商或其他参与本书编写和出版的工作人员均无法保证本书的每一方面都是准确和完整的，当然他们对本书中所有错误、纰漏或引用信息所产生的后果也难以承担所有的责任。我们鼓励读者参阅其他资料来验证本书的内容。例如，我们特别建议读者在使用每一种药物时查阅相关产品信息以确保本书内容的准确性，确认本书推荐的剂量或使用的禁忌证有无变化，尤其是涉及新的或不常用的药物时。

碳离子放射治疗学
——原理、实践和治疗计划

Carbon-Ion Radiotherapy
Principles, Practices, and Treatment Planning

原　　著　Hirohiko Tsujii
　　　　　Tadashi Kamada
　　　　　Toshiyuki Shirai
　　　　　Koji Noda
　　　　　Hiroshi Tsuji
　　　　　Kumiko Karasawa

名誉主译　孙启银

主　　译　穆向魁　孙珂珂　张圈世

译者名单　（按姓名汉语拼音排序）
　　　　　曹明蕊（北京大基康明医疗设备有限公司）
　　　　　姜　冲（北京大基康明医疗设备有限公司）
　　　　　黎　鋆（苏州大学附属肿瘤医院）
　　　　　穆向魁（苏州大学附属肿瘤医院）
　　　　　任昌镇（苏州大学附属肿瘤医院）
　　　　　苏继辉（苏州大学附属肿瘤医院）
　　　　　孙珂珂（北京大基康明医疗设备有限公司）
　　　　　王　亮（北京大基康明医疗设备有限公司）
　　　　　张圈世（北京大基康明医疗设备有限公司）

北京大学医学出版社

TANLIZI FANGSHE ZHILIAOXUE——YUANLI SHIJIAN HE ZHILIAO JIHUA
图书在版编目（CIP）数据

碳离子放射治疗学：原理、实践和治疗计划/（日）辻井·博彦（Hirohiko Tsujii），（日）镰田·正（Tadashi Kamada），（日）白井·俊之（Toshiyuki Shirai）等著；穆向魁，孙珂珂，张圈世译.——北京：北京大学医学出版社，2017.1
书名原文：Carbon-Ion Radiotherapy：Principles，Practices，and Treatment Planning
ISBN 978-7-5659-1449-2

Ⅰ.①碳…　Ⅱ.①辻…②镰…③白…④穆…⑤孙…⑥张…　Ⅲ.①放射治疗学　Ⅳ.①R815

中国版本图书馆 CIP 数据核字（2016）第 193030 号

北京市版权局著作权合同登记号：图字：01-2016-3651

碳离子放射治疗学——原理、实践和治疗计划

主　　译：穆向魁　孙柯柯　张圈世
出版发行：北京大学医学出版社
地　　址：（100191）北京市海淀区学院路 38 号　北京大学医学部院内
电　　话：发行部 010-82802230；图书邮购 010-82802495
网　　址：http://www.pumpress.com.cn
E - mail：booksale@bjmu.edu.cn
印　　刷：北京强华印刷厂
经　　销：新华书店
策划编辑：高　瑾
责任编辑：畅晓燕　**责任校对**：金彤文　**责任印制**：李　啸
开　　本：889mm×1194mm　1/16　**印张**：19.75　**字数**：613 千字
版　　次：2017 年 1 月第 1 版　2017 年 1 月第 1 次印刷
书　　号：ISBN 978-7-5659-1449-2
定　　价：190.00 元

中文版序言（一）

美国 *CA：A Cancer Journal for Clinicians* 杂志上发表的 2015 中国癌症统计数据显示：2015 年中国预计有 429.2 万例肿瘤病例和 281.4 万例死亡病例。相当于平均每天 12 000 人新患癌症，7500 人死于癌症。如何提高治疗效果，挽救和延长患者的生命，同时改善患者的生存质量，使患者有尊严地生活，是广大肿瘤医务工作者一直追求的目标。

放射治疗是肿瘤的主要治疗方法之一。尽可能给予肿瘤最大的照射剂量，同时减少正常组织照射，一直是放射治疗的主要原则。近几十年，随着计算机、影像、核医学技术的飞速发展，高端放射治疗技术不断涌现。三维适形放射治疗（3D CRT）、立体定向放射外科（SRS）和立体定向体部放射治疗（SBRT）、调强放射治疗（IMRT）、图像引导下放射治疗（IGRT）等技术的开发和应用，使 X 线放射治疗技术达到了较高水平，在物理技术精准性上已经很难再有质的突破。

在放射治疗中，常用的放射源为高能电子线、高能 X 线，还有带电重粒子束（目前应用最多的是质子和碳离子）等。随着 X 线放疗技术的进展，电子线的使用逐渐减少；质子束治疗在物理剂量分布上明显优于 X 线治疗，可以大幅度地降低肿瘤周围正常组织的照射剂量，然而在实际临床应用中收益有限；碳离子束治疗与 X 线治疗相比，不但在物理剂量分布上，同时在放射生物学效应上存在明显优势。目前碳离子治疗技术主要在德国和日本进行了较深入的研究，结果令人鼓舞。碳离子束物理分布剂量的优势体现在物理剂量分布更集中、更精确，可以安全地使用大分割治疗，使肿瘤治疗周期缩短到 4 周以内，甚至一次完成治疗，大大地减少了治疗成本和患者的痛苦；放射生物学效应的优势体现在对放射线抗拒肿瘤的治疗中，临床结果明显优于 X 线和质子治疗。

我国兰州近代物理研究所自 2006 年起使用碳离子束治疗肿瘤，至今已经治疗了 18 批 213 例患者，取得较好的临床效果。鉴于兰州近代物理研究所的研究经验，甘肃省武威批准建设医用重离子治疗中心，并于 2012 年开始建设，预计在 2017 年进入临床应用。中国上海重离子医院在 2015 年 5 月开始投入临床使用，至今年 5 月共收治了 283 例患者，效果正在评价中。除了兰州近代物理研究所，国内仍有数个医疗器械厂家在质子、重离子设备国产化方面做着努力。

在这种背景下，苏州大学附属肿瘤医院的肿瘤放疗医师和大基康明医疗设备有限公司的物理师和研究人员共同翻译了日本国立放射科学研究所（National Institute of Radiological Sciences，NIRS）辻井博彦（Hirohiko Tsujii）教授主编的《碳离子放射治疗学》（*Carbon-Ion Radiotherapy*）。这本书主要根据 NIRS 20 多年来碳离子放疗的临床应用结果编写的。书中详细地介绍了碳离子放射治疗在 NIRS 的发展历程、治疗效果，以及不良反应的应对措施，这是非常可贵的。我相信这本书对我国肿瘤放射治疗的专业技术人员及对重离子治疗感兴趣的医务人员，将起到普及知识、拓宽视野的作用，对重离子设备的研发等方面也起到积极的作用。

中国工程院院士　于金明

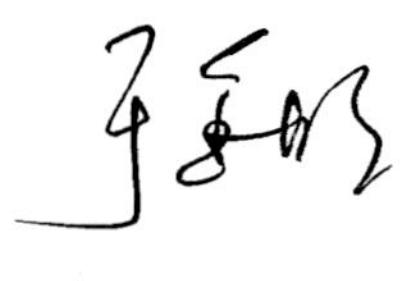

中文版序言（二）

1895年德国物理学家伦琴发现X射线，随后1898年居里夫人发现放射性元素钋与镭。这些重大发现都有力地推动了放射医学的进步，包括放射治疗、核医学影像诊断和放射性同位素在医学中的应用等。随着对核技术的深入了解，人们认识到核技术是一把双刃剑，如何发挥核辐射的益处，同时避免其对人体的损伤，一直是科学家和医学工作者孜孜以求的目标。

我本人从跨进大学校门时就开始接触放射线，至今已有50余年历史，长期致力于核技术方法学发展及其在交叉学科中的应用。如何将核技术更好地用于医学诊断和疾病治疗，是我近年来关注并积极推进的方向，因为当前加速器和核影像等相关技术的迅猛发展，极大地推动了放射医学与核医学在临床诊断和治疗中的应用。

在现代放射治疗技术中，IMRT、IGRT、质子束放射治疗等技术的出现，将肿瘤精准放射治疗技术推向了从未有过的高水平。然而，由于肿瘤本身的生物学特性不同，导致一部分肿瘤对常规核辐射抗拒，即使采用上述现代放射治疗技术，治疗效果仍然不理想。因此，众多肿瘤放射治疗专家将目光转向重离子治疗，目前研究应用较多的是碳离子放射治疗。碳离子束在穿透生物物质路径上形成Bragg峰，因此与重带电粒子一样在物理剂量分布上比传统X射线和电子束有明显优势；同时，碳离子束比质子束有更好的放射生物学优势，不受细胞周期及氧效应的影响，可以对常规辐射不灵敏的肿瘤有更好的治疗效果。

近年来，我国的放射技术研究单位和专家致力于大型放射治疗设备国产化，而碳离子放射治疗设施应该是一个重要研究方向。我国在重离子设施建设上也积累了一定的经验，中国科学院兰州近代物理研究所在重离子肿瘤治疗方面已有相当积累，已从实验室研究扩展到了肿瘤临床研究。

日本在碳离子放射治疗上做了大量的研究，主要是日本国立放射科学研究所（NIRS）辻井博彦教授的团队，已有20多年的临床实践经验。他们近期出版了《碳离子放射治疗学》一书，书中归纳了他们多年的研究结果，这对碳离子临床应用和设备研制都有重要意义。

苏州大学附属肿瘤医院和大基康明医疗设备有限公司的肿瘤放射治疗专家、物理师、研究人员共同翻译了这本《碳离子放射治疗学》。我相信本书中译本的出版将对我国肿瘤碳离子放疗事业的发展起到有力的推动作用！

中国科学院院士　柴之芳

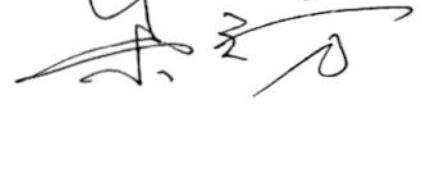

译者前言

目前，恶性肿瘤已成为威胁人类生存的最致命疾病之一。手术、化疗、放射治疗是肿瘤治疗的三大主要手段。由于粒子加速器、计算机、影像技术的进步，放射治疗的精确性越来越高，在肿瘤治疗中发挥着越来越重要的作用。相对于传统的 X 射线放射治疗，在质子、碳离子放射治疗中，通过质子、碳离子束射程末端的 Bragg 峰物理特性，能够使照射的高剂量精准定位在肿瘤靶区，同时使肿瘤周围的正常组织受到较少的照射剂量或不受照射。随着技术的成熟及治疗人数的增多，质子、碳离子放射治疗肿瘤的优势引起了人们的广泛关注。

与质子相比，碳离子存在明显的生物学优势，在 Bragg 峰位置碳离子的相对生物效应（RBE）是质子的 2～3 倍，能够给予肿瘤更强的杀伤性，相应减少了治疗所需的时间，提高了装置的治疗效率。但是由于建造成本太高，碳离子治疗中心的普及率远远不如质子治疗中心，现在世界上正在运行的碳离子治疗中心包括：日本 5 个、德国 2 个、中国 2 个、意大利 1 个。

20 世纪 90 年代初期，由于日本政府的支持，碳离子放射治疗在日本取得了长足的发展，治疗的患者人数占放射治疗总人数的 91%，积累了丰富的装置建造及临床治疗经验。在此基础上，2014 年日本国立放射科学研究所（NIRS）的辻井博彦等研究人员和放射肿瘤学专家编写了《碳离子放射治疗学》，从装置构成、放射生物学、剂量学、治疗计划、临床实践等方面介绍了碳离子放射治疗的情况，是当前世界上最全面介绍碳离子放射治疗的一本书，代表着碳离子放射治疗的最高水平。

北京大基康明医疗设备有限公司（大基医疗）孙启银主任医师在中国建立了第一个质子治疗系统——万杰质子治疗中心，并先后与俄罗斯核物理研究所和欧洲核子中心（CERN）等讨论合作在中国引进/研发重离子治疗系统，2013 年大基医疗承担了国家“十二五”科技支撑计划项目，研制一台小型化质子治疗装置样机。正是基于这个目的，在此期间，大基医疗的有关工程技术人员和放射肿瘤方面的专家、学者和“小型化质子治疗装置样机”项目组成员翻译了《碳离子放射治疗学》。对于从事肿瘤放射治疗的医生和技术人员，这是一本很有益的参考书。相信这本书对于我国碳离子放射治疗知识的普及、碳离子放射治疗肿瘤的临床应用与学术研究，以及碳离子治疗装置的研发等方面会起到重要的推动作用。

本书涉及的领域极其广泛，包括核物理、加速器物理、肿瘤学、生物学、影像学、精密机械、临床等学科的知识，翻译不恰当之处，恳请读者多多指正。

译者

原著前言

本书基于日本国立放射科学研究所（NIRS）20年的碳离子放射治疗临床经验，并综述了世界上的粒子束治疗文献。它介绍了碳离子放射治疗的原理，并努力优化治疗计划和放疗技术来治疗各种肿瘤，并且也描述了应用此技术导致严重毒性反应或肿瘤控制失败时的治疗方法。因此，读者可以了解到带电粒子放射治疗的成功技术来预防潜在不良反应，也能够了解到一旦不良反应发生如何解决或者治疗。

近年来，越来越多的数据显示带电粒子放射治疗在提高多种肿瘤的局部控制率和生存率方面具有潜在优势。在各种离子束中，碳离子束已在世界范围内用于肿瘤治疗，因为碳离子被认为具有最均衡和最优的特性；在肿瘤内，它在物理学和生物学方面都展现出极佳的剂量定位。实际上，与光子束相比，碳离子束在肿瘤的固定深度处形成 Bragg 峰；并且碳离子的放射生物学效应随着深度而增加，在束流射程末端达到最大值。因此，碳离子束可以精确地将某一充足物理生物剂量定位在固定深度的肿瘤内，同时向周围正常组织传播较低水平的物理生物剂量。

从肿瘤放射治疗的观点看，碳离子这些独特的特性会是一把双刃剑。这是因为碳离子治疗选择性照射肿瘤的同时有导致正常组织或重要器官出现严重不良反应的危险，进而可能造成肿瘤控制失败（除非采取恰当措施）。实际上，NIRS 初始的Ⅰ期或Ⅰ/Ⅱ期研究中，在一组进行剂量升级实验的头颈部肿瘤和盆腔肿瘤患者中，接受较高剂量的患者出现了严重的直肠、乙状结肠、皮肤和结缔组织的晚期并发症。在确定安全剂量，并改进放射治疗技术后的治疗中，没有再见到这样的不良反应。本书也描述了发生不良反应并成功进行挽救治疗的患者。这是本书与该领域内其他专著的不同之处。

碳离子放射治疗可以提高各部位局部晚期肿瘤的疗效，特别是病理类型为非鳞状细胞的肿瘤，包括腺癌、腺样囊性癌、黑色素瘤、骨和软组织肉瘤，以及那些不适合外科手术的肿瘤。而且，由于高线性能量传递（high-LET）的碳离子束有更好的剂量分布和独特的生物学特性，所以可以使用短程放射治疗方案。这种治疗方式的疗效也在各种不同位置的肿瘤治疗中得到了证实，每个患者的治疗次数成功缩减到 1 天单次治疗与 4 周 16 次治疗之间。本书也介绍了如何实现短程治疗。

虽然历史总是不断重演，但是由于技术不成熟、缺乏离子束知识或对肿瘤本身缺乏了解所造成的放射治疗的不良事件不应该再重复。因此，我们希望本书能够成为碳离子放射治疗领域的入门书，或者那些正在使用带电粒子（包括质子和碳离子）进行临床放射治疗者的参考书。

最后，感谢患者对我们的信任。感谢过去和现在的 NIRS 员工对本书的贡献。同时我们也对为本书出版提供了支持和建议的人士表示感谢。

我希望我们的工作对于整个放射治疗领域来说是一个有用的资源，并能提高放射肿瘤治疗水平。

Hirohiko Tsujii

于日本千叶

原著者名单

Yutaka Ando National Institute of Radiological Sciences, Chiba, Japan

Satoshi Endo National Institute of Radiological Sciences, Chiba, Japan

Shigekazu Fukuda National Institute of Radiological Sciences, Chiba, Japan

Akifumi Fukumura National Institute of Radiological Sciences, Chiba, Japan

Takuji Furukawa National Institute of Radiological Sciences, Chiba, Japan

Yoshiya Furusawa National Institute of Radiological Sciences, Chiba, Japan

Azusa Hasegawa National Institute of Radiological Sciences, Chiba, Japan

Reiko Imai National Institute of Radiological Sciences, Chiba, Japan

Taku Inaniwa National Institute of Radiological Sciences, Chiba, Japan

Hitoshi Ishikawa Proton Medical Research Center, Tsukuba University, Tsukuba, Japan

Tetsuro Isozaki National Institute of Radiological Sciences, Chiba, Japan

Yoshiyuki Iwata National Institute of Radiological Sciences, Chiba, Japan

Tadashi Kamada National Institute of Radiological Sciences, Chiba, Japan

Nobuyuki Kanematsu National Institute of Radiological Sciences, Chiba, Japan

Kumiko Karasawa National Institute of Radiological Sciences, Chiba, Japan

Masashi Koto National Institute of Radiological Sciences, Chiba, Japan

Naruhiro Matsufuji National Institute of Radiological Sciences, Chiba, Japan

Nobutaka Mizoguchi National Institute of Radiological Sciences, Chiba, Japan
Department of Radiation Oncology, Kanagawa Cancer Center, Kanagawa, Japan

Manabu Mizota National Institute of Radiological Sciences, Chiba, Japan

Shinichiro Mori National Institute of Radiological Sciences, Chiba, Japan

Mio Nakajima National Institute of Radiological Sciences, Chiba, Japan

Koji Noda National Institute of Radiological Sciences, Chiba, Japan

Takuma Nomiya National Institute of Radiological Sciences, Chiba, Japan

Makoto Shinoto National Institute of Radiological Sciences, Chiba, Japan
Graduate School of Medical Sciences, Kyushu University, Fukuoka, Japan

Miho Shiomi National Institute of Radiological Sciences, Chiba, Japan

Toshiyuki Shirai National Institute of Radiological Sciences, Chiba, Japan

Ryo Takagi National Institute of Radiological Sciences, Chiba, Japan

Yuka Takei National Institute of Radiological Sciences, Chiba, Japan

Kohtaro Terashima National Institute of Radiological Sciences, Chiba, Japan
Graduate School of Medical Sciences, Kyushu University, Fukuoka, Japan

Shingo Toyama National Institute of Radiological Sciences, Chiba, Japan
Department of Heavy Particle Therapy and Radiation Oncology, Saga University, Saga, Japan

Hiroshi Tsuji National Institute of Radiological Sciences, Chiba, Japan

Hirohiko Tsujii National Institute of Radiological Sciences, Chiba, Japan

Masaru Wakatsuki National Institute of Radiological Sciences, Chiba, Japan

Shigeu Yamada National Institute of Radiological Sciences, Chiba, Japan

Naoyoshi Yamamoto National Institute of Radiological Sciences, Chiba, Japan

Shigeo Yasuda National Institute of Radiological Sciences, Chiba, Japan

目　录

第 1 部分
碳离子束放射治疗的历史
The History of Carbon-Ion Radiotherapy

带电粒子束放射治疗的历史 1

History of Charged Particle Radiotherapy

Hirohiko Tsujii

摘要

在各种带电粒子中，质子和碳离子在世界范围内广泛用于肿瘤治疗。1954 年，Lawrence Berkeley 国家实验室（LBNL）在世界上首次将质子束应用于临床。之后不久，Uppsala、Boston、Russia（三个中心）和 Chiba 开始使用质子束。但是直到 1973 年后，当计算机断层扫描（CT）被发明，临床应用中剂量分布的精确计算才成为可能。1990 年，世界上首台带旋转机架的医用质子治疗系统在美国 Loma Linda 安装。从那以后，质子治疗被越来越多的治疗中心用于肿瘤治疗。目前，全世界大约有 36 家质子治疗中心在运行，并且还有更多的中心在建设或筹划中。对于重离子的临床应用，LBNL 分别在 1957 年用氦离子和 1975 年用氖离子各治疗了第 1 例患者。到 1992 年实验室关闭，共使用氦离子治疗了 2054 例患者，使用氖离子和其他重离子治疗了 433 例患者。1994 年，日本 NIRS 开始将 Chiba 的重离子医用加速器（Heavy Ion Medical Accelerator，HIMAC）产生的碳离子用于临床，这是世界上第一个专用的医疗设施。在各种离子中，碳离子被选用于治疗，是因为其生物学剂量分布优于其他离子，而且碳离子束高 LET 成分的量足以保证其在控制耐光子肿瘤方面的生物学收益。到 2013 年 3 月，NIRS 共治疗了 7300 多例患者。1997 年，德国 Gesellschaft für Schwerionenforschung（GSI）也开始进行碳离子治疗，到 2005 年 GSI 关闭时共治疗了 440 例患者；2005 年后，GSI 的工作在海德堡大学继续进行。目前，全球共 6 家碳离子治疗中心在运行，其他几家中心正在建设中。

关键词

碳离子 • 带电粒子 • 剂量分布 • 高 LET • 质子

1.1 引言

在 1895 年伦琴（Wilhelm Conrad Röntgen）发现 X 射线后不到 2 个月，X 射线就被用于拍摄 X-线片进行诊断和治疗包括肿瘤在内的多种疾病。从那以后，人们就对精确照射肿瘤，同时最大限度减少肿瘤周围正常组织损伤这个放射治疗的主要原则进行了广泛探索。从这方面来说，20 世纪 50 年代，当高能加速器，例如远距离钴治疗（tele-cobalt）机和直线加速器被发明并应用于临床，标志着现代放射治疗的开始。

在 20 世纪后期，高级技术包括调强放射治疗（intensity-modulated radiotherapy，IMRT）和立体定向体部放射治疗（stereotactic body radiotherapy，SBRT）的发明，为治疗结果的改善和肿瘤治疗范围的扩展做出了贡献。IMRT 用光子束从不同方向对肿瘤进行照射，从而允许高剂量集中在靶区内，同时分散了治疗区域外正常组织内不需要的剂量[1-2]。目前，光子治疗广泛普及，并通常被称作“传统”放疗，以区别于新的带电粒子治疗，如质子和碳离子放射治疗。

粒子放射治疗已有60多年的历史，它提高了放射治疗的临床可能性。在众多粒子中，质子和碳离子受到了特别关注，走在了世界的前沿。这是因为，与光子相比，质子和碳离子有更好的剂量分布；由于碳离子比质子重，其相对生物效应（relative biological effectiveness，RBE）高，所以在避开肿瘤周围正常组织的同时有更高的肿瘤控制率[3-4]。

本章介绍带电粒子放射治疗历史，并重点介绍碳离子放射治疗。

1.2　粒子束放射治疗初露头角

1.2.1　粒子束放射治疗加速器的发明

放射治疗的成功很大程度上依赖于加速器、束流（射束）配送系统、治疗计划系统以及很多其他相关设备的性能。当我们注意到自20世纪50年代光子能量提高到MV级时，治疗效果便得到显著提高这一证据时，这就变得非常清晰（表1.1）[5]。那么由此推断，如果带电粒子用于癌症治疗，治疗效果可能会提高更多。

表1.1　随着MV级治疗的出现，几种肿瘤类型存活率提高

肿瘤类型	5年存活率（%）	
	kV X线	MV X线
霍奇金病	30～35	70～75
宫颈癌	35～45	55～65
前列腺癌	5～15	55～60
鼻咽癌	20～25	45～50
膀胱癌	0～5	25～35
卵巢癌	15～20	50～60
视网膜母细胞瘤	30～40	80～85
睾丸精原细胞瘤	65～70	90～95
睾丸胚胎癌	20～25	55～70
扁桃体癌	25～30	40～50

抗癌顾问小组报告，美国，政府印刷所，华盛顿，1970

在各种带电粒子中，质子和碳离子在世界范围内最广泛地应用于癌症治疗。高能离子束在射程的末端沉积大部分能量，形成所谓的Bragg峰（图1.1），英国物理学家William Henry Bragg在1904年报告了这个现象[6]，故以其名字命名。认识到Bragg峰的优越性，Robert R. Wilson（1914—2000）在1946年发表了他关于使用加速的质子和重离子治疗人类肿瘤的原理的重要论文[7]。这是最早关于将带电粒子用作医学应用的提议。在第二次世界大战期间，他参加Los Alamos的原子弹开发。战后，他返回到Berkeley去寻找核能的和平应用，并撰写了关于高能质子在肿瘤治疗上的潜在优势这

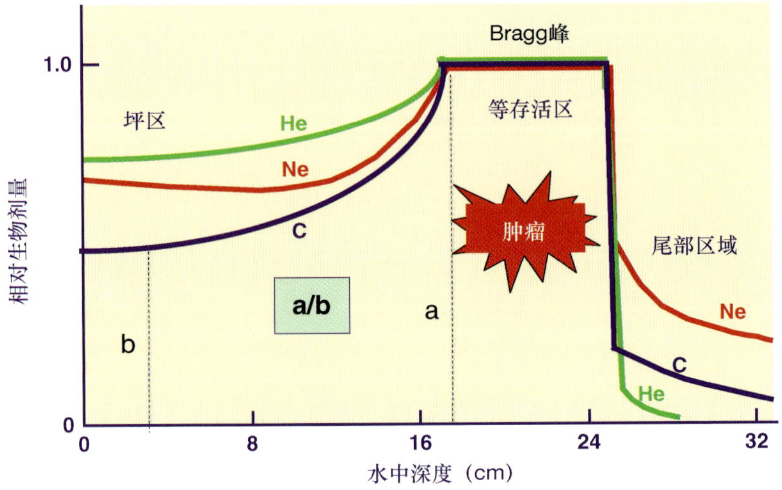

图1.1　不同离子束的深度剂量分布。当使用相同的生物终点时，碳离子束在生物学效应方面与其他离子束相比有最大的峰坪比（a/b）

一历史性文章。他后来成为 Fermi 实验室的第一任主任，在那里进行了快中子治疗临床研究，并治疗了 3100 例患者。因为与传统光子相比，带电粒子在精确给予肿瘤足够剂量的同时，降低了肿瘤周围正常组织的剂量，所以有希望获得更高的治愈率和更少的并发症。Wilson 同时也猜测碳离子可能比质子束更好。

在 Wilson 提议之前，Ernest Orlando Lawrence（1901—1958）发现一个不使用高电压就能将粒子加速到很高能量的方法，这实际上就是 1929 年回旋加速器的研制。第一个 Lawrence 回旋加速器模型直径只有 4 英寸（1 英寸＝2.54 cm）大小，用黄铜、金属丝线和封蜡制成，可以轻易放在一只手中。Lawrence 手持第一台回旋加速器的照片发表在 *Time* 新闻杂志封面上。接下来，11 英寸、27 英寸和 37 英寸的高能回旋加速器相继在 Berkeley 建成。

世界上首次粒子治疗是在 1938 年，通过使用具有历史意义的 37 英寸回旋加速器产生的快中子对 24 例患者进行了单次治疗。此次治疗被评价为很成功，然后从 1938—1943 年间使用 60 英寸回旋加速器产生的快中子以分次方式共治疗了 226 例患者。然而，伴随着快中子治疗的临床疗效，正常组织的晚期不良反应很高。1948 年，Stone 医生做出结论，快中子不应该用于癌症治疗[8]。

然而，英国的一个团体再次评估了快中子治疗，并于 1965 年在伦敦 Hammersmith 医院的 Mary Catterall 中心开始治疗。到 1969 年，结果显示对某些肿瘤，中子治疗可以获得更好的肿瘤局部控制。在这些结果的鼓励下，20 世纪 70 年代，欧洲、美国和日本的许多其他机构又开始了中子治疗的研究。但是从那以后，对中子治疗的需求减少了，因此大部分机构放弃了这种治疗。目前，快中子治疗只在少数几个机构用于选择性肿瘤的治疗。

值得一提的是，在快中子治疗开始的同一年（1938 年），Illinois 大学的物理学家 Gerald Kruger 产生了使用硼俘获中子时产生的 α 粒子治疗肿瘤的想法。他提出用硼复合物充满肿瘤，之后使用中子束照射。硼对热中子的俘获截面大约是其他组织成分的 100 倍。这种方法后来被称为“中子俘获治疗”。

1.2.1.1　质子束治疗的最初阶段

1947 年，E. Lawrence 完成了 Berkeley 加州大学 184 英寸同步回旋加速器的建造，可以将质子、氘核和氦核的能量加速到几百 MeV/u。质子和较重的粒子的质量远远大于电子，需要更大的加速器来加速，使其产生足够的动能来治疗深部肿瘤。例如，质子质量是电子质量的 1836 倍。E. Lawrence 建议 Cornelius A. Tobias 和 UC Berkeley 的 John H. Lawrence 共同利用直径 184 英寸的同步回旋加速器来检验 Wilson 设想的科学有效性[9]。

1954 年，在照射患者前，他们决定用氘核束照射患有乳腺癌狗的垂体[10]。狗的肿瘤出现了溃疡、持续出血和渗出乳状物。垂体照射后几天内显示明显效果，而且出血停止了。2 周内渗液完全停止，并且狗也重新恢复了一些体力。狗一直状态良好，肿瘤在接下来的几个月里持续缩小，直到狗由于肿瘤复发而死亡。

1954 年，在该动物肿瘤治疗效果良好的鼓励下，世界上首例广泛转移的乳腺癌患者接受了 184 英寸同步回旋加速器产生的质子束对垂体的照射[11]。使用离子束（氘、质子和氦核）共治疗了 50 例患者。首例广泛转移的乳腺癌患者接受了垂体照射，大约照射了他们实际预期有效剂量的一半。患者几乎马上有起色，但最终还是在治疗后几个月就去世了。尽管无法确定哪些患者将从治疗中受益，最早的乐观迹象是皮肤温度和水肿的双重下降。在接受垂体照射后，尽管有些患者没有任何效果，但多半患者表现出一些好的效果。对于治疗毒性，最显著的不良反应是产生复视。考虑由于多重散射，质子和氦离子在颅内扩散的范围太大，如果使用碳离子或氧离子束流就可以使散射的影响降到最低。

第二组垂体照射是治疗肢端肥大症患者。最后治疗了大约 700 例患者。不像其他治疗，肢端肥大症持续恢复，而且生长激素水平保持在正常范围内很多年[12]。1957 年，184 英寸同步回旋加速器改为加速氦核。到 1992 年加速器关闭时，共 2054 例患者接受了氦离子治疗。因为可以通过正交 X 线片确定肿瘤位置，而且可以对颅骨进行刚性固定，所以在 20 世纪 50 年代和 70 年代最初的质子治疗主要是针对垂体肿瘤。这是在发明 CT 前的质子治疗方式。

1.2.1.2　质子治疗的第二阶段

UC Berkeley 的临床研究开始后不久，在其他质子装置上也开始了质子治疗项目。这些装置本是为核物理研究建造的，包括瑞典的乌普萨拉（Uppsala，1957）、马萨诸塞州的剑桥（Cambridge，

1961）、杜布纳（Dubna，1967）、莫斯科（Moscow，1969）、圣彼得堡（St Petersburg，1975）、千叶（Chiba，1979）、筑波（Tsukuba，1983）和菲利根（Villigen，1984）[13]。

随着1973年可精确确定患者体内射束路径的CT扫描的出现，带电粒子治疗才真正用于肿瘤治疗。1974年，Suit等开始了质子分次放疗的研究[14]。但是在20世纪70和80年代，全世界质子治疗的肿瘤基本都是脉络膜黑色素瘤、颅底肿瘤和颅内肿瘤（表1.2）。其中，治疗最多的是脉络膜黑色素瘤，是第一种接受60～70 GyE大剂量、分4～5次治疗、1周内安全完成治疗的肿瘤。在那时，只有Tsukuba大学的Tsujii等广泛治疗了深部肿瘤，如肺癌、食管癌、肝癌、宫颈癌、前列腺癌和头颈部恶性肿瘤[15]。

1990年，James Slater在加利佛尼亚州的Loma Linda大学医学中心建立了一个医用质子设施[16]，是具有历史意义的世界上首个使用250 MeV质子加速器进行医疗服务与研究的设施。该中心使用被动束治疗头（passive beam nozzles），有四个治疗室，其中三个治疗室装备有旋转机架（rotating gantries），1个治疗室装备固定束（fixedbeam line）。从那时起，世界上越来越多的设施开始了质子治疗（图1.2）。截至2013年4月，世界上有35个工业建成的（industry-built）质子治疗中心在运行，大约30多个设施在建设中或计划中。

表1.2　在早期阶段世界范围内的质子束治疗肿瘤分布。总结于1993年5月

肿瘤部位	美国	欧洲	俄罗斯	日本	总数（%）
眼（黑色素瘤）	1698	2196	355	44	4293（35.1）
颅底和上颈椎	3132	15	1678	58	4883（39.9）
头颈部	79	20	0	21	120（1.0）
胸腹部	2	0	0	127	129（1.1）
盆腔（前列腺，子宫等）	469	41	242	61	813（6.6）
其他	18	12	77	128	235（1.9）
未知	709	27	1025	0	1761（14.4）
总数（%）	6107（40.0）	2311（18.9）	3377（27.6）	439（3.6）	12 234（100）

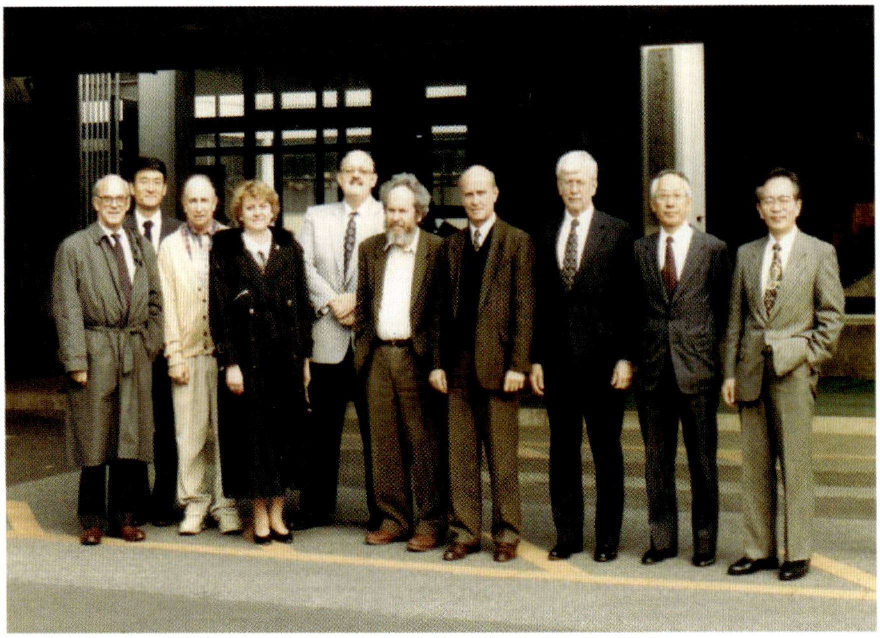

图1.2　1992年，在NIRS举办的国际粒子治疗协作组（PTCOG）会议上的照片。从左至右为Wambersie A、Fujimoto K、Castro J、Blakeley E、Jones D、Kraft G、Schabel M、Slarer J、Tsujii H和Kawachi K

1.3　碳离子放射治疗

1.3.1　碳离子治疗的开始

在一个 1954 年建成的同步加速器——Berkeley 质子加速器上获得了高能重离子束。其注入器被设计成可以获得碳、氧和氖粒子。在其投入使用后的近 40 年中，这台珍贵的贝伐加速器（Bevatron）在四个不同研究领域做出了重大贡献：高能粒子物理、核重离子物理、医学研究和治疗，以及与太空相关的放射损伤和空间重粒子的研究。1974 年，通过 Bevalac 的发明，Bevatron 后来被连接到 Super-HILAC 直线加速器而重获新生。

Berkeley 的研究团队在 1957 年开始了氦离子治疗，之后在 1975 年开始了氖离子放射治疗。在 20 世纪七八十年代，Bevalac 射束在医学和生物学研究中的使用成为项目的一个重要部分。1977 年，Ⅰ期临床试验的首例患者在 LBNL 接受了碳离子治疗[17-19]。但是在当时，只有少数患者接受了碳离子治疗，多数患者接受了氖离子结合氦离子治疗。不幸的是，在开始治疗 17 年、共治疗了 2000 多名患者后，Berkeley 在 1992 年终止了所有放射治疗项目。

在 LBNL 临床研究的鼓励下，世界各地涌现出其他治疗中心。就像一个接力棒从西海岸穿越太平洋传递（图 1.3），日本国立放射科学研究所（NIRS）在千叶（Chiba）建成了世界上首台重离子加速器 HIMAC，并在 1994 年开始碳离子治疗临床应用[20-21]。Berkeley 获得的许多离子束治疗经验被传给了 NIRS（图 1.4）。继 NIRS 开展研究之后，德国 Gesellschaftfür Schwerionenforschung（GSI）在 1997 年也开始了碳离子放射治疗临床研究[22]，但是临床应用在 2009 年终止并由海德堡离子束治疗中心（HIT）继续[23-24]。HIT 是世界上首个使用扫描束流配送系统进行质子和碳离子治疗的粒子治疗机构。

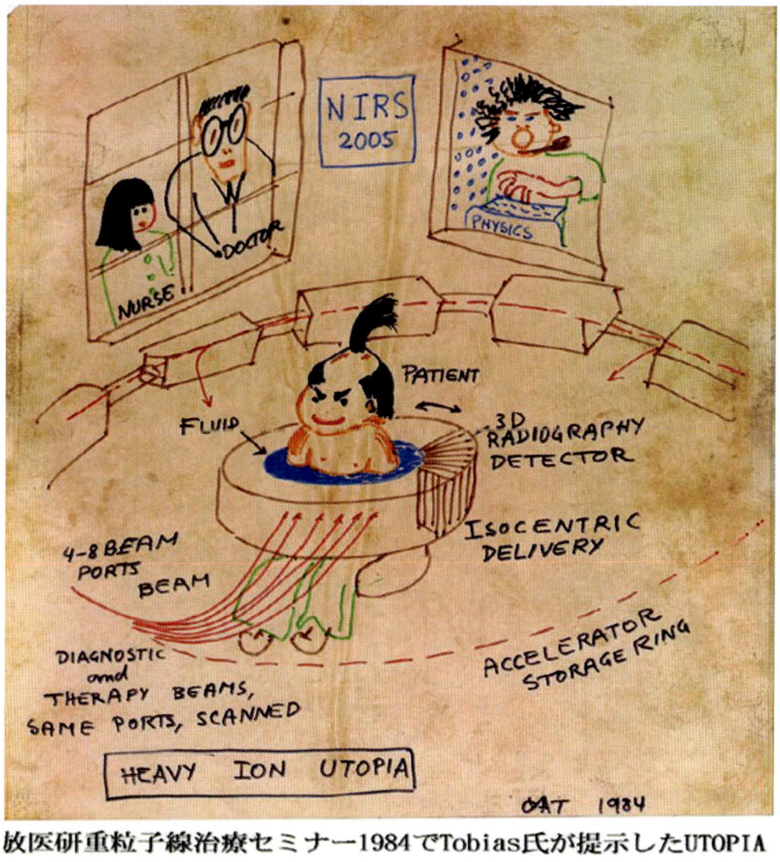

图 1.3　由 Tobias CA，LBNL 绘制的重离子 UTOPIA 规划图，并于 1984 年在 NIRS 展示。他的想法是使用同一加速器同时进行诊断和放射治疗。在与 LBNL 的合作下，成功地建造了 HIMAC（Umegaki Y 博士提供）

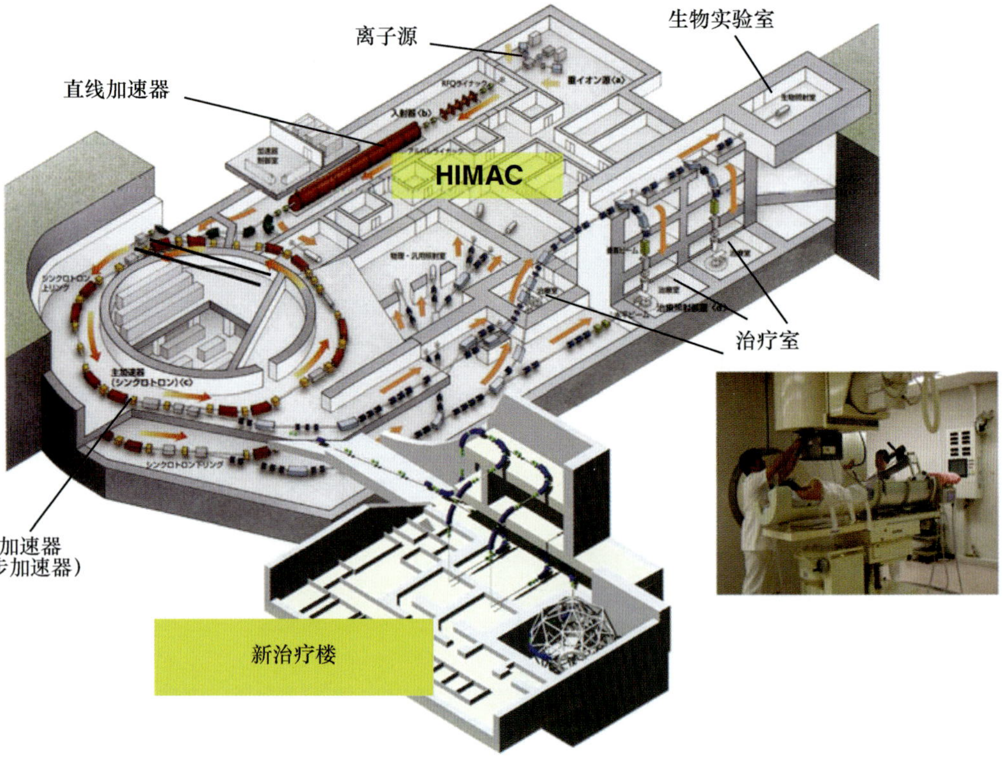

图 1.4 千叶县 HIMAC 概貌，世界中第一台专用于癌症治疗的加速器设施，1993 年建于 NIRS

撰写此书时，世界上有 6 个碳离子治疗中心在运行，其中 3 个在日本，1 个在德国，1 个在意大利，1 个在中国。除 NIRS 和 HIT 之外，其他四家中心是日本兵库离子束医疗中心（Hyogo Ion Beam Medical Center，2002）、中国科学院兰州近代物理研究所（Institute of Modern Physics，2006）、日本群马大学重离子医疗中心（Gunma University Heavy Ion Medical Center，2010）、意大利帕维亚（Pavia）的国家肿瘤强子治疗中心（National Center of Oncological Hadrontherapy，2011）。目前，建设中的设施有：日本 2 台、德国 1 台、奥地利 1 台和中国 2 台。在美国，虽然只有质子设备在运行或在建设，但是对碳离子放疗的兴趣渐渐显现。

1.3.2 碳离子放疗的临床经验

1.3.2.1 LBNL 的临床经验

在 LBNL，截至 1988 年底共有 433 例患者接受了氖离子治疗。其中，239 例患者接受最低 10 Gy 物理剂量的氖离子治疗（存活患者中位随访时间为 32 个月）。根据 Castro 等人和 Linstadt 等人的研究[25-26]，与历史结果相比，氖离子治疗在以下几种肿瘤中效果更好，包括晚期或复发大唾液腺癌、鼻旁窦肿瘤、晚期软组织肉瘤、骨大肉瘤（macroscopic sarcomas of the bone）、局部晚期前列腺癌和胆管癌。但是，恶性胶质瘤、胰腺癌、胃癌、食管癌、肺癌、晚期和复发头颈部癌的治疗结果并不比传统 X 线治疗效果好。不幸的是，1992 年 LBNL 由于经费限制和设备老化等问题终止了临床研究。

1.3.2.2 NIRS、GSI 和其他中心的临床经验

图 1.5 和 1.6 显示了世界范围内质子束和碳离子束治疗的患者数。美国质子治疗患者数量最多（47%），日本碳离子放射治疗患者数量最多（91%）。

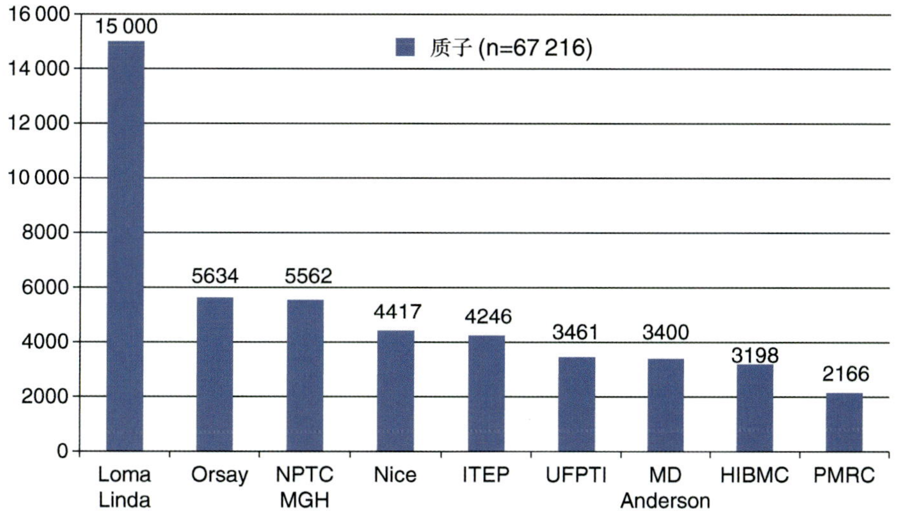

图 1.5　PTCOG 网站发布的全世界质子中心治疗患者数量（至 2012 年 6 月）

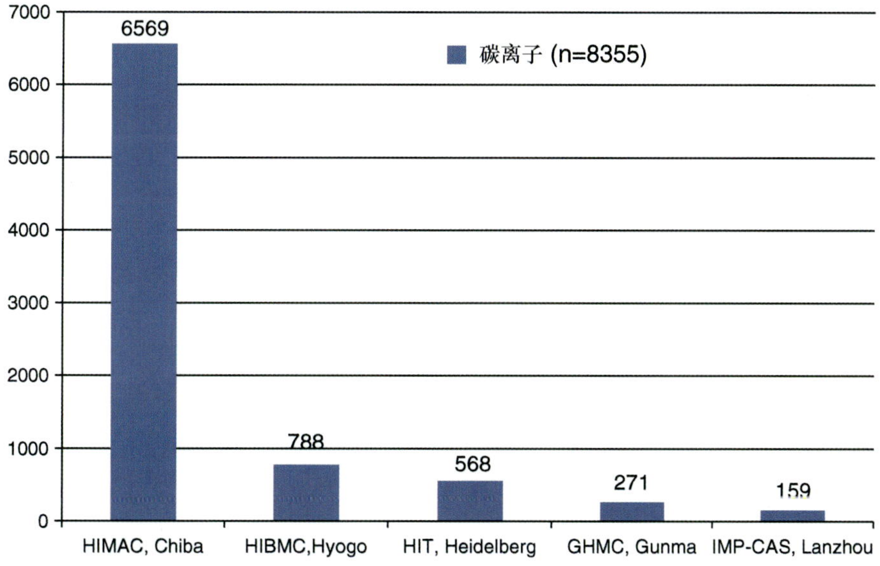

图 1.6　PTCOG 网站发布的全世界碳离子设施治疗患者数（至 2012 年 6 月）

在 NIRS，1994 年 6 月开始了各种类型肿瘤的Ⅰ/Ⅱ期剂量升级研究的临床试验，目的是确定碳离子放疗的安全性和评价其抗癌效果。碳离子放疗每周 4 次，治疗次数和治疗周期严格遵照所有特定的肿瘤方案。最初的临床研究选择局部晚期头颈部肿瘤，之后扩展到许多其他肿瘤。到 2013 年 3 月，按照 NIRS 的 50 多种治疗方案，使用碳离子治疗了 7300 多例各种类型肿瘤患者[3,27]。

碳离子和快中子等高 LET 放疗的实验显示提高分次剂量趋于降低肿瘤和正常组织的 RBE 值，但是肿瘤的 RBE 值比正常组织的降低慢。这些结果证明提高分次剂量后可提高、而不是降低治疗比。在 NIRS 碳离子放疗可以在大约 3 周时间完成平均 13 次的治疗疗程。这意味着碳离子设备运行效率更高，在相同时间内可以比其他治疗方式治疗更多的患者。

在 GSI，由 Haberer 等开发的栅扫描法（主动束扫描）[22]允许使用窄碳离子束精确并有选择地扫描肿瘤靶区。通过这种方法，离子的速度及其穿透深度可以通过改变加速器的能量来控制，对整个肿瘤逐层扫描。就像阴极射线管内的电子束一样，在每一层内，使用磁铁在水平方向和垂直方向偏转射束来实现扫描。即使体内肿瘤形状不规则，也可以达到毫米精度的均匀照射，同时可以降低正常组织损伤。

直到 GSI 终止其临床研究，450 多例患者接受了主动束扫描治疗。治疗的主要适应证是颅骨的脊索瘤和软骨肉瘤、局部晚期腺样囊性癌（ACC）、骶部脊索瘤和软骨肉瘤及前列腺癌[23]。碳离子放射治疗为这些肿瘤提供了有效的治疗选择和可接受的毒性反应。基于 GSI 的这些经验和德国本土对粒子治疗的需求，海德堡离子束治疗中心（HIT）被建造成为一个大学医院中心。

除了 NIRS 和 GSI/HIT，其他中心也积累了一些碳离子放射治疗各种类型癌症的经验。

1.4 结 论

放射治疗的原则是集中足够的照射剂量到肿瘤靶区，同时最大限度地降低周围正常组织的照射剂量。纵观历史，一直进行着提高空间剂量分布的技术研发；到 20 世纪后期开发了高精度的三维适形放疗，包括立体定向放疗（SBRT）、调强放射治疗（IMRT）和带电粒子放射治疗，这些技术大大提高了照射剂量的集中度。其中，碳离子放射治疗在日本和欧洲使用了近 20 年。与高 LET 放射、高生物效应带来的临床益处一样，具有较小半影的高物理剂量集中度显示出碳离子放疗具有临床优势。此外，也证实了低分次在几乎所有类型肿瘤治疗中均是可行的。希望下一代人在这个领域中有长足进步，使我们目前所谓的高技术治疗计划系统和束流配送系统能被淘汰。我们的期望是在 30 年内，很大部分根治性放疗将是使用粒子束治疗，并用 4D 图像引导下放射治疗来保证靶区在每个笔形束扫描治疗部分中被准确地放置在射束中。我们这一代的责任是进一步开发放射治疗技术，并深化放射肿瘤专业知识。

感谢：作者非常感谢 Chang Yung-Fa 基金会以及 NIRS 国际开放实验室（IOL）的支持。

（孙珂珂　王亮　黎鋆　姜冲
苏继辉　张圉世　译）

参考文献

1. Hall EJ, Wuu CS. Radiation-induced second cancers: the impact of 3D-CRT and IMRT. Int J Rad Oncol Biol Phys. 2003;56:83–8.
2. Hall EJ. Intensity-modulated radiation therapy, protons, and the risk of second cancers. Int J Rad Oncol Biol Phys. 2006;65:1–7.
3. Tsujii H, Kamada T. A review of update clinical results of carbon ion radiotherapy. Jpn J Clin Oncol. 2012;42:670–85.
4. Schulz Ertner D, Tsujii H. Particle radiation therapy using proton and heavier ion beams. J Clin Oncol. 2007;25:853–64.
5. Conquest of Cancer. Report of the National Panel of Consultants of the Committee on Labor and Public Welfare United States Senate; 1970. p. 51.
6. Bragg WH, Kleeman R. On the ionization curves of radium. Philos Mag. 1904;8:726–38.
7. Wilson RR. Radiological use of fast protons. Radiol. 1946;47:487–91.
8. Stone RS. Neutron therapy and specific ionization. Am J Roentgenol. 1948;59:771–81.
9. Tobias CA, Anger HO, Lawrence JH. Radiological use of high-energy deuterons and alpha particles. Am J Roentgenol. 1952;67:1–27.
10. Cornelius, Ida Tobias. People and particles. San Francisco Press, Inc. CA; 1997. p. 121.
11. Tobaias CA, et al. Pituitary irradiation with high-energy proton beams. Cancer Res. 1958;18:121.
12. Laramore JH, et al. Heavy-particle therapy in acromegaly and Cushing's disease. J A Med Assoc. 1976;235:2306.
13. Raju MR. The history of ion beam therapy. In: Ute Lintz, editor. Ion beams in tumor therapy. Chapman & Hall; 1995. p. 3–9.
14. Suit HD, Goitein M, Munzenrider J, et al. Definitive radiation therapy for chordoma and chondrosarcoma of the base of the skull and cervical spine. J Neurosurg. 1982;56:377.
15. Tsujii H, Tsuji H, Inada T, et al. Clinical results of fractionated proton therapy. Int J Radiat Oncol Biol Phys. 1993;25:49–60.
16. Slater JM, Daniel W, Archambeau JO, et al. Development of a hospital-based proton beam treatment center. Int J Radiat Oncol Biol Phys. 1988;14:761–75.
17. Castro JR, Quivey JM, Lyman JT, et al. Radiotherapy with heavy charged particles at Lawrence Berkeley Laboratory. J Can Assoc Radiol. 1980;31:30–4.
18. Chen GTY, Castro JR, Quivey JM, et al. Heavy charged particle radiotherapy. Ann Rev Biophys Bioeng. 1981;10:499–529.
19. Chatterjee A, Alpen EL, Tobias CA, et al. High energy beams of radioactive nuclei and their biomedical applications. Int J Radiat Oncol Biol Phys. 1981;7:503–7.
20. Tsujii H, Minohara S, Noda K. Heavy-particle radiotherapy: system design and application. In: Chao AW, editor. Reviews of accelerator science and technology, vol. 2. UK: Imperial College Press; 2009. p. 1–19.
21. Tsujii H, Mizoe J, Kamada T, et al. Overview of experiences on carbon ion radiotherapy at NIRS. Radiother Oncol. 2004;73 Suppl 2:S41–9.
22. Kraft G. Tumor therapy with heavy charged particles. Prog Part Nucl Phys. 2000;45:S473–544.
23. Haberer T, Becher W, Schardt D, Kraft G. Magnetic scanning system for heavy ion therapy. Nucl Instrum Methods. 1993;A330:296–305.
24. Combs SE, Jaekel O, Heberer T, Debus J. Particle therapy at the Heidelberg Ion Therapy Center (HIT) – integrated research-driven university-hospital-based radiation oncology service in Heidelberg, Germany. Radiother Oncol. 2010;95:41–4.
25. Castro JR, Saunders WM, Tobias CA, et al. Treatment of cancer with heavy charged particles. Int J Radiat Oncol Biol Phys. 1982;8:2191–8.
26. Linstadt DE, Castro JR, et al. Neon ion radiotherapy: results of the phase I/II clinical trial. Int J Radiat Oncol Biol Phys. 1991;20:761–9.
27. Tsujii H, Kamada T, Baba M, et al. Clinical advantages of carbon-ion radiotherapy. New J Phys. 2008;10:1367–2630.

第 2 部分

碳离子放射治疗概述

An Overview of Carbon-Ion Radiotherapy

碳离子放射治疗的特性 2

The Characteristics of Carbon-Ion Radiotherapy

Tadashi Kamada

摘要

放射治疗的基本原则是精确照射靶区，同时最小化周围正常器官的损伤。碳离子束具有有限的射程和陡峭的高剂量 Bragg 峰。在碳离子 Bragg 峰中，电离是巨大的，并且具有高的生物学效应。因此，在各种离子中，碳离子被选择用于癌症治疗，因为碳离子被认为在生物学效应、剂量定位等方面具有最优越的特性，可以实现放射治疗的基本原则。

碳离子束的 Bragg 峰陡峭并狭窄。为治疗不同大小的肿瘤，开发了两种束流配送技术：一种是使用固定的扩展 Bragg 峰（SOBP）的被动束流配送系统，一种是主动束流扫描。

关键词

扫描束 • 高 LET • OER（氧增强比） • 被动束流配送 • 扩展 Bragg 峰（SOBP）

2.1 引言

在 X 射线被发现后不久，放射线就用于治疗包括肿瘤在内的多种疾病[1]。从那以后，人们进行了广泛的研究，来提高放射治疗的效果，即在精确对准肿瘤给予高度均匀剂量照射的同时，减少肿瘤周围正常组织和器官的损伤。从这点上说，碳离子束是放射治疗领域引入的一种相对新的放射线，与肿瘤治疗使用的其他放射线相比，它是独一无二的，并且拥有几个物理学和生物学的优势。

2.2 碳离子束的物理学优势

带电粒子束，如碳离子束，在人体内穿行时沿途沉积能量。粒子在人体内的穿透深度决定于其加速能量，带电重粒子如碳离子进入人体越深则能量沉积越多，并在射程末端（剩余能量在一个很短的距离内损失）达到一个高峰。这导致吸收剂量急剧上升，被称为 Bragg 峰[2]。在 Bragg 峰后方，碳离子束剂量迅速下降到接近于零（图 2.1）。

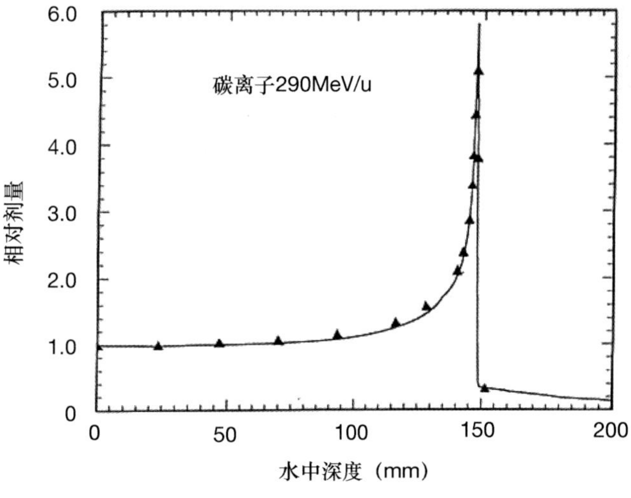

图 2.1 碳离子束的深度剂量曲线（290 MeV/u）

X射线外照射治疗深部肿瘤通常需要使用多个交叉射束。调强放疗（IMRT）是新近开发的多交叉射束技术，可以形成更好的剂量分布[3]。使用X射线，IMRT也能够实现高度适形的剂量分布和陡峭的剂量梯度。然而，引起人们担心的是由于IMRT使用多个X射线束入射/出射路径，造成很大部分人体受到了低剂量的辐射。这是由于高能X射线是一种没有质量也不带电的电离辐射形式，很容易穿过人体并在整个路径上产生电离（能量沉积）。因此，当使用这种新技术时，正常组织积分剂量（normal tissue integral dose，NTID）较高。相反，与IMRT相比，使用少数几个射束，碳离子放射治疗就可以生成更适形的剂量分布，同时加大剂量梯度的陡峭程度，而且不增加NTID（图2.2）。

在有限射程之外，碳离子的另外一个优势是其轨迹几乎是一条直线，因此使锐利并精确的准直成为可能。碳离子束在水深20 cm处的横向散射只有1.5 mm，比质子的6.5 mm小得多。但是，与质子束相比，碳离子需要更高的能量才能到达深部肿瘤位置。

磁刚度（magnetic rigidity）固定了粒子的偏转半径，也确定了加速器和束流配送系统的尺寸。水中射程为20 cm的碳离子的能量和磁刚度分别是330 MeV和5.67特斯拉·米（T·m），而质子的数值分别为175 MeV和2.00T·m。因此，碳离子装置需要更大的加速器和束流配送系统。

2.3 碳离子大分割放射治疗的生物学优势

当一个电荷数为Z、速度为v的粒子（离子），经过介质中的准静止电子时，冲量，即转移的动量（力×时间）与Z/v成正比。因此，能量转移与Z^2/v^2成正比。所以随着粒子速度下降，电离密度增加，直到非常接近射程末端，此时电离的电荷通过电子拾取减少，并且电离作用迅速降低到零。高剂量的Bragg峰就是这种现象形成的。因此，在已知介质中粒子Bragg峰的位置可以通过其加速能量进行精确控制。Z^2变量对于治疗也非常重要。这就意味着在相同速度的情况下，碳离子（Z=6，A=12）的电离密度是质子的36倍。然而，碳离子的总动能是质子的12倍，因此碳离子的射程是质子的1/3。

碳离子的较大质量也使它在治疗上更有吸引力。射束的模糊（离散）程度与质量数平方成反比。这意味着在射程相同时，碳离子在射程末端的Bragg峰更窄。换句话说，碳离子沿径迹的能量损失率［线性能量传递（LET）：KeV/μm］比质子高。通常，被加速的原子序数大于2的带电粒子归类为高LET射束，因为这些射束的生物学效应明显不同。因此，碳离子（原子序数为6）定义为显示出较高生物学效应的高LET射束。

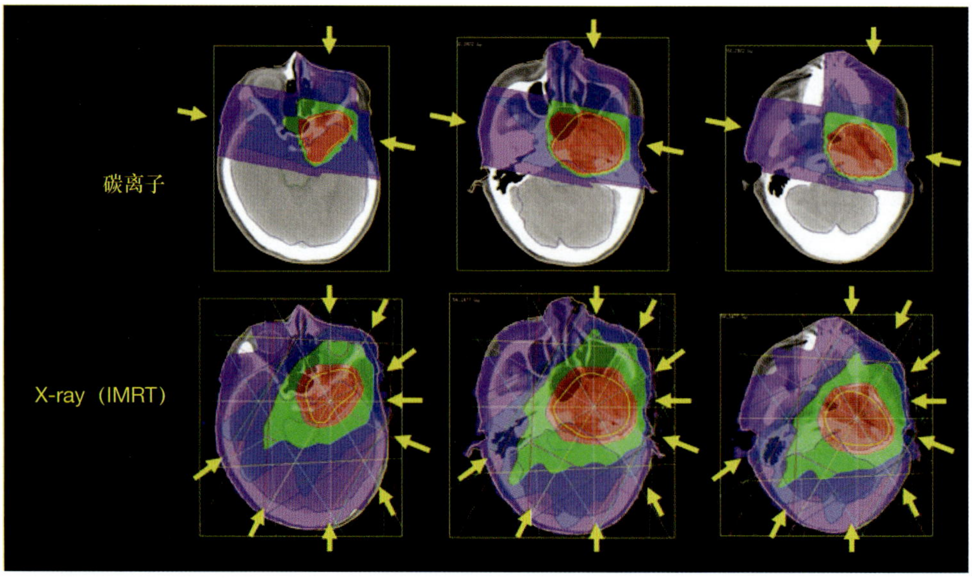

图2.2 上面三张是碳离子剂量分布图，下面三张是X射线IMRT剂量分布图。与IMRT相比，在不增加肿瘤周围正常组织分剂量的同时，碳离子束放疗可以产生更适形的剂量分布和更陡峭的剂量梯度，而且射束数量更少。IMRT：调强放疗

外放疗中的分次治疗是基于“4R”原理：亚致死损伤修复（repair），细胞周期再分布（redistribution），肿瘤细胞再氧合（reoxygenation），肿瘤细胞再增殖（repopulation）。然而，这不是高 LET 碳离子束生物学特性的全部。放射导致的细胞损伤是 DNA 链断裂的结果。如果使用低 LET 射线对细胞进行不同分次照射，产生相同的生物效应需要很多次照射，并需要很高的剂量。通过改变分次的次数和剂量可充分利用亚致死损伤和 DNA 修复。通常，正常细胞的 DNA 损伤修复能力比肿瘤细胞的强。正常细胞和肿瘤细胞间每次治疗后小的恢复差异在多次治疗后可获得明显的收益。然而，在高 LET 射束照射的情况下，亚致死损伤的修复不那么明显。细胞周期是影响细胞放射敏感性的因素之一。肿瘤细胞在不同细胞周期阶段放射敏感性不同。在传统射线治疗期间，部分比例的细胞进入更敏感的细胞周期，使其更容易受到辐射损伤。相反，高 LET 辐射展现出不受细胞周期影响的统一效果。

大部分低 LET 辐射对细胞 DNA 的损伤主要是通过自由基机制，并可通过氧增强这种效应。氧的存在阻碍了放射损伤修复，换句话说即乏氧促进损伤修复。因此，乏氧肿瘤细胞的存在被认为是肿瘤放射抗拒的主要因素。分次放疗间的时间间隔允许额外的氧灌注进入低含氧水平肿瘤区（即乏氧区），可以提高辐射对肿瘤的效应。相反，高 LET 辐射对 DNA 的损伤更多是直接效应，并引起广泛的损伤，而且这并不受氧水平的影响。因此，分次治疗的优点在高 LET 射束治疗中并不明显。从而，高 LET 的碳离子束具有低 DNA 修复、非细胞周期特异性、低 OER（氧增强比）和低再增殖的特性。除了这些生物学特性之外，碳离子束的适形性可以使我们能够实现低分次或大分割治疗方案。

2.4 束流配送

碳离子束的 Bragg 峰陡峭而狭窄，只有几毫米宽。为了使碳离子束覆盖不同大小的肿瘤，NIRS 采用了利用固定的扩展 Bragg 峰（spread out of the Bragg peak，SOBP）的被动束配送和主动束扫描两种不同的束流配送技术（图 2.3）。由于每种技术的详细情况将在第 4 章和第 5 章进行描述，这里只做简单介绍。

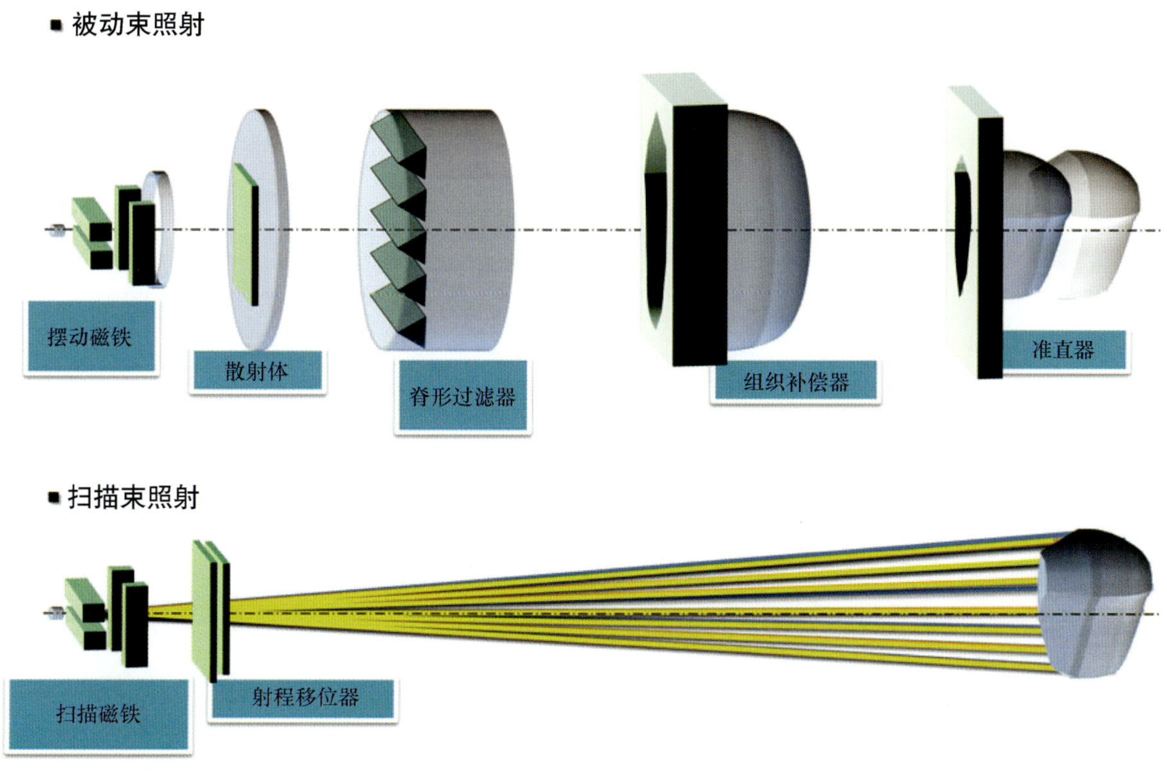

图 2.3　被动束流配送以及主动束流扫描的原理图。在采用被动束流配送过程中，需要使用准直器和补偿器，靶区近端区域不可避免地存在不必要的高剂量区。而相反，在无准直器和补偿器的情况下，使用窄束的扫描束流方法在射野塑形上更灵活，而且在肿瘤近端的剂量分布更好

在NIRS，碳离子放射治疗从一开始就使用了被动束配送，而且显示了其稳定和可靠的性能。一前一后安装的两个二级磁铁使加速器配送来的窄碳离子束产生摆动。控制磁场的大小，使笔形束围绕原射束轴做圆周形运动。同时，利用安装在摆动磁铁后方（下游）的薄金属箔散射体对束流进行扩展。通过适当组合射束摆动幅度和散射体厚度，就可以在等中心处获得均匀的剂量分布。利用脊形过滤器来使SOBP与肿瘤厚度相匹配。不论SOBP的尺寸，在SOBP尾部的临床相对生物效应（RBE）值为3.0。人们设计了一种脊形过滤器，用其产生SOBP的物理剂量梯度，以使沿着SOBP的生物学效应变得均匀。这是根据人体唾液腺肿瘤细胞10%存活水平的生物学反应而设计的。沿着SOBP的生物学响应平整度是通过测量整个SOBP内的物理剂量、剂量-平均LET以及生物细胞存活实验来确定的[4]。

NIRS碳离子设施使用束流摆动和脊形滤过器的方法，在等中心处，最大横向射野和SOBP尺寸分别为直径22 cm和厚度15 cm。多叶光栅（MLC）和患者准直器用来精确地匹配横向剂量分布和靶区的横向形状。此外，组织补偿器用来精确地匹配SOBP与靶区末端的形状。对于随呼吸运动的靶区，我们为被动束流配送系统开发了呼吸门控系统。

主动笔形束扫描是一种三维笔形束扫描技术，与被动束流配送技术相比，它更简单而且具有更多的功能。它不使用摆动磁铁、散射体、组织补偿器或准直器，只使用一对扫描磁铁，配合一个高度复杂的射束控制技术。我们最近完成了一种3D扫描技术的开发，虽然目前该技术尚未用于随呼吸运动的靶区的治疗，但可以用来治疗固定靶区（2013年6月）。用于治疗运动靶区的主动扫描技术和利用超导磁铁的紧凑型旋转机架已经在开发中，这些技术将在不久的将来得到应用。通过与旋转机架的结合，即使是邻近重要器官的靶区和（或）运动的靶区，3D扫描法仍可以获得更高精度的治疗。

（王亮　黎鋆　姜冲　苏继辉　张圈世　译）

参考文献

1. Grubbe EH. Priority in the therapeutic use of X-rays. Radiology. 1933;21:156–62.
2. Bragg WH, Kleeman R. On the ionization curve of radium. Phyl Mag A. 1904;8:726–38.
3. Brahme A, Roos JE, Lax I. Solution of integral equation in rotation therapy. Phys Med Biol. 1982;27:1221–9.
4. Kanai T, Furusawa Y, Ohara H, et al. Irradiation of mixed beam design of spread-out Bragg peak for heavy-ion radiotherapy. Radiat Res. 1997;147:78–85.

千叶重离子医用加速器（HIMAC）应用概述 3

Overview of the Heavy-Ion Medical Accelerator in Chiba (HIMAC) Practices

Tadashi Kamada

摘要

1994 年，NIRS 开始使用 Chiba 的重离子医用加速器（HIMAC）进行碳离子放射治疗，这是世界上首台专用于医疗的重离子加速器设施。在过去的 19 年中，NIRS 用碳离子束治疗了 7000 多例患者，总共进行了 70 项研究方案（Ⅰ/Ⅱ期和Ⅱ期）来探讨最佳适应证和照射技术。并发症可接受的大分割碳离子放射治疗方案（平均：每个患者 13 次）已经被确定用于多种肿瘤的治疗。碳离子治疗可以提高放射线抗拒的晚期肿瘤（如肉瘤、黑色素瘤和其他非鳞状细胞癌）的局部控制率和生存率。新一代碳离子治疗系统正在开发，它可以实现更先进的技术，如使用带有呼吸门控的超导磁铁紧凑型旋转机架的 3D 主动扫描束。

关键词

HIMAC · 大分割 · 方案研究

3.1 引言

1984 年，作为第一个 10 年全面癌症控制战略的主要项目之一，日本做出了实现重离子医疗应用的决定。Chiba 重离子医用加速器（HIMAC）是世界第一台专用于临床研究的重离子加速器设施。人们花费了近 10 年时间来设计和建造这台加速器设施，并于 1993 年末完成。在经过 6 个月的调试后，1994 年 6 月开始使用 HIMAC 产生的碳离子束进行临床试验。本章将对 NIRS 自 1994 年至本书出版时的 19 年碳离子放射治疗做一个概述。

3.2 HIMAC

HIMAC 的设计参数是根据放射学要求而估测的。从 He（氦）到 Ar（氩）范围内的离子种类可以被加速到所需能量。为满足治疗需求，射束（束流）能量从 100～800 MeV/u 可调。HIMAC 由一个作为注入器的级联直线加速器（linac）、带有独立的垂直和水平束流线的双同步环，以及三个装备有被动束流配送系统的治疗室组成。

对于碳离子放射治疗，将 10 GHz-ECR 离子源产生的 C^{2+} 束注入到由射频四极加速器（RFQ）和 Alvaretz 直线加速器组成的级联直线加速器，并加速到 6 MeV/n。碳离子束经碳箔剥离器完全剥离后，通过多圈注入方式将束流注入到同步环，再加速到所需能量，然后进行慢引出。最后，从同步加速器引出的碳离子束通过束流配送系统配送[1-2]。图 3.1 是 HIMAC 的鸟瞰图，HIMAC 的技术参数列于表 3.1 中。该设施占地 120 m×65 m，建设费用 326 亿日元。

为了将剂量适形到具体的靶区，采用了被动束配送技术。治疗室的束流线装备有一对摆动磁铁、束流散射体、脊形滤过器、多叶光栅和补偿器。在每个端口选择一个适当设计的脊形过滤器，对应并确定 SOBP 的大小，以避免沿射束路径上的正常组织受到不必要的照射。为了覆盖 2～15 cm 的厚度，制作了 12 个不同尺寸的脊形过滤器。

将患者摆位于定制的框架中，并用低温热塑铸膜固定。患者固定在固定装置中，扫描一组 CT 图像用于治疗计划。如果需要，可在 CT 扫描和治疗时使用呼吸门控[3]。利用专为碳离子放射治疗（CIRT）研发的 HIPLAN 软件程序制订一个 3D 治疗计划[4]。通常在临床靶体积（CTV）外扩 5 mm 获得计划靶体积（PTV）。计算靶区和所有邻近重要结构的剂量，并用 Gray 当量表示［GyE＝碳离子的物理剂量 Gy×相对生物效应值（RBE）］。

使用老鼠和 5 个体外培养的人类细胞株进行放射生物学研究，来估计相对于 MV 级光子的 RBE 值。对任何大小的 SOBP，在 SOBP 末端部分碳离子的 RBE 值估算为 3.0；设计脊形过滤器来产生沿着 SOBP 的物理剂量梯度，目的是使 SOBP 的生物效应变得均匀。这是根据在 10%存活水平下人类唾液腺肿瘤细胞的生物反应设计的。通过测量物理剂量分布和剂量平均 LET 来检查沿着 SOBP 的生物响应平整度，检测结果与计算结果吻合得非常好[5]。

表 3.1 HIMAC 参数

离子：H～Ar	
最大能量	100～800 MeV/u
治疗室（3）	
垂直固定束	A 治疗室
水平固定束	C 治疗室
垂直＋水平固定束	B 治疗室
加速能量	
垂直束	140、290、350、400 MeV/u
水平束	140、290、400、430 MeV/u
碳离子束在水中的射程	
140 MeV/u	5 cm
290 MeV/u	15 cm
350 MeV/u	20 cm
400 MeV/u	25 cm
430 MeV/u	30 cm
最大射野	15 cm×15 cm

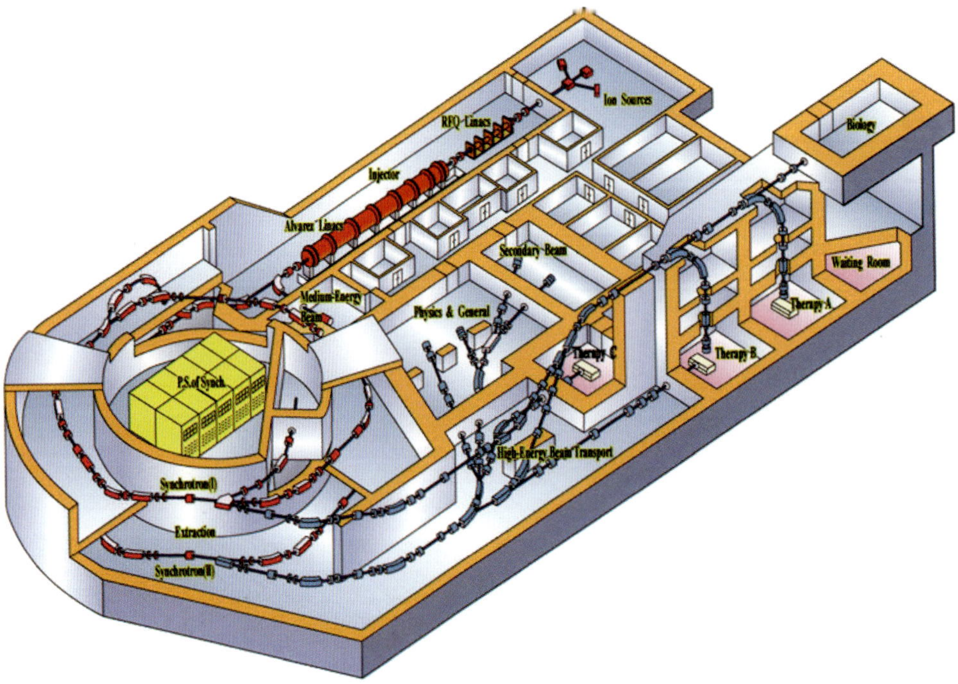

图 3.1 HIMAC 设施的鸟瞰图。世界上唯一的双同步环重离子加速器设施，专用于医疗而设计和建造。它包括两个离子源、一个 RFQ（射频四极）直线加速器和一个 Alvarez 直线加速器、两个同步加速器环、一个高能束流输运系统以及一个照射系统

碳离子放射治疗每天 1 次，每周 4 天（周二至周五）。每次治疗时用计算机辅助在线摆位系统验证患者位置。

2011 年 5 月，一个带主动扫描的新束流配送系统开始启用。至今，我们已经治疗了 200 多例固定靶区的患者。

3.3 NIRS 的临床试验

从 1994 年 6 月至 2013 年 3 月，HIMAC 共进行了 70 多项临床试验方案，试图确定具体病种的最佳分次剂量和照射方法。在过去的 19 年里，HIMAC 的被动束流配送系统显示出了其可靠和稳定的性能，总共登记治疗了 7000 多例患者，而且碳离子放射治疗在 2003 年被批准为临床治疗。从那以后，截至 2013 年 6 月，NIRS 治疗的患者数量超过了 4000 例（图 3.2）。常规临床治疗的肿瘤类型有肺癌、前列腺癌、头颈部肿瘤、颅底部肿瘤、眼黑色素瘤、骨和软组织肉瘤、肝癌、盆腔复发直肠癌、胰腺癌、宫颈癌、传统放疗后的再程放疗和其他肿瘤。治疗的患者数每年都在上升，设施已达到每年治疗 800 多例患者的能力（图 3.3）。

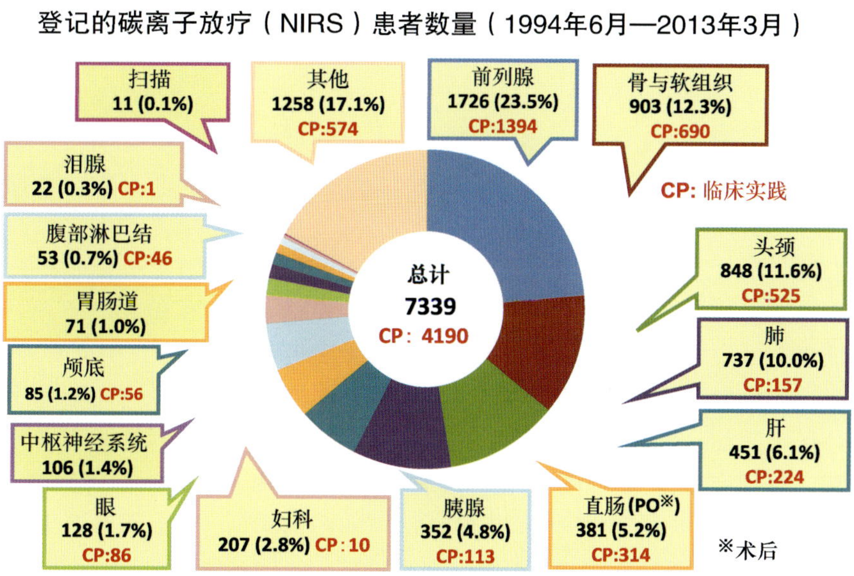

图 3.2 从 1994 年至 2013 年 3 月，NIRS 碳离子放射治疗患者数量。至 2013 年 3 月，NIRS 共治疗 7349 例患者。前列腺癌、肉癌、头颈部肿瘤、肺癌、肝癌、直肠癌术后局部复发、胰腺癌是最常治疗的肿瘤。4000 多例患者接受了碳离子放疗临床治疗

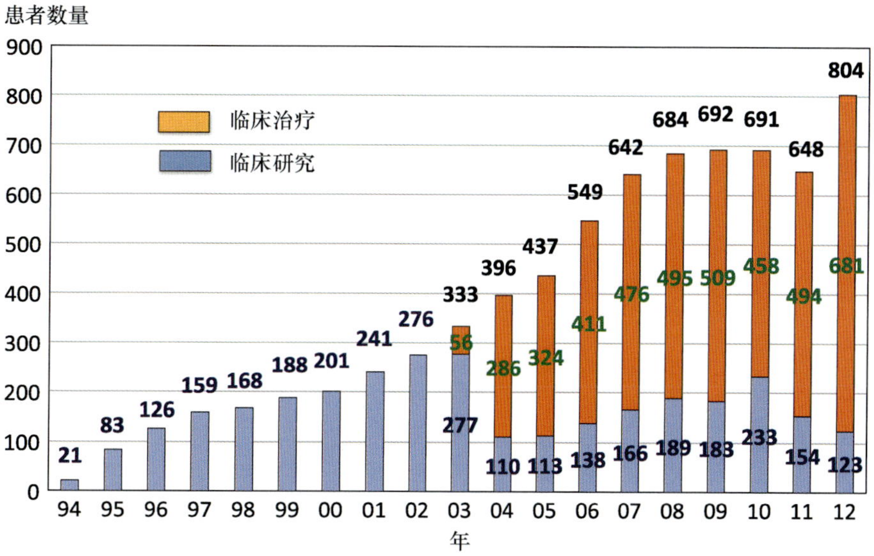

图 3.3 NIRS 年治疗患者年增长图。从 2003 年开始，碳离子放射治疗应用于政府批准的部分临床治疗。碳离子临床治疗的费用为 3 140 000JPY/人，不管分次次数。但是患者的数量每年都在增长，在 2012 年，804 名患者登记治疗

临床试验从小分次剂量开始。最初，平均分次数为 18 次左右。所有早期试验都是作为剂量升级研究进行的。研究发现，由于碳离子束具有较好的剂量分布，可以给予很高的分次剂量。除碳离子束的高物理选择性外，与高 LET 碳离子束相关的生物学特性、低 DNA 修复、细胞周期非特异性和低 OER 都对杀灭癌症有显著效果。因此，长疗程的分次模式不利于碳离子治疗。所以，我们开始使用低分次或大分割放射治疗。当使用这种治疗方式时，总治疗时间会缩短，再增殖效应有限。随后平均分次数从 18 次降到 12～13 次。在过去几年中，分次数的减少明显提高了 NIRS 的患者周转量（图 3.4）。

关于 NIRS 常见部位肿瘤治疗的临床效果简单总结如下：

1. 头颈部肿瘤

碳离子放射治疗最初应用于手术不能切除的局部晚期头颈部肿瘤患者。剂量升级研究开始为固定的 18 次治疗，6 周；之后缩短到 16 次，4 周。用头颈部肿瘤治疗方案治疗了 800 多例局部晚期肿瘤患者，总剂量为 57.6 GyE 或 64 GyE。目前获得的治疗结果非常好，局部控制率大约为 80%，主要是腺癌、腺样囊性癌和黏膜恶性黑色素瘤。然而，对于恶性黑色素瘤，为获得更好的局部控制或预防远处转移，使用碳离子放疗联合化疗。对于头颈部肉瘤，达到相似的局部控制率需要 70.4 GyE 的总剂量。

2. 肺癌

临床不能手术的Ⅰ期非小细胞肺癌患者使用了几种治疗方案。我们使用 18 次固定治疗次数，疗程 6 周；然后缩短到疗程 3 周的 2 种剂量升级方案。研究结果比传统放疗方案好，几乎与手术效果相同。从 2000 年后，我们使用了疗程 1 周、固定 4 次的治疗方案。我们可以在 1 周内给予一个非常高的剂量，而没有不能接受的不良反应。从 2003 年开始使用单次剂量升级方案治疗 200 多例患者，剂量从 28 GyE 升高到 50 GyE。使用这些方案共治疗了 400 多例Ⅰ期非小细胞肺癌患者。包括那些目前已报道的单次治疗的研究结果在内，治疗结果很有希望。为确定最好的Ⅰ期非小细胞肺癌的治疗方案，需要进行随机对照临床试验来比较不同的分次方案。

3. 肝癌

对于原发性肝癌，最初使用 15 次治疗、疗程 5 周的方案。在随后的研究中，疗程从 5 周缩短为 3 周、2 周、1 周，最后为 2 天。2 天 2 次治疗方案的结果令人鼓舞，局部控制率很好，即使较大体积的肿瘤（直径≥5 cm）也没有特殊的毒性反应。将近 450 例患者接受了碳离子治疗。目前正在进行转移性肝癌的单次剂量升级研究，这些患者的肝功能比原发性肝癌患者更好。

4. 胰腺癌

胰腺癌很少能治愈，而且由于其解剖位置，会

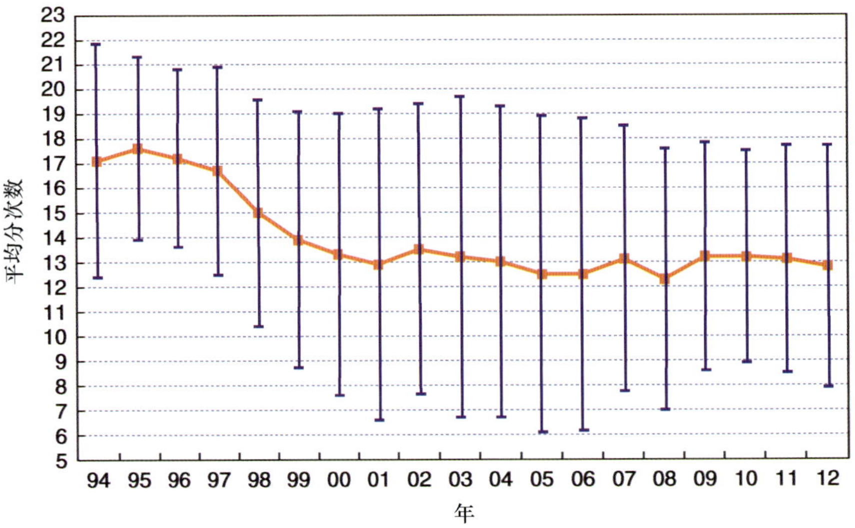

图 3.4 每例患者平均分次数，在最初平均分次数几乎为 18 次，后来缩减到 13 次。这主要是由于使用了大分割方案。减少每例患者分次数不仅提高了治疗效果，也提高了 NIRS 治疗患者数量

引起如难治性背部疼痛和胃肠道梗阻等明显症状。手术治疗5年存活率一般不理想，低于20%。对于局部晚期不能手术的胰腺癌，2年存活率甚至更低。为提高胰腺癌治疗效果，关键因素是怎样有效控制肝转移和腹膜后复发，50%患者是这些部位复发。首先尝试提高局部控制效果，并建立碳离子放疗与化疗同步进行的治疗策略。目前，正在进行短程术前碳离子束照射的临床试验。

对于局部晚期不可切除的胰腺癌患者，碳离子放疗-化疗同步3周治疗剂量升级研究正在进行，在高剂量组中2年生存率明显提高，而且无严重的并发症。

5. 直肠癌（术后盆腔复发）

虽然由于外科治疗技术的提高，直肠癌术后盆腔复发率降低了，但是术后复发率仍几乎在20%。许多局部复发患者不适合手术切除，通常接受放射治疗。然而，治疗效果远不满意。许多前期报道显示1年生存率为50%，3年生存率大约为10%，而且放射治疗的作用通常被称为姑息性治疗。迄今为止，接近400例患者接受了碳离子放射治疗，没有观察到严重的毒性反应。与传统放疗相比，局部控制率和生存率更好，可以与手术治疗效果相比。

6. 前列腺癌

到目前为止，已经进行了3项前列腺癌临床试验。首项碳离子放疗试验（疗程5周，固定20次）是针对B2-C期患者，同步使用内分泌治疗。第二项临床试验入组范围更宽，包括单纯碳离子治疗A2-B1期和碳离子结合内分泌治疗B2-C期前列腺癌。在第一项临床试验最高剂量组患者中观察到最严重的直肠毒性反应。结果是，消化道的安全剂量被确定下来，在接下来的临床试验中再没有严重的毒性反应发生。对于疗程5周、固定20次的治疗方案，最佳总剂量为63 GyE。之后将总疗程缩短为4周，结果更好。在那之后，2010年我们进行了3周12次的研究，没有严重不良反应。从2013年4月起，所有前列腺癌患者均采用3周方案治疗。目前，接受碳离子放疗的前列腺癌患者总数将近1800例。

7. 骨和软组织肉瘤

骨和软组织肉瘤通常被认为是放射线抗拒的。特别是发生于躯干的晚期肿瘤，常常难以手术，并且预后差。由于碳离子射束优越的生物剂量分布，它的使用提供了改善肿瘤局部控制的良好前景。纳入我们最初剂量升级研究的患者主要是手术不成功或完全无法手术的患者。该研究显示局部控制更好，脊索瘤和骨肉瘤应首选碳离子治疗。约10%的病变靠近身体表面的患者，皮肤无法避免高剂量照射，发生了如皮肤溃疡等严重反应。随着更多的经验积累和照射技术的明显提高，这样严重的不良反应再没有发生。躯干部的骨和软组织肿瘤是碳离子放疗最典型的适应证，到目前为止治疗了900例这样的患者。

3.4 NIRS碳离子放射治疗的未来展望

我们的临床经验已经证明碳离子束治疗各种肿瘤优于其他类型的放射治疗。目前的设施和设备可以称为碳离子放疗的“第一代”设备。重要的是要开发更高级的第二代和第三代设备来加强国际竞争力，因为很多国家正在开始建立新的碳离子放疗医用设施。仅仅使设备小型化是远远不够的。

一种值得特别注意的新技术是3D扫描束配送技术，它使用“窄”碳离子笔形束来覆盖整个靶区。NIRS已经对3D扫描技术的临床应用进行了广泛的研究和开发。我们已经成功地开发了一个可治疗固定靶区的3D主动扫描方法，尽管该方法还没有实际应用到随呼吸运动的靶区的治疗上（截至2013年6月）。

主动3D束流配送适合复杂形状肿瘤的治疗，这些肿瘤难以用被动束配送技术进行适当的治疗。该技术也可以用于靶区形状随时间变化的自适应治疗。目前前列腺治疗是3周12次方案。当使用主动3D扫描技术，治疗次数可能会减少，因为它可以降低最重要的危及器官——从前列腺中部穿过的尿道的剂量。旋转机架的使用可以缩短患者摆位时间，并减少患者在照射期间的身体负担。例如，一例肺癌患者，当前系统使用固定束流，单次4个不同角度治疗需要1.0～1.5 h。新系统可以降低到30 min，因为治疗中不需要对患者重新摆位。此外，新系统也可以用于一般状况差的患者，因为治疗程序简单，治疗时间短。

我们期望3D扫描技术和旋转机架的引入将不止是提高治疗效果，而且大大提高患者治疗数量（因为适应证扩大，治疗效率更高，同时治疗持续时间缩短）。

（孙珂珂 苏继辉 王亮 姜冲 黎鋆 张圈世 译）

参考文献

1. Sato K, Yamada H, Ogawa K, et al. Performance of HIMAC. Nucl Phys A. 1995;588:229–34.
2. Kanai T, Endo M, Minohara S, et al. Biophysical characteristics of HIMAC clinical irradiation system for heavy-ion radiation therapy. Int J Radiat Oncol Biol Phys. 1999;44:201–10.
3. Minohara S, Kanai T, Endo M, et al. Respiratory gated irradiation system for heavy-ion radiotherapy. Int J Radiat Oncol Biol Phys. 2000;47:1097–103.
4. Endo M, Koyama-Ito H, Minohara S, et al. HIPLAN: a heavy ion treatment planning system at HIMAC. J Jpn Soc Ther Radiol Oncol. 1996;8:231–8.
5. Kanai T, Furusawa Y, Ohara H, et al. Irradiation of mixed beam design of spread-out Bragg peak for heavy-ion radiotherapy. Radiat Res. 1997;147:78–85.

第 3 部分

碳离子放射治疗的放射生物学

Radiobiology of Carbon-Ion Radiotherapy

重离子放射生物学 4

Heavy-Ion Radiobiology

Yoshiya Furusawa

摘要

在辐射能量沉积在细胞内之后的生物学过程中，首先是DNA损伤导致染色体断裂，然后出现大量细胞反应。生殖细胞或间期细胞死亡导致癌细胞失活。传统靶理论和线性二次模型用来解释机制和进行治疗预测。有许多因素，如氧、其他化学物质和辐射的物理剂量分布，来改变放射生物效应。对于高LET辐射，相对生物效应是解释肿瘤治疗效果和氧增强比的最重要因素。

关键词

4R・剂量响应・LET・OER・RBE

4.1 物理、化学和生物学过程

4.1.1 放射生物学效应的产生过程

受电离辐射照射后的生物学效应按时间顺序的发生过程包括：物理过程，如在照射后10^{-15}s内原子和分子对能量的吸收；化学反应，在10^{-6}s内，反应直接或间接导致包括产生自由基在内的分子变化，和之后的生物学过程；在10^{-3}s内，生物学效应导致细胞成分（如DNA、蛋白质）中生物分子的最初损伤。一部分损伤将通过生物学过程修复成健康的细胞，或者通过固定过程杀死细胞导致单个细胞死亡。或者细胞仍然存活，但是发生基因变化，产生一个突变体或一个肿瘤。图4.1显示了由辐射引起各种过程的概念性的时间序列，包括发生在原子水平的电离和激发，以及发生在分子水平的DNA损伤的最初变化，导致在细胞水平、器官水平和全身水平的改变，最终导致整个个体的改变。

4.1.2 辐射的直接和间接效应

根据能量沉积的最早期过程，受辐射照射后的生物学效应分为直接效应和间接效应（图4.2）。DNA分子可以直接从辐射产生的次级电子接收能量发生电离，并由于化学键的断裂产生损伤。这种直接辐射效应占所有生物学效应的1/3。DNA分子也可以被周围水分子因电离产生的活性分子团（自由基）损伤。这是辐射的一种间接作用，占其余生物效应的大约2/3。

自由基的产额用G值表示，定义为每吸收100eV的能量所产生的自由基分子数量。该值为链式反应的最终结果。这个过程主要包含水分子和生物体组成成分的化学反应，并受周围各种自由基净化剂的影响。这些活性物质剥离生物大分子（R）的一个氢原子（脱氢作用）成为R基；R基结合一个羟基（OH・）或与另一个活性生物分子反应形成一个新的分子。因此，活性物质引起各种反应（图4.3）。

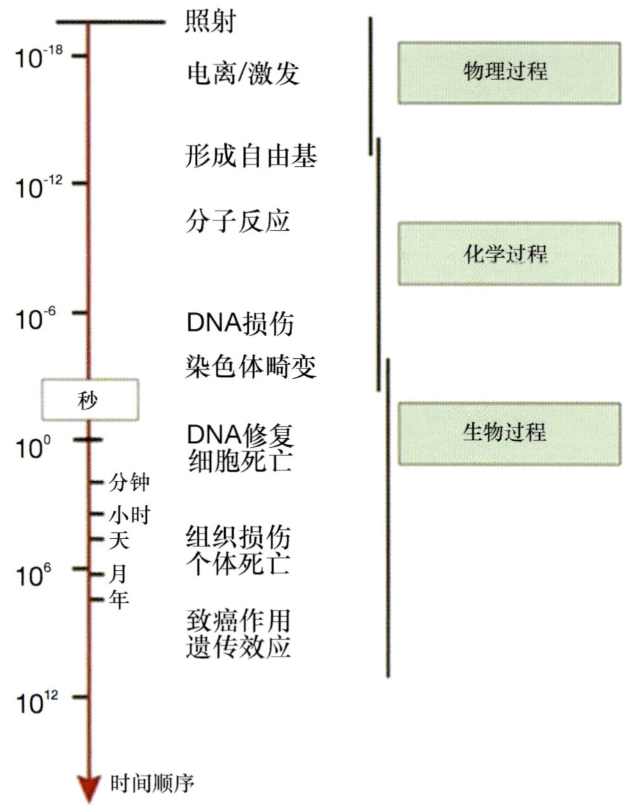

图 4.1　在离子放射后，放射生物过程的时间表

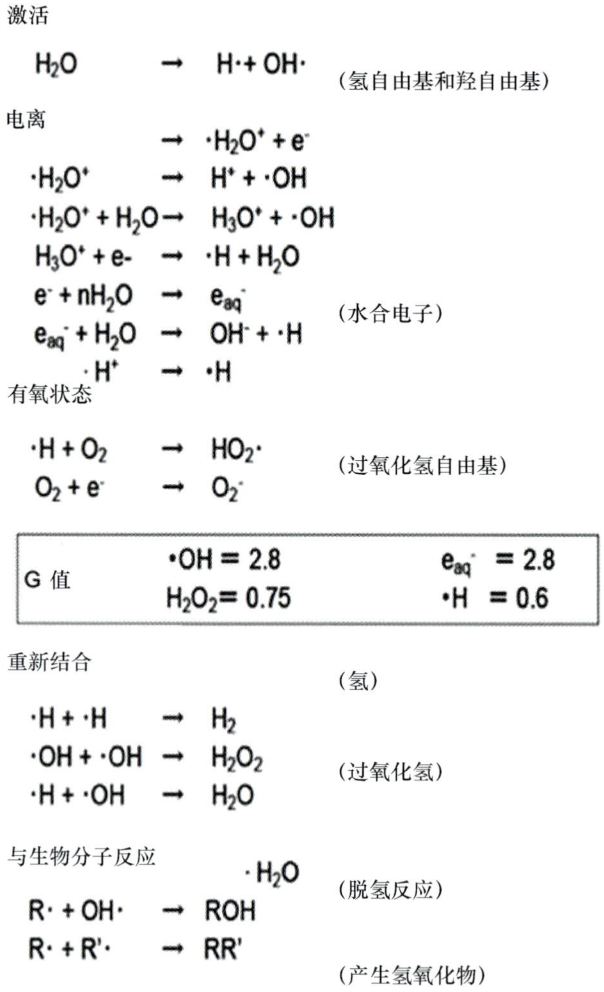

图 4.3　电离辐射后水分子的辐射化学过程及其效率，主要产物的 G 值

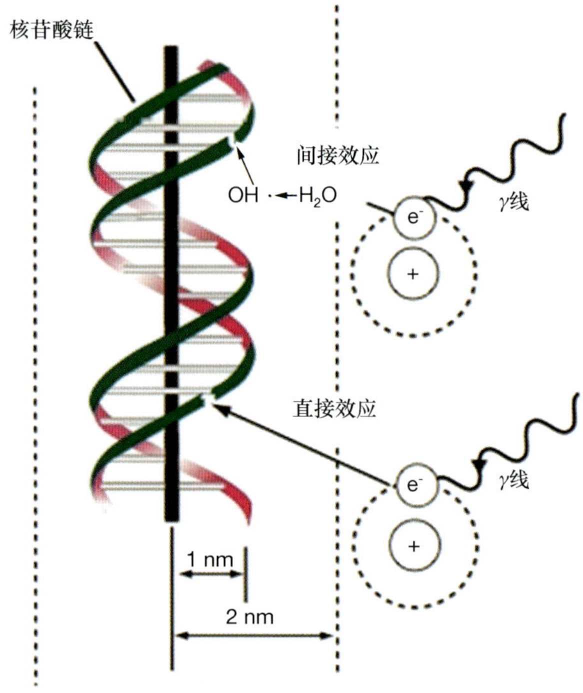

图 4.2　辐射的直接和间接作用。间接作用（上），例如，次级电子与水分子相互作用，产生对 DNA 具有损伤作用的羟自由基（OH·）。直接作用（下），通过吸收光子产生次级电子，与 DNA 相互作用从而产生损伤。修改自文献［1］

4.1.3　辐射的直接或间接作用

在细胞内，低 LET 辐射（光子）表现为一个均匀的、稀疏的空间电离分布。通过能量沉积到介质中，高 LET 粒子沿其路径引起密集电离，所显示的分布叫作径迹结构（图 4.4）。在物质中形成 Bragg 峰的带电离子束沿其穿行方向改变电离密度，显示出它的复杂性。

各种物理和化学过程作为辐射的直接效应或间接效应均被包含在生物学效应中，并且这些过程的详细信息都可以在其他材料中找到[2]。相对于光子束，由于电离密度分布的差异，粒子束有许多不同的特性。例如，与低 LET 光子束不同，高 LET 粒子束显示在介质中某些区域杀死细胞的电离密度比所需的电离密度高，并且产生集中损伤，例如多个双链断裂（DSB）或者复合伤。因此，粒子束具有与低 LET 放射不同的、更强的生物效应。

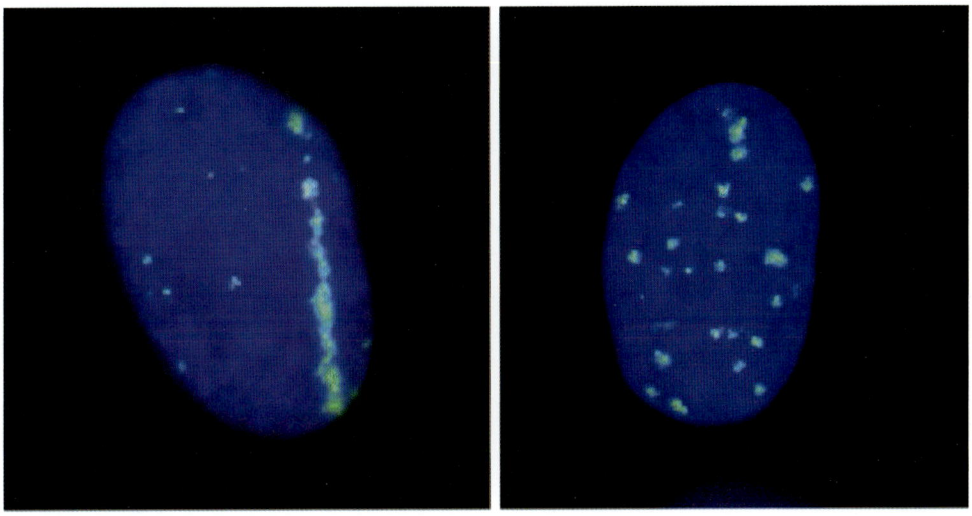

图 4.4　细胞核中重离子穿行的生物学轨迹结构。非常高 LET 水平铁离子束（左图）和 X 射线（右图）照射后，可观察到 DNA 双链的断裂。铁离子束穿行结构清晰，X 线结构较差

4.2　生物学基本过程

人体的器官由组织组成，而组织又由各种具有实现特定目标功能的细胞团组成。电离辐射对人体的影响最初表现在细胞。实施到人体的电离辐射对包含在细胞核或 DNA 分子的基因具有最严重的影响。DNA 的损伤，导致错误信息的传递，除非被修复，否则细胞生长困难，并产生基因突变或癌变的异常情况。细胞损伤像对组织损伤一样先损害器官的功能，并最终影响到个体。一个 DNA 分子包括一对含有 4 个编码遗传信息的碱基（ATGC）的主链条。DNA 是一个编码了大量遗传信息的长分子。一个人类细胞中的 DNA 约重 6×10^{-12} g，大约 32 亿个碱基对上记录了 4-bit 遗传信息。

细胞增殖过程通过包括四个阶段（$M/G_1/S/G_2$）的“细胞周期”来实现。某些类型的细胞常常通过反复分裂来增殖以提供功能细胞。与此相反，大量体细胞（无生殖能力细胞）则通常处于另一个 G_1 样间期（G_0 期）而不继续向 S 期进展，执行它们自己的功能。

4.2.1　DNA 损伤

DNA 损伤被认为是细胞在受电离辐射照射后最重要的生物损伤。细胞中将产生多种 DNA 损伤[3]。由于在互补 DNA 链中存在正确的基因信息，核苷酸碱基的损伤或丢失，以及 DNA 单链断裂（SSB）将会在没有遗传信息错误的情况下得到修复。双链断裂（DSB）的数量也会通过非同源末端连接（NHEJ）和同源重组（HR）系统重组 DNA 链。受损位置将会通过 HR 系统利用姐妹染色单体互补链中的基因信息进行重建，从而显示出没有错误的修复。在 NHEJ 过程中，为清理损伤末端，一些靠近损伤区域的核苷酸碱基被移除，在没有正确基因信息的情况下重新加入 DNA 链，因此这将是一个容易出错的重新连接。此外，由于离子穿行的周围电离密度必定非常高，DNA 断裂复合损伤可能在重离子照射中产生。

当细胞被电离辐射照射时，SSB、DSB、核苷酸碱基损伤形式的 DNA 损伤，或它们的组合都是大概率事件。众所周知，DNA 损伤的复杂性和严重性取决于辐射的品质和沉积在 DNA 小片段中的微小剂量，它通常与辐射的 LET 有关。实验研究表明，在相同的剂量下，与低 LET 照射相比，高 LET 照射导致更多的 DNA 小片段。既然 DNA 双链断裂（DSB）是辐射诱导细胞死亡的主要原因，那么这些 DNA 小片段将会影响 Ku 蛋白与 DNA 末端的有效结合，并且可能是高 LET 辐射诱导 RBE 的主要原因。在本项研究中，根据 NHEJ 机制，我们提出了一个 DNA 小片段重新连接的数学模型。

4.2.2　染色体畸变

人体每组染色体包括 22 对常染色体（细胞内除性染色体外的其他染色体）和 2 个性染色体，所有

染色体都是从父母遗传来的。在细胞周期的 DNA 合成阶段，为使相同的遗传信息在未来的有丝分裂周期中分布到两个子细胞中，创建了一个与原来的遗传信息相关联的副本，作为姐妹染色体绑定在着丝粒上。在有丝分裂阶段中期，通过显微镜观察到，在其他阶段均匀分布在细胞核内的 DNA 凝聚成 46 个染色体结构。在细胞分裂后期，46 对姐妹染色体被分开，从而给两个子细胞传递遗传信息。

在 DNA 受辐射照射损伤的细胞中，可以观察到像染色体畸变一样的异常现象，由于很容易被量化，以及与辐射致细胞死亡有很好的相关性，该异常现象就像放射照射的指标一样有效。根据 DNA 损伤时细胞所处周期阶段，辐射引起不同类型的染色体畸变（图 4.5）。如果出现在从第一间期（G_1 期）到 DNA 合成期早期（早 S 期），可以观察到所谓的由两个姐妹染色单体同时分裂造成的染色体畸变。如果一个裂解的染色单体没有重组，会观察到“末端缺失”和“断片形成”。一条染色体在两个位置断开后，中间片段翻转过来后和剩余的片段重新连接，这种现象叫作“倒位”。如果这个中间片段的一端与另一端相连接，就形成了一个有断片遗留的“环状染色体”。两个染色体都断裂后，它们可以互相重新连接形成有两个着丝点（位于着丝点区域与 DNA 有关的蛋白质结构）的一个双着丝染色体。这种现象叫作“相互易位”。另一个方面，如果 DNA 的损伤发生在 DNA 合成期（S 期末期）或第二间期（G_2 期）的末期，则在任何一条姐妹染色体中观察到染色单体畸变（图 4.5）。

4.2.3 细胞效应

许多人体倍增细胞每天大约经历一次由母细胞分裂成两个子细胞的细胞周期，细胞的数量以两倍的关系不断增长。一个数十微米的单细胞大约 12 天之后就可以增殖到直径为几毫米、肉眼可见的菌落。当这些细胞被照射时，由于所造成的损伤，一些细胞死亡，还有一些细胞存活下来。这些存活下

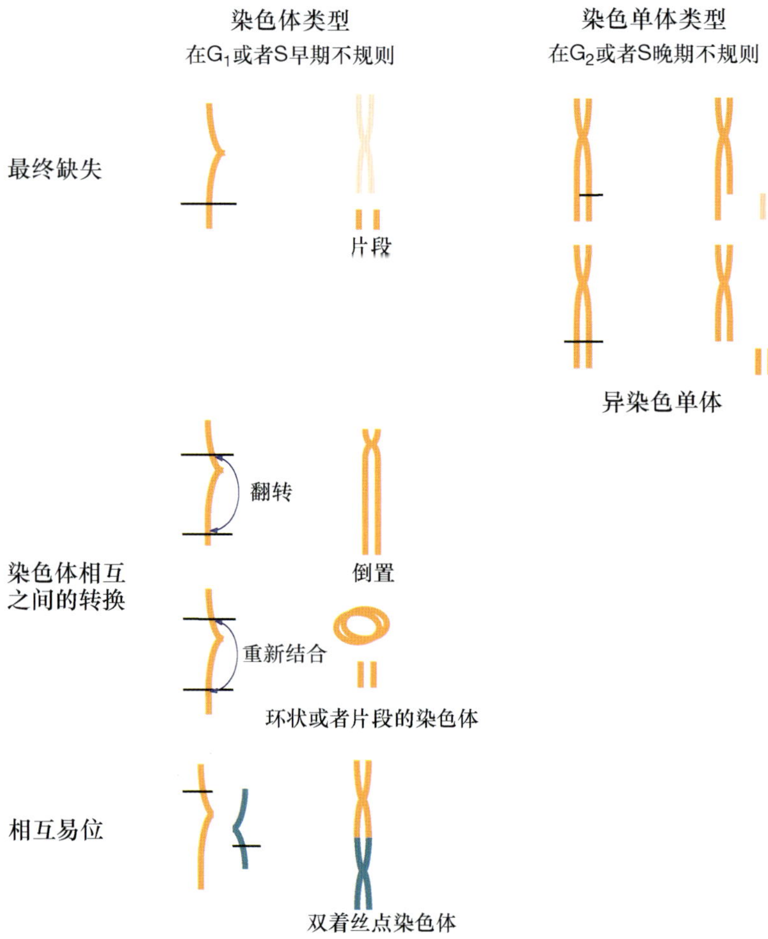

图 4.5 染色体畸变的类型。高 LET 照射后可发出许多等臂染色体型畸变

来的细胞同样可以形成菌落，但这些菌落显示出与没有被照射细胞所形成的菌落不同的形态，并且它们所形成的菌落数量比没有被照射的细胞通常要少。细胞死亡的模式有几种，但它们通常被分为增殖死亡和间期死亡。

4.2.3.1 增殖死亡

即使在照射之后，存活的细胞仍然可以继续增殖；细胞有修复DNA或染色体损伤的能力，并且许多细胞可以移除这些损伤。修复之后，细胞周期进入临时暂停，被叫作 G_1 或者 G_2 阻滞。细胞周期内这些额外的暂停导致了有丝分裂的延迟，这种现象常常用来观察照射后第一次分裂。大约1 Gy的照射通常引起1 h的有丝分裂延迟。

增殖死亡是被照射细胞在几个细胞分裂后失去增殖能力的死亡模式。这些细胞可能仍然会保留合成DNA和蛋白质的能力。但是，这些细胞可能会有多种功能畸变，例如，细胞核分裂但胞质分裂（紧随细胞核分裂的细胞分裂最后阶段，细胞质分裂）失败，以及细胞在生长但不能分裂或者形态异常。照射后的放射生物学观察，目的在于统计增殖细胞的死亡数量，包括50个或者更多细胞（5～6次分裂后）的菌落被认为来源于一个存活细胞。细胞的存活率定义为培养皿中形成的菌落数量与接种在该培养皿中的照射细胞数量之比。

4.2.3.2 间期死亡

在这个模式下，被照射的细胞在没有分裂的情况下就已经死亡。所以，间期死亡不能通过菌落形成方法来确定。细胞常常通过染色排除法和荧光染色法等形态学研究方法观察。细胞凋亡和坏死是大家熟悉的主动和被动间期死亡。

细胞凋亡是一种即使在非常低剂量情况下也会发生的间期死亡，常见于淋巴干细胞中。细胞凋亡是主动编程性细胞死亡，是一种清除多余细胞的方式。细胞本身的遗传信息造成不可挽回的损失被确定后，这些细胞被主动地清除掉，给其周围正常细胞增殖让出空间，从而维持细胞原有功能。细胞发生凋亡后变为圆形，并被分裂成好多被称为“凋亡小泡”的单元。细胞核收缩，DNA被裂解成核小体，组成真核生物染色体的染色质基本单位，包含盘绕大约160个DNA碱基对（bp）的核心组蛋白。被分裂的细胞通过诸如巨噬细胞的吞噬细胞清除，因此创建了增殖空间。

细胞坏死常见于细胞接受高剂量照射后，细胞失去功能，溶解或者破坏，以及死亡。细胞坏死常见于神经、肌肉以及其他细胞中，与细胞凋亡的程序性细胞死亡不同，细胞坏死不能被精准地控制，这意味着非功能细胞的被动死亡（图4.6）。

4.3 辐射生物学效应模型

在很多情况下，电离辐射的生物学效应决定于照射剂量。这些效应可以表示为一个剂量的函数，用图形显示剂量-效应关系，其能够定量地分析这

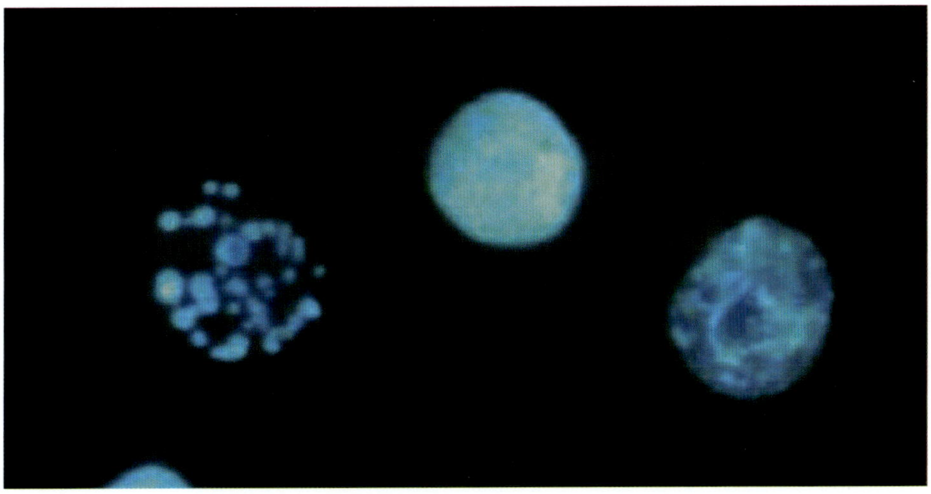

图4.6 细胞凋亡。细小碎块（左）、凝聚（中）、裂解中（右）DNA

些效应。绘制存活曲线可以描绘细胞存活率与相对的辐射剂量的关系，已提出了分析这些曲线的模型，可以定量研究这些电离辐射效应。

4.3.1 靶理论

为了利用存活曲线来定量描述放射生物学效应的性质，建立了解释这些曲线形状的模型。靶理论是最经典的模型。该模型假设“细胞的一部分对电离辐射很敏感，并被当作辐射靶”；“该靶比整个细胞要小得多，但是对于细胞的存活来说很重要”，并且“当这些靶被射线轰击后，细胞将失去自身功能而灭活（杀死）”。这就是“全有或全无”的理念，除非细胞被击中，否则它们可以存活。目前，特别在放射治疗领域，线性二次模型代替了这种原理。

4.3.2 线性二次模型

尽管DNA单链断裂既不导致染色体变异也不导致细胞死亡，但是DNA双链断裂却可以导致致命损伤。考虑到这一点，除了上述经典模型之外，通过基于微观剂量分布的分析，设计了另外一种模型。源自电离粒子的一个电子轨迹从DNA附近穿过时致双链断裂的单次事件概率与剂量的一阶项成正比。虽然第一次电离事件使一条DNA链断裂没能导致细胞失活，但第二次事件使另一条链断裂则导致细胞失活。这种复杂事件的概率与剂量的平方成正比。考虑到这两个原因，一个细胞群的辐射效应可表示为存活率 $S=\exp(-\alpha D-\beta D^2)$，在这个方程中，引入了 α 和 β 两个常量。根据这个模型得出的生存曲线如图4.7所示。尽管也可能存在第三次或第四次事件，但由于它们的贡献小，为了简单起见将其忽略。这种模型叫作“LQ模型（线性二次模型）”。另外，同一个方程表达了不同的理论：其一是由第一次和第二次放射剂量构成的一个复杂事件导致致死损伤，其二是考虑一个事件所造成损伤的自我修复和主要因素。由于对它们是否可以准确说明放射生物学效果的解释与看法产生分歧，提出了一些与原先不同的理论。目前，不管怎样，相比于经典模型，由于LQ模型与实验数据更吻合，所以常用它进行实验数据分析。

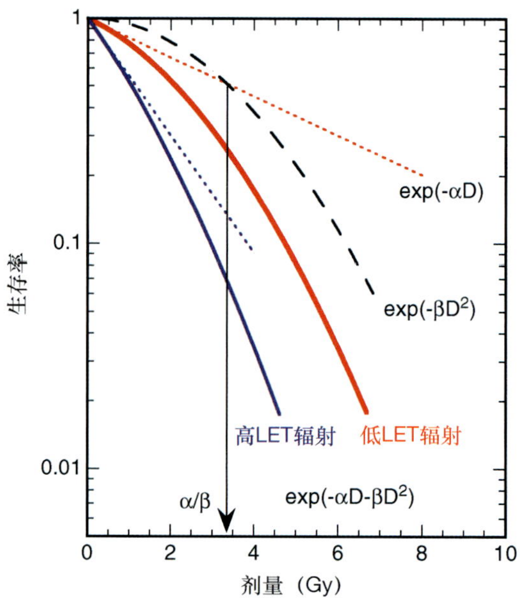

图 4.7 存活曲线和线性二次模型中的参数。在低和高LET辐射情况下，LQ方程中各组成部分如线性部分（点线）、二次部分（虚线）和整体细胞胞细胞存活曲线（实线）。在交叉点的剂量显示 α/β 的值。高LET辐射的存活曲线在假设 α 值为低LET辐射的3倍而 β 值相同的情况下勾画

4.4 细胞敏感性的修饰因子

细胞的放射敏感性可以通过物理（射线品质、LET、剂量率等）、化学（氧、清除剂、防护剂等）以及生物学（新陈代谢、细胞周期、修复等）条件来改变。

4.4.1 生物因素

电离辐射致细胞损伤分为不可修复损伤、致死损伤（lethal damage，LD）和可修复损伤。而可修复的损伤又分成亚致死损伤（sublethal damage，SLD）和潜在致死损伤（potentially lethal damage，PLD）。正常情况下，亚致死损伤可在几小时之内被修复，但若在修复完成之前追加亚致死损伤，由于相互影响将导致致死损伤。根据照射后细胞周围环境，潜在致死损伤在一般情况下是致死性的。通过受损DNA片段被移除后的再合成，有两种主要途径来修复DNA的损伤。一种是亚致死损伤修复/复原（SLD repair/recovery，SLDR），又名Elkind恢复；另一种是潜在致死损伤修复或复原（PLD repair/recovery，PLDR）。

4.4.1.1　亚致死损伤

SLD 被认为是轻微的非致命损伤。分次照射时，第一次照射所导致的损伤由于第二次照射而变为致死损伤。由于细胞在第一次照射后，一些细胞受到致命的损伤从而死亡，另一些细胞则经历亚致死损伤并存活。当在第二次照射之前有足够的时间进行自我修复损伤时，第一次照射后带着亚致死损伤而存活的受损细胞可恢复到跟原先没受伤的正常细胞一样。当剂量一定时，分两次照射的细胞比连续照射显示出更高的存活率。在经过足够长时间后，进行第二次照射的存活曲线和第一次从零剂量的照射曲线类似。当发生 SLDR 时，存活曲线中线性部分的斜率普遍重现，而“肩部”的重现则不同程度地依赖于允许通过的时间。在给予剂量为常量的条件下，细胞经过更多分次照射的实例显示出更高的存活率（图 4.8）。当采用高 LET 射线时，由于修复效率非常低，细胞存活曲线将是一条更直的直线和一个小小的肩部，表明 LQ 模型有更大的 α 值和更小的 β 值。对高 LET 射线来说，SLDR 同样也很小。

4.4.1.2　潜在致死损伤

潜在致死损伤（PLD）是基本致死的。尽管对相关机制了解甚少，如果将细胞放置在特定环境里，还是可以观察到 PLD 的修复。如果有足够的时间通过细胞生长阻滞来修复损伤，或者如果 DNA 或细胞核的结构能被改变，可能存活率会出现差异。当被照射的细胞放置在特定环境，尤其是对细胞生长不利的条件下，这种恢复可以被观察到。例如，当细胞放置在低营养条件下，如放置在盐水中而不是放在富含营养的培养基中，这种恢复可以被明显地观察到。这种恢复现象同样可以在因太拥挤而无法增殖的稳态细胞群中显示。

照射后的潜在致死损伤修复（PLDR）可以在阻止细胞周期（增殖）的低营养、低 pH 以及乏氧条件和抑制细胞增殖的细胞外环境下发生。根据修复时间，可观察到快速型（小于 1 h）、慢速型（2～6 h）以及非常慢速型（大于 8 h）的 PLDR。PLD 的固定就是将 PLD 转变成致命损伤，并且在用等渗氯化钠溶液、咖啡因或一些抗癌药物治疗后也已经观察到这种被固定的损伤类型。在这些例子中，存活曲线中线性部分的斜率发生变化（图 4.9）或者说降低了 α 值。对于高 LET 照射来说，PLDR 跟 SLDR 一样变得更小和不突出。

4.4.1.3　细胞周期

根据增殖行为，组织被分为两组。一组是含有强再增殖细胞的增生性组织，包括骨髓、皮肤、肠腺和生殖腺。另一组为非增生性组织，包括脑神经、骨骼、肌肉和肺。重要的是，一般来说强增生性组织有较高的放射敏感性，而非增殖性细胞具有抗辐射性。

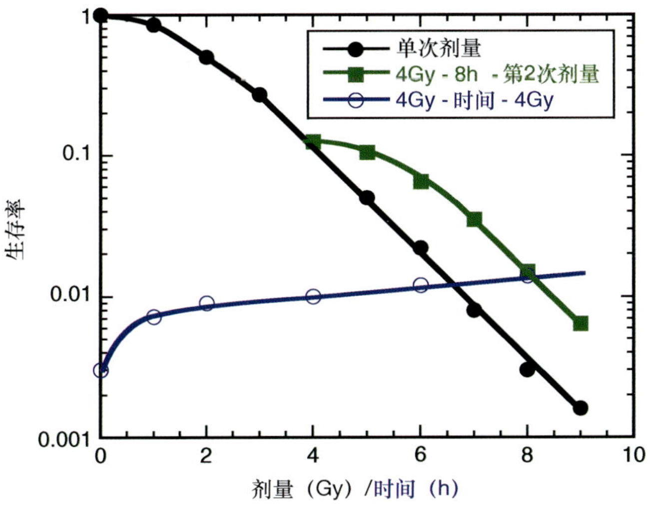

图 4.8　亚致死损伤修复和存活率。新鲜细胞受不同单次剂量照射（实心圆），经 4 Gy 初始剂量照射并培养 8 h 后受第二次不同挑战剂量照射（实心正方形），或者在 4 Gy 初始剂量和 4 Gy 挑战剂量间不同时间间隔（空心圆）的存活率

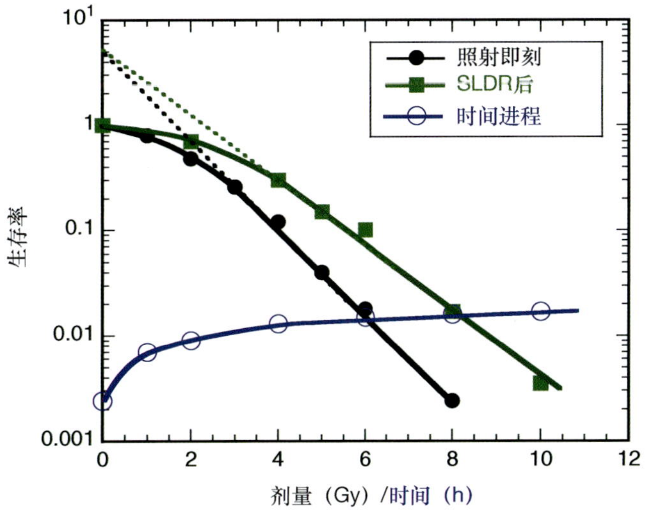

图 4.9　潜在致死损伤修复及存活率。细胞受不同单次剂量照射，照射后立即装盘（实心圆）或原地培养 24 h 后装盘（实心正方形）。受 8 Gy 剂量照射，经过不同培养时间的细胞存活率（空心圆）。

细胞在其分裂过程［G_1（G_0）、S、G_2 和 M 期］中，被认为会改变其放射敏感性。早 S 期和 M 期细胞分别进行 DNA 合成和细胞分裂，在这些活跃期其放射敏感性较高。G_1 和 G_2 期细胞活跃性低，则对 X 射线较不敏感。但是，高 LET 射线可提高放射敏感性且降低细胞周期的差异（图 4.10）。由于靶中抗辐射细胞较少，用高 LET 重离子进行放射治疗具有明显优势。

4.4.2　化学因素

在辐射产生生物效应的过程中，通过化学反应（包括 DNA 和占细胞 2/3 的水分子的活性自由基之间的化学反应）的间接效应引起损伤。通过改变反应路径中的参与物质，辐射效应能用化学方法来增强或者减弱。为描述通过化学物质引起的放射敏感性变化，使用了剂量降低因子（dose reduction factor，DRF；主要防护剂），剂量修正因子（dose-modifying factor，DMF；主要增敏剂）以及氧增强比（oxygen enhancement ratio，OER）。OER、DRF 和 DMF 表示为等效剂量比。通常情况下，这些分数式的值大于 1。

$$DRF = D_{(带防护剂)}/D_{(仅放射)}$$

$$DMF = D_{(仅放射)}/D_{(带增敏剂)}$$

$$OER = D_{(乏氧)}/D_{(有氧)}$$

由于辐射的直接作用和高 LET 照射后 DNA 损伤的复杂性，会显著产生严重的 DNA 损伤，人们

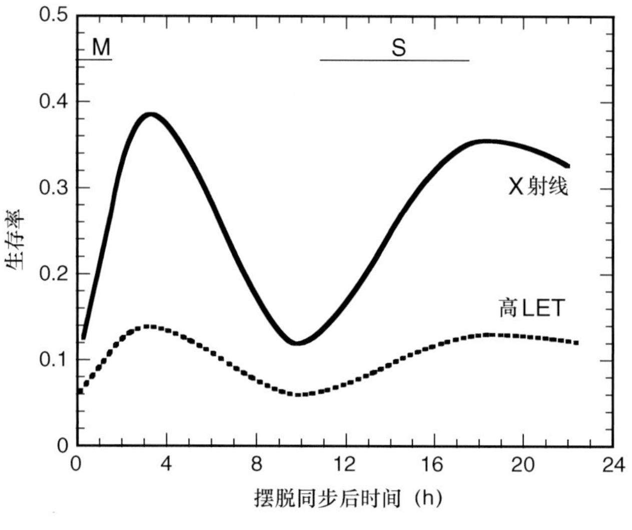

图 4.10　细胞周期和放射敏感性。摆脱同步后细胞被三个 X 射线或高 LET 射线照射（M 期同步化）。带横线的 M 和 S 相当于摆脱同步后细胞周期中的 M 期和 S 期。转载自文献［4］并有修改

认为在高 LET 照射中化学修饰剂并不太有效。

4.4.2.1　氧

在大部分机制中，氧发挥最大的辐射增敏作用。氧的存在产生更多的自由基，从而提高其在水溶液中的化学产额。然而，由于化学产额大约仅增加 1 倍，无法解释实际氧效应是生物学效应的 3 倍这一现象。因此，很有必要考虑和化学产额一样的其他因素的贡献。在活体中，带有硫醇（SH）基团（参与氧化还原反应）的谷胱甘肽对放射防护及氧效应均有贡献。照射初期导致的一些损伤可以通过化学方法修复，谷胱甘肽和由射线产生的某些自由基进行还原反应导致损伤的化学修复及消除。但是，氧的存在引起了和谷胱甘肽之间的竞争，致使在化学修复之前便造成损伤。

4.4.2.2　其他化学物质

一些化学物质被命名为化学增敏剂或者辐射防护剂。放射增敏剂是辐射的敏化剂，可以被结合到细胞中，以卤化嘧啶和乏氧细胞增敏剂为代表，主要增加放射治疗中的辐射效应。卤化嘧啶类似组成 DNA 的碱基，与 DNA 相结合来提高由辐射导致的 DNA 裂解效率。溴化脱氧尿苷（BUdR）可作为胸腺嘧啶的替代物与 DNA 相结合，从 1965 年开始，该化学物质用于 BAR 治疗约 10 年；尽管 BAR 治疗法对短期生存率有利，但相对放射治疗 5 年生存率并没有显著差异，因此，BUdR 渐渐被淘汰。很长一段时间来人们就认识到辐射防护剂可在照射期间降低辐射反应。当使用具有对抗活性的药物对抗亚细胞内辐射产生的活化剂，或具有修复行为的药物把产生的活化剂带回到其初始状态时，在受到照射期间可以观察到这些降低。这两种药物都被归为辐射防护剂。一些包含 SH 基团和 S-S 键的药剂是众所周知的自由基清除剂，其中包括半胱氨酸和半胱胺。除了带有 SH 基的化合物之外，5-羟色胺、WR-2721 以及 AET 都是有代表性的化合物。乙醇、甘油以及与诸如·OH 基或者·H 基的自由基有高反应性的其他共存物质也能清除或移除这些自由基，与氧竞争以化学方式修复靶分子，降低辐射效应。

4.4.3　物理因素

辐射效应的大小取决于照射的物理特性，以及

以 LET、照射的瞬间（剂量率）及空间（照射野）分布为代表的辐射品质。

我们都知道辐射效应依赖于剂量率。当剂量率从 1 Gy/min 开始降低时，由高剂量率（急性照射，短时间间隔）导致的高放射敏感性开始下降，随着生存曲线的 β 参数减小，曲线变得更加平直。对于等于或小于 0.2 Gy/h 的慢照射来说，辐射抗拒增加，生存曲线变得和分次照射那样平直（β=0）。这是由于相比辐射造成损伤的速度来说，DNA 损伤修复的速度要高得多。由于在辐射防护领域方面的众多关注和辐射源制造上的难度，在非常高剂量率范围内的这种效应目前不是很清楚。当我们考虑到单粒子在细胞中穿行时，高 LET 粒子的剂量率一定要非常高。通过利用剂量率在 0.008～10 Gy/min 之间的 70 keV/μm 碳离子束，我们证实了剂量率在细胞杀伤方面的影响，并且发现在这些存活曲线中并没有明显的改变。

放射敏感性取决于体内的剂量分布，并且随着容积剂量（g×Gy）的增加而变高。当放射敏感性变得越来越高时，随着照射区的修复被延迟，整个身体的负担变大，尽管在照射区射线对细胞的影响并没改变。如果危险器官（造血组织、肠道）包括在照射区内，为杀死个别组织，这些器官的功能可能会受损。治疗与治疗计划中体积剂量分布［剂量体积直方图（DVH）］的理念密切相关。当正常组织的 DVH 曲线出现在左下角，风险是比较低的。

4.5　高 LET 射线的特性

4.5.1　相对生物效应

生物效应取决于配送的辐射的品质。根据射线的 LET 和品质，X 线、数个 keV/μm 或更低能量的 γ 射线可归为低 LET 射线，几十 keV/μm 或更高能量的粒子束归为高 LET 射线。高 LET 射线的生物效应通常要比低 LET 射线的大，这些生物效应之间的区别以相对生物效应（relative biological effectiveness，RBE）表示。RBE 被描述为在具有相同的生物效应条件下，试验射线和参考射线之间的剂量比：

$$RBE = D_{参考剂量}/D_{试验剂量}$$

RBE 在低于几 keV/μm 的低 LET 区域内变化很小，这对应着 γ 射线或 X 射线的 LET 范围，在达到 10 keV/μm 或更大时开始明显增加，LET 在 100～200 keV/μm 之间出现峰值。但是，RBE 的峰值取决于被加速的粒子种类以及放射生物学的终点。LET 在非常高区域时 RBE 下降且表现出与低 LET 射线相似的值，事实证明，在 keV/μm 高于几千的区域影响更小。这可能是由于实际上随着 LET 的增大，给予相同吸收剂量的粒子数在减少，则击中细胞的可能性也降低的原因（图 4.11）。文献 8-10 中归纳了许多先前的 RBE 数据。

这一切都取决于细胞的类型和观察到的生物效应性质（细胞死亡、染色体畸变、DNA 链断裂、突变、致癌作用等），以及电离粒子的类型（即使它们有相同的 LET）。这一事实的原因还没有被恰当地解释。但是，这是因为针对粒子束的径迹结构以及在细胞中生物分子的几何结构不同而发生损伤的电势分布是不同的，损伤的类型和复杂程度也将会不同。另外，由于这个损伤可能会影响到生物学修复系统的效率和损伤的几何分布等，最后的影响可能会不同。另外，低 LET 射线的剂量-效应关系通常由一条与带有非线性“肩部”的二次曲线相连接的直线来表达，而高 LET 射线的剂量-效应关系则由一条简单的直线表达。考虑到 RBE 的定义，或者给予相同生物效应的两个辐射剂量之比，当两个辐射剂量相比较时，RBE 取决于生物效应的等级。

从辐射防护的角度出发，推荐采用 LET 为 3 keV/μm、剂量率 0.1 Gy/min 的特定 X 射线作为参

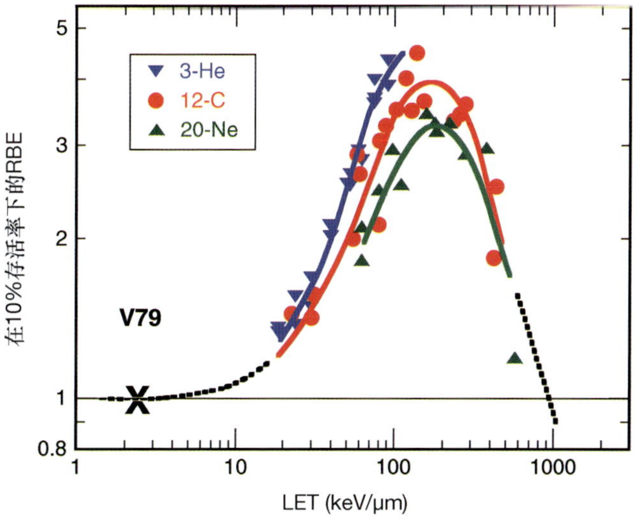

图 4.11　不同离子种类、不同 LET 下杀死 V79 中国仓鼠细胞的 RBE 值。转载自文献［6-7］

考辐射。实际上，由于使用广泛，经常用^{60}Co的γ射线或由峰值为几百kVp的球管产生的X射线作为参考辐射。

与这些X射线相比，γ射线和由直线加速器产生的高能X射线的RBE就非常小了。由于放射生物学文献对参考辐射通常没有明确的定义，故应对这些事实加以重视。

4.5.2　氧增强比（OER）

在正常组织中，血管系统发达，氧分压（PO_2）从10～80 mmHg不等。在血管构造不完全的肿瘤组织微环境中，氧的浓度比较低，常常存在氧分压低于5 mmHg的区域。在正常细胞当中，氧效应可以使放射剂量降低3倍或2倍（氧分压为3 mmHg时）而得到相同的生物效应（杀死）（图4.12）。因此，这种区域的细胞表现出抗辐射性，导致了治疗部位癌细胞的再增殖。为解决照射区内再次出现此类问题，研制出类似活性氧并能固定损伤的乏氧细胞增敏剂。尽管米索硝唑和依他硝唑最先被研发出来，但由于测试结果显示有一些副作用而没有被投入实际使用，硝基咪唑类便成了主要开发的药物。目前，为了降低这些副作用，正在大力进行药物开发。

在不同的含氧条件下，例如在正常的人体内部，只需要无氧条件的大约三分之一的剂量就足以产生与其相同的生物效应。在浓度大于30 mmHg的富氧条件下，放射敏感性几乎是恒量，随着浓度的降低放射敏感性下降，并在0 mmHg浓度时下降到原来的1/3。为了描述氧效应的大小，引入了OER，定义为在乏氧条件下的剂量（$D_{乏氧}$）与在富氧条件下得到相同生物效应的剂量（$D_{常氧}$）之比：

$$OER = D_{乏氧}/D_{常氧}$$

在乏氧条件下，对于像γ射线或X射线的低LET射线，OER=3时氧效应最大。乏氧可导致肿瘤内乏氧细胞的敏感度下降和治疗部位的癌症复发。正常组织中的健康细胞或有丰富血管的癌组织含氧丰富，被辐射照射时，进行终极氧效应。

当高LET离子束被配送时，肿瘤内的乏氧部位不太可能受氧影响，表现出类似的放射敏感性；在乏氧区辐射效应更大。对于碳离子束来说，LET超过几十keV/μm时OER开始下降，在100 keV/μm时，OER的值为2，并且在更高的LET区域中OER还会继续下降（图4.13，又见文献[11]）。我们可以发现在相同LET范围内粒子的区别，在低LET区较轻的离子可以降低OER。但是，只有几keV/μm的LET质子束可能无法按预期产生这种效果，因为LET太低以致不能降低OER。对于在癌症治疗期间抑制癌细胞的增殖，高RBE和低OER的结合有望取得很好的效果。

在被加速的离子种类中，氧效应也表现出差异。氧效应通常被认为可导致固定的辐射损伤。关于高LET射线可降低氧效应的原因有不同的解释：

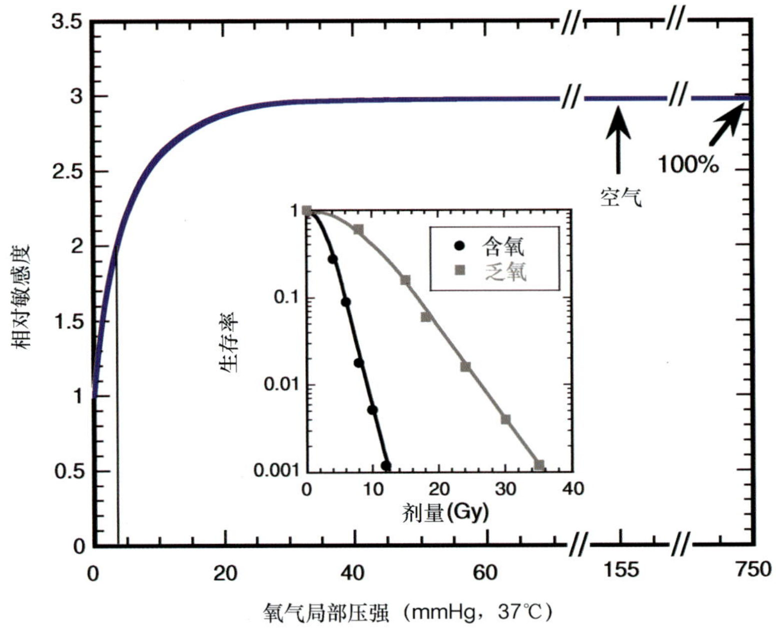

图4.12　不同的氧浓度下光子的OER。叠加小图显示含氧和乏氧情况下的细胞存活曲线

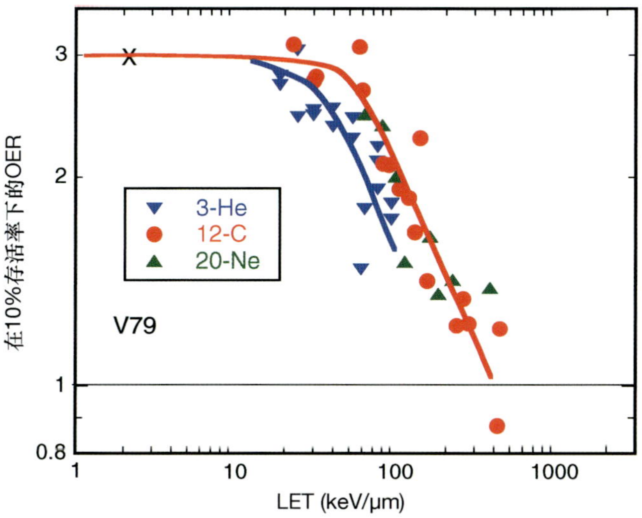

图 4.13　不同种类、不同 LET 粒子束杀死 V79 中国仓鼠细胞的 OER 值。转载自文献［6-7］

由于电离密度非常高，辐射损伤可能足够严重从而导致局部复合损伤甚至缺氧，氧或许产生于被电离的水分子重新结合过程中。然而，截至目前，还没有弄清楚氧效应的细节。

4.5.3　分次照射和 4R

由于通过分次照射的各种生物效应，治疗比可能会被提高，所以在放射治疗过程中通常使用分次照射。所谓的“4R”包括：①修复（repair）；②再增殖（repopulation）；③再分布（redistribution）；④再氧合（reoxygenation）。对光子治疗来说，4R 是个重要问题，但对高 LET 辐射作用不大。这些因素取决于 LET，而碳离子治疗束的 LET 非常小以致可以忽略这些因素。但是，对碳离子治疗来说，患者靶区前、后的正常健康细胞受到低 LET 射线低剂量的照射从而能避免辐射损伤显得更为重要。这是因为靶区上游剂量率小、LET 低，以及靶区后段剂量率非常小，LET 最低。高剂量和高 LET 射线照射体积内仅有小部分可能被修复，较低 LET 和较低剂量的碳离子放射治疗在正常组织中可能会有较好修复（见文献［12］）。

在放射治疗中，修复是一个非常重要的问题。虽然在高剂量照射时它们的存活率一样，但我们期望在低放射剂量中正常细胞的存活率要比癌细胞略高一点。因此，当使用正常细胞比癌细胞存活率大的剂量范围剂量进行分次照射时，我们期望在全部剂量完成时能通过 SLDR 以对数方式增加它们之间的差异。这就是为什么在放射治疗中使用分次照射的原因。对于重离子束来说，很不幸的是，依然没有很好地研究正常细胞和癌细胞在低剂量区的生存水平差异。在碳离子治疗中，采用小分次照射获得成功。

再增殖意味着治疗期间新细胞的增殖。在快速增殖的癌细胞中可以明显地观察到再增殖，但是在晚反应组织中增殖缓慢的细胞再增殖效应非常小。在治疗的末期，生长作用促进了再增殖，因为死亡细胞数量的增长使再增殖变强。由于再增殖不突出，如果总治疗时间不超过 30 天，治疗所需的总剂量是不变的。如果总治疗时间超过一定数值，由于强大的增殖力，为得到相同的生物效应，总剂量将会有所提高。在这点上，很难找到一个分析重离子治疗的方法。

再分布意味着在肿瘤细胞群体中改变细胞周期分布。在细胞受照射过程中，处于高敏感期如 G_2/M 期的细胞很可能被杀死，而处于抗拒期如细胞周期中晚 S 期的细胞能明确地生存下来。当细胞受到损伤之后，可能是为了损伤能被修复，在 G_2 期或其他期的一个检查点暂时停止了细胞周期。G_0 休眠期中低敏感度的正常细胞进入细胞周期变成高敏感性。在细胞群中，一般情况下，敏感性依赖于细胞的周期分布。

再氧合是由于周围细胞的死亡、被杀死细胞的移除、血流的变化以及其他因素导致氧耗的减少引起的。肿瘤乏氧区中的细胞是抗辐射的，在首次照射后很容易存活。但是如果射线杀死周围有氧区细胞或者其他因素改变了微环境的话，乏氧区被氧合从而对接下来的辐射剂量变得敏感。几乎在所有的肿瘤内都可以不同程度、不同时间地观察到再氧合。一些相关研究显示，相比光子束，高 LET 碳离子束的再氧合发生得更早、更强。

（王亮　黎鋆　姜冲　苏继辉　张圄世　译）

参考文献

1. Hall EJ, Giaccia AJ. Radiobiology for the radiologist. 7th ed. Philadelphia: Lippincott; 2012.
2. Meesungnoen J, Jay-Gerin JP. Radiation chemistry of liquid water with heavy ions: Monte Carlo simulation studies. In: Hatano H et al., editors. Charged particle and photon interactions with matter. Boca Raton: CRC Press; 2013.
3. Kiefer J. Biological radiation effect. Heidelberg: Springer; 1990.
4. Terashima T, Tolmach LJ. X-ray sensitivity and DNA synthesis in synchronous populations of HeLa cells. Biophys J. 1963;3:11–33.
5. Leenhouts HP, Chadwick KH. The influence of dose rate on the dose-effect relationship. J Radiol Pårot. 1990;10:95–102.
6. Furusawa Y, Fukutsu K, Aoki M, Itsukaichi H, Eguchi-Kasai K, Ohara H, Yatagai F, Kanai T, Ando K. Inactivation of aerobic and hypoxic cells from three different cell lines by accelerated 3He-, 12C- and 20Ne-ion beams. Radiat Res. 2000;154:485–96.
7. Furusawa Y. Corrections: in the article "Inactivation of Aerobic and Hypoxic Cells from Three Different Cell Lines by Accelerated 3He-, 12C- and 20Ne-Ion Beams". Radiat Res. 2012;177:129–31.
8. Ando K, Kase Y. Biological characteristics of carbon-ion therapy. Int J Radiat Biol. 2009;85:715–28.
9. Ando K, Aoki M, Furusawa Y. Annex III; Measurement of RBE of carbon ions for cells, tumor response and tissue reactions in experimental systems. In: Relative biological effectiveness in ion beam therapy, IAEA Technical Report Series 461, Vienna: IAEA; 2008. p. 120–134.
10. Friedrich T, Scholz U, Elsässer T, Durante M, Scoltz M. Systematic analysis of RBE and related quantities using a database of cell survival experiments with ion beam irradiation. J Radiat Res. 2013;54(3):494–514.
11. Wenzl T, Wilkens JJ. Modelling of the oxygen enhancement ratio for ion beam radiation therapy. Phys Med Biol. 2011;56:3251–68.
12. Steel GG. Basic clinical radiobiology. 3rd ed. New York: Oxford University Press; 2002.

生物物理模型及 RBE　5

Biophysical Models and RBE

Naruhiro Matsufuji

摘要

治疗配送的主要目的是在靶区内得到均一的效果。与传统的光子治疗相比，如前几章所述，由于离子束生物效应的剧烈变化，不能通过利用靶区内吸收剂量的均匀分布来达到这一目标。在本章中，将对 HIMAC 碳离子放射治疗中使用的生物物理模型进行说明。

关键词

线性二次模型・微剂量动力学模型・RBE

5.1　碳离子放射治疗中 RBE 的用法

4.5.1 节中已经介绍过，在放射生物学概念中，相对生物效应（RBE）的术语定义为：两种不同射线引起相同的生物效应所需的吸收剂量之比。将 RBE 引入到临床中，如果 RBE 加权剂量相同，期望达到相同的临床效果（肿瘤控制）。在质子治疗的情况下，推荐的通用 RBE 值为 1.1[1]，该值与辐射效应的剂量修饰因子如照射分次、总治疗时间、组织类型或治疗束的辐射品质等无关。

碳离子放射治疗与质子 RBE 的用法在同一标准上。由于在靶区选择、分次剂量及日程安排等因素上的巨大差异，几乎没有依据可对比 X 射线和碳离子放射治疗之间的临床结果。从这个意义上来说，碳离子放射治疗中临床 RBE 值尚未被证实，但是，从质子与碳离子放射治疗之间符号一致性的角度考虑，本书仍然把术语 RBE 当作一个剂量修饰因子来使用。

RBE 加权吸收剂量由 D_{RBE} 表示，表示离子吸收剂量 D 与同等条件下光子交付的 RBE 的乘积。

$$D_{RBE} = RBE \times D \tag{5.1}$$

其中，D 表示离子吸收剂量，单位为戈瑞（Gy）。D_{RBE} 是 RBE 加权碳离子吸收剂量，指在给定的相同情况下，达到与离子吸收剂量 D 相同治疗效果所需的光子剂量，单位也为 Gy。为了避免混淆，D_{RBE} 数量用单位 Gy 后跟一个空格及放在括号里面的描述符号“（RBE）”表示。RBE 加权吸收剂量参数将表示为“$D_{RBE}=70$ Gy（RBE）”。本书剩余章节中将会沿用这种表达方式。治疗碳离子束的 RBE 值可能会被剂量水平、线性能量传递（linear energy transfer，LET）、生物节点、分次及氧状态等许多复杂因素影响。生物物理模型的作用是将多变的生物效应适当地考虑到治疗计划当中。尽管对不同辐射类型的物理性能可以描述得很详细，并因此形成不同理论方法/模型的基本原理，来对实验与治疗环境中粒子束的增强实效做出预测，但是，仍然难以全面地模拟基础生物过程。

5.2　碳离子放射治疗中的生物物理模型

1994 年，在 HIMAC 开始碳离子放射治疗时，人们对离子束的临床疗效了解很少。在这种情况下，为了设计剂量分布，参考中子束临床经验并结合剂量递增策略，制订了一个以实验为导向的实用方法[2]。因此，在“生物学 RBE”不同于“临床 RBE”情况下，依照两步法实现了临床相关 RBE 值的估计。

第一个步骤包括扩展 Bragg 峰（SOBP）的形状和脊形过滤器的设计。它基于在劳伦斯-伯克利实验室（LBL）开创性研究的类似研发过程，但与在 HIMAC 实施的有代表性的典型治疗方式的终点选择又略有不同。例如，由于预测将要接受碳离子放射治疗的原发患者患有对快中子治疗来说反应良好的唾液腺肿瘤，所以选择一个人类唾液腺（HSG）肿瘤细胞株作为离体模拟系统。

5.2.1 SOBP 的形状

在肿瘤治疗中应用的治疗野以不同能量甚至不同离子种类的 Bragg 峰的叠加为典型特征。照射野又以 LET 值的分布为特征。所以，在这样一个典型的混合射野治疗配置中，让人特别感兴趣的是确定 RBE 为深度的函数。一般来说，依据射野的各个组成部分对总剂量的贡献，对射野的各个组成部分加权确定的剂量平均 LET 值，被看作是混合射野的生物效应的合适指标。由于初始碳离子的分裂，在射束中可观察到来自较轻粒子的小剂量贡献，并且在剂量分布末端的下降处更为突出。如果不同的离子种类被污染，即使在剂量平均 LET 相似的情况下 RBE 值也可能不同，但我们认为这种影响是有限的，因此在这个模型中忽略不计。

对于 HSG 细胞，在一个广泛 LET 范围内对不同单能射束和混合射束[3]进行了细胞存活测量，从中，线性二次系数 α（x）和 β（x）作为单能的、原始的 Bragg 峰的深度 x 的函数，可以根据深度 x 处的 LET 推导出来，见方程 5.2。基于这些数值，利用方程 5.3 和 5.4，从在一个可调范围的 Bragg 峰中深度 x 处的线性二次系数 α（x）和 β（x），计算出由 k 个 Bragg 峰组成的混合射野的剂量效应曲线。

$$S=\exp\{-[\alpha_{RM}(x)d+\beta_{RM}(x)d^2]\} \quad (5.2)$$

$$\alpha_{RM}(x)=\frac{\sum_{1}^{k} r_j d(x+s_j)\alpha(x+s_j)}{\sum_{1}^{k} r_j d(x+s_j)} \quad (5.3)$$

$$\sqrt{\beta_{RM}(x)}=\frac{\sum_{1}^{k} r_j d(x+s_j)\sqrt{\beta(x+s_j)}}{\sum_{1}^{k} r_j d(x+s_j)} \quad (5.4)$$

其中，r_j 表示权重，也就是第 j 个原始 Bragg 峰相对于总 SOBP 的积分通量贡献，d（x）表示沉积在原始 Bragg 峰中深度 x 处的剂量，s_j 表示 x 的位置和第 j 个 Bragg 峰深度之间的距离。利用 α_{RM}（x）和 β_{RM}（x），深度 x 处给定总剂量的存活率可以确定下来，最后，相对生物 RBE 值也可以确定下来。

选择 10%的 HSG 细胞存活分数水平作为碳离子生物 RBE 测定的相关终点。这使得脊形过滤器的设计要求在整个 SOBP 扩展区实现 HSG 细胞的同质细胞死亡。这个设计已经通过用碳离子在不同位置的 6 cm SOBP 照射 HSG 细胞实验检验。图 5.1 显示了 6 cm SOBP 290 MeV/n 碳离子束的生物 RBE 加权剂量分布[3]。在 SOBP 内，该生物 RBE 加权剂量的范围为 1.6～2.1 Gy（RBE），取决于细

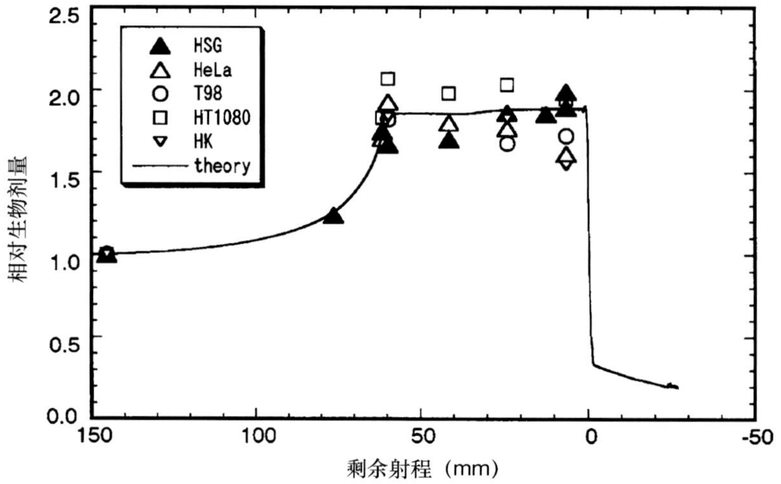

图 5.1 治疗用碳离子束的生物剂量分布。290 MeV/n 单能碳离子束的 Bragg 峰值扩展到 6 cm。图片来自已发表的文献［3］

胞系和位置。在近端位置处，HT1080 细胞的 RBE 加权剂量显示比 HSG 细胞的略高，而在远端位置则恰恰相反。但是，总体而言，生物剂量分布是足够平的。因为它们来自离体细胞存活数据，相应的 RBE 值被指定为“生物 RBE”。

5.2.2　中子等效点的确定

在第二步，建立了中子治疗和以往经验的联系。人工培养细胞和活体系统的中子生物 RBE 值是通过实验获得的，并且可以和碳离子的 RBE 值相比较。在 SOBP 中测定一个位置，其显示与中子辐射相同的生物 RBE 值，用于 NIRS 的临床试验。这个位置被指定为在 SOBP 中的“中子等效点”。对 HSG 细胞的 10% 细胞存活时生物 RBE 的测量揭示，照射后 6 cm SOBP 之内的 RBE 随着碳离子的剂量平均 LET 的增加而增加，剂量平均 LET 等于 85 keV/μm 时，RBE 为 2.05（见图 5.2[3]）。对于相同的终点，该 RBE 与中子的 RBE 相同。在确定早期皮肤反应 RBE 感应值在 2.5 得分水平（干性脱屑期）作为终点的活体系统中，对正常细胞效果进行了类似的测量。在这里，剂量平均 LET 为 75 keV/μm 时得到碳离子的 RBE 为 3.1（对应中子 RBE）。结合离体和体内系统的结果，由此确定使用 80 keV/μm LET 值作为中子等效点；这对应于假定 290 MeV/n 射束的 6 cm SOBP 末端下降处上游大约 8 mm 的位置。

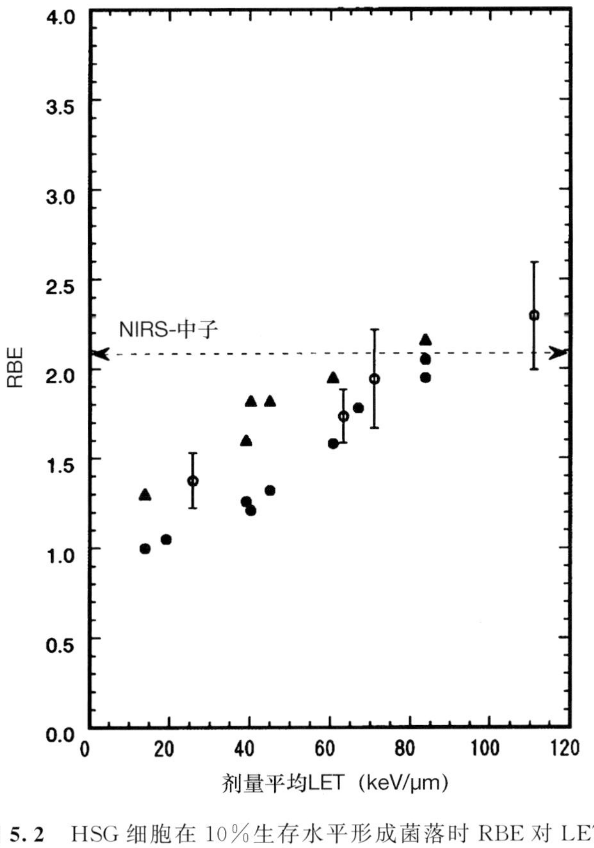

图 5.2　HSG 细胞在 10% 生存水平形成菌落时 RBE 对 LET 的依赖。RBE 的数据由 HIMAC 290 MeV/n 的碳离子束照射而得。虚线表示的是 NIRS 用在 HSG 细胞的中子束 RBE。图片来自已发表的文献［3］

所以，应该假定碳离子 SOBP 这个位置的 RBE 值与用于患者治疗的快中子 RBE 值一样。NIRS 以往在快中子方面的经验因此用来确定碳离子治疗在 SOBP 上某点相应的“临床 RBE”。

5.2.3　临床适用的 RBE 加权剂量估算概要

Tsunemoto[4] 发表了在 NIRS 快中子治疗的临床结果。他总结了快中子治疗不同分次照射方案后的临床结果。Kutsutani-Nakamura[5] 发表了快中子治疗的治疗计划方法，并且为急性皮肤反应的耐受性计算了快中子 RBE 值。根据公式 RBE（N）＝ $1.8\times N^{0.2}$，他计算了相对分次数的中子临床 RBE 值。临床 RBE 值根据分次数增加而增加，例如当分次数从 5 增加到 10、20 时，中子的 RBE 值分别为 2.5、2.9 和 3.3。因为它的目的是使用与中子照射方案略有不同的 6 周内分 18 次的碳离子放射治疗方案，因此选 3.0 作为中子的 RBE 值。

为了使生物学终点转移到临床终点，我们假设通过一个单值适当地缩放，就能使一个终点平坦的 RBE 加权剂量分布转化为另一个不同终点平坦的 RBE 加权剂量分布。根据这一近似法，可通过使用临床观察到的中子辐射 RBE 值和在中子等效点上 HSG 细胞存活 RBE 值之间的换算系数，对离体细胞存活的 RBE 加权剂量分布进行缩放，得到所谓的临床剂量分布。

在图 5.3[3] 给出的例子中，可以在 SOBP 上任意一点得到 2.7 Gy（RBE）的临床 RBE 加权剂量。根据中子 RBE 值为 3 的假设，在碳离子束 SOBP 末端上游 8 mm 处的中子等效点上则需要 0.9 Gy 的吸收剂量。在这个点上，10% HSG 细胞存活生物 RBE 值为 2.0。通过对 HSG 细胞存活 RBE 加权剂量分布乘以射野内每一点的公共缩放因子 3.0/2.0＝1.5，得到适用于临床的 RBE 加权剂量分布的假定 RBE。通过比较这个缩放的分布与吸收剂量分布，可得到任何一个位置由此产生的 RBE 值；例如，在 SOBP 的中间，根据 1.13 Gy 的吸收剂量，可以估算出 RBE 值为 2.7/1.13＝2.4。

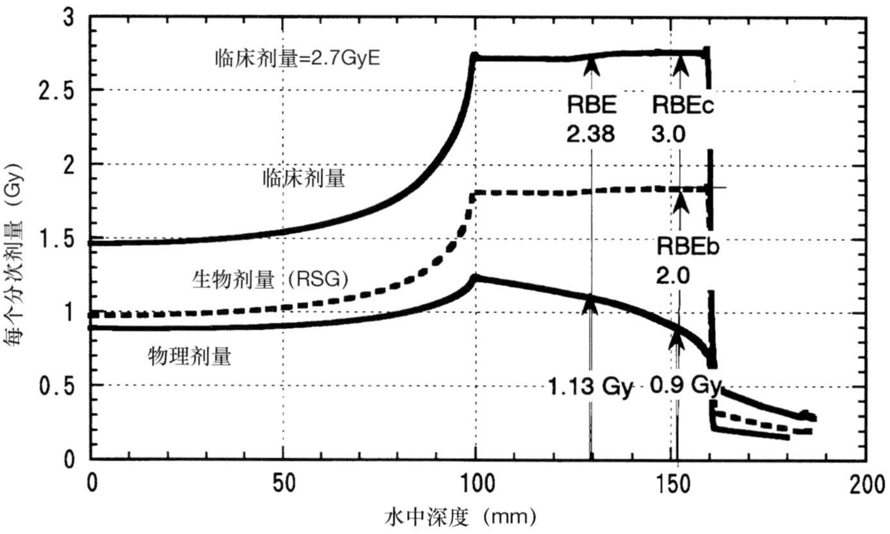

图 5.3 在临床方面用于决定在 SOBP 中心 RBE 的方法概要。图片来自已发表的文献［3］

5.2.4 模型的有效性

基础 RBE 模型的临床验证需要利用从剂量递增研究中导出的临床数据有系统地进行。这里我们以非小细胞肺癌（NSCLC）的肿瘤控制率（TCP）分析为例，按照上述临床 RBE 处方方案，对临床结果做一个检验。

Miyamoto 等人[6]分析了利用 HIMAC 束治疗的 NSCLC 临床结果。他们描述了局部控制率的一个非常显著的剂量依赖性。通过 6 周内 18 分次的治疗方案进行了剂量递增研究。Hayakawa 等人报告了 NSCLC 使用光子治疗的局部控制率。为了比较这两种结果，用以下方程拟合光子束 TCP 的剂量依赖性。

$$TCP=\sum\frac{1}{\sqrt{2\pi\sigma}}\exp\left[-\frac{\left(\alpha_i-\alpha\right)^2}{2\sigma^2}\right]\cdot TCP(\alpha_i) \quad (5.5)$$

$$TCP(\alpha_i)=\exp\left\{-N\exp\left[-n\alpha_i d\left(1+\frac{d}{\alpha_i/\beta}\right)+\frac{0.693(T-T_K)}{T_d}\right]\right\} \quad (5.6)$$

其中，α 和 β 是细胞存活曲线的线性-二次（LQ）模型系数。在分析中，使用了 HSG 细胞的 α 和 β 值。σ 是 α 系数反映患者与患者之间放射敏感性差异的标准偏差。N 是在肿瘤中克隆原的数量（用 10^9 作为固定值）。n 和 d 分别是总的分次数和分次剂量。T（42 天）、T_k（0 天）以及 T_p（7 天）分别是总的治疗时间、开启时间以及肿瘤细胞平均倍增时间。括号内为分析中所用到的数值。结果显示在图 5.4 中[8]。

采用相同的分析来确定碳离子放射治疗的 TCP[9]。为了简便起见，在这里 SOBP 的宽度和 SOBP 区域中的剂量平均 LET 值分别设定为 60 mm 和 50 keV/μm。结果也显示于图 5.4 中。显而易见，图中碳离子束的 TCP 曲线比光子束的曲线陡峭得多。方程 5.5 中，对于光子束 σ 的值为 0.18，但对于碳离子束，这个数值就下降到了 0.11。这个数据意味着，不管个体的放射敏感性如何，碳离子束同样提供了良好的局部肿瘤控制。

当 TCP 被作为一个终点时，考虑到如图 5.4 所示 TCP 斜率间的不同，发现 RBE 的值取决于 TCP 的水平。另外，生物 RBE 值与 50%TCP 的 RBE 值一致，而相对应的临床 RBE 值在 80%TCP[8]。从治疗学观点出发，认为在较高 TCP 水平上设计临床 RBE 值的这个建议是合理的。

5.2.5 NIRS RBE 的特性

在离子束治疗的“低分次”和“剂量递增”临床试验研究中，分次数逐渐减少而分次剂量逐渐增加。治疗束的生物 RBE 值根据治疗的剂量水平增加。但是在 NIRS，假设了一个不依赖于分次剂量的剂量加权常数因子。从 RBE 的定义来看，相对于 250 KV X 射线的生物效应明显与术语“RBE”的用法相矛盾。不过这个定义对仅限于使用离子束的治疗来说是合适的。这里，用 NIRS 方法所得的 RBE 并不等同于光子治疗的 RBE，而是用于表达权重因子的 RBE。

NIRS 所用深度临床剂量分布的原理总结在方程 5.7 中。

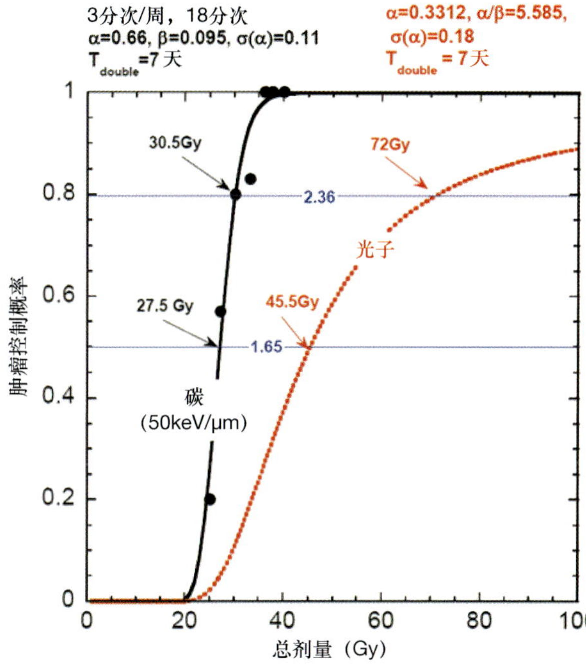

图 5.4 光子（红色虚线）和碳离子束（黑线）NSCLC 的 TCP。圆圈表示 HIMAC 的临床结果。对于碳离子束 TCP 来说，SOBP 的宽度和 LET 固定在 60 mm 和 50 keV/μm。图片来自已发表的文献［8］

$$D_{CRx}(z)=1.45\times\frac{d_x^{HSG}(0.1)}{d_{SOBP}^{HSG}(0.1;z)}\times D(z;SOBP;E)=CRx(z;SOBP;E)\times D(z;SOBP;E) \tag{5.7}$$

$$D_{CRx}(z;SOBP;E)=1.45\times\frac{d_x^{HSG}(0.1)}{d_{SOBP}^{HSG}(0.1;center)}\times\frac{d_x^{HSG}(0.1;center)}{d_{SOBP}^{HSG}(0.1;z)} \tag{5.8}$$

其中，NIRS 中子治疗中所使用的临床 RBE 值与中子束 HSG 的生物 RBE 之间比例值为 1.45。D（z；SOBP，E）是初始能量为 E 的 SOBP 束在深度 z 处的物理剂量。d_x^{HSG}（0.1）和 d_{SOBP}^{HSG}（0.1；z）分别是达到 10％HSG 细胞存活率时光子和 SOBP 碳离子束在深度 z 处的剂量。在 NIRS 的近似中，假定 SOBP 的物理剂量分布形状无论什么剂量水平都是固定的。

$$\frac{d_{SOBP}^{HSG}(0.1;center)}{d^{HSG}(0.1;z)}\approx\frac{d_x^{HSG}(s;center)}{d_{SOBP}^{HSG}(s;z)} \tag{5.9}$$

从上面的近似可知，RBE 值不依赖于治疗的剂量水平。通过 NIRS 的碳离子治疗剂量递增临床试验，已经在临床上获得了碳离子治疗的最佳剂量。

5.3 生物物理模型的改良

对于给定的离子种类和细胞类型，作为一阶近似 LET 或者剂量平均 LET，对 RBE 来说是一个很好的指标。然而，当比较不同离子种类时，从严格意义上说，单独用 LET 去描述 RBE 是不完善的。这可以归结到一个事实：LET 仅是粒子径迹的一个简化的一维表述，它没有考虑到粒子径迹周围的三维能量沉积分布。由于相对于重粒子来说，一个给定 LET 值的轻粒子对应的能量比较低，转移给二次电子的能量也较低，所以径迹半径比较小。因此，轻粒子的径迹中平均能量密度较高，最后导致了较高的效应。这个问题使得有必要在原始模型中将 LQ 模型中的 α 和 β 参数作为粒子种类和能量的函数制成表格。实际上，这个工作满足了大多数情况；但是，在这个表格之外的情况就不可避免地要引入一种假设或者插值。最终，它不仅会引入碳离子治疗效果估计的可能误差，也很难对束流做出一个前瞻性、可靠性或者模式化的估计。为了解决这些问题，根据最初十年积累的知识，我们用更模式化的方法集中精力地改进离子束生物效应的生物物理模型，从而使我们对用原始实用方法设计的离子束临床疗效有深入的理解。

基于照射野微剂量测量性质的方法，集中于随机能量沉积分布的详细描述。实验微剂量学是基于在类似微米尺寸的球形体积上能量典型沉积事件的测量或计算。基于微观空间能量分布，Hawkins[10] 开发了预测放射生物效应的微观剂量动力学模型（microdosimetric kinetic model，MKM）。根据其物理特性，MKM 实现了各种离子生物效应的预估。这有望为治疗用碳离子生物效应提供更精确的估计；因此，MKM 已经作为升级的生物物理模型应用于扫描照射的治疗计划系统中。

MKM 扩充了双重辐射作用理论（theory of dual radiation action，TDRA）的微剂量学概念[11]，它给出微米量级某位置上能量沉积后生物效应的估计。在 TDRA 中，损伤数量 L 与给到损伤位置的特定能量 z 的平方成正比，MKM 合并损伤构造中的附加成分后与特定能量成线性比例。

$$L = Az + Bz^2 \qquad (5.10)$$ XZ

y 的单位与 LET 的单位一致，即 keV/μm。与 LET 类似，也为线性能量，剂量加权平均值 y_D 预计将代表生物效应：

$$-\ln S = N\bar{L} = N\left(A\bar{z} + B\bar{z}\right)^2 = (\alpha_0 + \beta \cdot z_{1D}) + \beta D^2 \qquad (5.11)$$

其中，α_0 表示极限 LET 趋于 0 时生存曲线的初始斜率，并假定 β 与射线品质无关。由于 z_{1D} 随 LET 上升，方程（5.9）将会导致 RBE 随着 LET 稳定增加。但是，我们知道当 LET 大约在 100 keV/μm 时 RBE 达到最大，之后随 LET 减小。因此，引入了关于特定能量的饱和度校正[12]。

$$z_{1D}{}^{*} = \frac{l}{m} y_0^2 \cdot \frac{\int \left[1 - \exp\left(-y^2/y_0^2\right)\right] f(y)\,dy}{\int y f(y)\,dy} \qquad (5.12)$$

在方程（5.9）中，用 z_{1D} * 代替的 z_{1D}，显示修正后的 MKM 给予实验数据良好的表示。图 5.5[12] 显示作为其饱和度校正线性能量函数的不同入射束下 HSG 细胞的实验 α 值。如图所示，这个用饱和度校正修正后的 MKM 在估算不同离子种类的生物效应方面还是有用的。在扫描照射[13] 和宽束照射的治疗计划中都已经安装了修正后的 MKM。

图 5.6 显示了在带有 60 mmSOBP 能量为 290 MeV/n 的碳离子束下 HSG 细胞的细胞存活分布。如图所示，MKM 可以极精确地预测 HSG 细胞的响应。图 5.7 显示了图 5.6 中束流的深度生物剂量分布与原始模型（图中被标记为 KANAI1999）以及 MKM 的对比。一般情况下，这两种模型互相认可。这证明对于治疗目的来说，我们最初的想法足够务实。在 SOBP 远端部分发现的微小差异，这可归因于 MKM 在碎片粒子相对充足处射束的生物效应的改善估计。

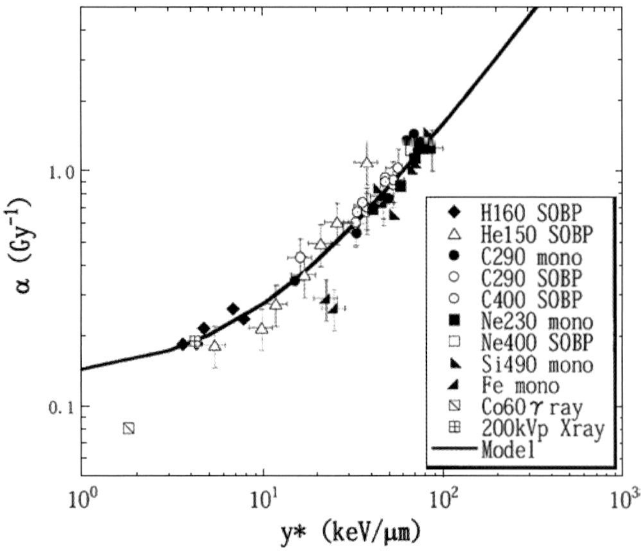

图 5.5 实验 α 值和固定值 β=0.05 Gy^{-2} 作为 HSG 细胞饱和-校正剂量平均线性能量函数 y^*。y^* 值通过带有 1.0 μm 的模拟直径和 y_0=150 keV/μm 的饱和参数的 TEPC 测量。实线表示的是采用饱和-校正修正的 MKM 所计算的曲线。图片来自已发表的文献［12］

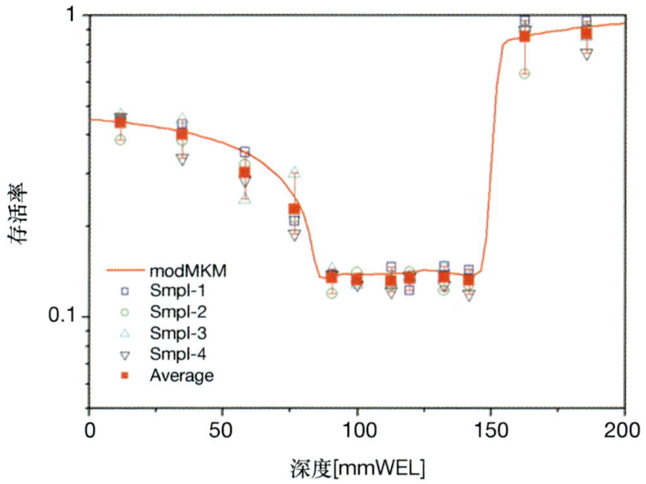

图 5.6 60 mm SOBP、290 MeV/n 碳离子束的 HSG 细胞的细胞存活曲线。该束流在 HIMAC 由扫描方式配送。图中的曲线显示 MKM 的估计

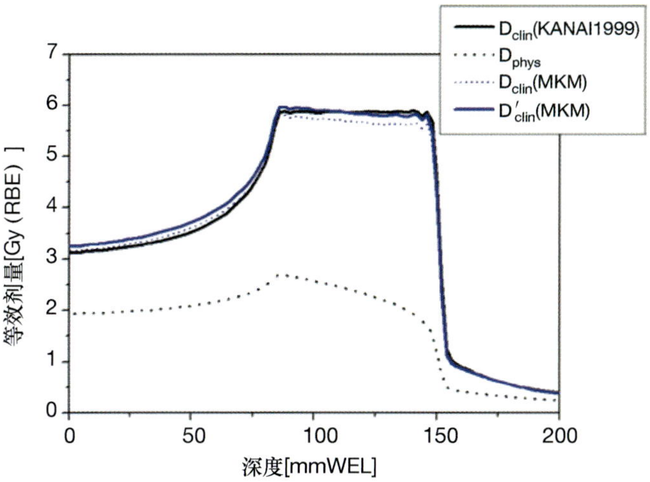

图 5.7 对应图 5.6 的深度-生物剂量分布图

（王亮 黎鋆 姜冲 苏继辉 张圈世 译）

参考文献

1. International Commission on Radiation Units & Measurements. Prescribing, recording, and reporting proton-beam therapy (ICRU Report 78). Maryland: Bethesda; 2009.
2. Kanai T, Endo M, Minohara S, et al. Biophysical characteristics of HIMAC clinical irradiation system for heavy-ion radiation therapy. Int J Radiat Oncol. 1999;44:201–10.
3. Kanai T, Furusawa T, Fukutsu K, et al. Irradiation of mixed beam and design of spread-out Bragg peak for heavy-ion radiotherapy. Radiat Res. 1997;147:78–85.
4. Tsunemoto H. Clinical evaluation of fast neutron therapy. Nippon Igaku Hoshasen Gakkai Zasshi. 1982;42:823–47.
5. Kutsutani-Nakamura Y. Treatment planning method in the use of the TDF biological equivalent concept in fast neutron therapy. Nippon Igaku Hoshasen Gakkai Zasshi. 1978;38:950–60.
6. Miyamoto T, Yamamoto N, Nishimura H, et al. Carbon ion radiotherapy for stage I non-small cell lung cancer. Radiother Oncol. 2003;66:127–40.
7. Webb S, Nahum AE. A model for calculating tumour control probability in radiotherapy including the effects of inhomogeneous distributions of dose and clonogenic cell density. Phys Med Biol. 1993;38:653–66.
8. Matsufuji N, Kanai T, Kanematsu N, et al. Specification of carbon ion dose at the National Institute of Radiological Sciences (NIRS). J Radiat Res. 2007;48:A81–6.
9. Kanai T, Matsufuji N, Miyamoto T, et al. Examination of GyE system for HIMAC carbon therapy. Int J Radiat Oncol. 2006;64:650–6.
10. Hawkins RB. A statistical theory of cell killing by radiation of varying linear energy transfer. Radiat Res. 1994;140:346–67.
11. Kellerer AM, Rossi HH. A generalized formation of dual radiation action. Radiat Res. 1978;75:471–88.
12. Kase Y, Kanai T, Matsumoto M, et al. Microdosimetric measurements and estimation of human cell survival for heavy-ion beams. Radiat Res. 2006;166:629–38.
13. Inaniwa T, Furukawa T, Kase Y, Matsufuji N, Toshito T, Matsumoto Y, Furusawa Y, Noda K. Treatment planning for a scanned carbon beam with a modified microdosimetric kinetic model. Phys Med Biol. 2010;55:6721–37.

第 4 部分

碳离子放射治疗系统

Carbon-Ion Radiotherapy System

碳离子放射治疗工作流程 6

Workflow of Carbon-Ion Radiotherapy

Toshiyuki Shirai，Yuka Takei

摘要

碳离子放射治疗系统类似于标准的放射治疗系统，包括肿瘤信息系统（OIS）、放射治疗计划系统（RTPS）和束流配送系统（BDS）。不过，其中也有一些差异，例如大型加速器系统、无旋转机架系统（HIT 除外）和高效工作流程系统。本章主要概述碳离子放射治疗（C-ion RT）系统及工作流程系统。

关键词

OIS·计划表·工作流程

6.1 碳离子放射治疗系统的概述

由于在 Bragg 峰周围存在局部高剂量和高生物效应，所以使用碳离子束进行粒子治疗是一种理想的癌症治疗方法。另一方面，碳离子放射治疗系统很昂贵且设施的数量非常有限。因此，治疗系统必须高效运行。在 HIMAC，有两处治疗设施：一个在原有的 HIMAC 设施（包括 A、B、C 三个治疗室），另一个为新建的治疗设施（包括 E、F、G 三个治疗室）（图 6.1）。前者具有宽束照射系统，后者具有扫描束照射系统。每个设施内包含 3 个治疗室和 1～2 个 CT 模拟室。为缩短治疗室的占用时间，在新的设施中，配有 6 个患者准备室（每一个治疗室配 2 个准备室）（图 6.2）。

碳离子放射治疗的重要特征是没有旋转治疗机架。治疗室有一个固定于水平和垂直方向的照射端口。HIMAC 的端口布局如下：

治疗室 A：垂直端口

治疗室 B：水平和垂直端口

治疗室 C：水平端口

简化照射端口布局能减少照射端口和束流线的建造成本。但不同治疗室每天在治疗患者，为更好地利用各个治疗室，必须有得力的排程系统。

最近，海德堡离子束治疗中心（HIT）和 NIRS 已经开发了碳离子放射治疗旋转机架。世界上首个碳离子机架设计和安装在海德堡离子束治疗中心（总重量超过 600t），2012 年投入临床使用。在日本 NIRS 的新治疗设施（房间 G）内，安装了一台利用超导磁铁（约 3T）制造的轻量级的旋转机架（图 6.3）。今后，在碳离子放射治疗设施上采用旋转治疗机架将是一个重点。

碳离子放射治疗系统不仅精确而且高效地支持工作流程。如图 6.4，它由放射治疗计划系统（RTPS）、患者处理系统（PTH）、束流配送系统（BDS）、质量保证（QA）系统及肿瘤信息系统（OIS）构成。PTH 涵盖广泛的患者数据管理和治疗排程功能。对提高设施的效率来说，排程系统尤其重要。OIS 也从医院信息系统（HIS）传输患者及其排序信息到各个子系统。患者的治疗数据存储在数据库中。HIMAC 使用离子放射治疗的医学数字影像和通信（DICOM RT ion）标准作为一个多厂商设备的通信标准。行业标准，如健康水平 7（HL7），也用作各个子系统之间的消息格式。

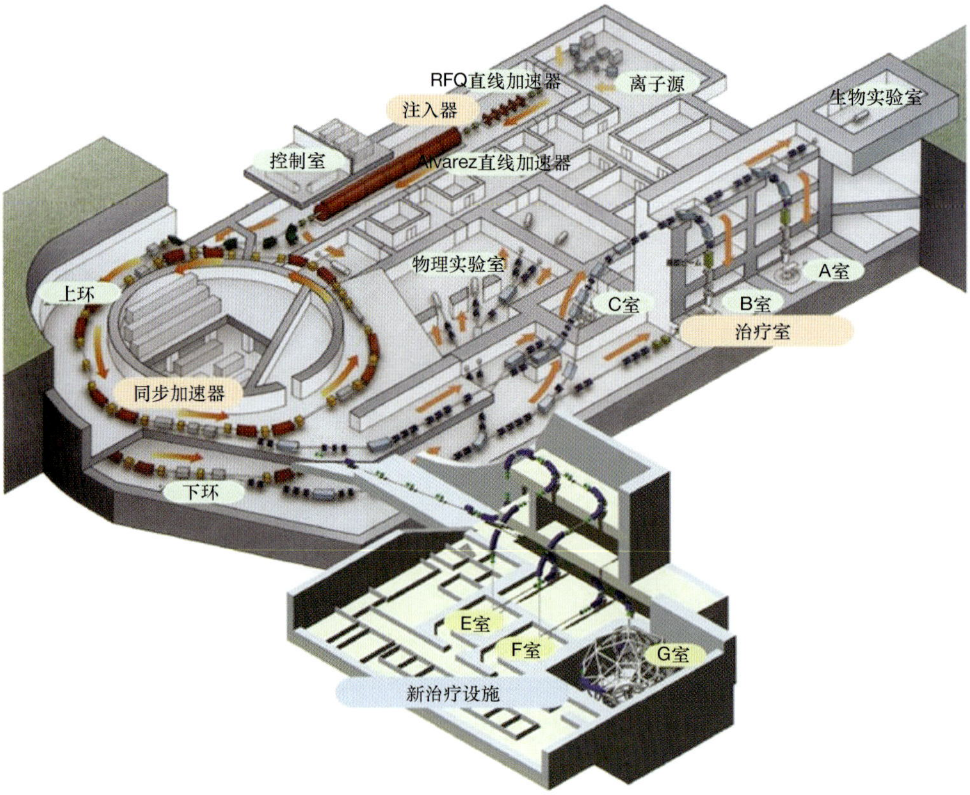

图 6.1　HIMAC 鸟瞰图

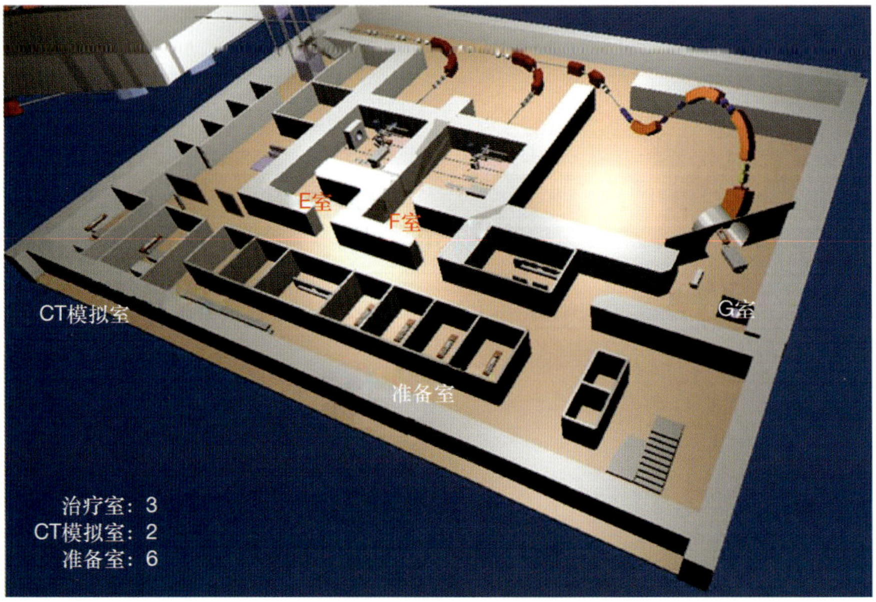

图 6.2　新设施中治疗层的布局图

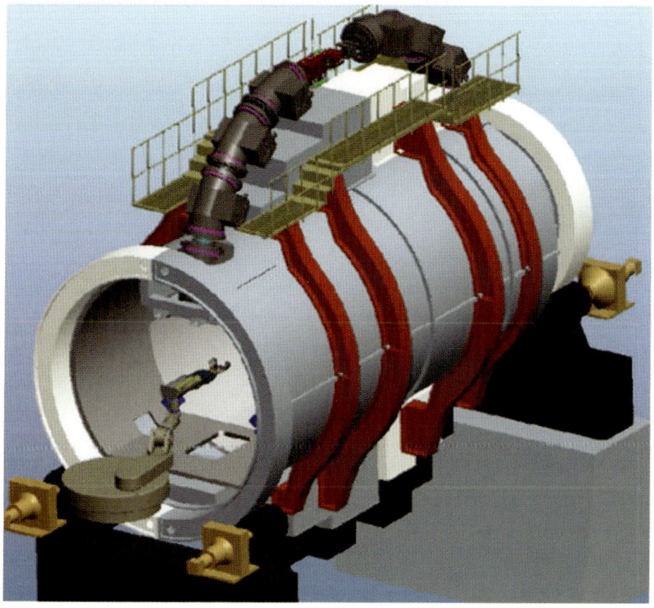

图 6.3　HIMAC 中碳离子放疗的超导磁铁旋转机架鸟瞰图

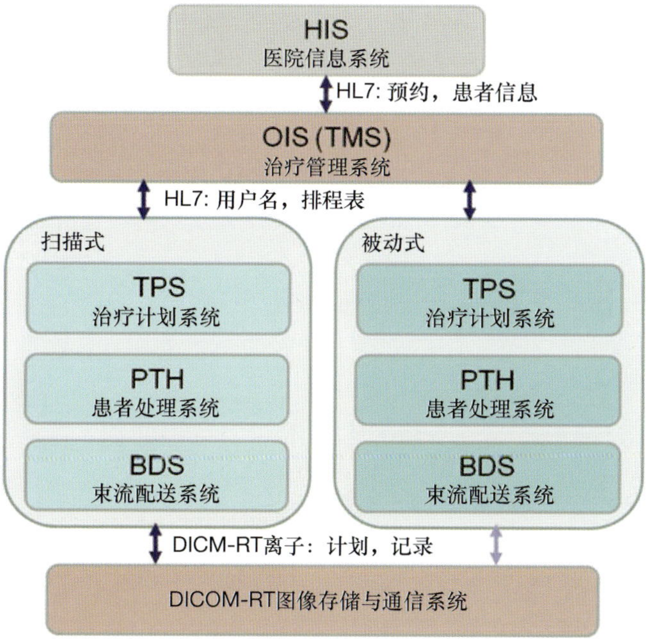

图 6.4　HIMAC 中碳离子放射治疗系统框图

6.2　碳离子放射治疗的工作流程

图 6.5 显示了典型的 HIMAC 碳离子放疗的工作流程。由于缺少旋转治疗机架，为满足多野照射，治疗床是转动的。因此，固定装置的准备是一个重要的过程，与此同时确定治疗时的滚转角度。

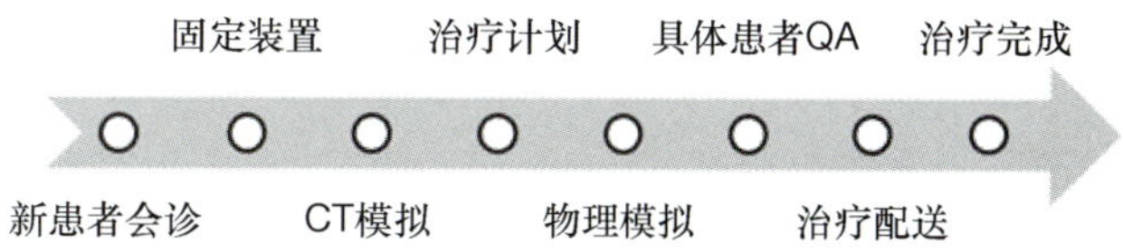

图 6.5　碳离子放射治疗工作流程

在多数情况下，一名患者有多个摆位位置和滚转角度。每个摆位位置均需要固定装置和治疗计划 CT。为了减少治疗室的占用时间，特别是对于大滚转角度的患者，必须在模拟室进行物理模拟。在物理模拟中，平板显示（FPD）图像替换了数字重建 X 线摄影（DRR）图像。当省略物理模拟时，DRR 图像将被直接用于治疗。具体患者的 QA 在 HIMAC 是可选的。这时，它被用来执行被动配送系统中选中的治疗计划和扫描配送系统的所有计划。

6.3　碳离子放射治疗的排程

HIMAC 每年完成接近 1000 名患者的治疗，因为医务人员的数量有限，多年来一直在制订有效的排程方法。HIMAC 排程过程有三个步骤：患者排程、束流排程和治疗室排程。HIMAC 的 OIS 排程系统支持排程的所有三个步骤。

第一个步骤是患者排程，患者排程使用了“治疗框架”理念。治疗框架是关于患者的一套时间表，如固定装置的准备、CT 模拟及照射（图 6.6）。根据预计的患者数量和设施能力定期（如每半年）创建治疗框架。图 6.6 显示了一个 OIS 实例的屏幕截图。新患者的时间表通过分配到治疗框架固定下来，并在同一时间完成 CT 和照射的预约。使用治疗框架的理念，可以均衡治疗工作流程中患者的数量。

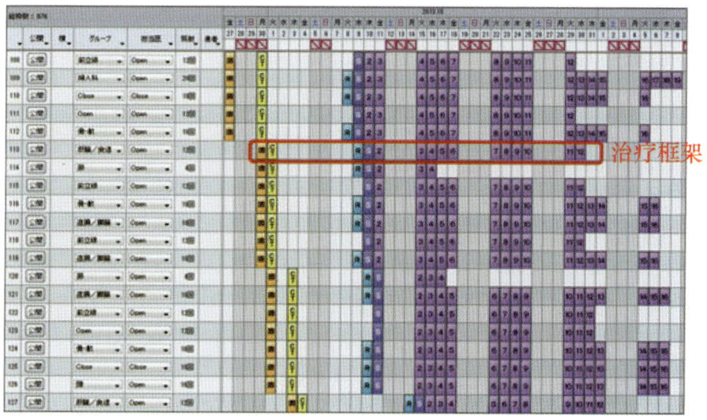

图 6.6　OIS 治疗框架表截图

第二个步骤是束流排程。图 6.7 显示了患者的束流排程屏幕截图。分次方案被治疗计划过程确定下来，但当照射系统的失调过大时，OIS 排程系统能在可接受的范围内改变束流排程。

第三个步骤是治疗室排程。图 6.8 显示了 1 天内 A/B/C 三室的治疗室排程。根据束流排程，为了均衡三个治疗室的患者数目，OIS 排程系统自动决定治疗室排程。若治疗室之间束流端口是兼容的，医务人员不仅可以改变本治疗室内患者顺序，而且还可以改变患者的治疗室。照射端口的兼容性在非恒等的治疗室设计中是一个重要特征。

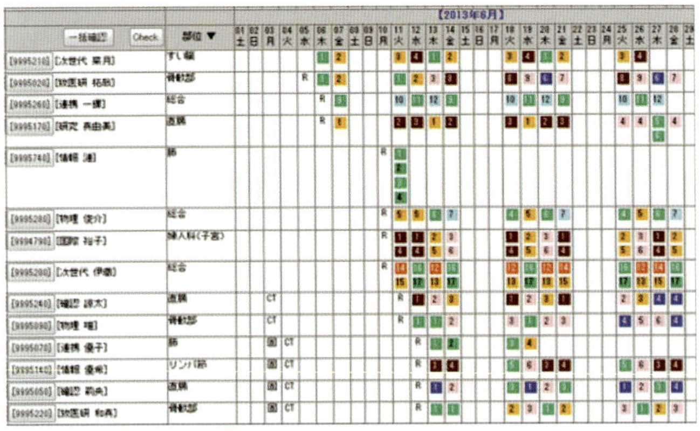

图 6.7 OIS 束流排程表截图

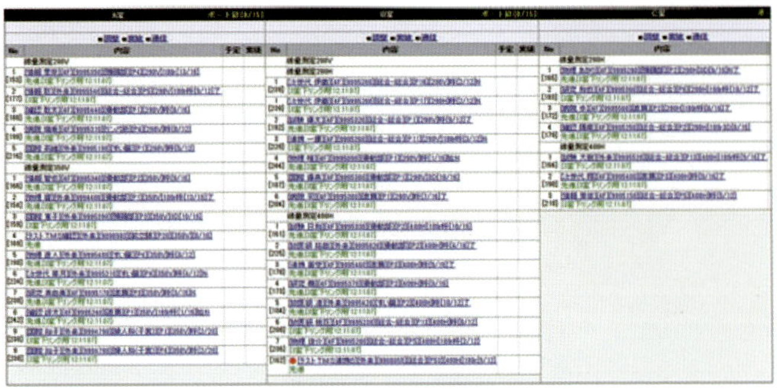

图 6.8 OIS 治疗室排程表截图

（黎鋆 姜冲 苏继辉 王亮 张圈世 译）

束流配送系统 7

Beam-Delivery Systems

Shigekazu Fukuda，Takuji Furukawa，Yoshiyuki Iwata

摘要

粒子治疗设施包括三个主要设备组成部分：加速器、束流输运系统和治疗配送系统。在束流配送系统中，从加速器引出的窄束为适合病变治疗而被调整。束流的要求取决于所用的束流配送系统的详细信息。被动式和主动式的束流配送系统均可用来给靶区传输所需剂量。本章介绍两种配送系统和重离子加速器。

关键词

束流配送・剂量适形

7.1 被动式配送系统

7.1.1 被动式配送的基本原理

由加速器加速的高能束流通过束流输运系统被传输到治疗配送系统。从加速器获得的原始窄束，有时被称为“笔形束”，除用于扫描束方式外是不适合治疗的。被动式照射系统扩展“笔形束”并调整被扩展的束流，以满足患者靶区内高剂量、正常组织低剂量照射的临床需求。这种方法被称为“被动式束流配送”，有时也称为“宽束法”。我们用HIMAC的束流配送系统来描述被动式束流配送的细节。

7.1.2 HIMAC的被动束流配送系统

HIMAC有3个带有被动束流配送系统的治疗室。治疗室A、B和C分别配备了垂直、水平和垂直、水平束线。图7.1显示了HIMAC治疗室B的束流配送系统[1-2]。两个束流端口具有几乎相同的结构，但水平束线比垂直束线略长一些。束流输运线配送笔形束，并对笔形束流进行聚焦，使束流在等中心处无动量分散。

在横向均匀地扩展笔形碳离子束流的主要方法是摆动散射法。摆动散射法把摆动磁铁系统和散射系统结合在一起使用，产生均匀照射野。摆动磁铁系统由一对二极磁铁构成，它们的磁场方向相互正交。通过给两台二极磁铁施加相位相差90°的交流电流，从加速器配送的笔形束旋转成圆环形状分布，如图7.2b所示。通过改变摆动磁铁系统的有效电流，可以改变圆的半径。HIMAC束流配送系统的摆动磁铁距离水平束流中心线的等中心点前方11.7 m，距离垂直束流中心线的等中心点前方9.9 m。每台磁铁的有效磁场长度为660.1 mm，磁极间隙为110 mm。两台磁铁的最大工作电流为1200 A。

环形束流被安装在摆动磁铁系统后面的散射系统扩展（图7.2c）。作为散射系统，常用的是二进制散射系统。它由一些散射板构成，每一块板的厚度是前一块的2倍。总厚度可以通过选择散射体板的二进制组合来改变。HIMAC的散射系统包含7块金属板，每一块都由一个执行器负责推入束流中心线。

通过调节摆动磁铁的电流和散射体的厚度，很

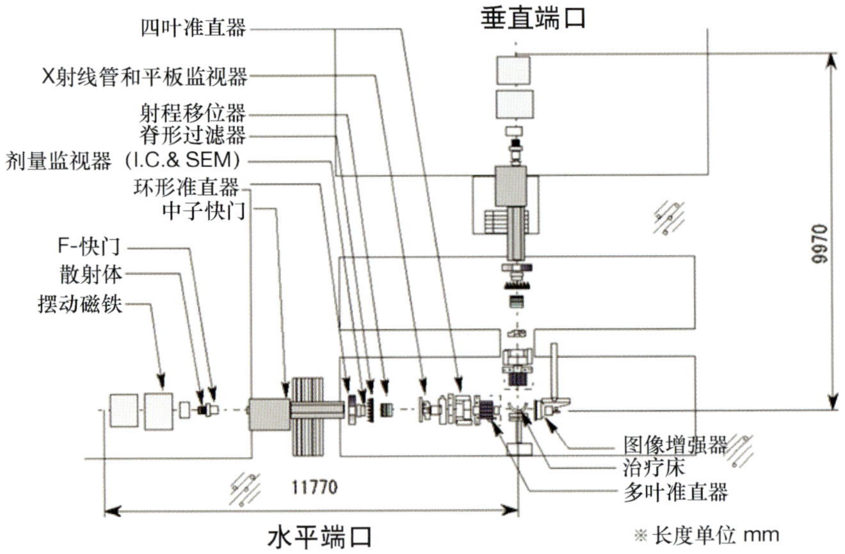

图 7.1 HIMAC 的 B 治疗室束流配送系统。图示具有共同等中心和相同配置的水平端口和垂直端口

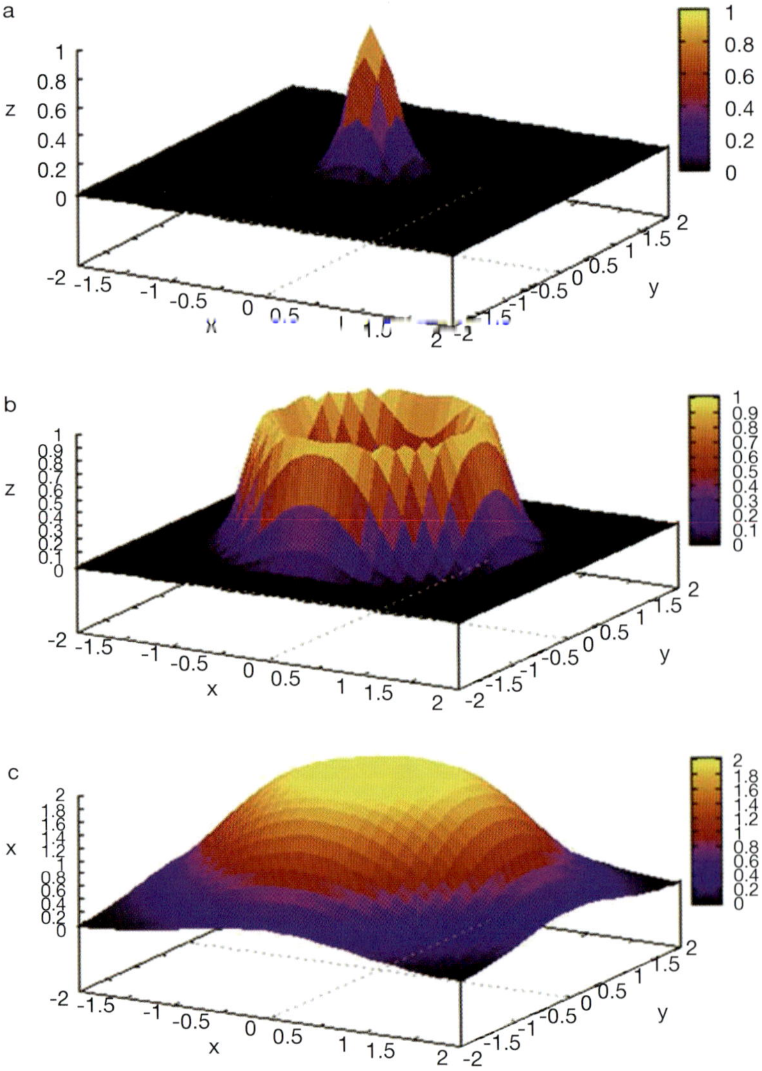

图 7.2 摆动散射法形成的均匀宽束。(a) 加速器配送的笔形束；(b) 摆动磁铁产生的旋转束流；(c) 由散射系统后方的摆动磁铁系统扩展的束流

容易产生不同大小、不同均匀度的照射野。在照射系统的入口处，摆动散射法产生的照射野对束流位置变化不敏感。同时，它具有与交流电流的频率相对应的周期性时间结构。

在深度方向上，束流的均匀展宽对应于产生一个扩展 Bragg 峰（SOBP）。SOBP 由多个单能 Bragg 峰叠加形成。换句话说，SOBP 是单能束流的能量调制。束流能量调制和 Bragg 峰叠加有两个主要方法：一个是采用脊形过滤器（ridge filter）装置，另一个是采用旋转射程调制器。脊形过滤器装置用于摆动散射法的束流配送系统。

脊形过滤器装置是由多个均匀条形脊组成，条形脊通过精密加工技术加工而成，相互平行地组装在一个平面上，如图 7.3。对应不同 SOBP 宽度的脊形过滤器，通常为一个高能束和一个低能束准备。由于条形脊的横截面形状决定厚度的变化，条形脊的适当设计允许一个均匀生物剂量配送到靶区。在碳离子束情况下，SOBP 是由在每个深度具有不同加权因子的一系列 LET 成分组成。实验证明，混合 LET 照射的存活率可用基于线性二次（LQ）模型基础上的双重照射作用理论来描述

经过横向和深度方向扩展后，在射野方向观（beam's eye view，束流投射方向），束流被调整成靶区肿瘤投影的形状。患者准直器、多叶准直器（multi-leaf collimator，MLC）装置，或者它们的组合，被用于均匀束流的二维调整。患者准直器是具有肿瘤投影形状孔的挡块。挡块的厚度比束流的最大射程厚一些，通常由容易用电火花线切割加工的黄铜制成。虽然每个照射方向的患者准直器都需要进行加工，但它减少了横向剂量分布的模糊，因为患者准直器可以放置在离患者的身体表面很近的地方。

MLC 是由许多对薄叶片组成的设备。叶片移动到适当的位置以形成肿瘤投影形状孔。因为不需要加工患者的个体化准直器，MLC 设备的使用具有增加治疗速度和降低治疗准备成本的优势。在某些情况下，由于 MLC 的尺寸和横向剂量的模糊，MLC 设备不能移到靠近患者的身体表面，就算移近分布也不一定小。

图 7.4 显示了 HIMAC 束流配送系统中水平束端口使用的 MLC。MLC 由 23 对 6.5 mm 厚、间距 0.25 mm 的铁板叶片组成。在束流方向叶片厚 140 mm，除中央叶片外均有榫卯结构（tongue-and-groove structure）以减少叶片间剂量泄漏。中部叶片的两侧均有伸缩结构。叶片的最大移动速度为 80 mm/s，位置重复性精度小于±0.5 mm。

宽束法的最后一步是在深度方向上，使用射程移位器（range shifter，RSF）设备和患者补偿器（补偿块）调整束流，使束流轮廓与靶区适形。

RSF 由数个具有不同厚度的能量吸收器组成，通过选择合适的吸收器可以改变系统的总厚度。HIMAC 系统的 RSF 由 10 块不同厚度的聚甲基丙烯酸甲酯（PMMA）板材组成。PMMA 板以二进制方式组合能产生从 0.25～255.75 mm 的各种厚度。

患者补偿器是在肿瘤靶区深度方向带有肿瘤形

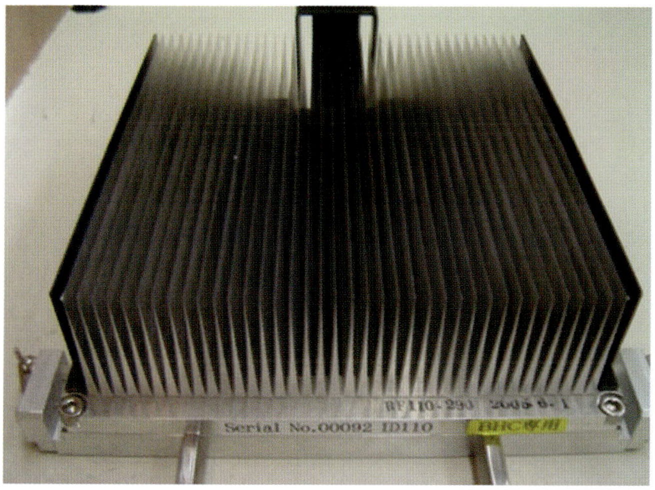

图 7.3　脊形过滤器

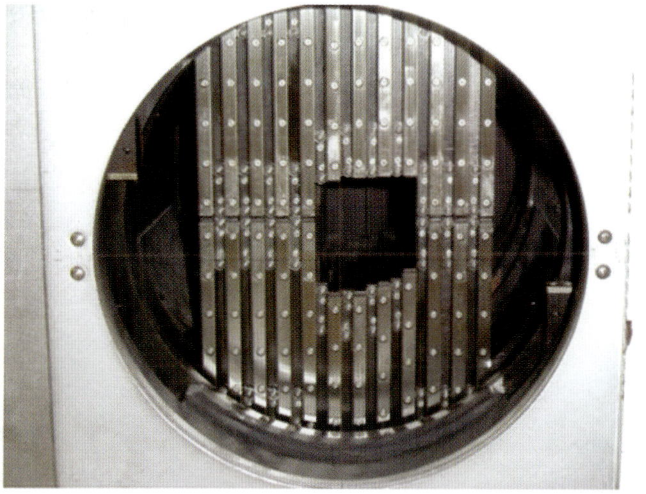

图 7.4 多叶准直器（MLC）

状雕刻坑的一个挡块。为减少束流散射，挡块通常由容易雕刻的低原子序数材料高密度聚乙烯加工。与患者准直器一样，也需要每个照射野方向加工患者补偿器。图 7.5 显示了在一个加工中心加工患者补偿器的照片。

被动束流法的照射剂量控制由每个单独照射完成。与传统的 X 射线照射系统一样，碳离子束治疗配送系统需要两个独立的监控系统来保证安全和照射的可靠性。

HIMAC 的每个治疗配送系统有两个完全相同的平行板电离室（IC；孔径直径约 20 cm）。平行板电离室内部充满大气，工作电压 2000 V。每个平行板电离室由 3 个阴极和 2 个阳极构成，阳极与阴极交错排布，间隙 5 mm。过去曾使用过其他类型的监控器，1 个电离室和 1 个次级发射监控器（SEM），使用不同类型的监控器显得很冗余。于是，当电离室组在实际使用中的高可靠性得到确证后，它们被换成了现在的电离室组（IC）[3]。一个电离室作为主监控器，另一个作为副监控器。束流快门联锁到束流监控器，当测量的剂量值达到规定值时束流快门关闭。当测量的剂量值超过处方值 5% 时，辅助监控器也能关闭束流快门。

7.1.3 层叠法

用调制器扩展束流的方法，覆盖射野区的恒定 SOBP 导致目标前端的正常组织受到不需要的剂量照射[3,4]。因此，为了避免不需要的剂量，开发了层叠法。如图 7.6 所示，层叠法是沿深度方向层叠多个微型 SOBP 并改变 MLC 孔径，就像绘制肿瘤靶区横截面的轮廓线一样。

从 2005 年开始，HIMAC 层叠法就已经被用于碳离子放射治疗。带有微型 SOBP（约 10 mm）的薄层照射野是从靶区远端到近端逐步地改变射程移位器进行纵向扫描。微型 SOBP 用薄脊形过滤器产生。在每一步，照射野通过 MLC 的变化适形到靶区每一层的轮廓。一旦所需剂量被配送到薄层靶区，束流引出被迅速切断且 MLC 和射程移位器被设置到下一薄层，如此顺序重复直到最后一层。要在临床上可接受的时间内完成照射，MLC 运动、射程移位器运动及束流通断必须要能快速响应。图 7.7 显示了治疗计划期间组织剂量分布的一个例子。左侧的组织剂量分布通过普通宽束法产生，右侧的是通过层叠法产生的。通过层叠法，肿瘤前端的正常组织剂量显著降低。该方法的优点是不仅改善了剂量分布，而且是通过与被动治疗配送系统相同的设备来完成治疗。

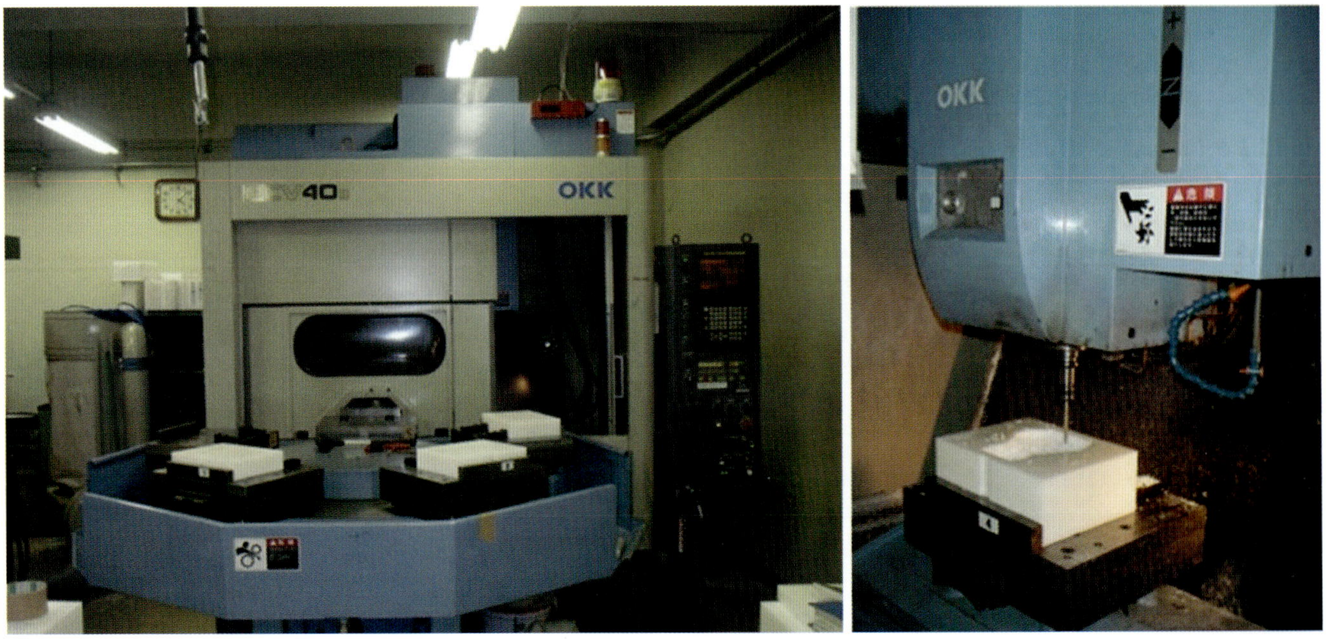

图 7.5 加工中心制作患者补偿器

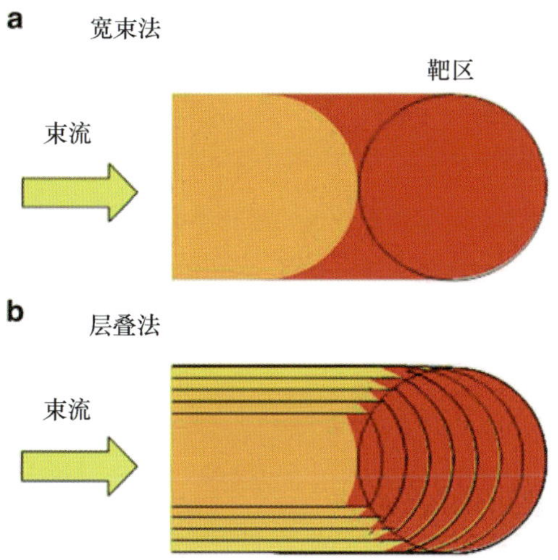

图 7.6　层叠法。(a) 由于宽束法采用固定 SOBP 照射野，肿瘤靶区外存在高剂量区。(b) 层叠法可以根据靶区的形状改变 SOBP 和降低肿瘤靶区外的高剂量区

7.2　扫描配送系统

7.2.1　扫描配送的基本原理和概述

为了达到所要求的剂量分布，治疗计划系统（TPS）为扫描配送优化和输出靶区各照射点的粒子数（权重）。图 7.8 显示了优化权重图的实例。扫描配送系统必须安全地实现所需的粒子分布。因此，扫描配送系统通过横向磁偏转和改变纵向能量三维地控制束流位置。图 7.9 显示了扫描配送的原理图。因为照射中的误差会影响照射的均匀性，要实现 TPS 计算期望的射野，我们必须控制好每个点的注量，让它尽可能地接近 TPS 规定的注量。照射中有几种类型误差经常发生，例如笔形射束的大小、位置及监视器的分辨率，使得照射剂量分布的均匀性比 TPS 更差。

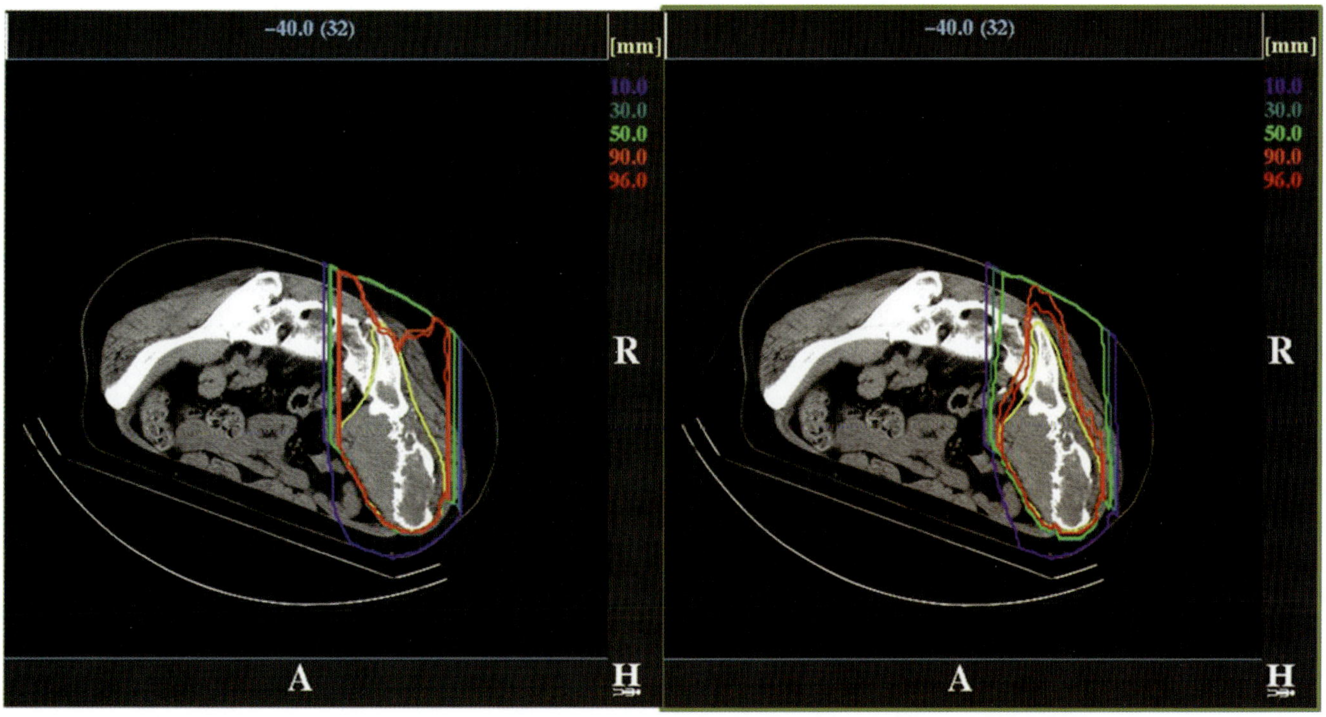

图 7.7　宽束法（左图）和层叠法（右图）在骨与软组织区的肿瘤计划剂量分布的实例

图 7.8　优化的权重图实例

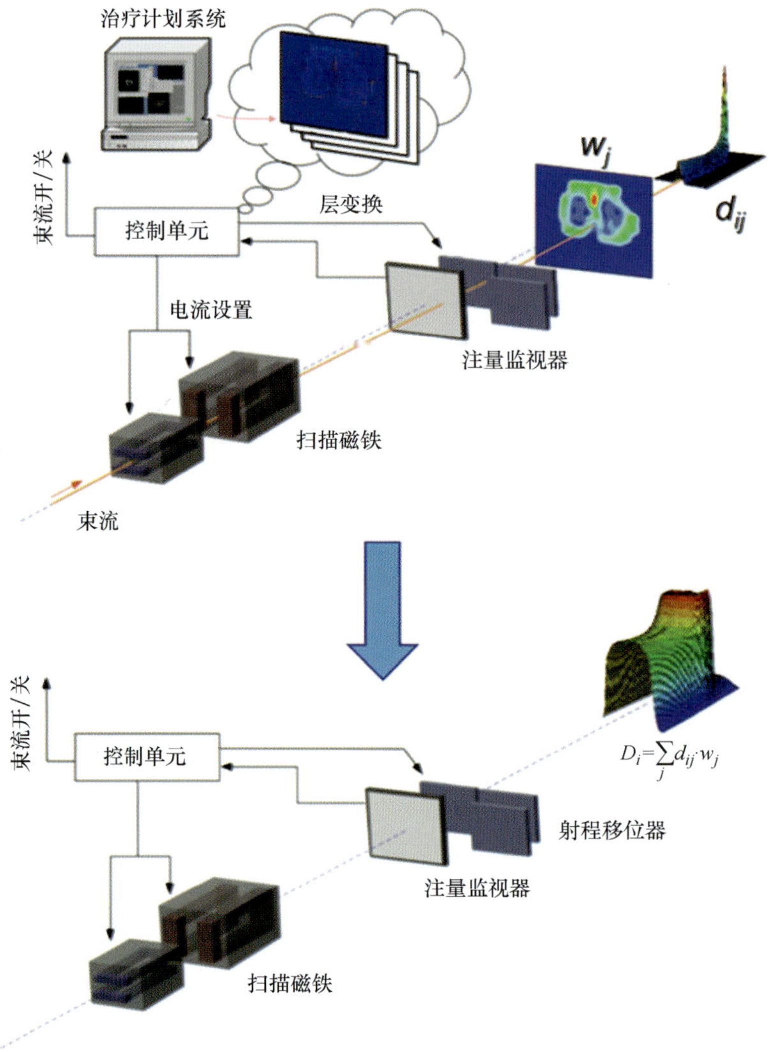

图 7.9　通过扫描配送剂量适形的原理图

7.2.2　横向束流扫描法

配送所需注量图有几种扫描方法，常见的是磁偏转扫描束流的方法。图 7.10 显示了三种扫描方法，并在表 7.1 中进行了总结，如下是众所周知的：①点扫描；②栅扫描；③连续栅扫描。点扫描和栅扫描有时被称为“离散点扫描”和“连续点扫描”，因为它们都采用点对点控制磁铁。在点扫描照射时，当计数到达每一个点的预设值，束流供应立即关闭。因此，尽管束流关闭后泄漏不可避免，照射点过渡期间曝光为零。在栅扫描照射中，当预定计数被配送到一个栅点后，束流位置移到下一个栅点，在每个等能量薄层内移动束流位置无需关闭束流。其间，当薄层需要变换或全部照射完成时，必须关闭束流。就束流开关操作而言，连续栅扫描与栅扫描类似。根据每个等能量薄层的预设电流模式操作扫描磁铁。在该方法中，有必要应用不同的优化程序，对离散权重图进行内部插值和迭代优化，从而获得连续权重图。

7.2.3　深度扫描法

深度扫描，即在靶区内移动 Bragg 峰位置，可通过改变束流能量来实现。两种普遍使用的深度扫描技术是：①射程移位扫描；②能量扫描。近来，提出了一种射程移位扫描和能量扫描相结合的替代技术，即③混合深度扫描。图 7.11 显示了这三种扫描方法的原理图。在射程移位扫描中，射程移位器由塑料板组成，用来移动 Bragg 峰的深度。这种扫描方法的调试和控制比其他两种容易。而且，由于它插入/移出射程移位板只需几百毫秒，与其他方法相比照射时间可以缩短。然而，射程移位板可能扩大靶区束流点的尺寸，并产生二次碎片；另一方面，在能量扫描中，可以通过直接从加速器改变束流能量来控制 Bragg 峰的深度。因此，该方法不需要使用射程移位板。但是，该方法需要相对较长的时间用于能量变化和调试。而且，需要微调 Bragg 峰的位置，因为加速器的能量调节步长通常是不连续性的。为了克服这些问题，开发了混合深度扫描法。在这种方法中，加速器提供束流射程的粗调，而微调由射程移位板提供。混合深度扫描可以提供比射程移位扫描更陡的横向剂量衰减和更高的峰坪比，并且可以与能量扫描相媲美。因此，自 2012 年以来，在 NIRS-HIMAC，混合深度扫描方法开始被常规使用。

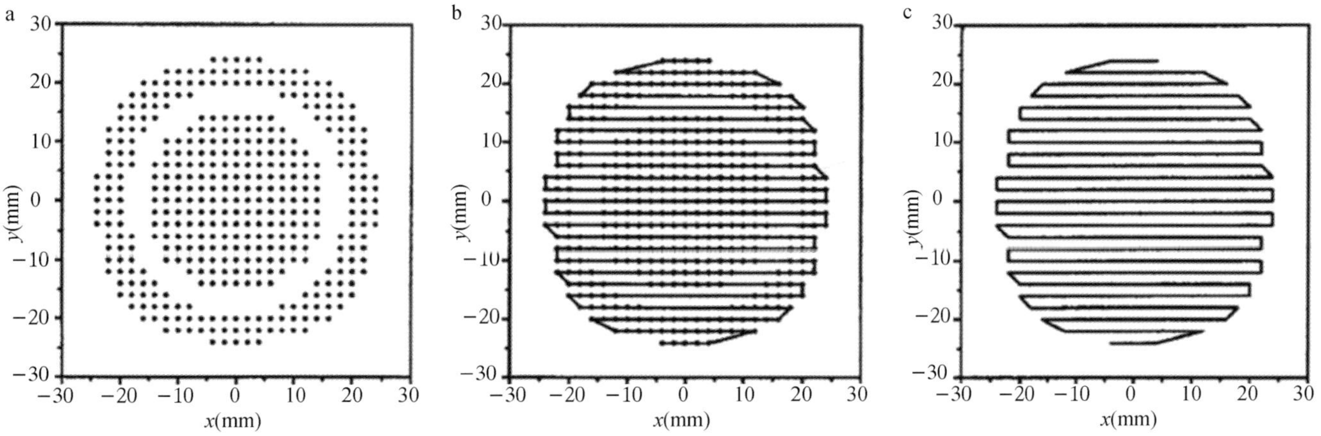

图 7.10　横向束流扫描法比较

表 7.1　横向扫描法的比较

	点扫描	栅扫描	连续栅扫描
磁铁控制	逐步	逐步	连续
剂量控制	点对点，离散	点对点，连续	连续
优化	离散	离散	连续
不可避免的曝光	束流关闭时限制	扫描速度限制	无

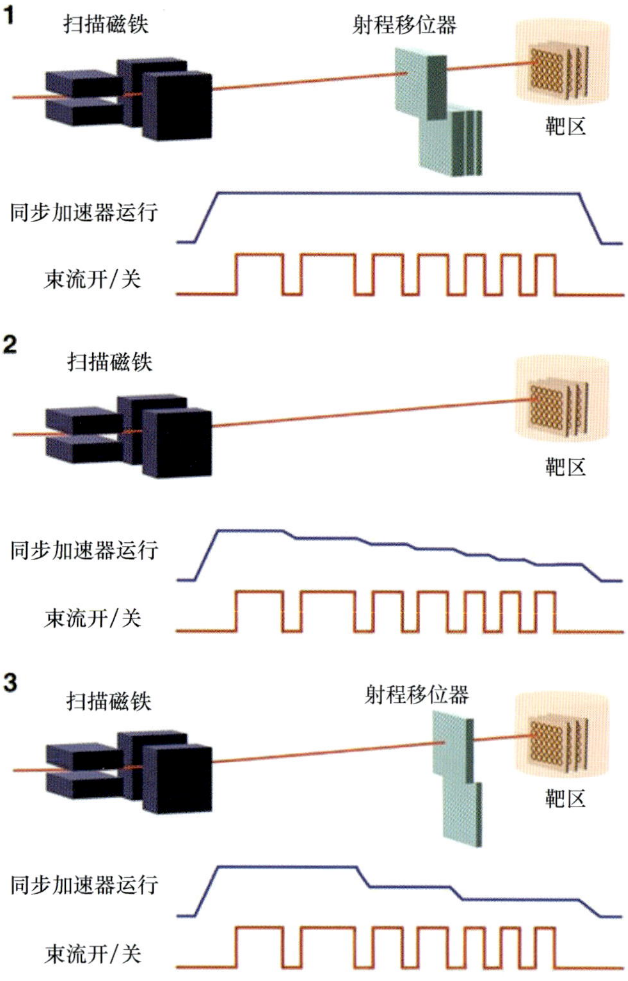

图 7.11 深度扫描方法的原理图，从上往下：（1）射程移位扫描；（2）能量扫描；（3）混合深度扫描

7.2.4　控制系统和束流监视

虽然扫描配送的优点是剂量适形的灵活性，但由于相对被动配送来说，来自加速器的束流品质直接影响剂量分布，所以要求快速地实施，并且具有可靠的束流控制和监测。此外，应使用充足的安全设备。为此，在扫描配送系统中使用了两个注量监控器和 1～2 个束流位置监测器。束流通量、位置和大小的错误的安全联锁设定必须执行，包括每个设备的定时与监测。由于这些不良的错误恶化剂量分布，检测到错误后应尽可能快地关闭束流。图 7.12 显示了控制系统配置实例。

7.2.5　系统配置实例：NIRS 扫描系统

图 7.13 显示了快速扫描系统的布局。它由扫描磁铁（SMX 和 SMY）、主通量监测器（DSNM）、副通量监测器（DSNS）、位置监视器（PSN）、微型脊形过滤器（RGF）及射程移位器（RSF）组成。为了在等中心实现快速束流扫描，设计结果 SMX 距离等中心点 8.4 m，SMY 距离等中心点 7.6 m。真空窗位于等中心点的前方 1.3 m 处，由 0.1 mm 厚的聚酰亚胺材料加工而成。束流监控器、RGF 及 RSF 安装在真空窗的后方。主束流快门（FST）和中子快门（NST）被放置在治疗头的中间（图 7.13 中由虚线箭头表示）。

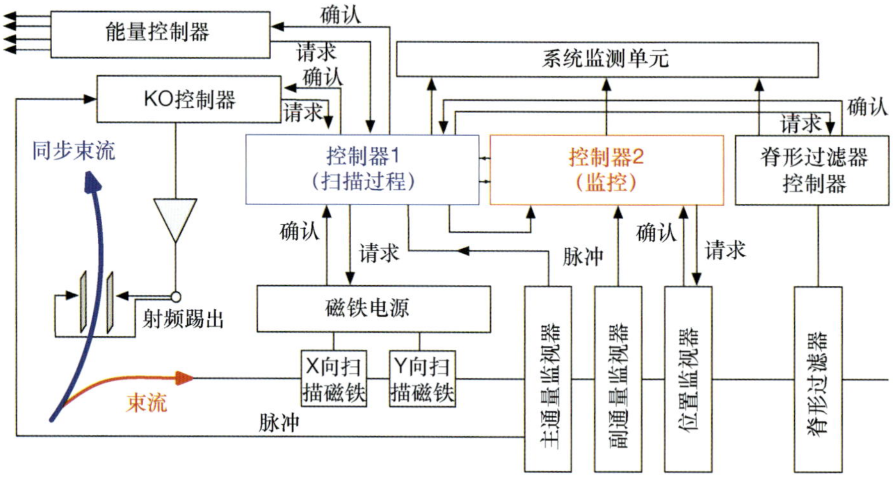

图 7.12　NIRS 扫描系统的控制系统示意图

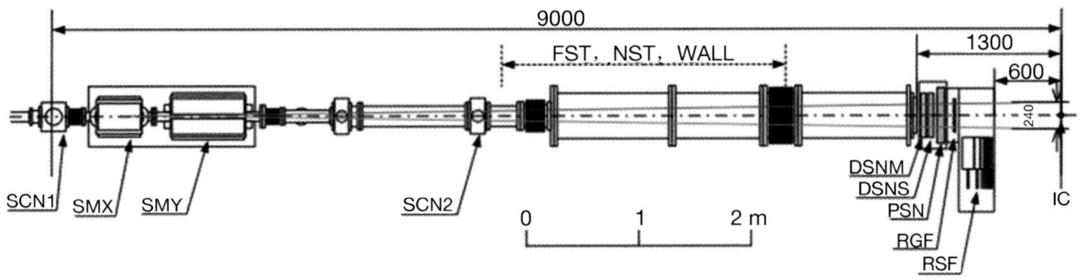

图 7.13　NIRS 扫描系统布局

NIRS 扫描系统的基本参数描述如下。为获得超过 300 mm 的射程，最大能量选择为 430 MeV/u。所需射野的横向尺寸为 220 mm×220 mm，纵向尺寸为 150 mm。这涵盖了 HIMAC 现有被动照射系统治疗的大部分靶区。在这些条件下，新系统必须尽快地利用重复扫描治疗活动靶区。基于概念设计的研究，系统设计成能在等中心点提供一个 100 和 50 mm/ms 束流扫描速度的调强剂量配送。这些扫描速度使我们能够对均匀二维射野进行最快的照射，照射时间约 40 ms，二维射野的尺寸为 102 mm×102 mm，扫描点的间距为 3 mm。为满足这些要求，我们做了极大的努力来开发：①快速扫描磁铁及其电源；②高速控制系统；③束流监测。开发的结果，NIRS 系统仅用 20 s 就进行了 8 次重复扫描，将 1 Gy 的物理剂量配送到直径 60 mm 的球形靶。在此照射中，平均点停留时间显著地减少到 154 μs，而最小停留时间为 30 μs。

7.3　重离子加速器

7.3.1　重离子加速器概述

使用碳离子治疗患者的深部肿瘤，离子必须加速到 430 MeV/u。此能量的碳离子速度大约是光速的 73%，相应的在患者体内的剩余射程约为 30 cm，能覆盖大多数的肿瘤位置。使用重离子加速器，如同步加速器或回旋加速器，加速碳离子到所需要的能量。对于质子放射治疗，常用回旋加速器，因为与同步加速器相比，回旋加速器通常可以提供更高的束流强度。然而，目前只有同步加速器用来做碳离子放射治疗，因为同步加速器可以直接从加速器改变输出束能量，并控制引出束流强度。同步加速器的这些特征适合于离子放射治疗，并且对扫描束流配送更具有吸引力，因为对于控制剂量分布，治疗束的品质是非常重要的。

图 7.14 为 HIMAC 加速器综合设施的鸟瞰图[5]。HIMAC 综合设施的加速器部分由 3 个离子源、1 个级联的直线加速器和 2 个同步环组成。离子源产生 C^{2+} 离子，并且将它们输送和注入到级联的直线加速器。直线型的加速器，简称为“直线加速器”，指沿着直线路径加速离子的装置。HIMAC 综合设施的级联直线加速器包括 1 个射频四极（RFQ）直线加速器和 1 个 Alvarez 漂移管直线加速器（DTL），可以将荷质比为 A/Z=7 的离子加速到 6 MeV/u。

级联直线加速器加速的离子被注入同步环并由其加速。当离子能量达到治疗所需的能量时，环中循环的束流通过使用射频踢出（RF-KO）慢引出方法[6]被慢慢地从环中引出，并输送到如前面章节所述的束流配送系统。为了在离子放射治疗中有一个可靠、稳定的剂量管理，引出的束流应具有以下特性，如足够长的持续时间、时间结构内的低波动、呼吸门控照射。呼吸门控照射是指为运动靶区如肺肿瘤或肝肿瘤的门控照射快速开关束流。离子放射治疗用的重离子加速器的设计必须满足这些要求。

7.3.2　多能量作业

在栅扫描照射中，高能量重离子直接照射靶。靶上聚焦束流的位置由快速的水平扫描磁铁和垂直扫描磁铁控制。在当前的宽束照射系统中，使用具有各种厚度的聚甲基丙烯酸甲酯板组成的降能器，如射程移位器，控制深度剂量分布。然而，这些射程移位器可能扩大靶上束流点的尺寸，并同时产生二次碎片，对深度剂量分布造成不利的影响。自从在栅扫描照射法中使用聚焦束照射靶以来，最好是由加速器直接改变束流能量，而不是使用这种降能器。

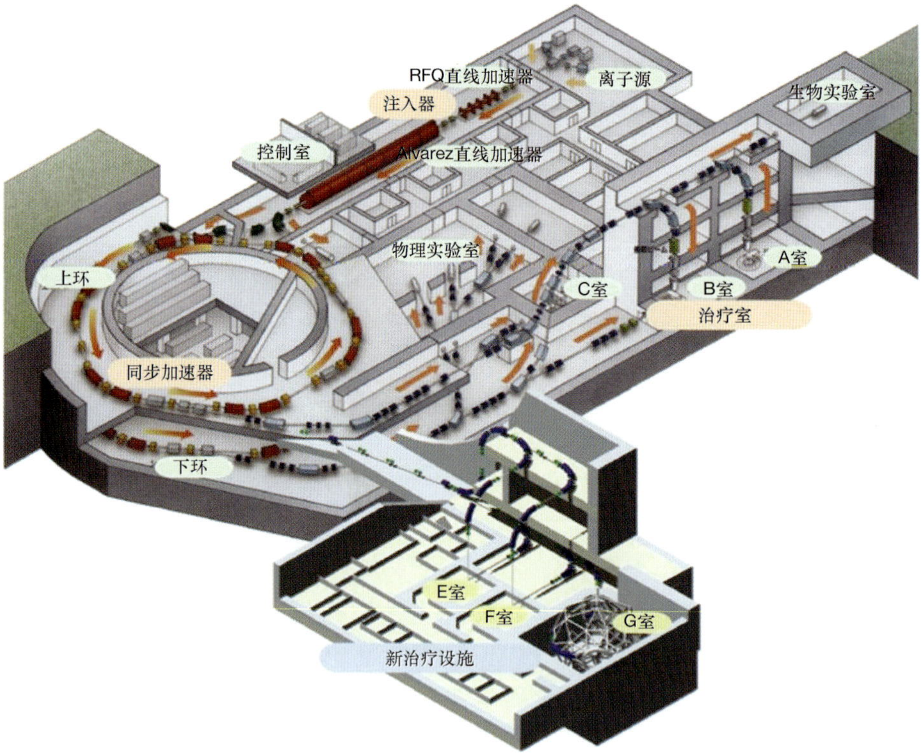

图 7.14　HIMAC 鸟瞰图

为改变由同步加速器环提供的束流能量，开发了一种带有扩展平顶的多能量作业[7]。所推荐作业能够使我们在一个单同步周期内提供具有各种能量的重离子，即通过对应 2 mm 水射程的能量步长在单个同步脉冲内依次改变束流能量。通过这个作业，可不使用任何降能器，如射程移位器，就能控制束流射程，并可以得到优良的深度剂量分布。

图 7.15a 为多能量作业所采用的阶梯式平顶运行模式示意图。在这些作业模式下，注入到环中的重离子最初加速到最大能量，然后依次减速到低能量。虽然阶梯模式仅有很短的可从环中引出束流的平顶，但我们可以延长平顶，并在扩展平顶期间引出束流。有了如图 7.15b 所说明的连续扩展平顶，就能在单个同步周期内从环中引出具有不同能量的束流，因此总照射时间可显著减少。

为了证明带扩展平顶的多能量作业的原理，进行了利用阶梯作业模式的束流加速和引出。该模式有 11 种短平顶，对应束流能量为 430、400、380、350、320、290、260、230、200、170 和 140 MeV/u。为其他设备，如主四极磁铁、六极磁铁、射频加速腔和引出通道中的束流引出装置准备类似的模式。通过使用准备好的作业模式，首先将束流加速到 430 MeV/u，然后以 20 或 30 MeV/u 的能量步长逐步减速下降到 140 MeV/u。图 7.16 显示了束流测试结果。从同步环中依次引出 11 个不同能量的束流。这种多能量作业的模式已成功应用，并从 2012 财年起已在扫描治疗中使用[8]。

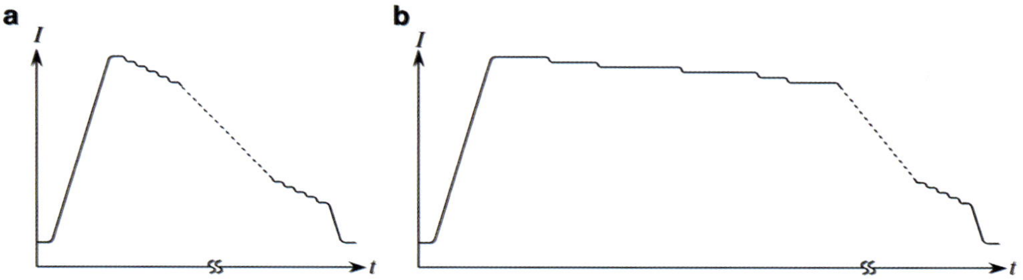

图 7.15　多能量作业同步加速器模式示意图。(b) 的模式与 (a) 相同，但带有扩展平顶。束流在扩展平顶期间从同步加速器环中引出

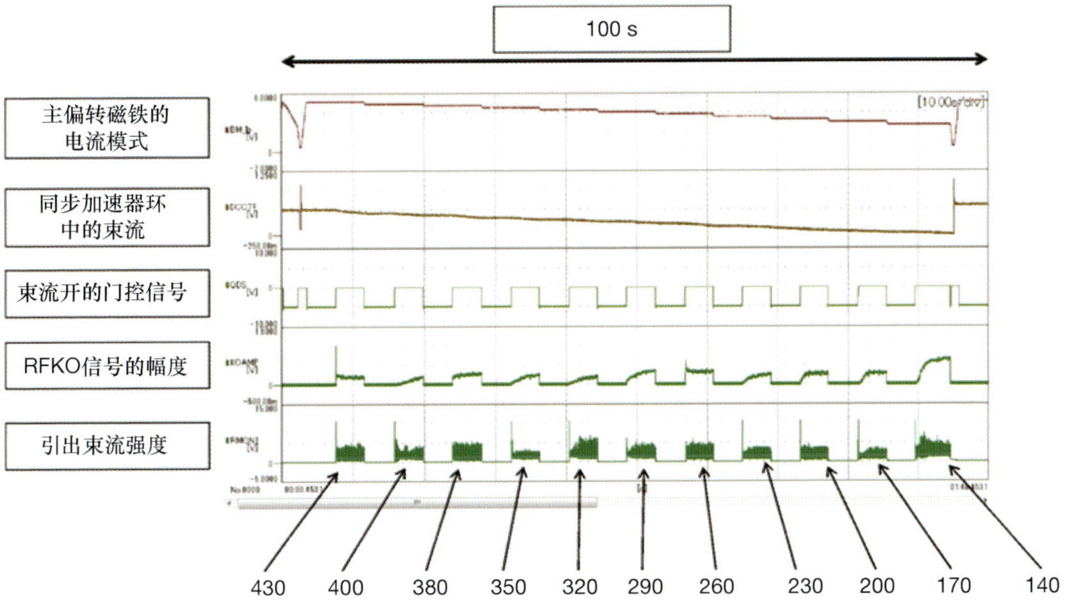

图 7.16　11 种平顶作业模式的束流加速测试实例。11 种不同的能量束流被连续地从同步加速器环提取

7.3.3　强度控制

在离子放射治疗中，与快速开/关切换、束流强度和位置稳定性一样，治疗束流的强度控制也是非常重要的。因此，使用 RF-KO 慢引出法满足治疗束流的这些要求。在这种方法中，束流由横向 RF 场扩散。当频率调制（FM）的频率与 betatron 运动耦合，束流被三阶共振激发，并从同步加速器环引出。横向 RF 场的控制负责束流开/关切换。

在带患者呼吸门控的 3D 扫描照射法的逐层照射期间必须控制束流强度，所以束流强度必须能被动态改变和精确控制。为了满足这些要求，开发了一种强度调制系统[10]。在这个系统中，束流强度由安装在束流喷嘴出口处的注量监视器监测。束流强度信息被输入到反馈控制系统，并被用于控制 RF-KO 束流引出系统的 RF 幅度。

图 7.17 显示了强度调制测试的实例。在这个测试中，使用了 350 MeV/u 的束流，从同步加速器环引出的束流强度，被调制为 1～30。正如在图中所示，束流强度如预期般得到很好的控制。

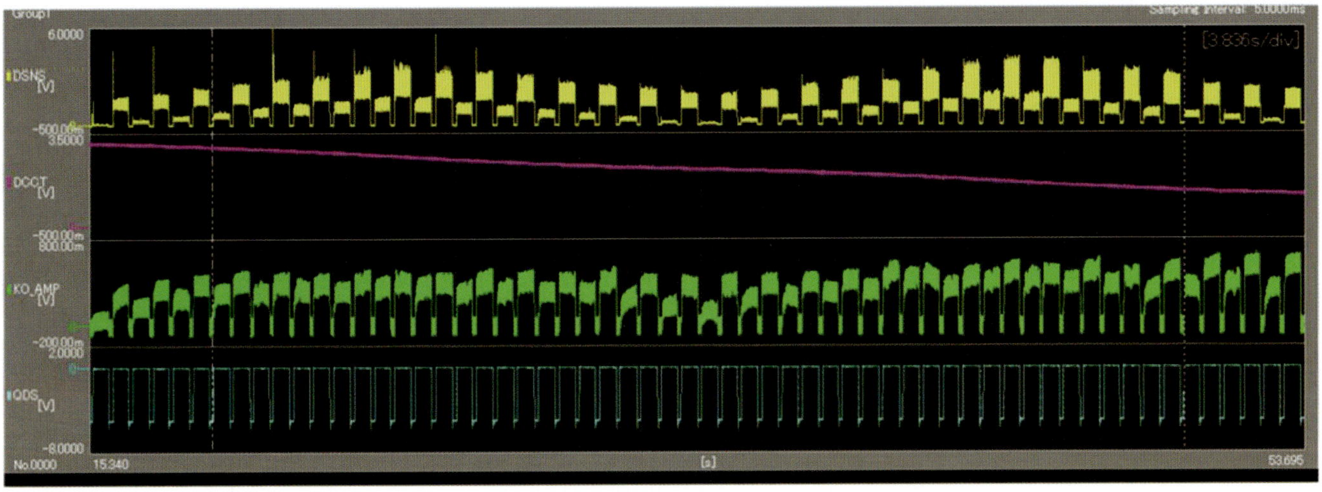

图 7.17　350 MeV/u 碳离子束强度调制测试实例。图中显示测量的引出束流强度（黄色）、循环束的束流强度（粉红色）、RF-KO 信号的幅度（绿色）和环中六极磁铁的工作电流（蓝色）

（黎鋆　姜冲　苏继辉　王亮　译）

参考文献

1. Minohara S, Fukuda S, et al. Recent innovations in carbon-ion radiotherapy. J Radiat Res. 2010;51:385–92.
2. Torikoshi M, et al. Irradiation system for HIMAC. J Radiat Res. 2007;48(Suppl A):A15–25.
3. Kanai T, Sudo M, Matsufuji N, Futami Y. Initial recombination in a parallel-plate ionization chamber exposed to heavy ions. Phys Med Biol. 1998;43:3549–58.
4. Kanematsu N, Endo M, Futami Y, et al. Treatment planning for the layer-stacking irradiation system for three-dimensional conformal heavy-ion radiotherapy. Med Phys. 2002;29:2823–9.
5. Hirao Y, et al. Annual report HIMAC. National Institute of Radiological Sciences:NIRS-M-89/HIMAC-001; 1992.
6. Tomizawa M, et al. Slow beam extraction at TARN II: Nucl Instr Method. 1993;A326:399.
7. Iwata Y, et al. Multiple–energy operation with extended flattops at HIMAC: Nucl Instr Method. 2010;A624:33.
8. Mizushima K, et al. Proceeding of particle accelerator society Japan FRUH09; 2012.
9. Mizushima K, et al. The HIMAC Beam-intensity control system for heavy-ion scanning: Proceeding of international particle accelerator conference (IPAC); 2011. pp. 3592–3594.

剂量学

8

Dosimetry

Manabu Mizota，Akifumi Fukumura

摘要

吸收剂量的测定必须是准确的，并且具有重复性。设施的剂量评估必须与其他设施保持一致。本章介绍了使用电离室对 100～450 MeV/n 能量范围的碳离子束在水中吸收剂量的剂量评估。

关键词

碳离子剂量学・剂量校准・剂量测量

8.1 概述

放射治疗的目标，包括带电粒子放疗，是通过对患者确定靶区的照射，尽可能避免周围健康组织受到照射，实现肿瘤控制。由于束流配送通常以参考点吸收剂量以及在患者体内相对剂量分布为特征，辐射剂量学是放射治疗中的重要问题。

碳离子束的明显物理特性之一是显示在 Bragg 峰位置的深度剂量分布。碳离子束的另一重要特性是相对生物效应（RBE）随深度和配送到组织的剂量而变化。

当重离子束穿过辐照装置或人体时，产生碎片粒子，并且碎片粒子能到达比初级粒子射程更深的区域。为了使用电离室精确地测量重离子束的吸收剂量，很有必要知道入射重离子束、弹射碎片和靶碎片核的能谱。然而，关于碳离子束的剂量学，可利用的数据非常少，可替代的物理参数也很简单。

8.2 放射治疗和剂量

水的吸收剂量被当作组织的等效吸收剂量，通常用于放射治疗，包括带电粒子放疗。原则上，吸收剂量可以在照射靶物质的过程中，通过观察温度升高来直接定量测量。然而，实际上实施起来非常困难。测定吸收剂量的实际仪器是电离室，这可追溯到水的吸收剂量的初始标准。

下面章节主要描述被动修改碳离子束的剂量评估。

8.3 实用碳离子束剂量学

带电粒子束的水吸收剂量可用基于布拉格-戈雷（Bragg-Gray）空腔理论的空腔电离室进行评价。然而，在实践中，存在要考虑的各种问题，例如电离室的选择、电离室壁的修正和防水套的影响，以及离子复合效应的评价。另外，各种物理参数的选择，如质量阻止本领比率和 W 值，以及测量条件也需要检查。对于带电粒子放射治疗的剂量测量，日本医用物理学会推荐使用大部分基于 IAEA TRS 398[2] 的剂量评估协议“JSMP 标准剂量 12”[1]。本节概述了剂量测定协议。我们建议在进行实际水中吸收剂量测量前仔细阅读这两项协议。

水对束流品质 Q_0 的吸收剂量由下列公式给出。在这里，电离室处于与校准时的相同环境下：

$$D_{W,Q_0}=M_{Q_0}\cdot N_{D,W,Q_0}$$

其中 M_{Q_0} 是在参考条件下剂量计的读数，N_{D,W,Q_0} 是校准系数，由照射束流品质因子（通常 $^{60}Co\gamma$ 射线束）对应的水的吸收剂量确定。照射野中有不同于 Q_0 的束流品质 Q，吸收剂量可以通过使用束流品质校正因子来获得。也就是说，可以从标准电离室的读数获得水的标准深度剂量。

$$D_{W,Q}=M_Q\cdot N_{D,W,Q_0}\cdot k_{Q,Q_0}$$

其中 M_Q 是标准剂量计根据温度、气压、静电计的校准、极性效应和离子复合等影响因素校正后的读数。在扫描束情况下，剂量率是非常高的，必须考虑一般复合效应。k_{Q,Q_0} 是束流品质修正因子，修正参考束品质因子 Q_0 与实际使用品质之间差异的影响，并且在理论上可以通过下面的公式得到：

$$k_{Q,Q_0}=\frac{(S_{W,air})_Q\ (W_{air})_Q}{(S_{W,air})_{Q_0}\ (W_{air})_{Q_0}}\times\frac{P_Q}{P_{Q_0}}$$

其包括 Spencer-Attix 水/空气阻止本领比在品质 Q 和 Q_0 的比例 $S_{W,air}$、在空气中形成一个离子对的平均能耗比 W_{air}、扰动因子 P_Q。

当 Q_0 是 $^{60}Co\gamma$ 射线束时，建议使用以下值：

$$(S_{W,air})_Q=1.133$$
$$(W_{air})_{Q_0}=33.97\text{eV}$$

因为在用于碳离子束的扰动因子研究方面没有太大进展，故假定碳离子束的扰动因子为 1.0。因此，在碳离子束的情况下：

$$(S_{W,air})_Q=1.130$$
$$(W_{air})_Q=34.50\text{eV}$$
$$P_Q=1.0$$

碳离子束的 k_{Q,Q_0} 值受 W_{air} 值与钴-60 腔室特定的扰动因子之比支配。几种常用的圆柱形和平行板型电离室的参数被列在文献中[1-2]。

对电离室的使用应当注意以下几点。粒子束具遍及其深度剂量分布的大幅度变化的 Bragg 峰。因此，进行深度剂量分布测量时，通常使用在深度方向有高空间分辨率的平行板电离室。然而，平行板电离室的 P_{wall} 不确定性比圆柱形电离室大，并且存在一些问题，例如表现出极性效应和较差的重复性。因此，平行板电离室的总体不确定性比圆柱形电离室的大。所以，建议使用圆柱形电离室作为标准剂量计，用于确定水吸收剂量的绝对值。另一方面，在 Bragg 峰附近区域，剂量的斜率很大，适合用具有高空间分辨率的平行板电离室进行测量。因此，建议在剂量分布平坦的区域，用圆柱形电离室校准平行板的电离室，并用平行板电离室来测量深度剂量分布。

下列两种情况被视为标准条件：

第一种情况

采用具有扩展 Bragg 峰（SOBP）的典型治疗束作为标准条件。在这种情况下参考点为 SOBP 的中心。

第二种情况

采用单能量照射条件作为标准条件。在这种情况下，参考点在剂量分布平坦的入射区域。

尤其当 SOBP 有斜坡时，例如重离子束，特别建议用后者。在任何一种情况下，平行板电离室的剂量计的灵敏度都应校准到标准条件下参考点上每 MU 吸收剂量的绝对值。在剂量测量时还应注意以下事项：

- 建议使用直径约 10 cm 的照射野。
- 水是用以测定吸收剂量的标准物质。
- 水模体的大小推荐为：比碳离子束射程至少长 5 cm，比照射野宽 5 cm。
- 水模体的入射窗，使用聚甲基丙烯酸甲酯（PMMA），或不受水压变形的最小厚度的替代物。
- 电离室的防水套应当由 PMMA 制成，其厚度为 1 mm 或更小，电离室之间的空气层为 0.1～0.3 mm 或更小。
- 通过比较圆柱形电离室和平行板电离室测量的 Bragg 峰刻度曲线，确定圆柱形电离室的有效测量点。

第一种情况

- SOBP 的宽度需大于标准电离室的尺寸。
- 参考点是在 SOBP 的中心。

第二种情况

- 参考点在深度剂量分布没有太大变化的入射区域。

此外，应该在不同粒子束机构之间定期比较剂量计。

8.4　剂量学设备

对于临床应用，应测量各种治疗条件下的输出因子、深度剂量分布、横向束流轮廓以及照射野的半影大小。

在扫描束和被动修改束之间，各自输出因子的确定在原理上几乎没有差别。扫描束的输出因子由治疗计划系统计算，而被动修改束的输出因子基于测量。根据监测设备上的辐射事件数量导出各种束流条件（如能量、SOBP 和射程移位器）下的输出因子。

患者的接收剂量检测装置的校准对保证照射剂量的精确测定是必要的，照射剂量的精确测定是在一套给定的设备和束流条件下进行的，束流条件包括每个患者和治疗头的束流情况。原理上剂量校准是用带有固体/液体模体（phantom）的已校准的电离室剂量计测量一套给定的装备和束流条件下的照射剂量，束流条件包括每个患者及治疗头的束流情况，并把安装在束流配送装置里面的剂量监测装置获得的测量值与给予剂量值进行对比。通过这种方式，尽管已经尝试使用高度精确的计算得到校正系数，以简化校正，但目前仍用实际测量进行校准。

对束流线调试和治疗计划系统采集数据而言，剂量分布的测量是非常重要的。剂量分布可以通过水柱法测定，其通过扫描位于水中的电离室进行测量。要确定射程和半影的特性，需要精确的测量值。建议用平行板电离室进行大照射野的深度剂量测量，而小圆柱形电离室建议进行小照射野的深度剂量测量和所有横向剂量分布的测量。电离室阵列在日常的测量是非常有用的。

8.4.1　吸收剂量参考电离室

现有几种参考剂量测量方法，如法拉第筒测量、量热法和电离室测定法。然而，电离室剂量测定作为剂量测定的标准被广泛采用在粒子治疗中。技术规范 TRS-398 推荐为电离室剂量测定的参考规程。灵敏体积为 0.6 cm^3 的顶针充气电离室被广泛使用且在市场上可以买到。推荐用圆柱形电离室和平行板电离室作为参考仪器。在 NIRS 的被动式和扫描配送方式中，Farmer 电离室（PTW31013，PTW Freiburg，德国）和先进 Markus 电离室（PTW34045，PTW Freiburg，德国）作为参考电离室。

8.4.2　完整深度剂量测量的大型平行板电离室

用具有大灵敏区的平行板电离室测量笔形束的积分百分深度剂量（percentage depth dose，PDD）。通常通过水箱中的防水电离室扫描进行测定。对于质子束来说，市场有售直径 84 mm 的 Bragg 峰电离室（PTW34070，PTW Freibur，德国）。在 NIRS，考虑到大散射粒子，开发了直径 150 mm、间隙 2 mm 的电离室。测得的数据显示在图 8.1 中，用在扫描照射的治疗计划系统（TPS）中。

8.4.3　一维剂量测定设备

在 HIMAC，多层电离室（multilayer ionization chamber，MLIC）用于被动修改束的日常质量保证（QA）测量[3]。MLIC 测量照射野的深度剂量分布。MLIC 由纵向排列的 64 个小单元组成。每个单元具有约 4.5 mm 水等效长度，并形成阳极与阴极间隙为 2 mm 的平行板电离室[4]。深度剂量分布测量提供束流射程以及校准的信息。因此，具体患者束流的整体 QA 在同一时间完成（图 8.2）。

并且，使用二维排列的小电离室组成电离室阵列（图 8.3），测量剂量分布（或射野平整度）。横向排布了 64 个单元的像素电离室，每个单元的灵敏区 3.7 mm×3.7 mm，单元之间的间隔 4 mm，垂直放入束流的轴线上。

图 8.4 和图 8.5 分别显示了由 MLIC 和十字状分布的电离室阵列测得的典型剂量分布。

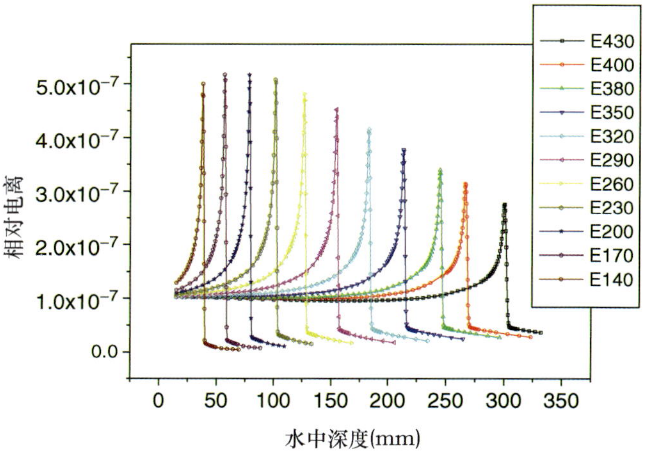

图 8.1　大型平行板电离室剂量测量的实例——测得的积分百分深度剂量

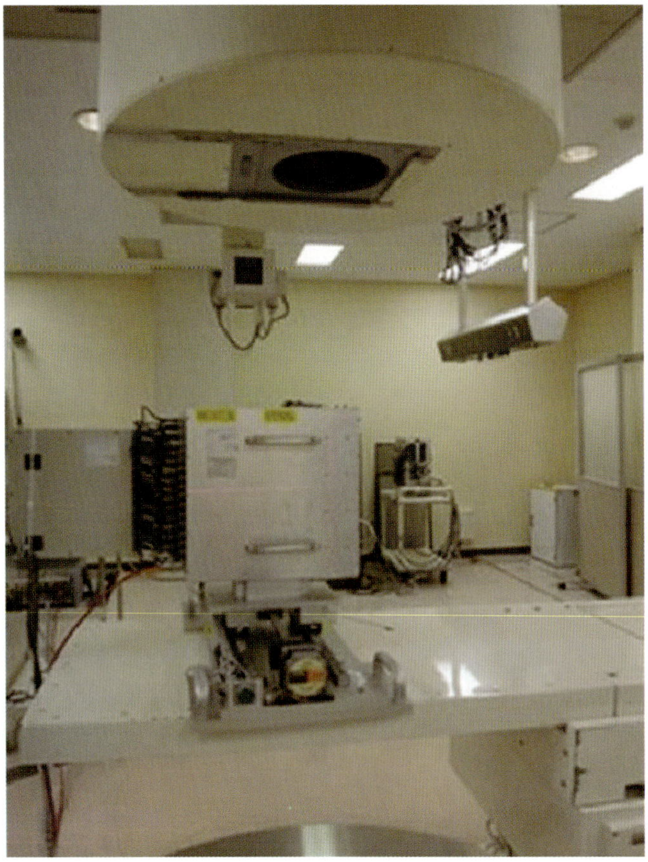

图 8.2 用安装在治疗床上的 MLIC 测量垂直束的深度剂量分布

按照 IAEA TRS-398 标准，由先进 Markus 电离室对这些电离室阵列每年校准一次[2]。Farmer 电离室，与 Markus 电离室一样，也要每年在二级标准剂量测量实验室（SSDL）校准一次。

8.4.4 二维剂量测定设备

射线照像或放射胶片被广泛用于二维剂量测定。虽然胶片剂量测定可以很容易地得到高空间分辨率，但其响应依赖于剂量和 LET。因此，胶片常用于单能束中相对剂量分布的评价。例如，在 NIRS，胶片剂量测定用于评估扫描配送中束流位置和通量调制的准确性，如图 8.6 所示。由于胶片剂量测定需要相对较长的时间来数字化光密度，一些机构开发了带电荷耦合设备（CCD）摄像系统的荧光屏幕作为胶片的替代产品。图 8.7 显示了 NIRS 系统的布局和扫描离子束质量保证的典型测量结果。近来，二维电离室阵列市面有售。一种是 OCTAVIUS 探测器 729XDR（PTW Freiburg，德国），另一种是 MatriXX 公司（IBA 剂量测定，Schwarzenbruck，德国）。两种探测器都由二维排列的像素电离室组成。这样的电离室阵列被广泛用于配送野的调试和质量保证。

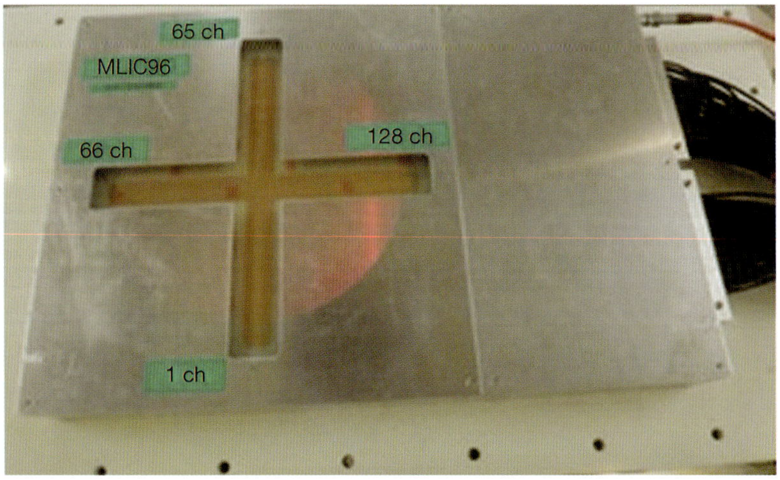

图 8.3 沿十字线排布的 64 个电离室单元

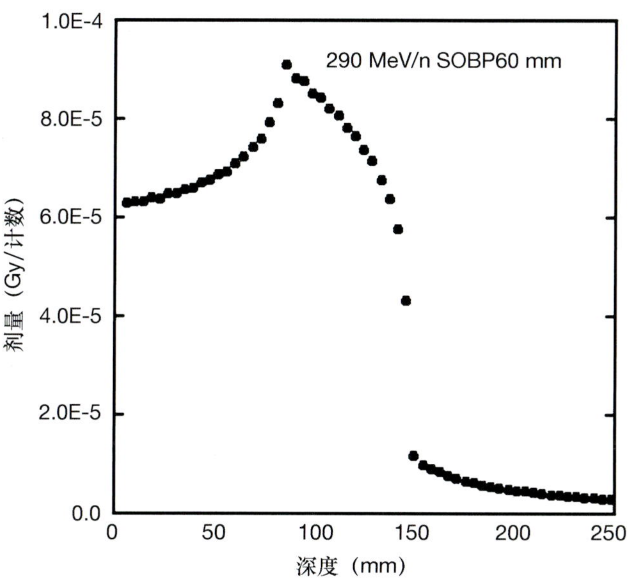

图 8.4 MLIC 测得的 290 MeV/n 碳离子束（60 mm SOBP）物理深度剂量分布

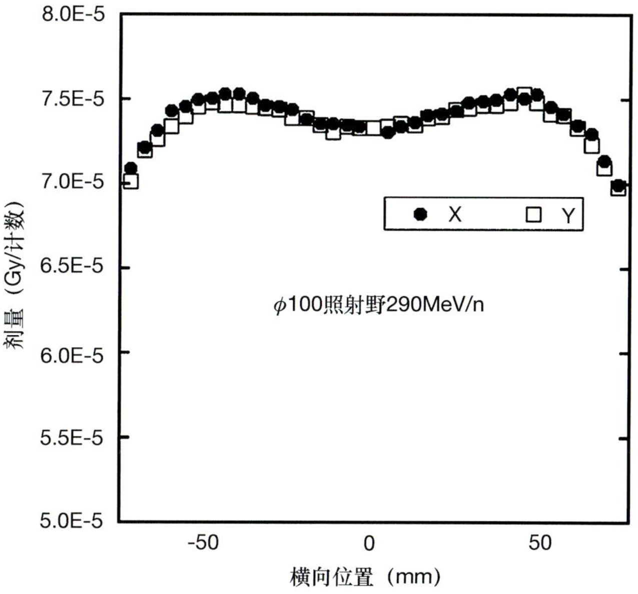

图 8.5 对应直径 100 mm 平整区域的 290 MeV/n 碳离子束的束流剖面图

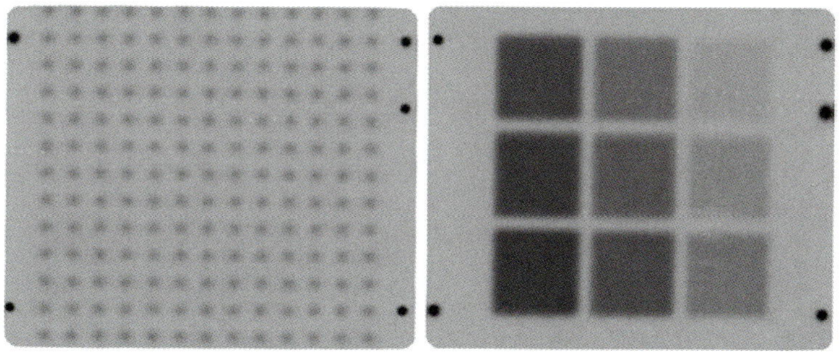

图 8.6 胶片剂量测量实例

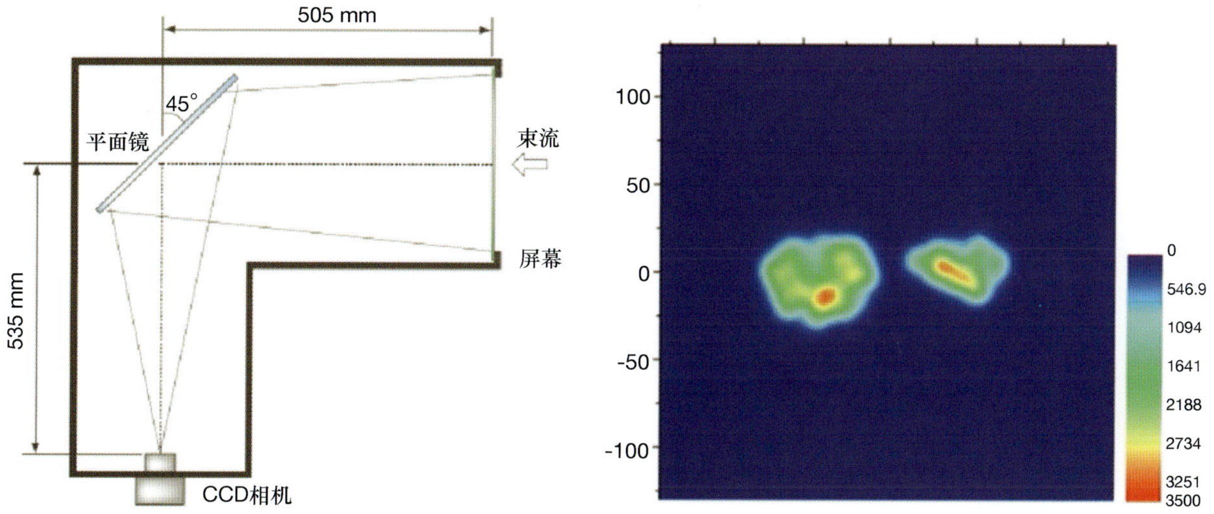

图 8.7 荧光屏系统和测量的实例

（黎鋆 姜冲 苏继辉 王亮 张圄世 译）

参考文献

1. Japan Society of Medical Physics. Standard dosimetry of absorbed dose to water in external beam radiotherapy (Standard Dosimetry 12). Tokyo: Tsushosangyo Kenkyusha; 2012 (in Japanese). ISBN 4-86045-120-2 C3047.
2. IAEA. Absorbed dose determination in external beam radiotherapy. In: Technical Reports Series 398. Vienna: IAEA; 2000.
3. Torikoshi M, et al. Irradiation system for HIMAC. J Radiat Res. 2007;48:A15–25.
4. Shimbo M, et al. Development of a multi-layer ion chamber for measurement of depth dose distributions of heavy-ion therapeutic beam for individual patients. Nippon Acta Radiol. 2000;60:274–9 (in Japanese).

运动管理

9

Motion Management

Shinichiro Mori

摘要

呼吸引起的器官运动可能使靶区偏离带电粒子束的运动轨迹，会导致靶区剂量适形的降低与劣化。我们介绍了定量评估在治疗计划和治疗束流照射过程中由于器官运动所引起潜在问题的方法。

关键词

四维成像・门控・分次内运动・定位・配准

9.1 分次内运动

与传统方法相比，放射治疗（RT）技术的快速发展提高了剂量适形度。许多治疗中心已经开始配送放射治疗束到胸部和腹部靶区。先进技术的优势在于内靶区（ITV）的清晰测定有助于周围的正常组织剂量最小化，同时避免靶体积的剂量不足。在四维（4D）CT 下肿瘤运动甚至是清晰可辨的。目前的治疗计划系统没有考虑到由器官运动引起的剂量分布变化。肺部治疗通常使用门控技术。由于呼吸模式的不完全重复性，以及呼气时皮肤表面与内部肿瘤运动之间的相关性，门控放射治疗的精度仍然会降低，并导致可能超出门控窗口的肿瘤照射，这反过来又导致束流照射的位置偏离实际的肿瘤位置（图 9.1a）。心脏运动，被注意到会扰乱光子束治疗，在粒子束治疗中甚至能够造成更大的干扰。图 9.1b 显示了一束笔形束，它在心脏舒张期穿过心脏，停止在肿瘤的末端边缘。然而，在心脏收缩期由于束流射程改变，笔形束穿透了肿瘤区。使心脏运动引起的射程调节最小化的一个解决方案是避免笔形束沿心脏运动的切向扫描肿瘤，即笔形束的扫描路径应与心脏运动的方向相垂直。

在放射治疗计划中，运动特性的理解对确定内部器官边缘和优化束流参数（束流角度、束流射野和束流能量等）非常有用。在肺、肝、胰腺、肾和前列腺，已经采用了多种方法研究呼吸引起的器官运动，包括 X 线透射检查、超声波（US）、MRI、CT 和 PET。

我们用 4DCT 作为时间的函数量化了在胸部、腹部和盆部由呼吸引起的器官运动。对于胰腺，胰尾周围的几何变化比胰体和胰头区域的大。在非门控阶段，胰腺的头、体、尾部在上下方向平均位移分别为 8.3 mm、9.6 mm 和 13.4 mm；在门控阶段，位移最低分别降到 2.8 mm、2.8 mm 和 3.6 mm。在所有 6 个胰腺癌患者中，胰腺质心（center of mass，COM）相对呼气峰值的平均位移主要在上下方向，非门控阶段是 9.6 mm，门控阶段是 2.3 mm[2]。

关于肝部位（患者俯卧接受照射），通过参考值与各自呼吸相位之间的适形图像配准，量化了由呼吸引起的几何变化。随着横膈周围前后（AP）和上下（SI）两个方向都运动，分次内位移大小增加到接近吸气阶段。在 10 例患者中 GTV-COM 平均位移为：左侧 0.3 mm（最大 1.8 mm），右侧 2.2 mm（最大 5.3 mm），前侧 4.6 mm（最大 10.8 mm），后侧 0.1 mm（最大 0.3 mm），下侧 11.6 mm（最大 17.4 mm）。上侧没有观察到位移。

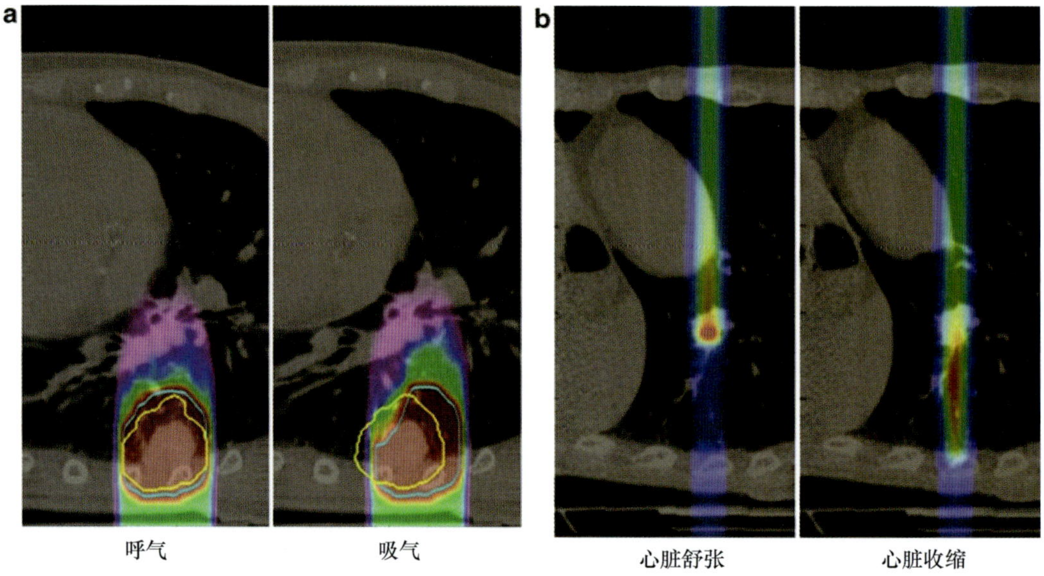

图 9.1　(a) 门控窗内外碳离子束的剂量分布。(b) 心脏舒张时笔形束停止在肿瘤上，但在心脏收缩时笔形束穿过了肿瘤区域[1]

对于肺癌病例，共 14 例肺癌患者参与了 4DCT 固定研究（仅仰卧位）。虽然大多数肿瘤在呼吸周期内在不同轨道上运动，表现出滞后样行为，但是有些在一个非常相似的轨道上运动（图 9.2）。因此，在三维坐标系评估肿瘤运动是非常重要的。GTV-COM 相对呼气峰值的平均位移为：左右方向 1.4 mm（范围 0.5～2.3 mm），前后方向 2.2 mm（范围 0.8～4.7 mm）和上下方向 6.6 mm（范围 1.6～21.8 mm）[3]。

20 位住院患者展示了前列腺位移作为呼吸相位的函数。由于分次内呼吸运动，在上侧、下侧和后侧方向都有小于 1 mm 的前列腺 COM 的移动[3]。因此，我们没有进行门控前列腺治疗。我们尚未比较前列腺运动的固定与不固定的影响，尽管这些小的位移可能受到固定状态的影响，就像在患者的肺中看到的情况一样[4]。

在临床情况下，使用呼吸门控策略来完成治疗束照射每个分次需要几分钟的时间。三相动态增强 CT 采集是吸气屏气状态下对诊断目标的常规采集。从动脉期到静脉期和延迟期的 CT 扫描间隔时间分别为 35 s 和 145 s。我们定义动脉期 CT 数据（扫描间隔时间 0 s）为治疗计划的 CT 数据，并计算出补偿块，然后将补偿块应用到其他两相的 CT 数据集中。由于在计划 CT 中补偿块（bolus）被设计成要覆盖 CTV，在 0 s 时超过 95%的剂量配送到 CTV。虽然在每个时相中解剖位置相似，但由于从前方、左方的放射路径长度相对计划 CT 的延长/缩短，在 35 s 和 145 s 时相 CT 中还是观察到束流的过冲/欠冲。由于内部气泡可能会降低靶区剂量适形，所以需要有妥善处理此问题的方法（图 9.3）。

9.2　治疗计划

为最大限度地减少在治疗计划阶段由于呼吸运动产生的几何误差，开发了呼吸门控 CT 扫描。它使用呼吸监控系统（详情见后述）仅采集最大重复的呼吸相位（通常情况是在呼气峰值位置）的 CT 图像（图 9.4a）。当在某一个治疗床位置由于不规则的呼吸模式导致门控 CT 图像的质量下降时，门控 CT 将在同一个治疗床位置再次采集图像。

我们的肺部常规治疗方案（Rx）是，通过在 ±20°内旋转治疗床形成四个不同的束流角，利用正交束流端口从肿瘤同侧而不是对侧（图 9.4b 中的左图和中图）将处方剂量给到靶区。固定装置可以最大限度地减少患者的位置误差，尽管这样，在 +20°旋转和在 −20°旋转时患者位置还是不同的（图 9.4b 中的右图）。因此，使用两组 CT 数据集分别进行治疗计划设计；束流数的 1/2 和 3/4 分别使用 −20°和 +20°旋转。

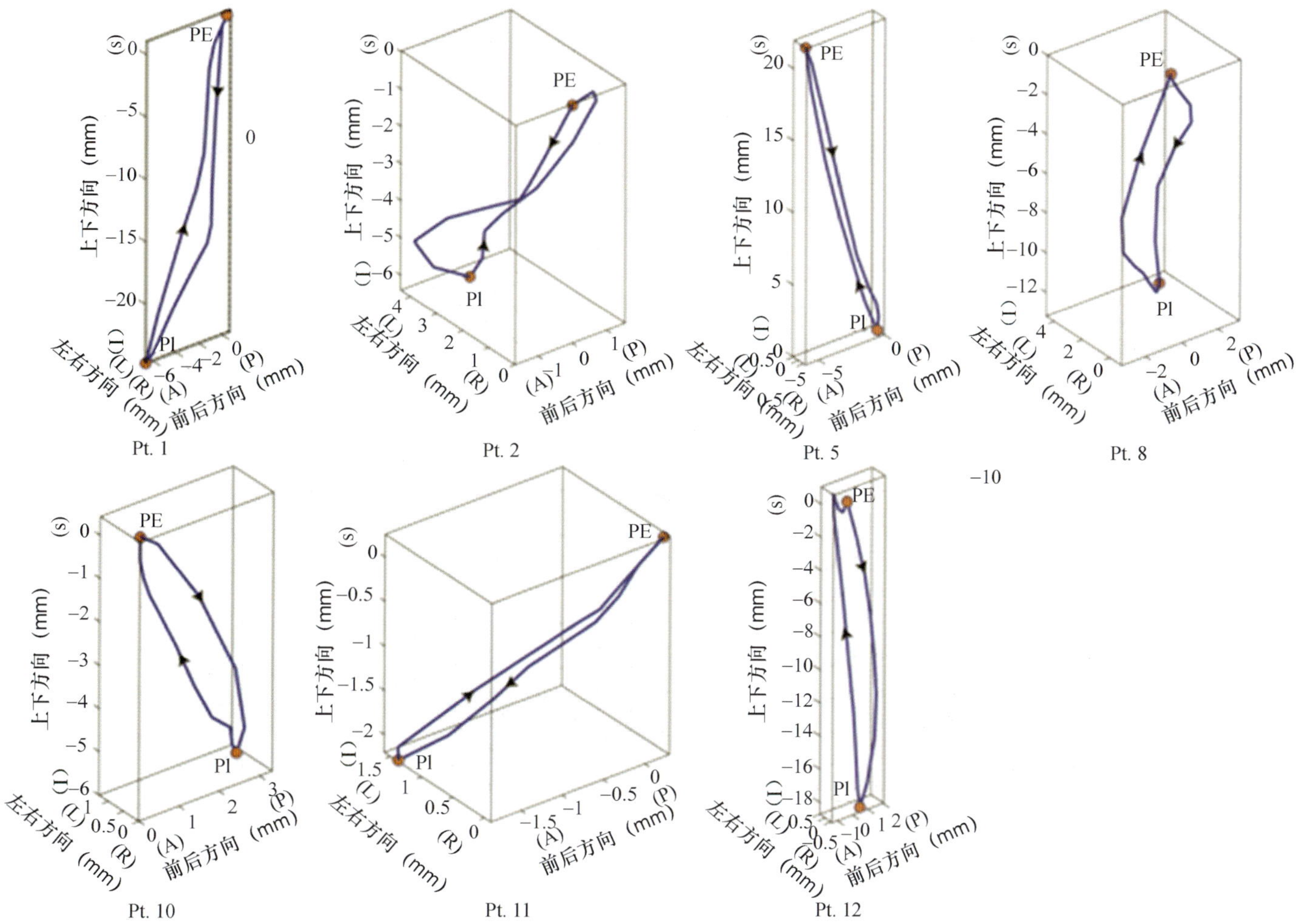

图 9.2　右肺肿瘤等中心位移的三维可视化。呼吸周期和 PE 与 PI 间距离显示在括号中[5]。由 Elsevier 许可

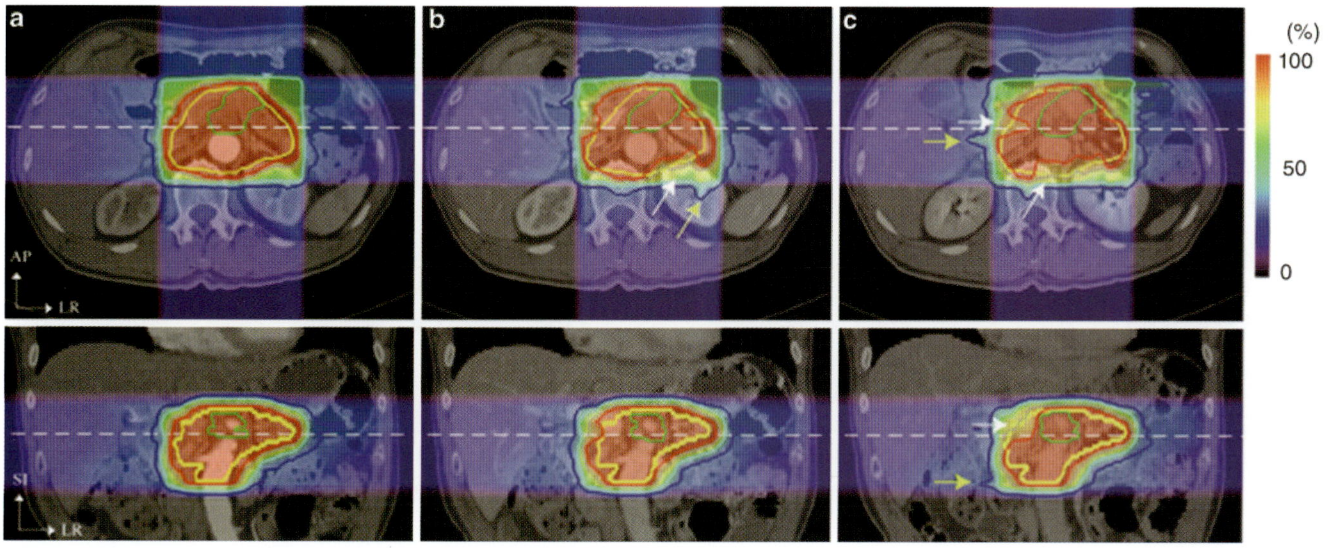

图 9.3　轴向和冠状面的碳离子束分布（1 号患者）。3 张图的时间为：(a) 0 s（计划 CT）；(b) 35 s；(c) 145 s。在扫描间隔时间 35 s 和 145 s 观察到束流过冲（黄色箭头）和欠冲（白色箭头）。绿线和黄线分别显示 GTV 和 CTV 的轮廓。红线、粉红线、淡蓝线、蓝线分别显示剂量的 95%、80%、50%和 30%[6]。由 Elsevier 许可。

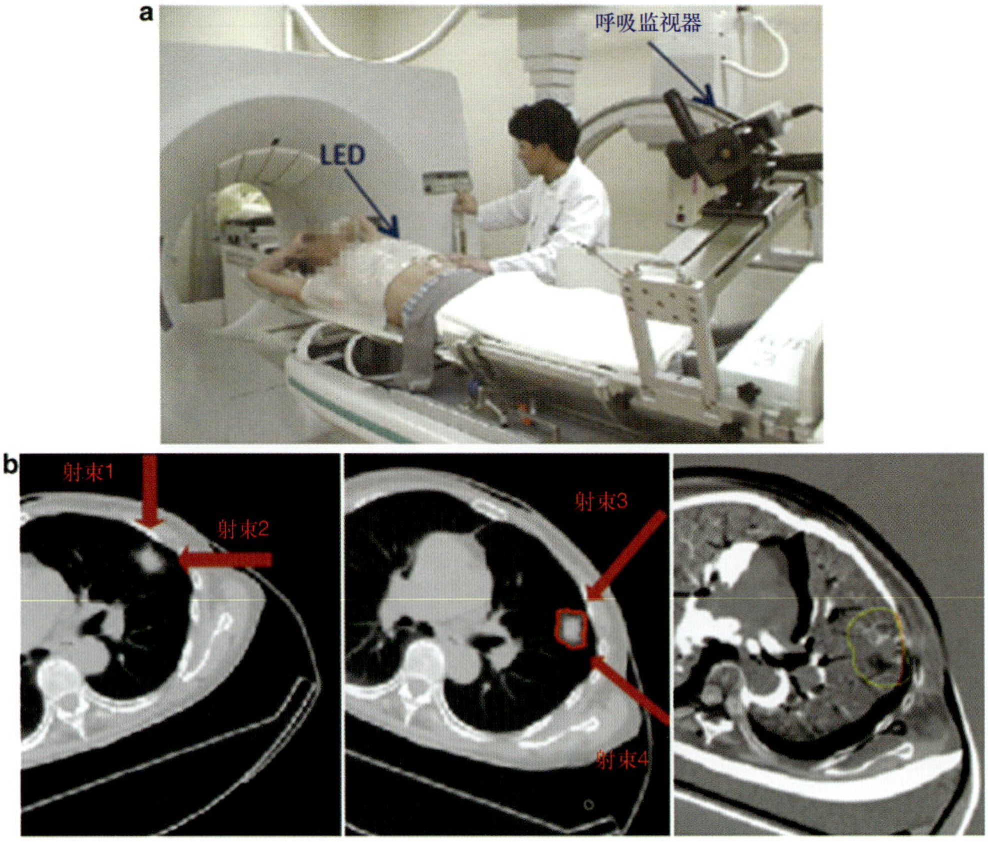

图 9.4　(a) 呼吸门控相关的 CT 扫描。(b) 左图和中图：轴位 CT 图像旋转 +20°/−20°。右图：使用左图和中图按肿瘤位置配准的减影图像

治疗束流在门控治疗方案的呼气前后是开启的，但门控 CT 的时间瞬间只包括峰值呼气。因此，门控 CT 和门控治疗方案的时间瞬间不完全一样。治疗计划系统对导入的峰值呼气 CT 数据定义了最佳的束流参数。即使应用门控治疗方案，分次内运动可能无法完全缓解；因此，这些可以适应于 30% 占空比（“门控窗口”）的束流参数是有问题的。

为了解决这个问题，在门控 CT 的靶区增加了一个体内外放，定义为内靶区（ITV）。现在，4DCT 在市面上可以买到，它能采集每个呼吸相位的三维数据，存在器官运动的三维数据也可以采集。然而，在 20 世纪门控治疗方案开始时，4DCT 扫描方法还无法实现，因此我们小组为利用门控 CT 数据设计补偿块开发了一种算法，进行补偿门控窗口内的剩余运动。

计划靶区（PTV）是由临床靶区（CTV）在上、下两侧位移 5 mm 计算得到的（图 9.5a）。此偏移值包含了门控窗口内的分次内（intrafractional）呼吸运动，以及从我们的临床经验得到的分次间（interfractional）变化。通过这三个 CTV 的最大密度投影计算出 PTV（图 9.5b）。即使粒子束停止位置发生变化，大多数治疗计划系统也不显示任何来自运动靶区的束流过冲。因为我们的治疗计划策略没有使用实际靶区，而是一种图像处理靶区，所以可以看到由图像处理靶区导致的任何束流过冲（图 9.5d）。通过将治疗计划参数适配到原始 CT，我们回顾接近实际情况的剂量分布（图 9.5c）。

9.3　定位和验证

精确患者定位是治疗束流配送的一个重要方面，只有根据治疗计划确定的坐标，患者被精确定位在治疗束下，才能获得精准粒子治疗的潜在益处。通过精确定位，治疗束流能被配送到肿瘤，同时尽可能减少健康组织接收的剂量。可以看出，这

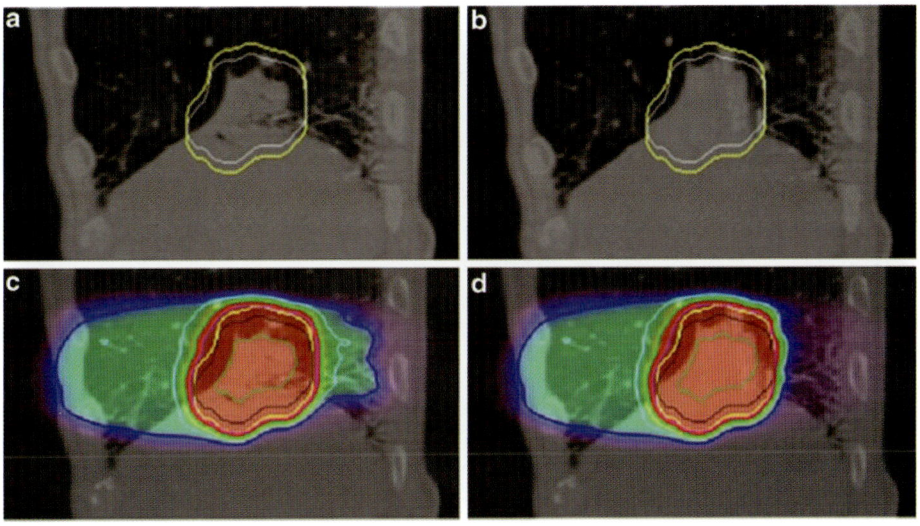

图 9.5　(a) 呼气峰值的原始 CT 图像；(b) 图像处理过的 CT 图像。白线和黄线分别为 CTV 和 PTV；(c) 用原 CT 图像的剂量分布；(d) 用图像处理过 CT 图像的剂量分布

对光子治疗和粒子治疗都是一个挑战。与光子束不同，沿着给定的入射方向，带电粒子束的射程是有限的，并且对不同组织密度变化的灵敏度不同，所以束流方向的放射路径长度变化严重影响粒子束治疗的位置变化[7]。水中 1 cm 的位置变化导致光子束 3%的剂量误差，而在质子束远端衰减位置产生 90%的误差（图 9.6）。

为保持整个治疗疗程剂量一致，通常通过为患者定制固定装置来约束患者身体的失控。自从我们中心采用正交固定式照射端口，治疗床能够旋转以允许束流角范围更大（最大旋转角度大约±20°）；用相对较厚的由低温热塑性塑料和液压聚氨酯树脂制成的外罩（3 mm 厚）固定（图 9.7）。

关于患者的位置验证，治疗室内安装了带有 17 英寸平板探测器（FPD）的正交 X 线影像系统。验证软件（ITG：I-Ti-Gime）包括两项功能，即 2D-2D 手动配准和 2D-3D 自动配准。对于 2D-2D 配准功能，利用点匹配策略的单独手动配准不是正确的配准，因为各自图像平面用三个参数产生。2D-3D 自动配准通过采用正交 FPD 图像和计划三维 CT 数据集实现。本算法将三维 CT 数据投影的数字重建 X 线摄影（DRR）的图像配准到采集的水平/垂直图像，并得到六自由度的位置误差值。2D-3D 自动配准采用作为并行计算架构的图形处理器（GPU）计算，在保证计算精度的同时加快计算速度。

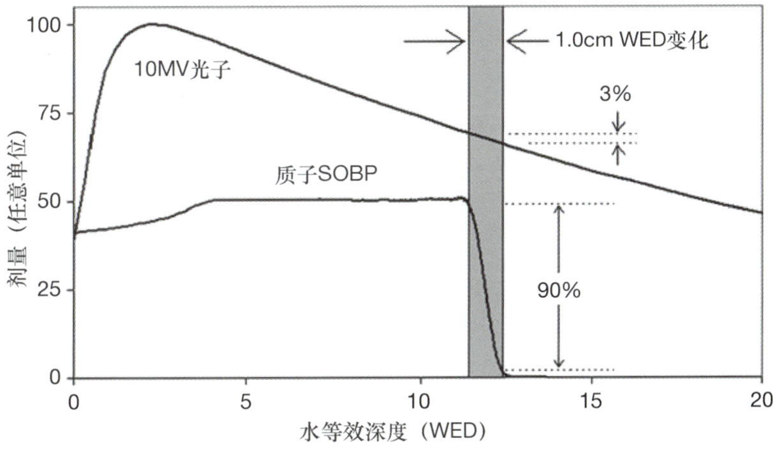

图 9.6　光子束和质子束深度剂量曲线（引自 Hsiao-Ming Lu，PhD，麻省总医院，首尔 2006 年世界医学物理学大会）

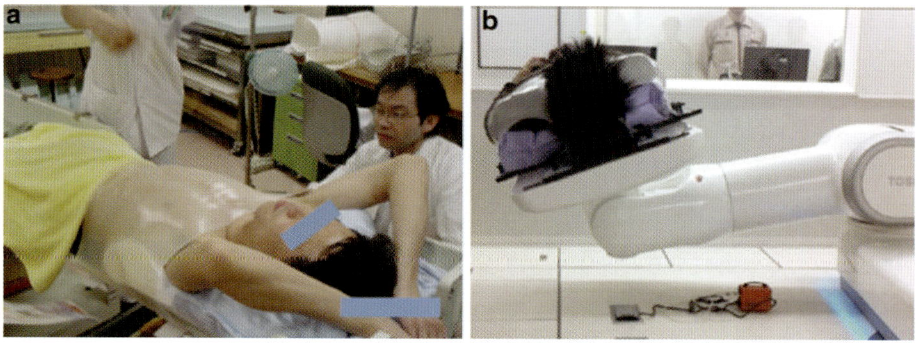

图 9.7　(a) 肺癌治疗中使用液压聚氨酯树脂垫层和低温热塑性罩固定范例。(b) 肺癌治疗中的旋转运动

患者进入治疗室并被治疗床自动转移到等中心后，采集正交 FPD 图像，并导入到患者摆位软件。当选中呼吸门控治疗，通过呼吸监控系统呼气前后的信号自动获取 FPD 图像。治疗师开始 2D-3D 自动配准功能和（或）手动配准，并校正治疗床的位置（三个平移方向和三个旋转角度）（图 9.8）。再次采集正交 FPD 图像，并通过视觉检查将它和参考 FPD 图像进行比较。重复这些步骤，直到治疗师和肿瘤医生都对与参考图像相比的患者位置精度满意为止。在我们的临床经验中，平移和旋转的剩余误差低于 0.5 mm/0.2°[8]。

9.4　门控照射

在我们中心，40%～50%的患者进行呼吸门控照射，适应的器官包括肺、肝、骨和软组织肉瘤（部分）、直肠和胰腺。门控照射在治疗中涉及和照射同步的门控信号，一般通过观察患者的呼吸获得（图 9.9）。同步意味着只有器官运动在门控窗口内时

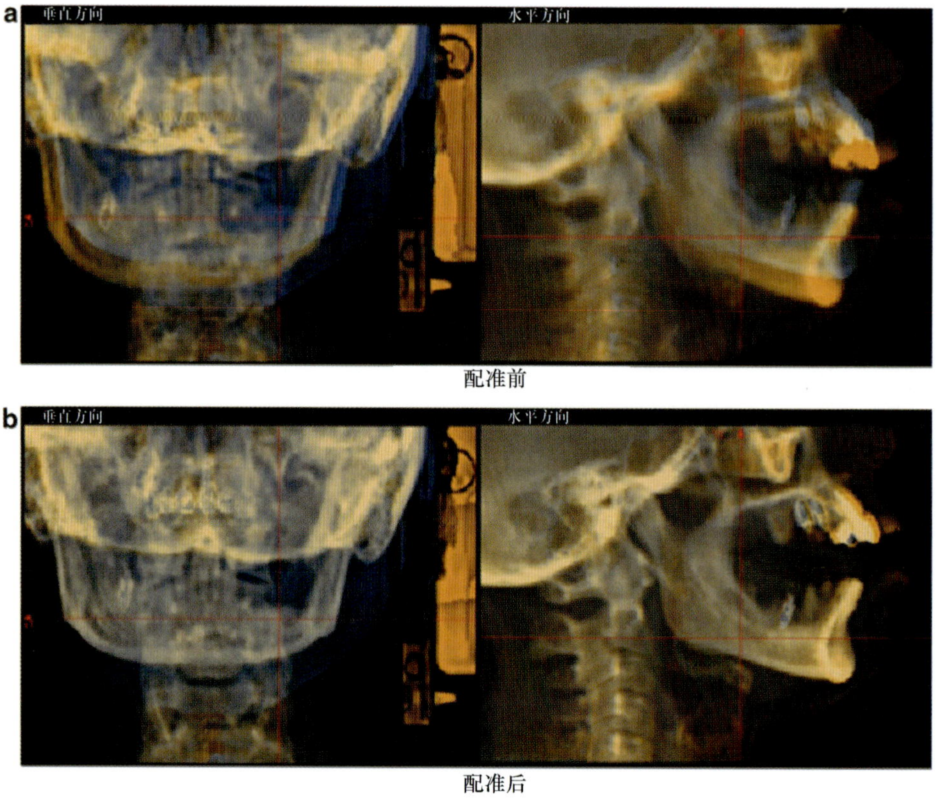

图 9.8　FPD 图像（蓝色层）覆盖在 DRR 图像（橙色层）上，(a) 配准前和 (b) 配准后

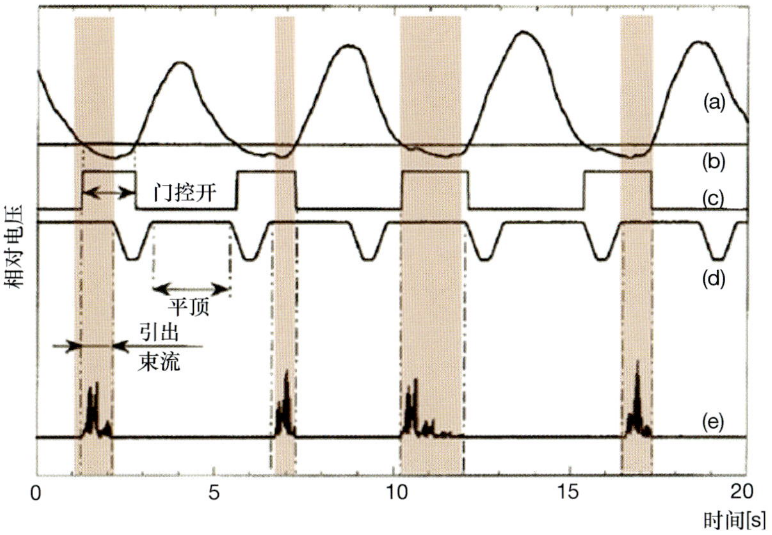

图 9.9 门控照射时序图，显示在被动束治疗中各种数据采集系统的相对电压随时间变化的函数

束流才开启。根据工作周期，门控显著地延长了治疗时间，同时最小化残余器官运动的影响到一个可接受的水平。因为呼气是重复性最好的呼吸状态，在我们中心，门控窗口通常定义为30%呼气周期附近。

门控照射面临一些技术挑战，特别是实际运动和通过呼吸监控系统创建门控信号之间的时间延迟。有两种外部呼吸监控系统：一种是用人工的标记点反射光线，另一种是用标记点发射光线。第一种（光反射）的类型叫作“被动式”，第二种（发光）叫作“主动式”。前一种类型被广泛应用于治疗中心，由电荷耦合设备（CCD）摄像机附加红外照明灯组成。使用30 Hz采集视频图像，生成软件图像的过程致使门控信号的输出延迟100 ms。这一延迟时间在呼吸门控治疗模式中可能会导致对靶区的照射误差。为得到更精确的门控定时，我们经常使用“主动式”感测系统，它由一个位置敏感探测器（PSD）传感器和一个红外发光标记组成，使用现场可编程门控阵列（FPGA）处理器产生一个5 kHz的采样率，约需延迟30 ms发送门控信号。

只有当门控窗口和同步脉冲一致时，粒子才能被引出；然而，由于从同步加速器引出束流的工作周期约为3.3 s，不能在整个门控窗口内持续给出治疗束流（图9.9）。为在带有相控扫描的扫描照射中应用门控照射，我们研发了慢引出法的同步加速器[9]。

同时，考虑到患者的呼吸模式并不总是可重复的，当治疗期间呼吸曲线改变，治疗师可手动调节门控窗口以保持原有的工作周期。在此过程中，假定外部代理运动（门控系统监控到的运动，译者注）和内部肿瘤运动之间的差异小到足以通过计划靶区的外放进行补偿。

（姜冲　苏继辉　王亮　黎鋆　张圈世　译）

参考文献

1. Mori S, Zenklusen S, Knopf AC. Current status and future prospects of multi-dimensional image-guided particle therapy. Radiol Phys Technol. 2013;6(2):249–72.
2. Mori S, Hara R, Yanagi T, et al. Four-dimensional measurement of intrafractional respiratory motion of pancreatic tumors using a 256 multi-slice CT scanner. Radiother Oncol. 2009;92:231–7.
3. Kumagai M, Okada T, Mori S, et al. Evaluation of the dose variation for prostate heavy charged particle therapy using four-dimensional computed tomography. J Radiat Res. 2013;54(2):357–66.
4. Dobashi S, Sugane T, Mori S, et al. Intrafractional respiratory motion for charged particle lung therapy with immobilization assessed by four-dimensional computed tomography. J Radiat Res. 2011; 52:96–102.
5. Mori S, Endo M, Komatsu S, et al. Four-dimensional measurement of lung tumor displacement using 256-multi-slice CT-scanner. Lung Cancer. 2007;56:59–67.
6. Kumagai M, Hara R, Mori S, et al. Impact of intrafractional bowel gas movement on carbon ion beam dose distribution in pancreatic radiotherapy. Int J Radiat Oncol Biol Phys. 2009;73:1276–81.
7. Goitein M. What is difference about particle treatment planning? [Abst] Particle Therapy Co-Operative Group (PTCOG45); PTCOG45; 2006.
8. Mori S, Shibayama K, Tanimoto K, et al. First clinical experience in carbon ion scanning beam therapy: retrospective analysis of patient positional accuracy. J Radiat Res. 2012;53:760–8.
9. Mizushima K, Sato S, Shirai T, et al. Development of beam current control system in RF-knockout slow extraction. Nucl Instrum Meth B. 2011;269:2915–8.

质量保证

10

Quality Assurance

Takuji Furukawa，Shinichiro Mori

摘要

为确保治疗质量，应该执行非常细致的质量保证（quality assurance，QA）程序。本章中以 HIMAC 设施实例简要介绍离子治疗系统的质量保证。

关键词

剂量学・成像系统・定位精度・质量保证

10.1 束流配送系统和剂量测量 QA

为确保治疗照射的质量，束流配送系统的定期 QA 检查是必需的。QA 程序的切实实施依赖束流配送的详细情况。不管在被动式配送中，还是在扫描式配送中，许多设施中的监测器校准每天进行一次。但是，在被动式配送和扫描配送之间，推荐的方法有所不同，如图 10.1 所示。将一个电离室安装到模体中等中心位置。最好用固态水取代液态水。通过照射和测量参考野进行监测器校准。对于被动式配送，建议测量水中 SOBP 的中心作为参考条件。而对于扫描配送，则建议测量塑性材料中深度剂量的入射区域作为参考。另外，在许多设施中束流射程的验证也是每天进行一次。图 10.2 显示了 NIRS 扫描系统的日常 QA 实例。建议对深度方向和横向的剂量分布进行附加的检查。另一方面，考虑系统的配置和稳定性，应该程序化每周和每月的 QA。

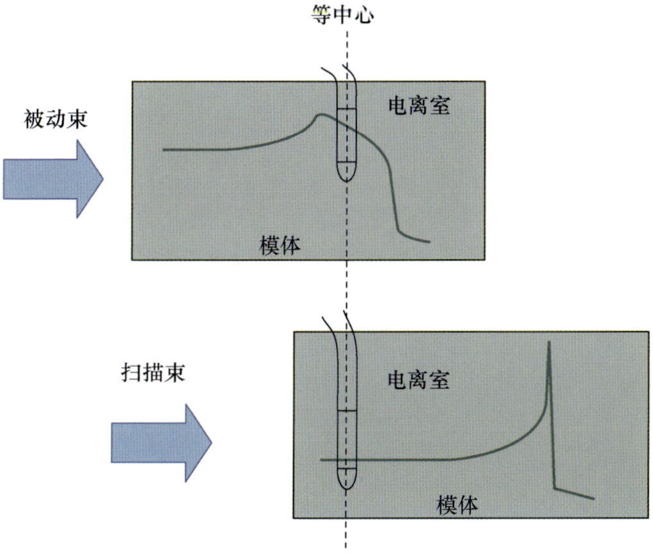

图 10.1 被动式配送和扫描配送之间监控器校准的参考条件的不同

束流配送系统及其治疗计划系统（TPS）需要通过具体患者剂量测定 QA 来检查每一个患者的治疗计划及其束流配送。治疗照射前，具体患者 QA 通常按如下步骤进行，其工作流程原理图如图 10.3 所示。治疗计划完成后，使用一个设置在模体中的电离室测定剂量分布。测量时的照射顺序采用和患者治疗时相同的控制点序列。然后将测量到的剂量分布，与由 TPS 用均匀介质（剂量测量时用的水模体，译者注）代替患者的 CT 数据重新计算的剂量分布进行对比。这样，就检查了射野的质量。考虑到剂量构象是通过磁场扫描加速器的初始束流完成的，这样的剂量验证是重要的，尤其对于扫描配送。此外，每个治疗方案都是个体化的。因此，应该在测得的剂量分布基础上检查束流配送的射野。

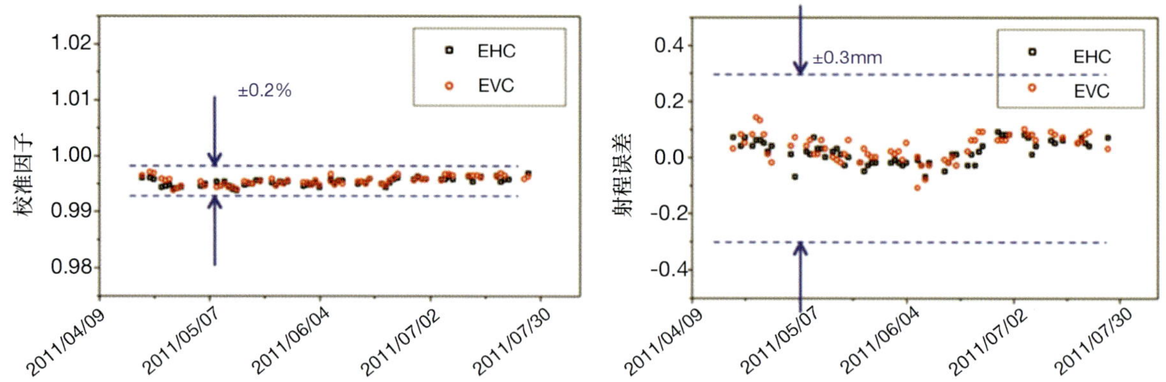

图 10.2 NIRS 扫描系统的日常 QA 实例

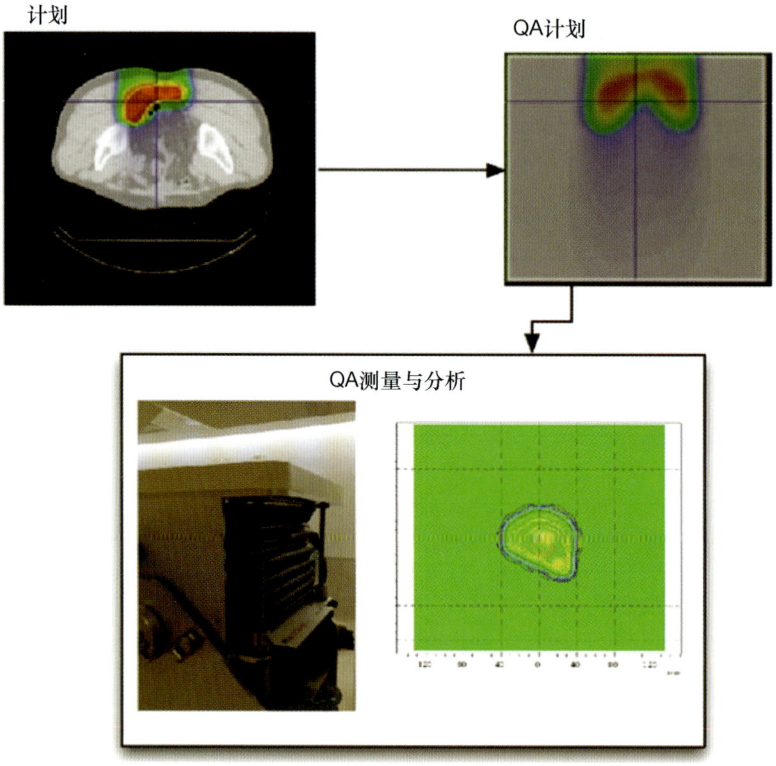

图 10.3 具体患者的 QA 流程原理图

另一方面，在被动配送中，有必要校准每个照射野的每跳数剂量（Gy/MU）。此外，在被动配送中还需要检查患者的特定装置，如孔径和补偿器/块。这个检查可以通过测量每个器件，并与设计参数相比较来进行。

下面描述了 NIRS 扫描配送的具体患者 QA 程序。在具体患者 QA 中，使用 1 个商业 2D 电离室阵列（OCTAVIUS Detector 729XDR，PTW Freiburg，德国）配合 1 个折叠式水模体进行剂量分布测量。水等效深度从 30～300 mm 可调。由于水箱是密封的，通过旋转水箱水平束和垂直束都可以使用这个模体。在做 QA 测量之前，先用大约 5 Gy 的剂量预热探测器。进行测量时，照射顺序采用和患者治疗时相同的控制点序列。每个束流照射按治疗计划预定的 3 个不同深度进行测量。将测量得到的剂量分布，与由 TPS 使用均匀介质（剂量测量时用的水模体，译者注）代替患者的 CT 数据重新计算的剂量分布进行对比。通过使用商业软件 Verisoft（PTW Freiburg，德国）进行伽马指数分析比较。测得的和重新计算的剂量分布之间典型的比较结果如图 10.4 所示。3 mm 的约定距离和 3% 的剂量差异作为分析中可接受的偏差。此耐受度被广泛应用于多个设施中。

10.2　患者支撑系统和影像系统 QA

如第 9 章（运动管理）所述，患者定位（包括运动管理的几何/定位精度）是提高治疗精度的重要因素之一。为了量化整个治疗过程的定位精度，我们使用了影像系统［X 射线平板探测器（FPD）（CXDI55C，佳能，日本东京；DAR8000f，Shimadzu Cop，日本京都；PaxScan 3030＋，Varian 医疗系统，Palo Alto，CA）、计算机断层扫描（CT）（LightSpeed 16 层 QX/i，通用电气公司，Waukesha，WI；Aquilion LB，东芝医疗系统，Otawara，日本；Aquilion One Vision，东芝医疗系统，Otawara，日本）］、患者支撑系统［六自由度治疗床（Escort，东芝，日本东京）］和室内激光灯（LSP-1170A，Takenaka Optonic Co.，LTD，日本京都）（图 10.5）。

正交 X 射线成像系统、CT 扫描仪、治疗床以及室内激光器的位置精度都使用 QA 模体进行检验，QA 模体是一个丙烯酸空心盒（边长 220 mm 的正方体，壁厚 10 mm），10 个不锈钢珠（直径 2 mm）安装在模体板面上（图 10.7a）。为了检测 QA 模体的正确姿态（位置和角度），对小钢珠的安置位置进行了优化。每个 QA 模体面上的十字线都

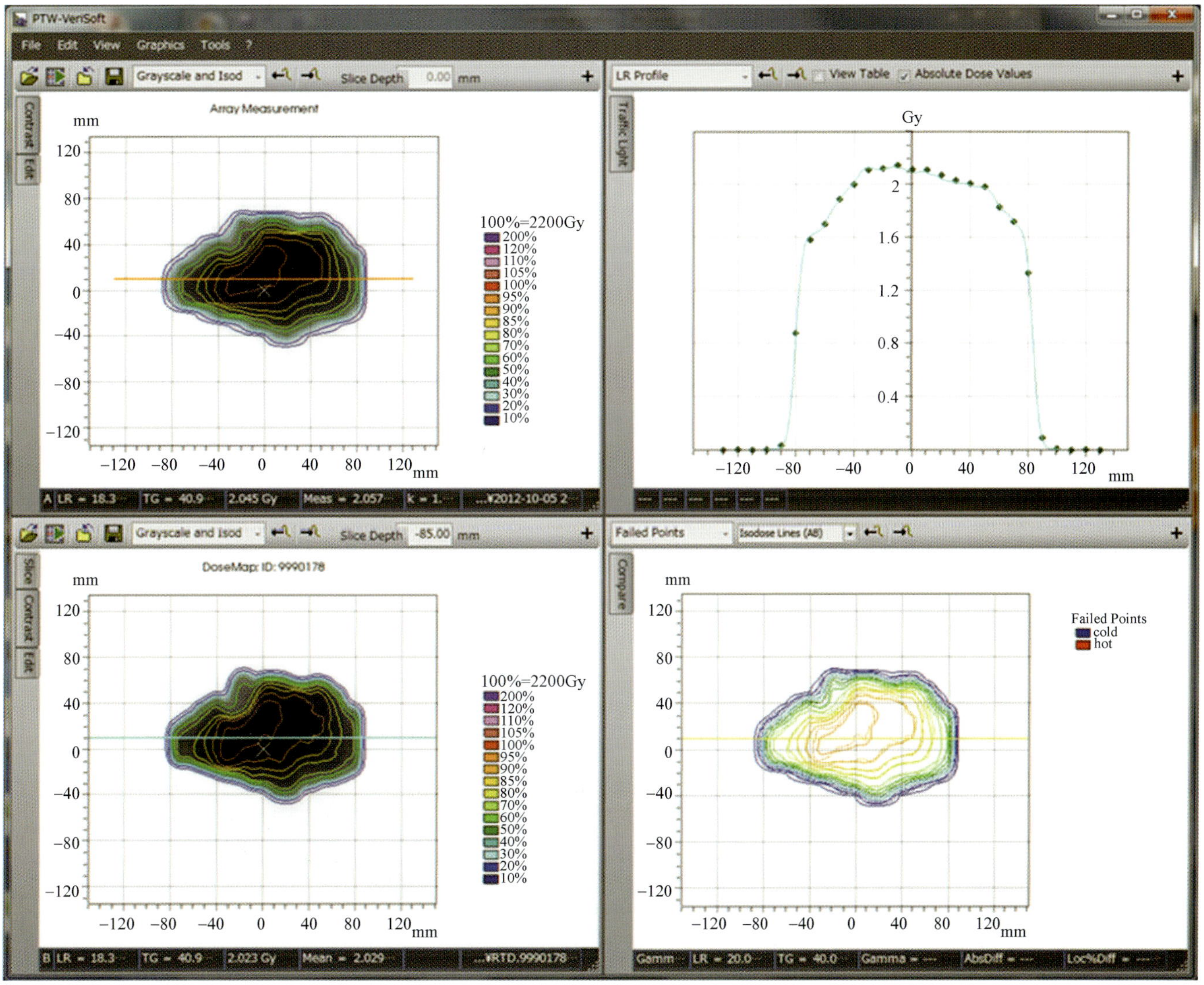

图 10.4　QA 计划和测量结果之间的对比实例

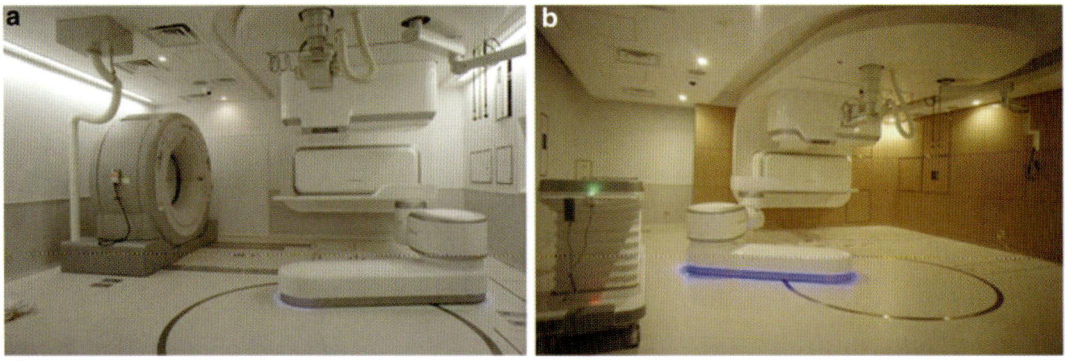

图 10.5 (a) 模拟室。(b) 治疗室

嵌入了直径 0.2 mm 的不锈钢丝。QA 模体用在成像系统、患者支撑系统和束流配送系统中（图 10.6b）。通过这样做，所有治疗系统都可以调整到同一参考位置（治疗室等中心）。

在调试阶段，QA 模体放置在 QA 支架上，使用两个经纬仪调整到室内坐标系的准确位置。正交 FPD 的位置也用同样的方式调整。然后，利用 FPD 图像沿 X 射线方向，将 X 射线球管位置调整到与 QA 模体平面的十字中心线重合。这样，X 射线球管和 FPD 的位置圆满地调节到室内坐标系，位置精度在 0.2 mm 之内。调试完成后，采集正交 X 射线图像作为参考图像（图 10.6a）。

每月在 QA 支架上使用 QA 模体进行影像系统 QA。相比之下，对于日常 QA，QA 模体是放置在治疗床上（图 10.7c）采集正交 X 射线图像。X 射线图像导入 QA 软件中后，通过分析小钢珠位置并与参考图像比较，计算出 QA 模体的姿态。

对于治疗床 QA，我们使用 FPD 成像系统替代了激光跟踪器。将治疗床和放置其上的 QA 模体移到预定位置（月 QA）和等中心位置（日 QA）。采集正交 FPD 图像并导入 QA 软件中，计算出治疗床的姿态。绝对位置精度和相对位置精度分别在直径 0.5 mm 和 0.3 mm 的球面范围内为可接受的水平。为避免治疗床冲撞房间墙壁或医务人员，每个月我们也检查治疗床的安全功能。

关于 CT，要评估图像质量和位置精度。图像质量的指标包括图像噪声、CT 值的均匀性，以及使用由 CT 制造商提供的包含多种材料的水模体测量的 CT 值精度。定位精度的指标是使用 QA 模体扫描的位置精度，尤其是在我们使用的在轨 CT 中。所有的 CT-QA 项目由 QA 软件自动进行分析（图 10.8）。

对于激光设备（室内激光和 CT 激光），在墙内安装了几个激光器，并通过激光狭缝提供光束。通过观察激光位置和 QA 模体板面上的交叉中心线检查位置精度（图 10.9）。

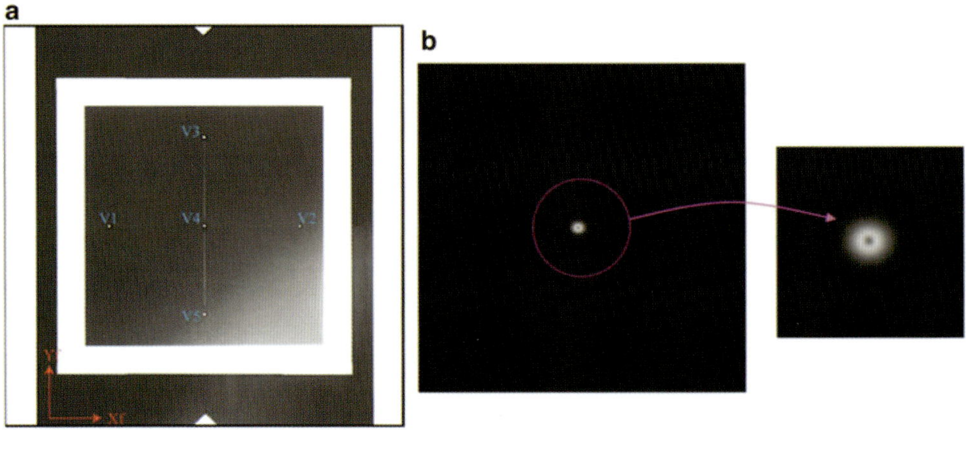

图 10.6 (a) QA 模体垂直方向的 X 线图像。蓝色点（V1～V5）是安置在 QA 模体垂直面的小钢珠。(b) 通过碳离子笔形束照射，QA 图像采集的 4 号小珠图像

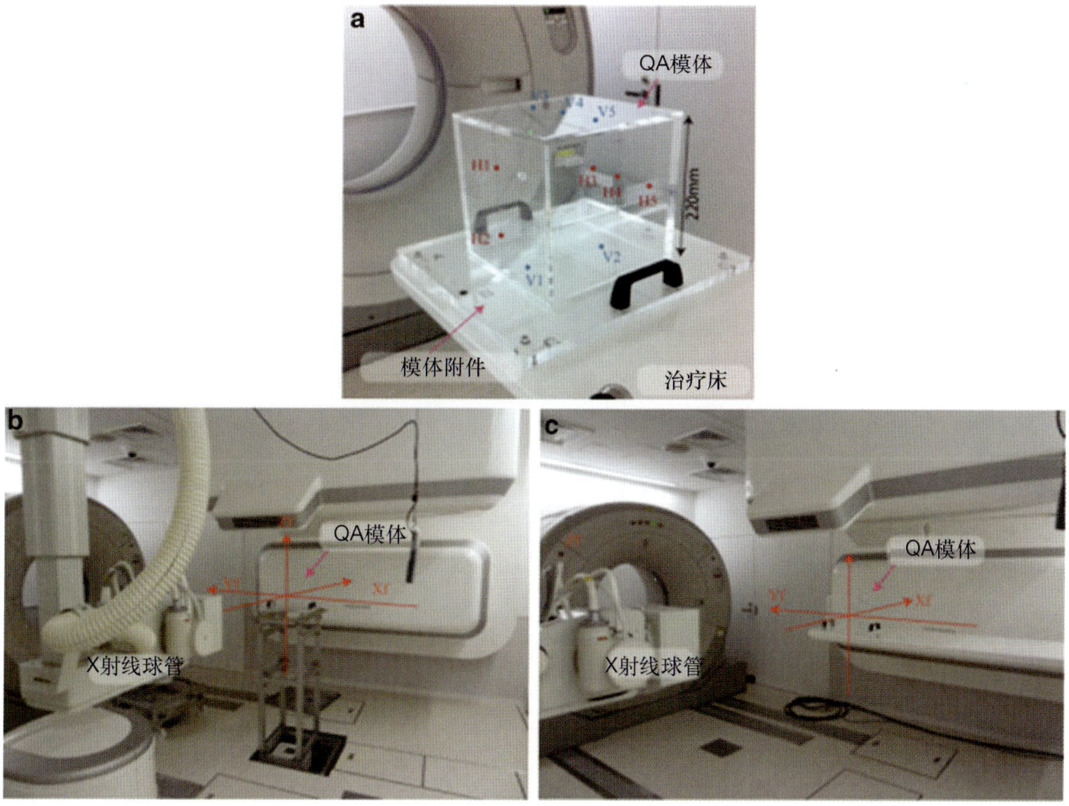

图 10.7　(a) QA 模体及其附件。蓝色点（V1～V5）和红色点（H1～H5）分别是垂直面和水平面上的小钢珠。(b) QA 模体在 QA 支架上和 (c) QA 模体在治疗床上

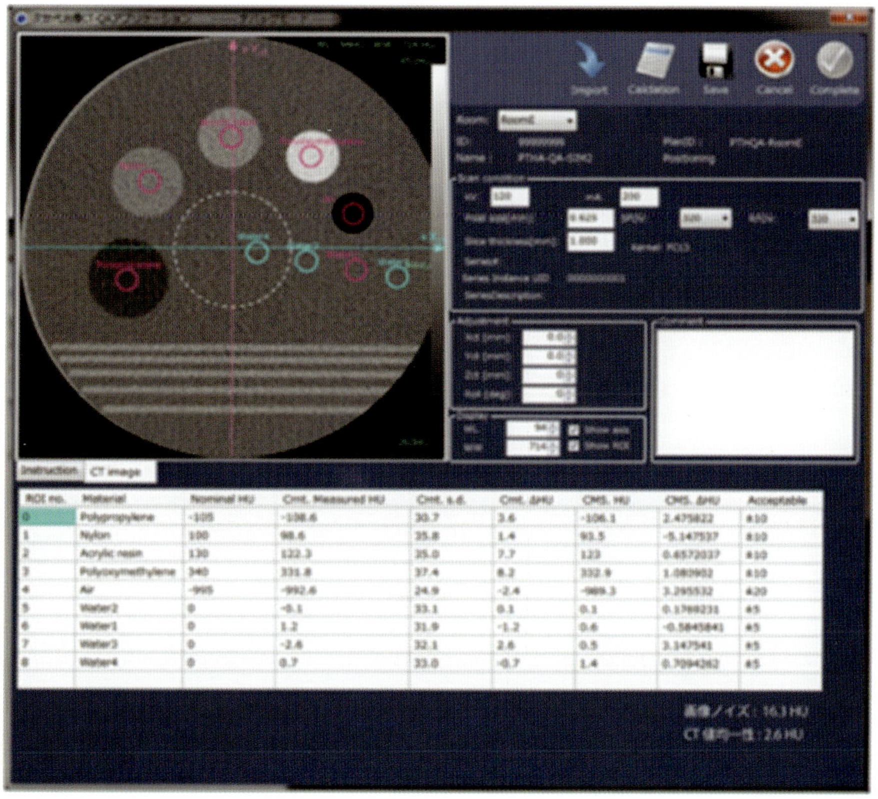

图 10.8　CT 图像质量的 QA 软件。导入 CT 图像后，在 CT-QA 软件自动评价 CT 图像质量

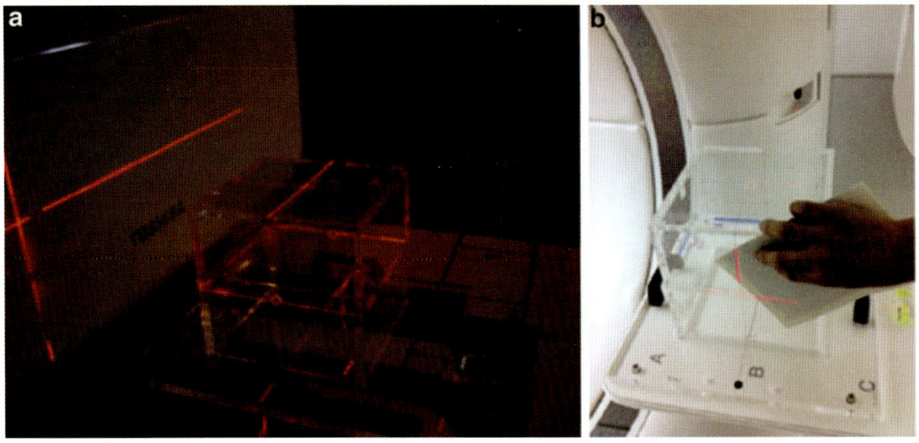

图 10.9 （a）治疗室激光 QA。QA 模体放置在 QA 架上。（b）CT 激光 QA。QA 模体放置在治疗床上

（姜冲　苏继辉　王亮　黎鋆　张圈世　译）

第 5 部分

碳离子放射治疗计划

Treatment Planning of Carbon-Ion Radiotherapy

碳离子放射治疗计划 11

Treatment Planning of Carbon-Ion Radiotherapy

Nobuyuki Kanematsu，Taku Inaniwa

摘要

设计碳离子放射治疗（C-ion RT）的治疗计划应该充分利用照射的物理优点和生物学优点，这些优点很大程度地结合到束流配送系统。在本章中，除了描述设计碳离子放射治疗的一般特性外，还对已经使用多年的传统宽束配送系统和最新的笔形束扫描系统进行了概述。最后，针对少数案例，我们展示了宽束和扫描束计划之间的比较结果。

关键词

宽束 · 剂量计算 · 计划优化 · 扫描束

11.1 引言

治疗计划是一个程序，设计照射束流实现靶区剂量适形和降低正常组织剂量之间的最佳平衡，并对患者的综合剂量进行评估。在这点上，碳离子放射治疗的治疗计划与其他放射治疗方式的治疗计划完全相同。当然，碳离子放射治疗具有内在的显著特征，是最适用于癌症治疗的方法。

11.1.1 碳离子物理特性

碳离子和质子是目前用于放射治疗的重带电粒子。这些粒子最有利的特征是在确定的穿透深度形成一个 Bragg 峰（SOBP）剂量分布，通过调节入射能量 Bragg 峰能够被设置到肿瘤上。1 个完全剥离的碳离子（或原子核）由 6 个质子和 6 个中子组成。与质子相比，其电荷是质子的 6 倍而质量约为质子的 12 倍。这使得碳离子束和质子束之间有不同的放射特性：

- 在相同的速度，碳离子具有较高的线性能量传递（LET），是质子的 36 倍，动能是质子的 12 倍，导致相同能量时射程为质子的 1/3。
- 因而为达到相同的射程需要更高的速度，这使得碳离子除了荷质比减半外，具有更高的刚度，从而在相同的射程内散射降低到质子束的 28%。
- 由于体积较大，通过核相互碰撞后，碳离子损失比质子大几倍。碳离子在水中穿透 20 cm 时大约损失一半。
- 核相互作用可能导致细胞核分裂成较轻的原子核，产生 Bragg 峰后不需要的碎片尾巴。

减少散射，即更锐利的半影，通常是放射治疗的优势；而增加核的相互作用，即降低了 Bragg 峰，对放射治疗显然是不利的。

11.1.2 放射生物学模型

在放射生物学中，相对生物效应（RBE）定义为在除辐射品质外的相同条件下达到相同生物学终点时，参考辐射与感兴趣辐射的剂量之比。用于治疗应用时，RBE自然取决于分次剂量的大小和随肿瘤类型、位置以及治疗目的变化而变化的临床终点。另外，如同碳离子束的辐射品质随入射能量、射程调制和穿透深度的变化而变化，RBE也随进入患者身体的每个单束的不同而改变。一般来说，RBE随扩展Bragg峰区域的深度增加而增加。

因为所有这些复杂的RBE依赖关系还没有被准确了解，用于治疗计划（临床RBE）中的RBE只能作为假设而不是估计。与估计不同，假设与不确定性必定始终关联，明确定义的临床RBE用以评价临床相关剂量的RBE加权水吸收剂量。除另有规定外，在碳离子放射治疗计划中的“剂量”是指RBE加权水吸收剂量。

对于光子束，例如，由于临床环境中未知的或不可控制的因素，可能引起肿瘤所需剂量的显著变化，尽管这些肿瘤响应剂量的变化一直存在，以戈瑞（Gy）为单位的水吸收剂量还是被用于处方。换句话说，RBE通常涉及的光子束剂量，具有临床相关的内在局限性。因此，抛开光子治疗的相关经验，考虑临床剂量作为碳离子束的合适剂量，并在临床研究中系统地优化它的处方，这将是一个合理的方法。从实践角度出发，处方剂量的精确度应控制在临床研究的百分之几以内。

临床RBE的一个重要要求是定义清晰。针对快中子放疗经验的附加部分，NIRS选择使用人类唾液腺细胞的10%存活率作为带比例缩放的生物学端点。临床RBE已经被数学定义，并且实际上已经在NIRS、Hyogo离子束医疗中心以及Gunma大学这些研究机构中作为统一的剂量处方长期使用。当来源于放射生物学的复杂性通常由治疗计划系统自动处理时，临床剂量可能是放射肿瘤学家需要评估碳离子治疗患者的唯一指标。

11.2 碳离子放射治疗计划的一般情况

11.2.1 患者定位和束流方向

束流安排是治疗计划中最关键的决定之一。在采用固定束流线的碳离子放射治疗的常规实践中，束流的方向被严格地限制住了。因此，肿瘤治疗需要多个患者体位，典型的如仰卧和俯卧。实际上，带有大的滚转能力的治疗床，滚转角通常可达20°，也已经在HIMAC治疗室中使用。虽然具有多种患者体位和多种患者滚转角的治疗床可能合理地取代旋转机架，但是它实质上需要提供多种治疗计划，使治疗过程复杂化。

11.2.2 固定和计划CT

患者的容积X射线CT图像是治疗计划的基础。对于计划CT，患者必须精确地按治疗条件固定。图11.1演示了一个计划CT的场景，患者被固定在倾斜位置，并使用与治疗束流配送相同的呼吸门控系统，使扫描时间与患者呼吸同步。

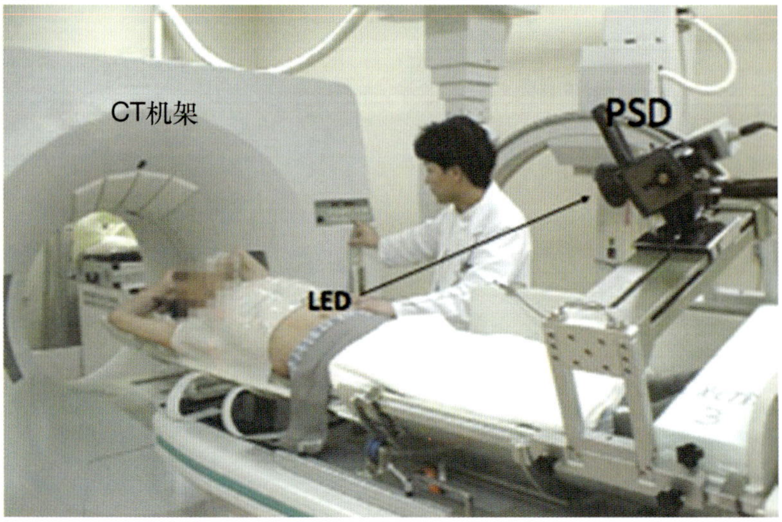

图11.1 患者在带有可视呼吸门控的滚转治疗位置计划CT定位场景

11.2.3　感兴趣区的勾画

靶区和危及器官（organs at risk，OAR）的解剖结构确定是一个关键的肿瘤学任务，由此产生的感兴趣区域（regions of interest，ROI）用于治疗计划的设计和评估。由于造影剂不能用于计划 CT，无法取得 CT 值的正确解读，所以 ROI 划定常常是困难的。增强 X 射线 CT 和磁共振成像（MRI）能提供患者解剖结构的高对比度图像。正电子发射断层扫描（PET）提供肿瘤的新陈代谢图像，在本书的临床实例有显示。这些成像模式对在计划 CT 图像上识别大体肿瘤体积（GTV）是有帮助的，即使身体存在形变，图像处理技术的进步已使计算机控制的图像配准和融合显示成为可能。

要为肿瘤计划一个束流，放射肿瘤学家首先定义一个临床靶区（CTV），它包括 GTV 和临床潜在浸润边缘的周围区域。CTV 是计划 CT 中要治疗的体积。然而，由于生理变化、器官运动、患者摆位误差及束流模型误差等原因，计划 CT 和治疗时情况之间总有差异。在做计划时，这些不确定性因素必须加以考虑。实际上用处方剂量治疗 CTV 时，需要增加适当外放而成为计划靶区（PTV），用于接收治疗计划中的处方肿瘤剂量。然而，这些不确定性因素通常难以量化。在临床外放已预计了主要不确定性因素的情况下，可忽略摆位和体内外放。在这种情况下，PTV 可以定义为与 CTV 相同。

理想的情况下，针对所有不确定性因素的外放应包括在 PTV 中。在每个射野中，针对摆位误差的外放将会在横向扩大 PTV，同时，针对射程误差的外放将会在深度方向扩大 PTV。然而，在常规实践中，PTV 在束流设置之前已经定义，这使得很难去定义具体射野的 PTV。因此，一个常用的做法是针对摆位不确定性的 PTV 只指定最小的各向同性外放，这通常小于射程不确定性的外放。所以，射程不确定性的超量外放通常被认为是通过用每个束流的一个 SOBP 作为额外深度外放覆盖 PTV。

11.2.4　患者建模

由于在辐射剂量测量中水是参考材料，以可变有效密度（ED）的水从容积上为患者建模来设计束流和计算剂量分布。精确控制束流射程用 SOBP 覆盖肿瘤部位是碳离子放射治疗的本质。为了这个目的，ED 是由碳离子入射组织和水的阻止本领比定义的。在计划 CT 中，CT 值理想地表达了身体组织对水的 X 射线衰减比。对于人体组织，从 CT 值到 ED 的转换是基于 X 射线衰减和碳离子阻止本领之间的强系统相关性，如图 11.2。CT 值-ED 关系取决于管电压、X 射线过滤器和硬化效应。因此，每个 CT 扫描条件的转换曲线必须精确校准。硬化效应是对象相关的，因此被认为是基于校准模体测量的转换的主要不确定性因素。因为转换的不确定性通常假定为大约 1%，所以在相同校准条件下转换曲线的精度自然应该低于 1%。因为没有对碳离子束有效的现成的组织等效材料，CT 值-ED 关系的构建需要 X 射线能谱和组织元素组成成分的知识，有了这些知识，X 射线衰减系数或 CT 值与身体组织的阻止本领比或 ED 可以被关联。

碳离子的能量损失是照射剂量的主要来源，除此之外，多重库伦散射和核相互作用也影响剂量分布。人体组织的大多数几乎相当于含氧丰富的水，而骨组织含丰富的钙，脂肪组织含丰富的碳。在基于 ED 的患者模型中，这些成分的差异都被忽略了。通常，这种近似可能导致在临床病例中剂量分布的边际效应。

11.2.5　计划审查

通常，治疗计划的常用工具，如 CT 图像上的等剂量线和剂量体积直方图（DVH），对碳离子放射治疗也是有用的，只不过剂量指的是临床评价用的 RBE 加权剂量。

对于一个多体位的治疗，不能简单地用死板的图像配准技术对不同 CT 图像上的单个剂量分布进行求和，因为患者在不同的体位时身体通常发生形变。相反，可能不得不使用形变图像配准技术。另外，为了临床剂量评估的需要，由于虚拟治疗机配送束流的方向是相同的，所以在每个体位都要为虚拟治疗机制订一个虚拟计划。虚拟计划对于临床回顾性评估患者计划治疗是非常有用的。

在治疗计划的审查过程中，应考虑治疗计划和配送过程中的不确定性因素。由患者摆位或射程计算产生的剂量分布的不确定性，可以通过计算假设情况下的剂量分布进行评估，包括由于估计的不确定性对患者体位和靶区深度故意干扰的假设情况。这个过程通常被称为鲁棒性（robustness）评估。

在计划表中，临床 RBE 是被一个明确公式定义的，而不是估计的，所以 RBE 没有不确定性。换句

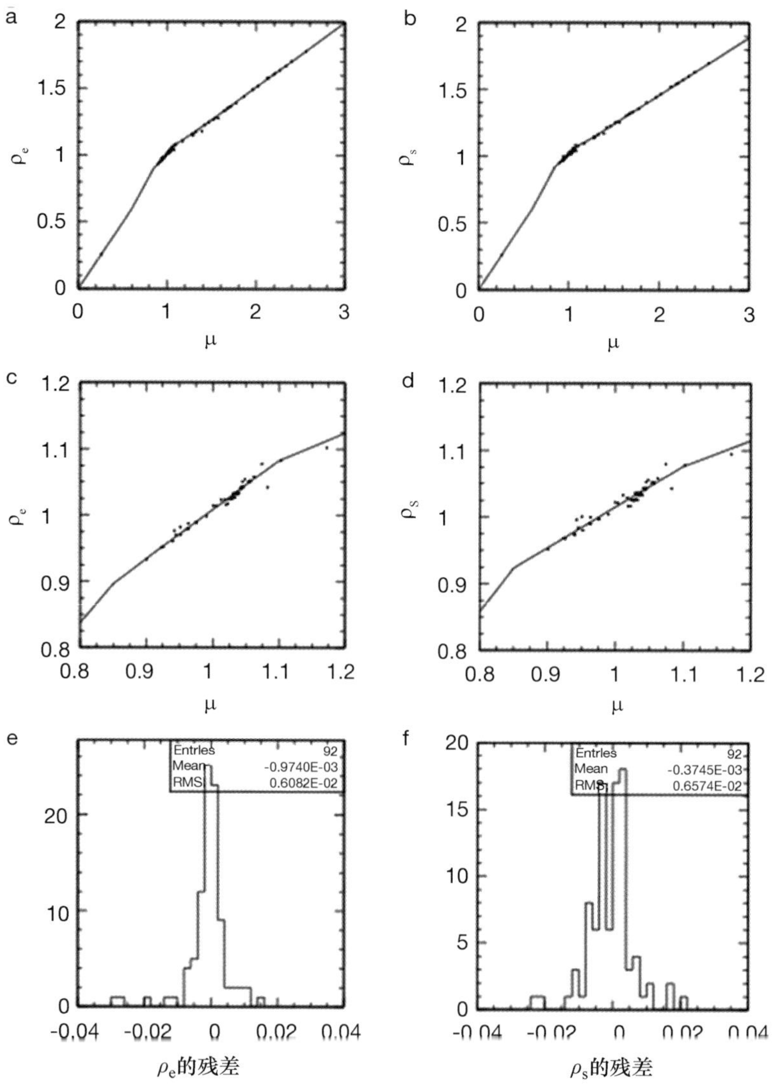

图 11.2　化学计量校准实例中身体组织的放射线特性；(a) 和 (c) 分别是线性衰减系数比 μ 和相对电子密度 ρ_e 之间的相关性，(b) 和 (d) 是 μ 和阻止本领比 ρ_S 的相关性，(e) 和 (f) 分别为 ρ_e 和 ρ_s 相对于拟合折线的残差直方图[1]

话说，作为临床终点的最相关量，RBE 加权剂量是处方的基础。实际上，真实的 RBE 只可能来自临床研究。然而，由于它们在分次计划内标准治疗方案的差异，通常不可能直接估计碳离子和参考 X 线辐射之间的 RBE。

11.3　宽束配送的治疗计划

11.3.1　标准束流库

通常，离子束应形成一个覆盖给定靶体积的 SOBP 射野。实践中，治疗计划和配送系统有一个公用的标准束流库，以涵盖各种可能的直径、厚度和深度的靶体积。就 NIRS 来说，有几种能量、几种射野直径以及通常以 1 cm 步长变化的多个不同的 SOBP。对于能量、射野直径、SOBP 以及几种不同摆动条件的组合，都需要用对应可能靶区深度的各种射程移位器厚度来实现充分均匀的射野。对于每一个形成射野的条件，束流特性如射野尺寸、SOBP、射程、物理深度剂量曲线和临床深度剂量曲线，都被登记为标准束的参数。在 NIRS 有多达几百个标准束需要在治疗计划系统中定义和登记。

11.3.2　射野定制

宽束必须通过适当的侧向外放准直适形投影到靶区轮廓，才能确保足够高的剂量（通常为 95％的处方剂量）到 PTV。由于射野被定义为 50% 的等注量线，50%～95% 的距离则是名义上的外放，这大约与半影宽度（20%～80%）一致。

有几种不同的束流准直器，在治疗计划中需要确定其设置参数。颚式准直器主要用于辐射保护的目的，因此通常设定为不影响治疗射野的最小开口。多叶准直器是一个低成本、高效的准直设备。另外，患者准直器放在靠近患者位置以获得狭窄的横向半影。

碳离子束最显著的优势是射野内束流射程的控制能力。射程移位器被设定为减小 PTV 的最大深度对应的束流射程，PTV 带有附加的射程不确定性引起的深度外放。射程补偿器吸收射野内束流射程的余量，因此 SOBP 的远端与带有深度外放的 PTV 末端重合。通常，射程补偿器是通过一个简单的水等效深度射线跟踪计算来设计。图 11.3 显示了射程补偿器设计和脊形过滤器选择的原理图，其中 w_1 和 w_2 是靶的近端和远端的水等效深度。射程补偿器的厚度应与 w_2 的最大值有所不同。脊形过滤器应该有一个大于（w_2-w_1）最大值的 SOBP。

在常规的碳离子束配送中，脊形过滤器用来形成覆盖 PTV 的 SOBP。然而，由于 SOBP 有一个固定的 SOBP 宽度，SOBP 的近端不能适形到 PTV。因此，治疗体积通常是通过重叠多个射野适形到 PTV。

在层叠配送中，多叶准直器射野以逐层方式动态地适形到靶区，这给避开邻近靶区的危及器官（OAR）带来改进，典型的如皮肤。图 11.4 显示了常规束和层叠束的剂量分布差异的实例。

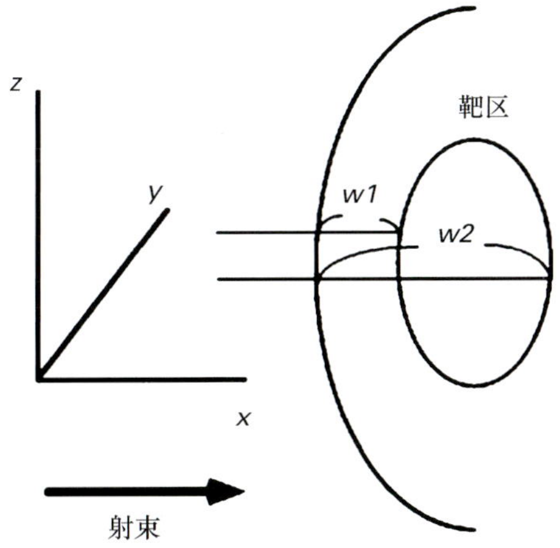

图 11.3　为射程补偿器设计和脊形过滤器选择的靶区分析示意图[2]

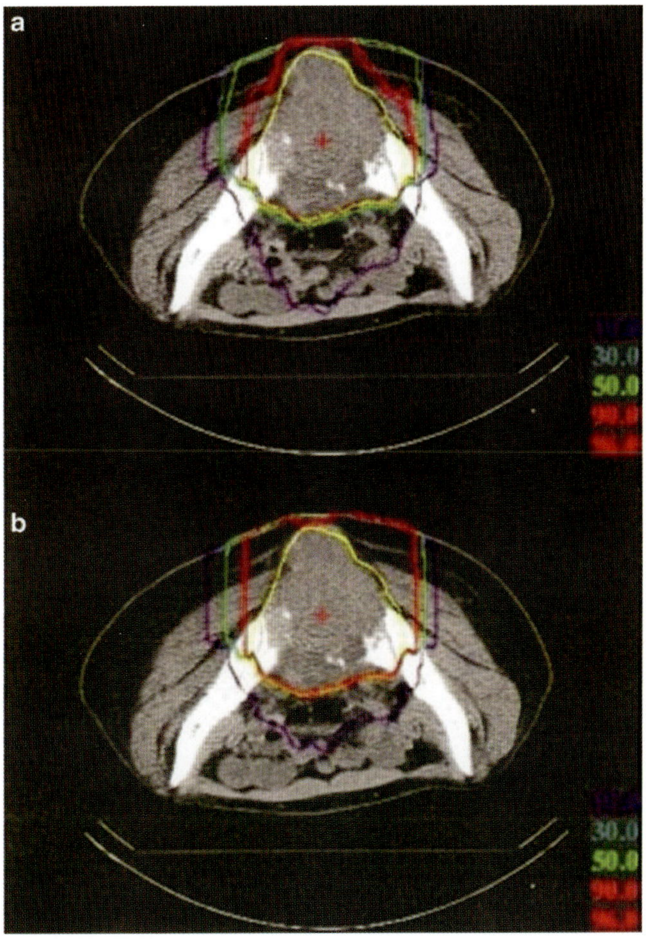

图 11.4　骨盆骨肉瘤（黄色轮廓）的（a）层叠束和（b）常规束的剂量分布图[3]

11.3.3　剂量计算算法

由于碳离子散射小，宽束算法是一种合理的近似，忽略束流散射效应的变化，并且仅模拟射野边缘的普通半影效应。这是一种简单而快速的算法，但是对于高度异构系统精度不够。笔形束算法模型的射野由二维排列的笔形束组成，可以再现真实束流射野的模糊轮廓。图 11.5 显示了两种算法比较的实例，其中，宽束算法引起射野半影区外不切实际的快速的远端衰减。由于算法的局限性导致的如此失真必须在剂量分布分析中仔细考虑。

11.4　扫描束流配送的治疗计划

在被动束配送的治疗计划中，深度剂量轮廓是由脊形过滤器确定的，无需进一步优化。换句话说，

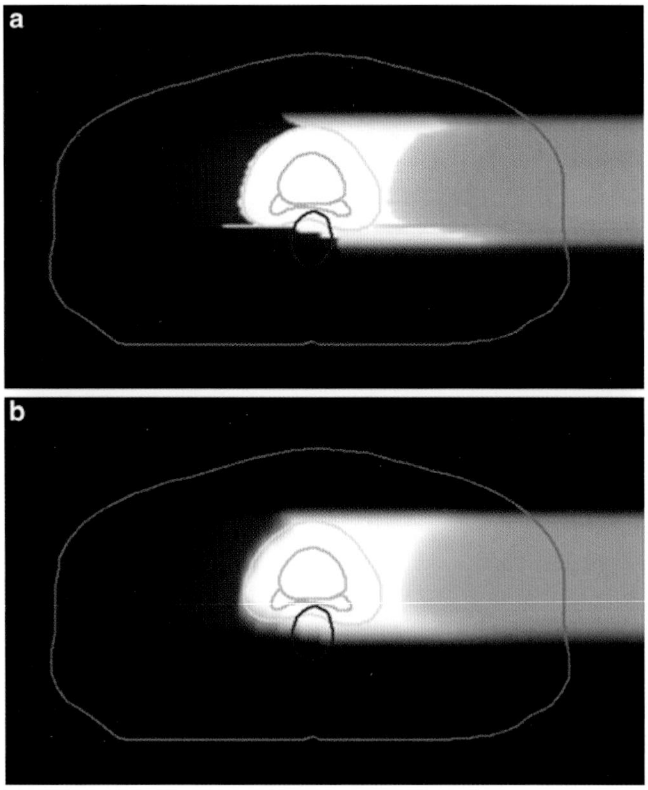

图 11.5　(a) 宽束算法和 (b) 笔形束算法计算的碳离子束用于前列腺治疗的临床剂量灰阶分布[4]

在系统中，一旦束流方向被确定，就没有自由度了。另一方面，扫描束流配送系统几乎能产生任意形状的 SOBP。为了支持这种灵活性，对于扫描系统，治疗计划的两个最明确要求是：

- 必须建立描述离子与物质相互作用的物理学束流模型，例如，束流配送设备和组织，以及配送到患者体内具有足够精度的总体剂量分布。为了患者的 RBE 计算，模型还应该提供必要的束流照射品质。
- 必须开发一种算法，其能够确定配送到预定射程内的每个 Bragg 峰位置的粒子数，或者配送到靶体积之外一小段距离的粒子数，在患者体内达到处方剂量分布。这可能包括在等效放射深度的每个薄层上扫描轨迹的优化。

11.4.1　束流模型

11.4.1.1　计算吸收剂量的束流模型

在扫描束配送中，根据优化权重 w 叠加单个笔形束 d 的剂量实现处方剂量分布。初始束流的 Bragg 峰通过脊形过滤器稍微展宽后，产生一个“迷你峰”[5]。由笔形束在 (x_i，y_i，z_i) 位置配送的剂量分布停止在 (x_0，y_0，z_0) 位置，可以表示如下：

$$d\left(x_i, y_i, z_i; x_0, y_0, z_0\right) = D_1\left(x_i; x_0, y_i; y_0, \sigma_1\left(z_i; z_0\right)\right) d_z\left(z_i; z_0\right). \quad (11.1)$$

其中，d_z (z_i；z_0) 是在 z_i 深度处的计划师积分剂量，而 D_1 [x_i；x_0，y_i；y_0，σ_1 (z_i；z_0)] 是标准偏差为 σ_1 (z_i；z_0) 的二维归一化高斯函数，标准偏差 σ_1 (z_i；z_0) 表示深度 z_i 处的束流发散。

用一个大面积平行板电离室和一个横向轮廓监测器测量剂量分布，分别确定计划师积分剂量 d_z (z_i；z_0) 和横向束流发散 σ_1 (z_i；z_0)。这些数据代入简单的公式并纳入计划软件，如图 11.6 所示。使用这种算法，至少对于初级粒子，由射程移位器中的多重散射导致的束流发散效应就可以合并计算。然而，我们最近的研究表明，在带射程移位器板的碳离子扫描中，配送到靶区的剂量根据射野

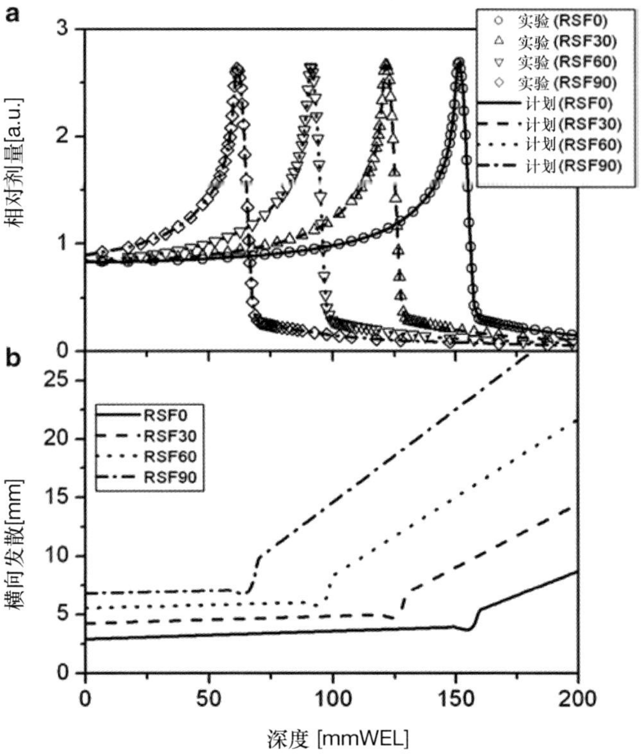

图 11.6　治疗计划软件使用的 290 MeV/u 碳离子笔形束数据。(a) 计划师积分剂量分布 d_Z 及 (b) 横向束流发散 σ_1 作为射程移位器的水等效深度 z_i 的函数，深度位置为 0 (实线)、30 (虚线)、60 (点线) 和 90 mm (虚点线)

的大小降低[6]。在本书中这种观察到的剂量减少现象被称为“射野大小的剂量效应”。为了解释这种效应，我们采用了横向剂量分布的三高斯形状。在这种形式下，方程（11.1）可以改写为

$$d\left(x_i,y_i,z_i;x_0,y_0,z_0\right)=$$

$$d_z\left(z_i;t\right)\times\left\{\left(1-\sum_{j=2}^{3}f_j\left(z_i;t\right)\right)D_1\left(x_i;x_0,y_i;y_0,\sigma_1\left(z_i;t\right)\right)\right\},$$

$$+\sum_{j=2}^{3}\left(f_j\left(z_i;t\right)D_j\left(x_i;x_0,y_i;y_0,\sigma_j\left(z_i;t\right)\right)\right)\qquad(11.2)$$

其中 f_j（z_i；t）是分配到深度 z_i 处的第 j 个高斯分量的积分剂量分数，这第 j 个高斯分量是由带有厚度为 t 的射程移位器板的笔形束配送的；D_j［x_i；x_0，y_i；y_0，σ_j（z_i；t）］是一个标准偏差为 σ_j（z_i；t）的二维高斯函数，描述深度 z_i 处第 j 个分量的横向发散。参数 σ_j（z_i；t）和 f_j（z_i；t）由实验确定并纳入计划软件。单高斯束流模型与三高斯束流模型表示的横向剂量分布的示意图一并显示在图 11.7 中。这种束流模型可以解释观测到的射野大小剂量效应。图 11.8 显示了对一个 100 mm 直径、60 mmSOBP 的圆柱靶测量和计划的吸收剂量分布的比较结果，计划的吸收剂量分布是使用三高斯束流模型计算的。为了缩短计划时间，单高斯束流模型计算的剂量分布被三高斯束流模型导出的因子简单刻度，用以解释射野大小的剂量效应[6]。

11.4.1.2　计算 RBE 的束流模型

吸收剂量不足以预测碳离子束的生物和临床效果。为最佳利用其特点，被定义为吸收剂量和 RBE 乘积的临床相关剂量，必须在碳离子治疗计划中进行计算。由于具有不同能量的各种离子共存于治疗碳离子束中，为保证临床相关剂量的精确计算，吸收剂量和 RBE 应被仔细评价。在过去几十年中，开发了两种不同的生物模型来预测治疗碳离子束混合照射野中的 RBE：开发了一种经验模型，并一直在国立放射科学研究所（NIRS）使用[7]；另一种是局部效应模型（LEM）[8-9]。这两种模型被集成到治疗计划系统中，并分别在日本和德国的治疗装置上成功地应用于被动束配送和扫描束配送的患者治疗中。在扫描束配送的治疗计划中，已经开发了一种基于微剂量动力学模型（MKM）的新生物模型[10-12]，并在临床治疗中采用以发挥扫描法的最大优势，达到了与目前被动束配送取得的卓越临床效果的同等水平。该模型的参数被确定下来，与 Furusawa[13] 报告的 HSG 肿瘤细胞数据拟合得最好，HSG 肿瘤细胞已用于开发实验模型[13]。使用这个程序，我们可以保持被动束配送临床经验的连续性。

在 MKM 模型中，细胞核被分成许多微小子体，称为域。从给予这些域的能量预测细胞存活分数，对于任何类型的辐射，剂量意指特定的能量 z^*。为模拟治疗碳离子束的辐射品质（离子种类及其动能）和预测的束流 z^*，我们使用蒙特卡洛编码程序 Geant4。图 11.9 显示了 290 MeV/u 扫描碳离子束的深度剂量分布和深度 z^* 分布。治疗计划系统中治疗碳离子束 RBE 的数学计算过程在文献［15］中详细描述，在此省略。为确认程序的可靠性，HIMAC 用扫描碳离子束对 HSG 细胞进行照射。在图 11.10 中，对测得的深度-存活曲线与基于 MKM 的预测进行了比较。

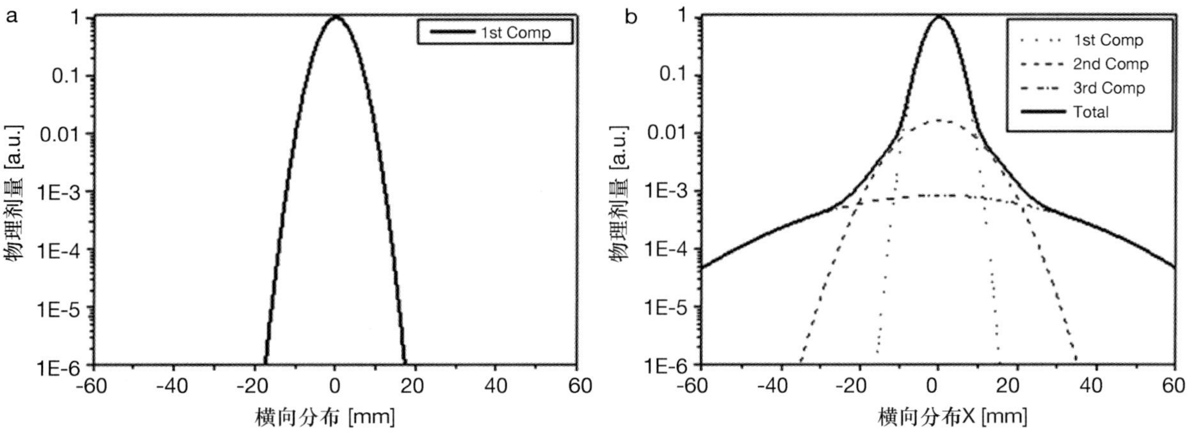

图 11.7　（a）单高斯束流模型和（b）三高斯束流模型表示的横向剂量分布示意图

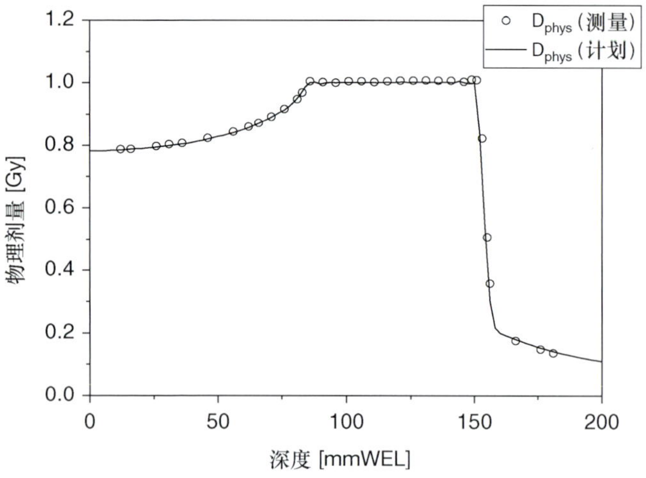

图 11.8 对直径 100 mm 和 60 mmSOBP 圆柱靶的测量（空心圆）和计划（实线）的吸收剂量分布对比，靶区处方剂量 1 Gy

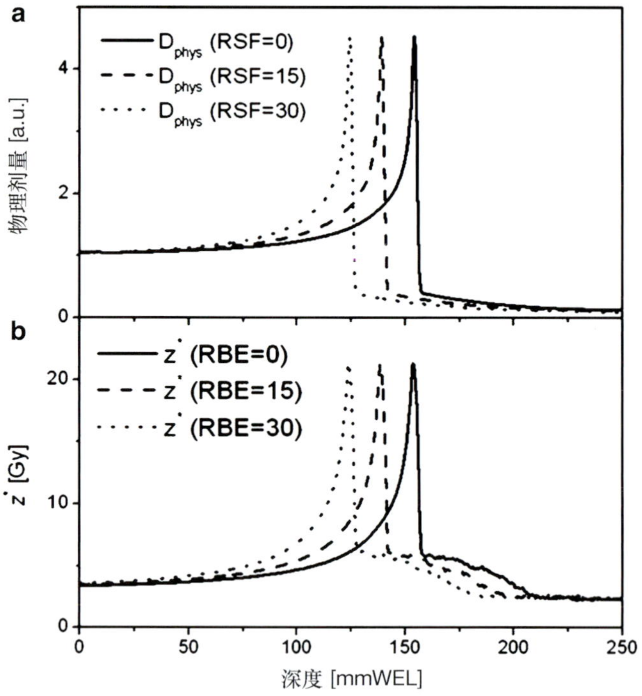

图 11.9 290 MeV/u 扫描碳离子束的（a）深度剂量分布和（b）深度-z^* 分布

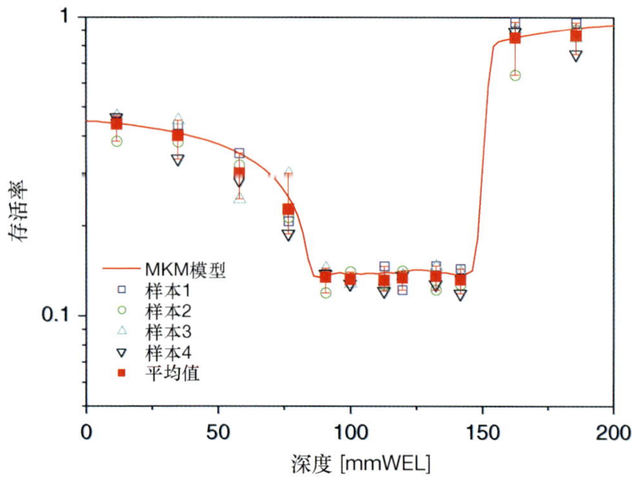

图 11.10 HSG 肿瘤细胞深度-存活率的测量值和预测值之间的比较

11.4.2 剂量优化

11.4.2.1 优化算法

治疗计划中剂量优化的目的是为每个笔形束找出最好的粒子数（权重）w，使靶区内所得到的剂量分布尽可能接近处方剂量分布，并且不超过危及器官剂量限制。在确定 w 时，基于剂量的目标函数 $f(w)$ 通过迭代优化过程达到最小化。目标函数可以描述为：

$$f(w)=\sum_{i\in T}\Big(Q_P^o H'\left[D_{biol,i}(w)+U_i-D_P^{max}\right]_+^2\Big) \\ +Q_P^u H'\left[D_P^{min}+U_i-D_{biol,i}(w)\right]_+^2 \\ +\sum_{i\in O}Q_O H'\left[D_{biol,i}(w)+U_i-D_O^{max}\right]_+^2 \tag{11.3}$$

其中 $D_{biol,i}(w)$、D_P^{max}、D_P^{min}、Q_P^o、Q_P^u、D_O^{max}、Q_O 分别为在点 i 处通过矩阵 w 得到的生物剂量、施加到靶 T 的最大剂量和最小剂量、靶区指定剂量超量的罚函数、靶区指定剂量不足的罚函数、OAR 的最大允许剂量，及 OAR 超剂量的罚函数。$H'[r]$ 描述为 $H'[r]=rH[r]$，$H[r]$ 为 Heaviside 阶梯函数，定义为当 $r>0$ 时，$H[r]=1$；$r\leqslant 0$ 时，$H[r]=0$。在栅扫描照射中，束流配送在从一个点到下一个点的过渡期间是不关闭的。因此，在这一方案的束流点过渡期间，额外的剂量不可避免地沿着扫描轨迹配送到两个连续点之间的部位。通过在目标函数里增加项 U_i，表示配送到体素 i 的额外剂量总量，将额外剂量的贡献包含在剂量优化之内[6]。对于剂量优化，已经提出了许多数学算法[14]。我们使用基于梯度的拟牛顿法算法，因为它的快速收敛。

11.4.2.2　单野均匀剂量

单个治疗野的单独优化被称为单野均匀剂量（single-field uniform dose，SFUD）优化。为得到均匀的剂量，SFUD 包括单个射野的强度调制。

11.4.2.3　调强粒子治疗

在调强粒子治疗（IMPT）中，从几个方向配送非均匀剂量分布，所有射野的剂量贡献叠加后获得期望的剂量分布。IMPT 能够提供高度适形的剂量分布到形状复杂的肿瘤，同时防止邻近的危及器官（OAR）受到不期望的照射。图 11.11a 显示了颈椎脊索瘤患者 IMPT 计划的实例。治疗计划设置了 5 个等距共面束。相应的 DVH 以实线曲线显示在图 11.11b 中。虚线曲线表示具有相同束流配置的 SFUD 计划的 DVH。可以看出，使用 IMPT 计划，传递到脊髓的剂量可以降低 2.0 倍，相比于单野计划，对 PTV 的剂量适形无任何劣化。

11.5　计划比较

治疗计划是一个剂量优化过程，所以一个治疗可能有多种计划方案，选择其中之一作为处方。这样的决策，需要考虑许多方面，其中剂量分布是最重要的信息。尤其是覆盖 PTV 的治疗剂量和低于危及器官（OAR）耐受度的剂量控制，在大多数情况下是通过 DVH 客观评价。然而，由于 PTV 包含可能经常会因避让 OAR 而妥协的外放区域，各种 PTV、CTV 和 GTV 的 DVH 有可能为计划评价提供补充信息。

例如，图 11.12 比较了用质子束和碳离子束的宽束和扫描束配送技术设计的前列腺治疗 DVH。对于扫描束计划，对有和没有保留尿道的优化进行了测试。在这种情况下，由于较大的侧向半影，质子束不可避免地增加了直肠剂量。尿道-保留优化实际上导致扫描束降低了尿道剂量。

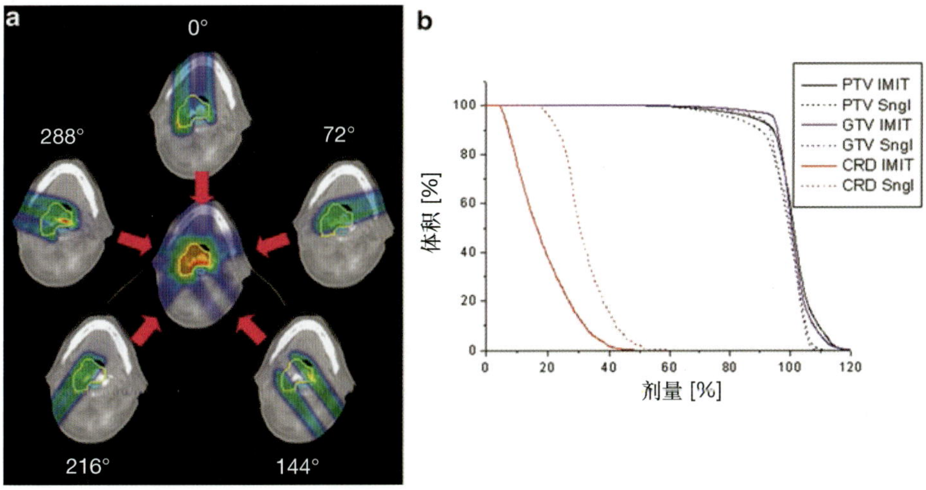

图 11.11　(a) 带刷色生物剂量显示的颈椎脊索瘤患者 CT 图像。黄线勾勒出 PTV，水印线勾画危及器官（脊髓和脑干）。计划选中 5 个等距共面束设置。(b) 颈椎脊索瘤患者五分-束计划（虚线）和五-束 IMIT 计划（实线）剂量体积直方图的比较

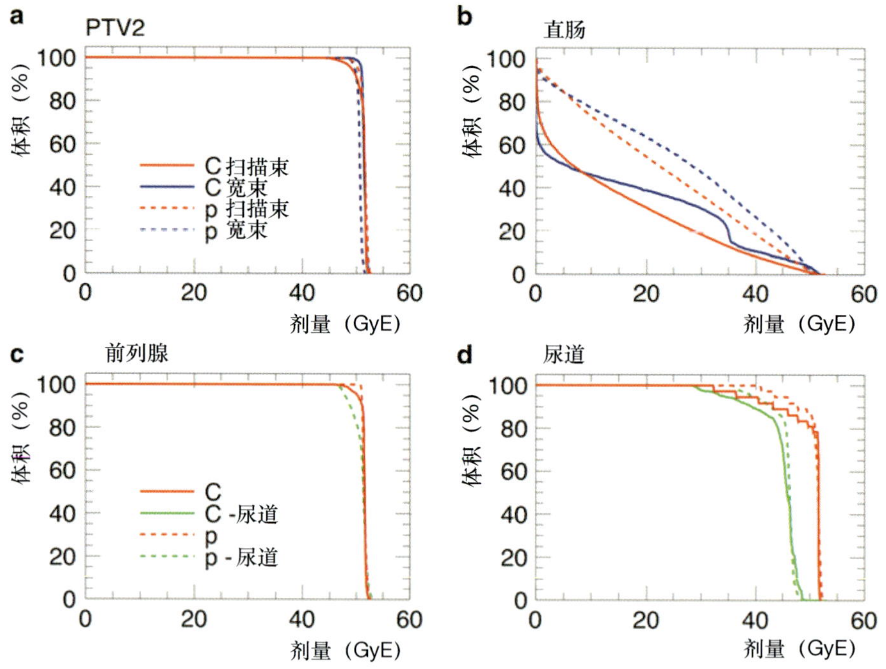

图 11.12 用碳离子（C）或质子（p）的宽束和扫描技术对前列腺治疗的（a）减少的计划靶区、（b）直肠（OAR）、（c）前列腺（GTV、CTV）和（d）尿道（OAR）的 DVH

（姜冲 苏继辉 王亮 黎鋆 张圈世 译）

参考文献

1. Kanematsu N, Matsufuji N, Kohno R, Minohara S, Kanai T. A CT calibration method based on the polybinary tissue model for radiotherapy treatment planning. Phys Med Biol. 2003;48:1023–64.
2. Endo M, Koyama-Ito H, Minohara S, Miyahara N, Tomura H, Kanai T, Kawachi K, Tsujii H, Morita K. HIPLAN–a heavy ion treatment planning system at HIMAC. J Jpn Soc Ther Radiol Oncol. 1996;8:231–8.
3. Kanematsu N, Endo M, Futami Y, Kanai T, Asakura H, Oka H, Yusa K. Treatment planning for the layer-stacking irradiation system for three-dimensional conformal heavy-ion radiotherapy. Med Phys. 2002;29:2823–9.
4. Kanematsu N, Yonai S, Ishizaki A. Grid-dose-spreading algorithm for dose distribution calculation in heavy charged particle radiotherapy. Med Phys. 2007;35:602–7.
5. Weber U, Kraft G. Design and construction of a ripple filter for a smoothed depth dose distribution in conformal particle therapy. Phys Med Biol. 1999;44:2765–75.
6. Inaniwa T, Furukawa T, Nagano A, Sato S, Saotome N, Noda K, Kanai T. Field-size effect of physical doses in carbon-ion scanning using range shifter plates. Med Phys. 2009;36:2889–97.
7. Kanai T, Endo M, Minohara S, Miyahara N, Koyama-Ito H, Tomura H, Matsufuji N, Futami Y, Fukumura A, Hiraoka T, Furusawa Y, Ando K, Suzuki M, Soga F, Kawachi K. Biophysical characteristics of HIMAC clinical irradiation system for heavy-ion radiation therapy. Int J Radiat Oncol Biol Phys. 1999;44:201–10.
8. Scholz M, Kraft G. Track structure and the calculation of biological effects of heavy ion beams for therapy. Adv Space Res. 1996;18:5–14.
9. Elsässer T, Weyrather WK, Friedrich T, Durante M, Iancu G, Krämer M, Kragl G, Brons S, Winter M, Weber KJ, Scholz M. Quantification of the relative biological effectiveness for ion beam radiotherapy: direct experimental comparison of proton and carbon ion beams and a novel approach for treatment planning. Int J Radiat Oncol Biol Phys. 2010;78:1177–83.
10. Hawkins RB. A statistical theory of cell killing by radiation of varying linear energy transfer. Radiat Res. 1994;140:366–74.
11. Kase Y, Kanai T, Matsumoto Y, Furusawa Y, Okamoto H, Asaba T, Sakama M, Shinoda H. Microdosimetric measurements and estimation of human cell survival for heavy-ion beams. Radiat Res. 2006;166:629–38.
12. Inaniwa T, Furukawa T, Kase Y, Matsufuji N, Toshito T, Matsumoto Y, Furusawa Y, Noda K. Treatment planning for a scanned carbon ion beam with a modified microdosimetric kinetic model. Phys Med Biol. 2010;55:6721–37.
13. Furusawa Y, Fukutsu K, Aoki M, Itsukaichi H, Eguchi-Kasai K, Ohara H, Yatagai F, Kanai T, Ando K. Inactivation of aerobic and hypoxic cells from three different cell lines by accelerated ^{3}He-, ^{12}C- and ^{20}Ne-ion beams. Radiat Res. 2000;154:485–96.
14. Nocedal J, Wright SJ. Numerical optimization (Springer series in operations research). New York: Springer; 1996.

第 6 部分
设施设计
Facility Design

碳离子放射治疗设施设计 12

Facility Design of Carbon-Ion Radiotherapy

Koji Noda

摘要

本章介绍根据医疗需求对碳离子放射治疗（C-ion RT）设施的设计要素。此外，以千叶重离子医用加速器（HIMAC）的小型化试验设施及新治疗研究设施为例，对碳离子放射治疗设施进行了介绍。前一设施采用束流摆动法，从 2010 年 3 月开始，已经在 Gunma 大学重离子医疗中心（GHMC）顺利运行。后一设施有 3 个治疗室：其中两个治疗室配备了水平束配送系统和垂直束配送系统；另一个治疗室准备配置超导旋转机架，通过旋转机架可以使用笔形束三维扫描治疗静态和呼吸运动的肿瘤。2011 年 5 月，当带超导磁铁的旋转机架研制完成时，已在新治疗研究设施中成功开展治疗。

关键词

宽束法・小型化碳离子加速器・笔形束扫描法・旋转机架

12.1 设施的医疗需求

为使癌症患者获得最好的治疗效果，碳离子放射治疗（C-ion RT）利用复杂和智能的设备配送治疗照射。因此，一个碳离子放射治疗设施的设计应考虑以下几点：

1. 束流配送方法和照射参数

根据肿瘤类型和大小，采用适当的束流配送方法和照射参数，如确定加速器技术参数的射野大小和剂量率。

2. 治疗的次数

由于经济效益的原因，碳离子放射治疗设施的年治疗量应尽可能提高。为了增加年治疗量，除治疗室数量之外，一个分次的治疗时间是一个重要因素，包括患者摆位时间、照射时间、照射装置设置时间以及固定装置。为了在恒定的工作时间内增加日治疗时间，每天的质量保证（QA）时间应在保证治疗质量的前提下尽可能地缩短。另外，设施需要治疗计划 X 射线 CT 室，用于治疗复位和体位固定工具的制作。值得注意的是，考虑到碳离子治疗的工作流程，该设施需要足够数量的医疗人员和放疗信息系统（RIS）。

12.1.1 束流配送方法和照射参数

通过碳离子放射治疗的肿瘤种类和肿瘤大小已显示在全球碳离子放射治疗设施的临床数据中。其中，千叶重离子医用加速器（HIMAC）18 年的治疗历史尤其有用，因为它积累了世界上最多的碳离子治疗经验。鉴于这样的临床经验，设计碳离子放射治疗设施。

12.1.1.1 照射和束流配送方法

作为束流配送方法[1]，宽束法，如束流摆动法和双散射法已被用于碳离子和质子放疗。束流摆动法已经被很好地用在碳离子放射治疗中，因为它与双散射法相比有一个优势，就是束流通过散射物质时射程损失最小。束流摆动法的优点如下：

1. 剂量管理容易。

2. 剂量分布对加速器束流品质要求不高。

3. 基于优点 1 和 2，实现呼吸门控照射相对容易[2]。

优点 3 是最重要的一点，因为碳离子和质子放疗都不仅要治疗静态肿瘤，也要治疗呼吸运动的肿瘤。根据最近 HIMAC 治疗的统计，约 40％的治疗针对的是呼吸运动的肿瘤。另一方面，其缺点如下：

1. 由于覆盖射野的是一个恒定的扩展 Bragg 峰（SOBP），肿瘤近端正常组织必然受到不必要的剂量。

2. 束流利用率低至 10％～30％，导致产生相对较多的次级中子，并且需要加速器提供相对较高的束流强度。

3. 需要补偿器和患者准直器。

为了大大减少正常组织的额外剂量，提出了层叠法[3]，并已在 HIMAC 投入常规应用[4-5]，尤其是对头部和颈部的治疗。

笔形束三维扫描法被要求使用，因为与宽束法相比，它具有以下优点：

1. 可以进行肿瘤的适形照射，甚至是不规则形状的肿瘤。

2. 束流利用率接近 100％，而宽束法只有 10％～30％。与宽束法相比，设施的辐射防护更为容易。再者，它能显著抑制次级中子。

3. 由于不需要患者准直器和补偿器，它将很容易实现“自适应放射治疗”。

因此，德国重离子研究所（GSI）在碳离子放射治疗中开发了混合笔形束扫描[6]，这种方法成为德国海德堡重离子治疗（HIT）设施[7]和意大利 Pave 国家癌症治疗（CNAO）设施的常规治疗方法[8]。然而，笔形束扫描不能有力地抵制来自加速器的束流位置和轮廓的误差，而肿瘤的呼吸运动进一步显著地恶化剂量分布。因此，迄今为止，笔形束扫描尚未用于治疗呼吸运动的肿瘤，这导致可治疗肿瘤类型的范围受限。最近，为了应用笔形束扫描治疗呼吸运动的肿瘤，提出了相控重复扫描法[9]，并成功验证了它的性能[10-11]。

与固定束配送系统相比，旋转机架系统允许非常广泛地选择束流方向。在 HIMAC 的临床实践中，由于束流既可以从水平方向配送，也可以从垂直方向配送，患者固定在仰卧、俯卧位置，为了得到更好的束流组合，常常滚转至与水平面成 10°～20°夹角位置。这种情况往往增加患者的负担，使治疗计划复杂化，并且使精确定位变得困难。可围绕患者 360°旋转的旋转机架系统，将解决许多问题。并且，旋转机架与笔形束扫描结合，则可实现“调强粒子治疗（IMPT）”[12]，可以显著提高局部剂量。另一方面，用于离子放射治疗的旋转机架很大，在商业化的质子放疗系统中，机架的直径通常为 10 m。对于碳离子束，由于束流偏转的需要，使旋转机架的直径是质子的好几倍。时至今日，仅 HIT 拥有一个重离子旋转机架系统。NIRS 已经研发了采用超导技术的旋转机架，这将能够减小其尺寸和重量[13]。

12.1.1.2　照射参数、照射野尺寸

照射野尺寸

HIMAC 临床统计数据显示了治疗碳离子束的剩余射程分布，如图 12.1 所示。值得注意的是，剩余射程被定义为束流穿过必要的束流调制设备后能够穿透的水等效深度。从图中显而易见，250 mm 的剩余射程涵盖了大部分 HIMAC 治疗的患者。剩余射程不仅取决于束流能量，也取决于束流配送方法。在宽束法中，射程损失主要由散射体造成。另一方面，在笔形束扫描法中，射程损失可以最小化。对于 HIMAC，束流摆动法中对 400 MeV/n 碳离子束最大剩余射程通常估计为 250 mm，而笔形束扫描通常估计为 270 mm。

横向射野和 SOBP 尺寸也都由临床统计数据来确定。如图 12.2 所示，220 mm 直径的横向射野和 150 mm 的 SOBP 几乎可以涵盖 HIMAC 治疗的所有患者类型。超过 200 mm 的横向射野被要求主要用于椭圆形肿瘤的治疗。在这种情况下，维持射野的长度比维持射野的直径重要。射野拼凑法已被用于直径超过 220 mm 的靶区。SOBP 大小应该在 40～150 mm 的范围。

剂量率

在 HIMAC，为使分次照射在可耐受时间内完成，要求剂量率为 5 GyE/min[14]。使用宽束法碳离子放疗时，在束流配送系统中束流利用率约为 20％

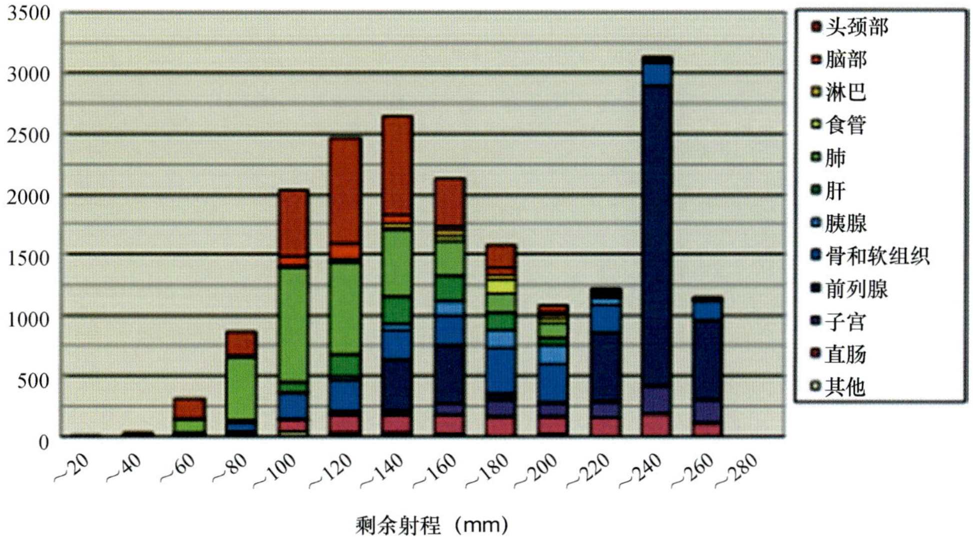

图 12.1　照射次数作为所需剩余射程（mm）函数的直方图

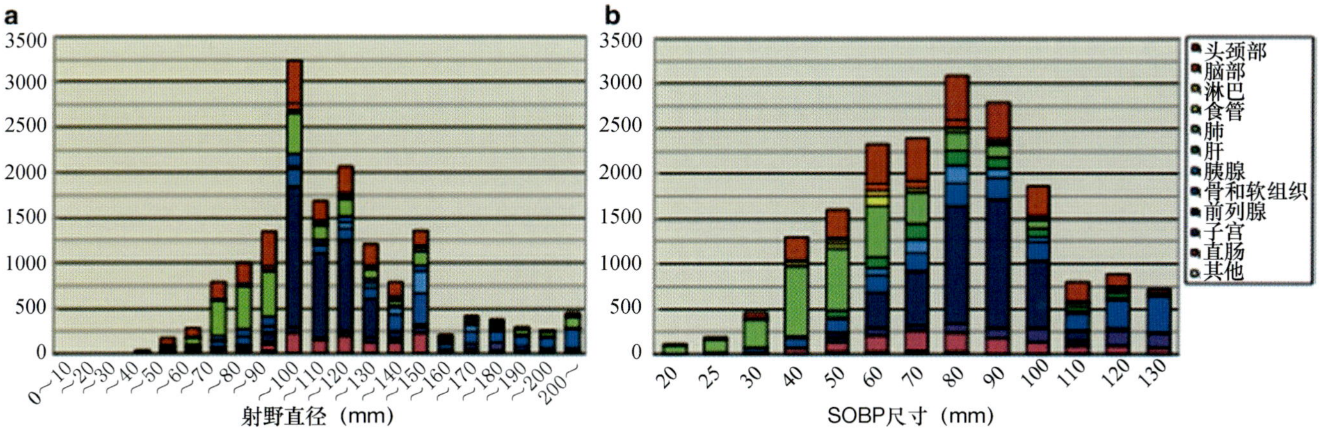

图 12.2　(a) 以射野直径（mm）为函数的开机量直方图（左）；(b) 以 SOBP（mm）为函数的开机量直方图（右）

的情况下，5 GyE/min（10 cm×10 cm×10 cm）的剂量率对应于束流配送系统入口处所需的束流强度约为 10^9 pps（每秒粒子数）。而使用笔形束扫描法时，束流利用率可提高到接近 100%。因此，相对宽束法，束流强度可以减少到 1/10～1/3。但是，对于笔形束扫描，为了减少额外剂量，确定了剂量率受限：①点扫描法中束流配送关闭时间产生的有限额外剂量；②不切断束流的栅扫描法中位置移动间配送的额外剂量总量。在这两种情况下，额外的剂量与配送的束流强度成正比。

由所需的剂量率和穿透效率确定加速器的束流强度安排表。图 12.3 显示了利用率为 30% 的束流摆动法的束流强度安排表。

12.1.2　年治疗量

由于经济方面原因，年治疗量应尽可能提高。年治疗量 N_T 可由下式得到：

$$N_T = (N_S \times N_{room}) / F \qquad (12.1)$$

其中，N_S 为每治疗室每年的开机量，N_{room} 为治疗室的数量，F 为平均分次数量。进一步地，N_S 由下式给出

$$N_S = H_T \times D_W / T_{OCC} \qquad (12.2)$$

其中 H_T 是日治疗时间，D_W 是年工作天数，T_{OCC} 是一个分次的治疗时间，相当于每位患者占用治疗室的时间。H_T 由日工作时间减去日 QA 时间给出。T_{OCC} 由 T_{pos}（摆位时间）、T_{irr}（照射时间）及 T_{setup}（设置时间）组成。

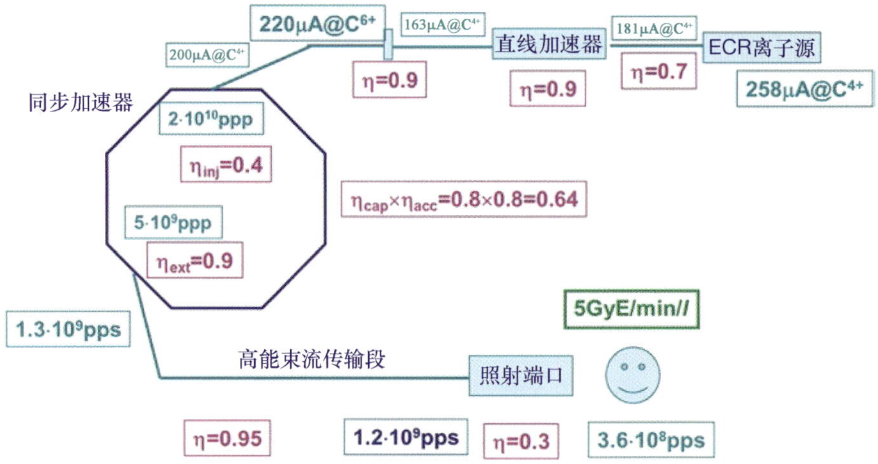

图 12.3　采用束流摆动法的碳离子放射治疗设施的典型束流强度安排表

假设 D_W 和 F 保持不变，要增加年治疗量 N_T，应减小 T_{OCC}。为此，在保证治疗质量的前提下，应该减少患者摆位时间 T_{pos}，因为 T_{pos} 是 T_{OCC} 的重要组成部分。日治疗时间 H_T 和治疗室数量 N_{room} 应该根据所需的年治疗量确定。然而，要求在恒定的工作时间内 H_T 尽可能地增加，这意味着在保证治疗质量的前提下需要减少 QA 时间。更进一步来说，从建造成本角度考虑，N_{room} 应该被优化。

12.1.2.1　一个分次内的治疗时间

为了减少一个分次内的治疗时间，应减少患者摆位时间，因为患者摆位占用时间最长。摆位时间需 7～30 min，这取决于肿瘤类型、患者年龄及摆位方法，例如自动摆位和（或）手动摆位；而照射时间最多 5 min，束流配送设备和固定工具的准备时间约为 5 min。值得注意的是，患者摆位时间的减少能够减小患者的负担。

物理剂量分布和治疗床调整精度要求小于 1 mm。例如，固定靶区如颅底肿瘤的定位精度大约为 1 mm，眼球的眼恶性黑色素瘤治疗定位精度在亚毫米量级。不管怎样，要保持整个治疗过程中患者摆位精度是不容易的。尤其是在每个配送期间存在器官运动的情况下，摆位精度要远大于 1 mm 水平。在临床实践中，患者摆位的精度取决于放射治疗师的技能，并且它的重要性最终取决于放射肿瘤学家对靶区的勾画。因此，在 HIMAC，为了保持治疗的质量，患者摆位时间减少得不多，采用束流摆动法进行一个分次治疗的平均时间大约为 25 min。为了缩短一个分次治疗的时间，已开发了自动患者摆位系统[15]。在采用笔形束扫描的新治疗研究设施中应用自动患者摆位系统，在保持摆位精度的同时，一个分次治疗的平均时间显著地减少到 15 min 以内，这将在 12.2 章节中描述。值得注意的是，与宽束法不同，笔形束扫描从不需要束流配送工具（如患者准直器和患者补偿器）的准备时间。

12.1.2.2　年治疗量的估计

在下列条件下，估计每年的治疗量：

1. 固定参数

- 从 HIMAC 临床统计所得的平均分次数 F 为 12。
- 3 个治疗室，一个具有水平（H）和垂直（V）束配送系统，一个具有水平束配送系统，一个具有垂直束配送系统，与 HIMAC 和 Gunma 大学重离子医疗中心（GHMC）一样。
- 与 HIMAC 相同，在每天 8 h 工作时间内，治疗时间 H_T 为 6 h，QA 为 2 h。
- 全年工作日 D_W 为 240 天。

2. 使用宽束法和无自动患者摆位

在这种情况下，由于一个分次治疗的时间 T_{OCC} 估计为 25 min，从公式（12.2）获得每个治疗室的年开机数量 N_S，如下所示：

$$N_S = H_T \times D_W / T_{OCC} = 6(\text{h/d}) \times (240\ \text{d}) / (25/60)(\text{h}) = 3456\ 次$$

由公式（12.1），估计年治疗量 N_T 是：

$N_T=(N_S \times N_{room})/F=(3456\times 3)/12=864$ 人

3. 使用笔形束扫描和自动患者定位

在这种情况下，一个分次治疗的时间 T_{OCC} 为 15 min，由此得到 N_S 为 5760。因此，估计年治疗人数 N_T 为 1440 人。

根据上述估算，在显著增加年治疗量方面，自动患者摆位系统是一个强有力的工具。

12.1.3　其他

12.1.3.1　模拟室

治疗工作流程需要为治疗计划获取每个患者的 CT 图像，从治疗计划 CT 图像或它们的近似 X 射线图像得到数字重建影像（DRR）用于患者摆位，并进行治疗前的模拟治疗。模拟治疗可以检验患者能否保持他/她的规定配置，和（或）患者与治疗床是否受到束流配送设备（如患者准直器、患者补偿器以及治疗头自身）的干扰。这项工作非常重要，特别是在没有任何旋转机架的设施中，因为患者需要滚转 10°～20°。当医务人员在治疗室进行这样的工作时，日治疗时间将显著地减少，这将导致年治疗量大大减少。因此，应该准备一或两个配有仿制的照射装置、患者摆位系统、治疗床以及 X 射线 CT 的模拟室。

12.1.3.2　安全

医疗设施中所有系统的设计都应把患者和医务人员的安全放在首要地位。在高能加速器设施中，关键的考虑之一是对医务人员的辐射防护[16]。为保证辐射安全，每个系统都要设计故障安全标准。系统必须被设计成在任何适当的非正常情况下，设计的仪器能快速地检测这些情况，并且联锁系统能足够迅速地启动，从而足够快地关闭束流，保证患者和人员的安全。如果一个治疗室中的安全联锁启动，必须能够允许其他治疗室的临床操作，前提是那样做是安全的。

辐射屏蔽设计不仅要考虑设施建筑外人群的安全性，还要考虑到照射患者时隔壁治疗室里的医务人员安全。由于束流使用率高，笔形束扫描需要的束流强度比宽束法低。因此，笔形束扫描可以采用较薄的防护墙，这样可以降低设施建筑的建造成本。

对于年轻患者的治疗，放疗后继发性癌症形成的风险成为近期关注的焦点[17-18]。相对光子束，因为重离子束有物理学和（或）生物学优势，能够尽量减少邻近靶区的正常组织受到不必要的照射。虽然低剂量照射的风险是有争议的[20]，但还是有必要调查远离靶区的正常组织受到不必要照射的范围，这种照射主要来自于患者和束流线装置上不可避免产生的次级中子[18-19]。因此，笔形束扫描法应该用于年轻患者的治疗，而不是宽束法，因为笔形束的次级中子产量小。

12.1.3.3　质量保证

质量保证（QA）用来保证用于治疗目的的照射的正确使用。QA 活动主要集中在以实际可行的最高敏感性检测任何可能的异常行为。在任何故障情况下，必须执行纠正措施和重要性评估。临床上系统的质量管理要求在计划、执行、检查和行动这个无止境序列上付出巨大努力，包括常规（每日、每周、每月和每年）的检查、测量、记录和报告活动。每日 QA 通常在一天的首次治疗前执行，在 HIMAC 的宽束法中通常为 30 min。然而，在笔形束扫描中，不仅需要进行像射程验证式的日常 QA，而且需要进行具体患者的 QA。前者在束流配送系统中大约需要花费 15 min，而后者在一个患者身上就大约要花费 30 min。因此，笔形束扫描每日 QA 工作要花费 2～3 h。

然而，不管 QA 工作怎样，细微故障如软件故障还是不可避免的，并且人为错误也仍然会发生，当然，安全仍然是有保证的。在 HIMAC，自 1999 年以来，上述故障信息已经被定性地记录。HIMAC 设施投入运营以来人约 10 年的信息类型的分析，特别是由硬件引起的事件数目自 2005 年以来开始增加。运行 15 年后的大约两年期间，发生严重事件的总数为 30 次，对应的严重事件发生率小于 0.2%。应当指出的是，严重的故障被定义如下：任何治疗会话从中断到恢复，不能超过 1 h。

12.2　碳离子放射治疗设施

12.2.1　概述

运行中的和建造中的碳离子放射治疗设施总结在表 12.1 中。迄今为止，碳离子治疗已经治疗了大约 11 000 名患者。

表 12.1 全球碳离子放射治疗设备

	设 备	开始运行	患者数量	截止日期	束流配送
运行中	HIMAC	1994 年	7207	2013 年 3 月	宽束
		2011 年	132	2013 年 3 月	3D 扫描
	GSI	1997 年	440	2008 年 7 月	3D 扫描
	HIBMC*	2002 年	1393	2011 年 12 月	宽束
	IMP	2006 年	194	2011 年 11 月	宽束
	HIT	2009 年	980	2012 年 12 月	3D 扫描
	GHMC（Gunma）	2010 年	537	2012 年 12 月	宽束
	CNAO	2012 年	3	2012 年 12 月	3D 扫描
建造中	PTC，Marburg	?			3D 扫描
	Saga-HIMAT	2013 年			宽束
	MedAustron	2015 年			3D 扫描
	U Fudan	2014 年			3D 扫描
	i-Rock（Kanagawa）	2015 年			宽束 3D 扫描

* 仅碳离子治疗的患者数量

HIMAC 设施是世界上第一个医用重离子放射治疗设施，并且自 1994 年起采用宽束法进行碳离子放射治疗。到 2012 年止，已经治疗了 7000 多名患者。Hyogo 离子束医疗中心（HIBMC）是作为 HIMAC 的低能版建造的，能够开展质子和碳离子的两种治疗。中国科学院近代物理研究所（IMP）不仅自 2006 年用 100 MeV/n 碳离子束进行了浅表肿瘤的治疗，还自 2009 年 3 月用 400 MeV/n 碳离子束进行了深部肿瘤的治疗。自 1997 年以来，GSI 采用栅扫描控制强度的方法，已经利用碳离子束成功地进行了 400 多例癌症治疗。在 GSI 研发的基础上，建造了 HIT 设施，它配备了两个水平束流配送系统和一个旋转机架。CNAO 设施采用基于 PIMMS 设计的同步加速器，其注入器基于 HIT 的设计[21]，并且已经用质子和碳离子进行了治疗。

在世界上的碳离子放射治疗设施当中，本章着重介绍建造在 GHMC 的碳离子放射治疗的小型化试验设施和在 NIRS 的新的治疗研究设施。

12.2.2 小型化碳离子放射治疗设施的试验设施

自 1994 年以来，HIMAC 治疗已经应用于各种类型的恶性肿瘤。由于良好的结果和科学实验报告的积累，2003 年，HIMAC 的碳离子放疗被日本政府批准为高度先进的医疗技术。因此，为了推动碳离子放疗的应用，NIRS 提出了一种新的碳离子放疗设施，重点放在一个小型化方案上，以便减少成本。经过 2 年的设计和研发工作，作为小型化碳离子放疗设施的一个试验设施建造在 Gunma 大学。此设施包括 1 个紧凑型全永磁 10 GHz 的 ECR 离子源[22]、1 个 RFQ 直线加速器、1 个 APF-IH 直线加速器[23]、1 个同步加速器环、3 个治疗室及 1 个基础研究实验室。在此设施中，由紧凑型 10 GHz ECR 离子源产生 C^{4+} 束流，注入级联直线加速器加速到 4 MeV/u。完全剥离后，C^{6+} 束流通过多圈式注入方案注入到同步加速器中，并加速到最大能量 400 MeV/u。为了在 1 min 内快速改变束流线，束流输运线的所有磁铁均由层压铁板制成。束流配送系统采用螺旋束流摆动法[24-25]，通过相对较薄的散射体形成均匀的横向剂量分布。此设施的尺寸被缩减为 HIMAC 设施的 1/3。图 12.4 显示了此设施已安装设备的图片，主要技术参数总结在表 12.2 中。

表 12.2　小型化碳离子放疗设施的试验设施的技术参数

离子种类	碳
能量范围	140～400 MeV/u
最大剩余射程	25 cm
SOBP	4～15 cm
最大横向射野尺寸	22 cm Φ
最大剂量率	5 GyE/（min・L）
束流强度	1.2×10^9 pps（在束流配送系统前）
束流配送	常规配送和螺旋摆动束配送
照射方法	呼吸门控/层叠法
治疗室数量	3 个，1 个配置 H&V，1 个配置 H，1 个配置 V*
治疗次数	＞600 人/年（计划）

* H，水平束流配送系统；V，垂直束流配送系统

12.2.3　HIMAC 的新治疗研究设施

为了治疗的进一步发展，HIMAC 已经开展了新的治疗研究项目[26]。这个项目的最重要目的之一是实现“自适应癌症放疗”，它能够精确地治疗肿瘤，甚至能在治疗期间改变靶区的大小和形状。众所周知，笔形束扫描法非常适合自适应癌症放疗。由于 HIMAC 对固定的肿瘤和移动的肿瘤都能进行治疗，它提出了一个带门控照射的快速 3D 重复扫描法，朝着自适应放疗的目标迈进，用于治疗运动的和静止的肿瘤。

图 12.5 显示了现有 HIMAC 设施的新治疗研究设施示意图。新的治疗设施与 HIMAC 加速器连接。为了每年治疗超过 800 名患者，在设施地下的治疗大厅，配备了三个治疗室。其中两个都装备了水平的和垂直的束流配送系统，另一个装备了旋转机架。又配备了两个模拟室进行模拟治疗患者摆位，在整个治疗期间用 X 射线 CT 观察靶区大小和形状的任何变化。此外，还有 6 个房间专门用于照射前的患者准备工作。

新治疗研究设施的技术参数总结在表 12.3 中，这是根据 HIMAC 临床统计确定的。在固定束配送系统中最大离子能量设计为 430 MeV/u，可给出剩余射程为 30 cm 的 ^{12}C 离子束和 22 cm 的 ^{16}O 离子束。此外，为缩小机架尺寸，正在开发的旋转机架系统采用大小为 20 cm×20 cm 的小横向射野。

新的治疗研究设施的设计，使层变换能量扫描成为可能[27]。因此，束流输运线中所有磁铁用层叠铁板制造。在固定束配送系统中，束流光学系统设计实现消色散条件，并且通过使用束线末端的三单元四极磁铁，使等中心处的束流尺寸变化范围为 2～8 mm（1σ）。2011 年，三个治疗室中的一个配备了带有笔形束扫描的水平束和垂直束配送系统的治疗室，通过射程移位器进行深度扫描，治疗了 11

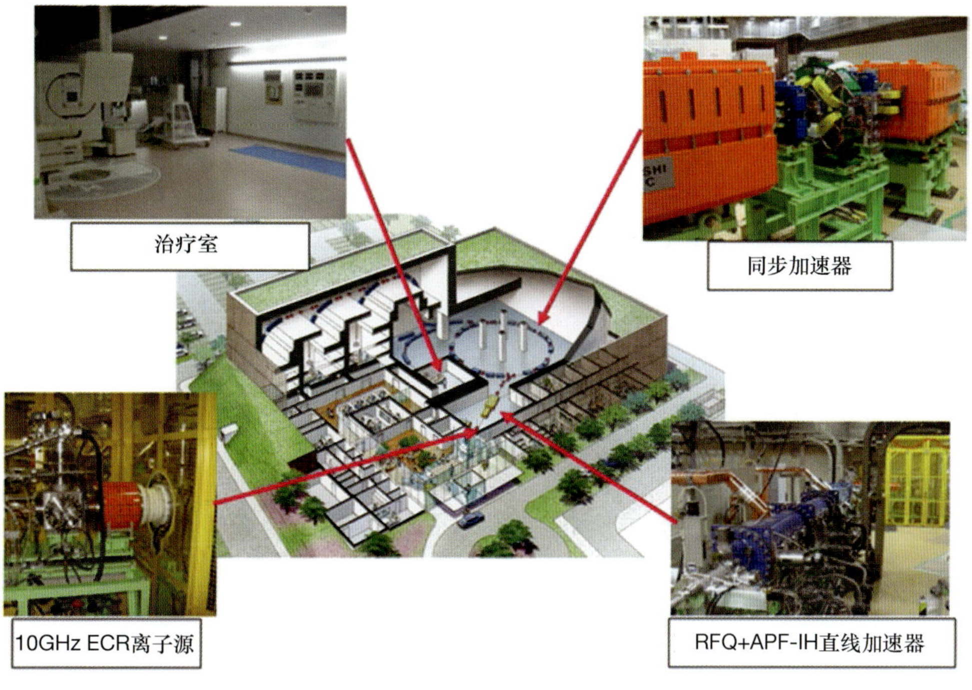

图 12.4　GHMC 设施图

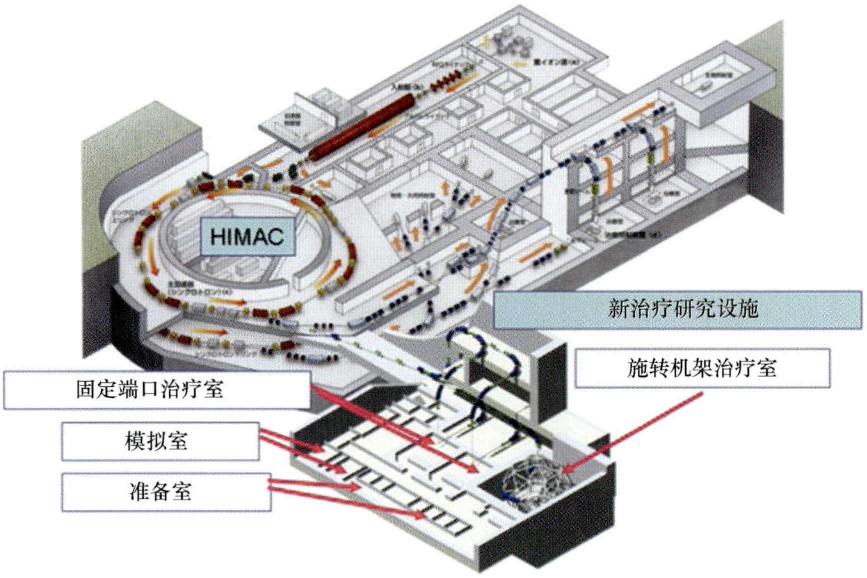

图 12.5 与 HIMAC 加速器相连的新治疗研究设施的布局

名患者。然而，用射程移位器进行深度扫描时，由于碳离子的多次散射扩大了束流尺寸，并在射程移位器周围产生大量的中子。自 2012 年以来，有两个治疗室已经使用了混合深度扫描[28]。而且，已经在开发的超导磁铁旋转机架系统，将安装在第三个治疗室。

表 12.3 新治疗研究设施的主要技术参数

离子种类	碳离子
能量范围	140～430 MeV/u
最大剩余射程	30 cm
SOBP	4～15 cm
最大横向射野尺寸	H 和 V 均为 22 cm×22 cm
	R-Gantry 为 20 cm×20 cm
最大剂量率	5 GyE/min
束流强度	4×10^{8} pps
束流配送方法	笔形束 3D 扫描
照射方法	快速 3D 门控扫描
治疗室数量	3 个治疗室（2H&V 和 1R-Gantry）*
治疗人数	>800 人/年

* H，水平束配送系统；V，垂直束配送系统；R-Gantry，超导结构的旋转机架

在 GHMC 试验设施的基础上，Saga 重离子医用加速器（Saga-HIMAT）设计和建造在 Hosu 市。该设施配有三个治疗室，其中两个具有 45°束和水平束配送系统，另一个治疗室装配有水平束和垂直束配送系统，第一阶段将采用束流摆动法运行。在临床前研究完成后，预计在 2013 年夏天进行第一次治疗。

神奈川县（Kanagawa）的离子束照射肿瘤中心（i-Rock）从 2012 年开始设计和建造，加速器采用 GHMC 的技术设计，笔形束扫描采用了 NIRS 的设计。i-Rock 设施配有四个治疗室：其中两个仅安装有水平束配送系统，另外两个安装有水平束和垂直束配送系统。束流配送方式有笔形束扫描和宽束扫描。预计在 2015 年进行第一次治疗。

（苏继辉　王亮　黎鋆　姜冲　张圈世　译）

参考文献

1. Chu WT, Ludewigt BA, Renner TR. Instrumentation for treatment of cancer using proton and light-ion beams. Rev Sci Instrum. 1993;64:2055–122.

2. Minohara S, Kanai T, Endo M, Noda K, Kanazawa M. Respiration gated irradiation system for heavy-ion radiotherapy. Int J Rad Oncol Bio Phys. 2000;47:1097–103.
3. Kanai T, Kawachi K, Matsuzawa H, Inada T. Broad beam three dimensional irradiation for proton radiotherapy. Med Phys. 1983; 10:344–6.
4. Kanai T, Kanematsu N, Minohara S, Komori M, Torikoshi M, Asakura H, Ikeda N, Uno T, Takei T. Commissioning of a conformal irradiation system for heavy-ion radiotherapy using a layer-stacking method. Med Phys. 2006;33:2989–97.
5. Kanematsu N, Endo M, Futami Y, Kanai T. Treatment planning for the layer-stacking irradiation system for three-dimensional conformal heavy-ion radiotherapy. Med Phys. 2002;29:2823–9.
6. Haberer T, Becher W, Shardt D, Kraft G. Magnetic scanning system for heavy ion therapy. Nucl Instrum Meth A. 1993;330:296–305.
7. Eickhoff H, Harberer Th, Schlitt B, Weinrich U. The German hospital-based light ion cancer therapy project. In: Proceedings of 9th European particle accelerator conference, Lucern; 2004. p. 290–94.
8. Borloni E, Rossi S. The CNAO project and the status of the construction. In: Proceedings of NIRS-CNAO Joint Symposium on Carbon Ion Radiotherapy; 2006. p. 1–15.
9. Furukawa T, Inaniwa T, Sato S, Minohara S, Noda K, Kanai T. Design study of a raster scanning system for moving target irradiation in heavy-ion radiotherapy. Med Phys. 2007;34(3):1085–97.
10. Furukawa T, Inaniwa T, Sato S, Shirai T, Mori S, Takeshita E, Mizushima K, Himukai T, Noda K. Moving target irradiation with fast rescanning and gating in particle therapy. Med Phys. 2010;37(9):4874–9.
11. Furukawa T, Inaniwa T, Sato S, Shirai T, Takei Y, Takeshita E, Mizushima K, Iwata Y, Himukai T, Mori S, Fukuda S, Minohara S, Takada E, Murakami T, Noda K. Performance of the NIRS fast scanning system for heavy-ion radiotherapy. Med Phys. 2010b; 37(11):5672–82.
12. Lomax A. Intensity modulation methods for proton radiotherapy. Phys Med Biol. 1999;44:185–205.
13. Iwata Y, Noda K, Shirai T, Murakami T, Furukawa T, Mori S, Fujita T, Itano A, Shoda K, Mizushima K, Fujimoto T, Ogitsu T, Obana T, Amemiya N. Design of a superconducting rotating gantry for heavy-ion therapy. Phys Rev Spec Top Accel Beams. 2012;15:044701-1–044701-14 (Online Only http://prst-ab.aps.org/).
14. Hirao Y, Ogawa H, Yamada S, Sato Y, Yamada T, Sato K, Itano A, Kanazawa M, Noda K, Kawachi K, Endo M, Kanai T, Kohno T, Sudou M, Minohara S, Kitagawa A, Soga F, Takada E, Watanabe S, Endo K, Kumada M, Matsumoto S. Heavy ion synchrotron for medical use. Nucl Phys A. 1992;538:541c–50.
15. Mori S, Shibayama K, Tanimoto K, Kumagai M, Matsuzaki Y, Furukawa T, Inaniwa T, Shirai T, Noda K, Tsuji H, Kamada T. First clinical experience in carbon-ion scanning beam therapy: retrospective analysis of patient positional accuracy. J Radiat Res. 2012;53:760–8.
16. Tsujii H, et al. Research on radiation protection in the application of new technologies for proton and heavy ion radiotherapy. Igakubuturi. 2009;28:172.
17. Brenner D, et al. Second malignancies in prostate carcinoma patients after radiotherapy compared with surgery. Cancer. 2000; 88:398.
18. Hall E. Intensity-modulated radiation therapy, protons, and the risk of second cancers. Int J Radiat Oncol Biol Phys. 2006;65:1.
19. Brenner D, Hall E. Secondary neutrons in clinical proton radiotherapy: a charged issue. Radiother Oncol. 2008;86:165.
20. Tubiana M. Can we reduce the incidence of second primary malignancies occurring after radiotherapy? A critical review. Radiother Oncol. 2009;91:4.
21. Rossi S. Developments in proton and light-ion therapy. In: Proceedings of the 10th EPAC. Edinburgh: 2006. p. 3631–35.
22. Muramatsu M, Kitagawa A, Sakamoto Y, Sato S, Sato Y, Ogawa H, Yamada Y, Ogawa HY, Yoshida Y, Drentje AG. Development of a compact electron-cyclotron-resonance ion source for high-energy carbon-ion therapy. Rev Sci Instrum. 2005;76: 113304-1–6.
23. Iwata Y, Yamada S, Murakami T, Fujimoto T, Fujisawa T, Ogawa H, Miyahara, N, Yamamoto K, Hojo S, Sakamoto Y, Muramatsu M, Takeuchi T, Mitsumoto T, Tsutsui H, Watanabe T, Ueda T. Performance of a compact injector for heavy-ion medical accelerators. Nucl Instrum Meth A. 2007;572:1007–21.
24. Komori M, Furukawa T, Kanai T, Noda K. Optimization of spiral wobbler system for heavy-ion radiotherapy. Jpn J Appl Phys. 2004;43:6463–7.
25. Yonai S, Kanematsu N, Komori M, Kanai T, Takei Y, Takahashi O, Isobe Y, Tashiro M, Koikegami H, Tomita H. Evaluation of beam wobbling methods for heavy-ion radiotherapy. Med Phys. 2008; 35:927–38.
26. Noda K, Furukawa T, Fujimoto T, Fukuda S, Inaniwa T, Himukai T, Iwata Y, Kanematsu N, Katagiri K, Kitagawa A, Minohara S, Miyoshi T, Mori S, Murakami T, Sano Y, Sato S, Shirai T, Takada E, Takei Y, Takeshita E. Recent progress on new treatment research project at HIMAC. Nucl Instrum Meth B. 2011;269: 2924–27.
27. Iwata Y, Uchiyama H, Fujimoto T, Takada E, Shirai T, Furukawa T, Mizushima K, Takeshita E, Katagiri K, Sato S, Noda K, Kadowaki T, Sona Y. Multiple-energy operation with extended flattops at HIMAC. Nucl Instrum Meth A. 2010;624:33–8.
28. Inaniwa T, Furukawa T, Kanematsu N, Mori S, Mizushima K, Sato S, Toshito T, Shirai T, Noda K. Evaluation of hybrid depth scanning for carbon-ion radiotherapy. Med Phys. 2012;39:2820–5.

第 7 部分
肿瘤信息系统
Oncology Information System

肿瘤信息系统 13

Oncology Information System

Yutaka Ando

摘要

一个能够管理患者治疗排程、治疗计划、治疗实施、治疗总结及治疗结果的系统是必不可少的。肿瘤信息系统（oncology information system，OIS）用来管理这些数据。OIS 将汇集放射治疗部门与整个医疗企业之间的信息交流。粒子治疗部门使用多种信息系统。为了医疗安全起见，患者人数统计信息和治疗数据应在这些系统之间共享。OIS 必须与其他医院信息系统（HIS，例如电子病历）相连接。所有 HIS 应该共享放射治疗信息。设备彼此之间的信息可以透明地进行传输。评估和提高放射治疗的质量需要癌症分期和治疗效果的完整信息。以医院为基础的登记是一个关键手段。信息系统的发展要求对迅速开发和易于集成进行标准化。标准化也有利于促进准备工作和减少测试时间。现有一些标准［如医学放射治疗中的数字影像与通信（DICOM-RT）和医疗健康信息集成（IHE）］可用于标准化。通过使用这些标准，我们可以容易地共享患者数据。并且这种互操作性将会提高医疗安全性和专业效率。

关键词

DICOM-RT · IHE · 互操作性 · 数据的标准化

13.1 肿瘤信息系统的范围

对于粒子治疗，医院需要一个可以管理患者治疗排程、治疗计划、治疗实施、治疗总结和治疗结果的系统，肿瘤信息系统（OIS）[1-3]可以用来管理这些数据。放射治疗部门也需要与医院信息系统（HIS）、图片存档与通信系统（PACS）等其他系统进行交流。

OIS 是一个可用来在放射治疗部门管理患者信息、治疗信息和治疗实施信息的工具。为了粒子治疗的安全性和高效性，必须开发 OIS。OIS 将汇集放射治疗部门与整体医疗企业之间的信息交流。OIS 系统包括订单输入、治疗管理、治疗实施、验证、治疗结果及数据归档；因此，它管理整个放射治疗范围的工作流程（图 13.1）。首先，HIS 发出初始放疗订单，这个订单传送到治疗管理系统（TMS）。订单在 TMS 处理，并在计算机断层扫描（CT）中进行模拟。接下来，利用治疗计划系统（TPS）制订治疗计划，并由放射肿瘤医生批准。根据这个计划实施治疗，由肿瘤医生核实每次治疗。最后，当治疗完成后，放射肿瘤医生进行治疗总结。OIS 可以处理与放射治疗相关的所有数据和管理治疗状态。

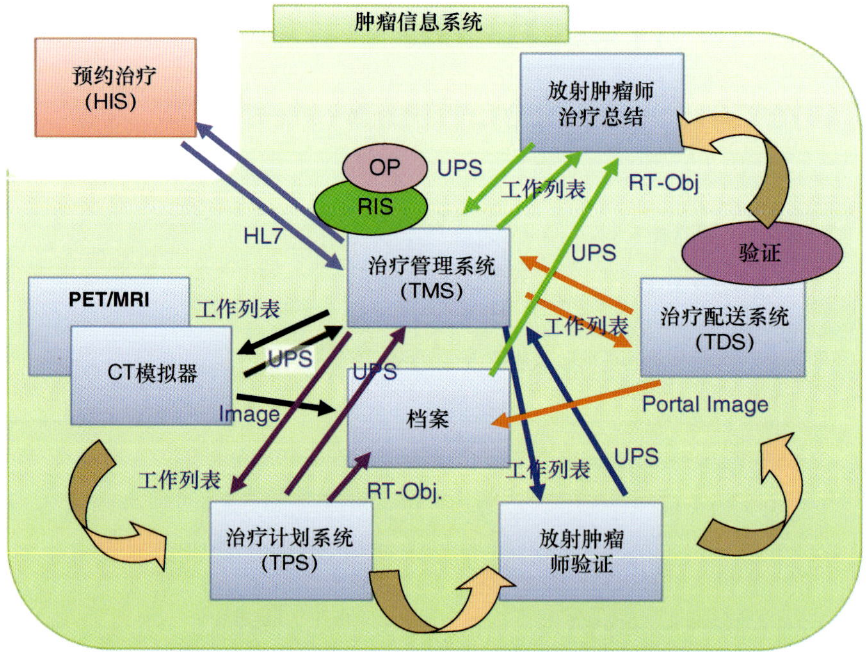

图 13.1 OIS 的范围和肿瘤学信息系统放射治疗工作流程。HL7，健康水平 7[4]；UPS，统一工作列表和程序步骤[5]；HIS，医院信息系统

13.2 互操作性

信息系统不是独立运作的。所有的系统应该相互关联并且密切合作。当连接到其他系统时，许多部门系统（例如 TPS、治疗配送系统和治疗管理系统）需要专用协议和连接方法。这些专用的结构限制了可选性，导致系统升级和（或）更换的成本很高，并且需要付出巨大的努力。

图 13.1 说明了 OIS 的互操作性。患者人数统计数据应在 HIS 和 TMS 之间使用健康水平 7（HL7）进行交换[4]。工作列表和放射治疗订单的进展应该以医学数字影像与通信（DICOM）统一的工作清单和程序步骤（UPS）[5]格式传输。放射治疗剂量计算推进工作流程和放射治疗拖延工作流程的情况都在 UPS 文档中进行了说明。治疗计划信息应存储在 DICOM 放射治疗（DICOM-RT）目标格式中，并采用 DICOM 传输协议进行通信。

互操作性还支持医疗安全和操作效率。粒子治疗部门使用多种信息系统。为了医疗安全起见，在这些系统之间共享患者人数统计信息和治疗数据。

13.2.1 电子病历、电子医疗记录和个人健康记录

OIS 一定要与其他 HIS［如电子医疗记录（EMR）[6-7]、电子健康记录（EHR）[8-9]及个人健康记录（PHR）[10-11]］进行连接，并且对患者基本信息、治疗信息、医疗实践和治疗结果的数据进行沟通。所有的 HIS 应共享放射治疗信息。信息可以在设备彼此之间透明地传输。我们必须考虑这种方法和这种合作的实用性。按照业界标准，HL7 标准被用于 EMR、EHR、PHR 和 OIS 相互之间的电子数据传输。

13.2.2 临床数据库

当在临床试验中进行粒子治疗时，数据分析是非常重要的。OIS 将起到总结和分析结果的作用。在 EMR、TPS 和 TMS 处理的治疗数据将被存储在临床数据库中，并且通过计算的生存曲线进行分析。HIS 和 TMS 与临床数据库相连接，生成由治疗方案指定的患者列表和计算存活比。图 13.2 显示了 HIS、TMS 和临床数据库之间的关系。

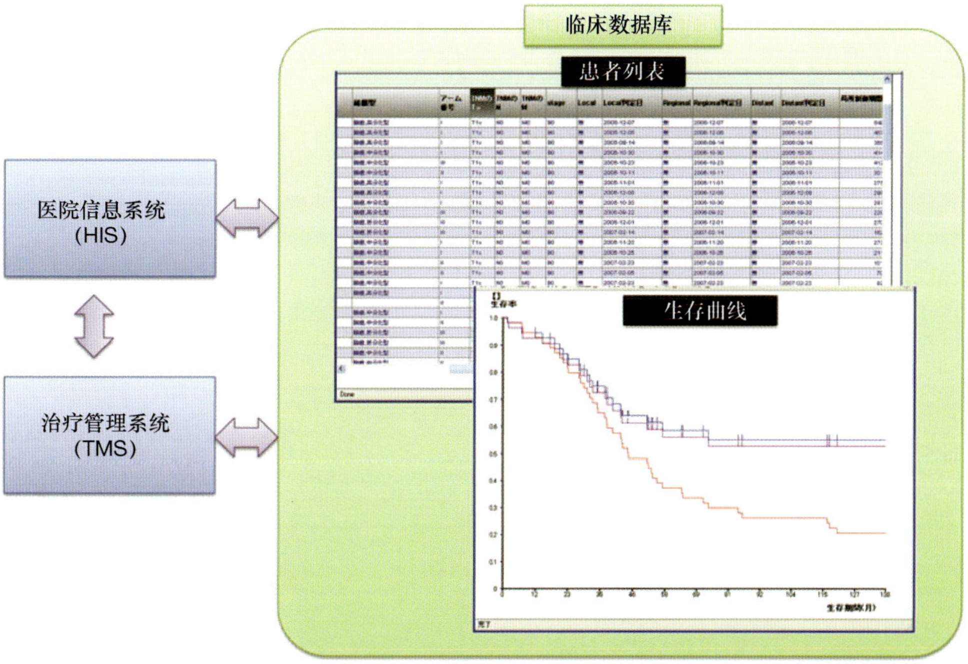

图 13.2　临床数据库：临床数据库与 HIS、TMS、处理患者及包括结果和后续信息的治疗数据相连接。同时也产生患者列表和生存曲线

13.3　治疗总结和放射肿瘤登记表

当放射治疗完成后，放射肿瘤科医师评估治疗结果，并且跟踪记录患者情况。因此，OIS 需要存储临床数据、治疗计划、配送剂量、照射反应以及副作用，从而促进综合治疗评价。这些医疗数据应该精心维护，并总结到临床数据库系统中。

放射治疗质量的评估和提高需要关于肿瘤分期和治疗效果的完整信息。基于医院的登记是一个关键的工具。期待建立一个全国癌症数据库[12-13]来确定登记数据的完整性。在美国，已经提出建立一个全国性电子登记为基础的全国放射肿瘤登记处(NROR)[14]的试点计划。这将受到创新的信息技术基础设施的支持，这些基础设施通过自动化采集和电子数据传输使效率最大化。该 NROR 由放射肿瘤研究机构和美国放射肿瘤学会（ASTRO）支持。类似的全国性登记也已在其他国家计划和建立。自动采集和电子数据传输是减少医生工作量和效率最大化的一个关键问题。在日本，日本治疗放射学和肿瘤学协会（JASTRO）[15]正计划开发一个类似的放射肿瘤学数据库。

此类登记应与仔细选择的项目一齐开发。在数据库中登记的项目应该标准化和匿名化，从而保护患者隐私。此外，当决定在登记表和医院识别号码之间链接患者数据时，必须考虑安全性。

13.4　标准化

在放射肿瘤学系统中，多个设备和子系统是相互连接的。信息的传递依赖于设备之间的协作。此外，信息系统的开发要求对快速开发和易于集成进行标准化。标准化也有利于准备工作，并减少测试时间。当使用标准化的设备时，根据需要替换系统和创建提案申请（RFP）文档是非常简单的。

支持标准化的几个理由是：

- 轻松创建 RFP 文档
- 缩短系统集成的准备和测试时间
- 通过标准化系统进行简单的更换
- 增强了 HIS、PACS 和部门系统之间的连通性

13.4.1　DICOM-RT

DICOM[16-17]被广泛应用于医学成像领域，并已延伸到各种附属专业中；DICOM-RT[18-19]是为放射治疗使用而创建的。DICOM-RT 对象包括放射治疗（RT）图像（数字重建影像、射野影像和模拟图像）、RT 剂量（剂量矩阵、剂量点、等剂量线和剂

量体积直方图）、RT 结构集（VOI、剂量参考点和观察/特征描述）、RT 计划（外照射和近距离放射治疗计划、公差表、照射分次、计划方案和患者摆位）、RT 治疗记录（束流和近距离放射治疗会话/总结记录信息）和 RT 治疗总结记录。DICOM-RT 最初设计用于光子放射治疗，但是通过放疗扩展到离子治疗，被粒子治疗采用[20]。

13.4.2　医疗健康信息集成

医疗健康信息集成（IHE）[21-22]是一个为提高如 HIS、PACS、TPS 和 TMS 医疗信息系统协作而启动的项目。IHE 不是一个简单的标准，而是定义工作流程和已制订标准（DICOM 和 HL7）用法的指导方针。IHE 的文件架构由几个包含许多集成模式的技术框架构成。这些模式描述了使用范例、对象和事务。图 13.3 说明了 HL7、DICOM 与 IHE 定义之间的关系。

13.4.2.1　放射治疗计划工作流程

放射治疗领域的 IHE 定义了一个放射治疗计划工作流程，叫基本放射治疗对象（BRTO）[23]。BRTO 包含了 DICOM 图像和来自 CT 扫描仪的治疗计划数据的传输，这些图像和数据是通过三维适形外照射放疗的剂量显示得到的。这种首个集成的模式注重减少模糊性，并且在 DICOM-RT 对象的相互交换中促进了基本的互操作性。这个模式被正式称为常规治疗计划。BRTO 模式适用于粒子治疗。

13.4.2.2　放射治疗方案集成

这种集成的模式包括了 HIS 和 TMS 之间的计划、订单及结果的信息交换。该模式的重点是提高放射肿瘤科和其他临床科室之间的日程表和程序的协调。这些事务包含了工作流程和照射目的。依据放射肿瘤学领域的 IHE，该工作流程被称为企业计划集成[24]。

13.5　结论

碳离子放射治疗中信息系统是必不可少的。该 OIS 应包括患者录入系统、治疗管理系统、治疗计划、治疗实施、治疗验证、治疗总结以及数据归档等碳离子疗法的所有规定和管理系统。此外，关于患者的人数统计、治疗计划、执行治疗以及治疗结果的数据，应该在这些系统中共享。数据格式和传输协议的标准化对于有效的数据共享来说也是必要的。这种互操作性将会提高医疗安全性和专业有效性。

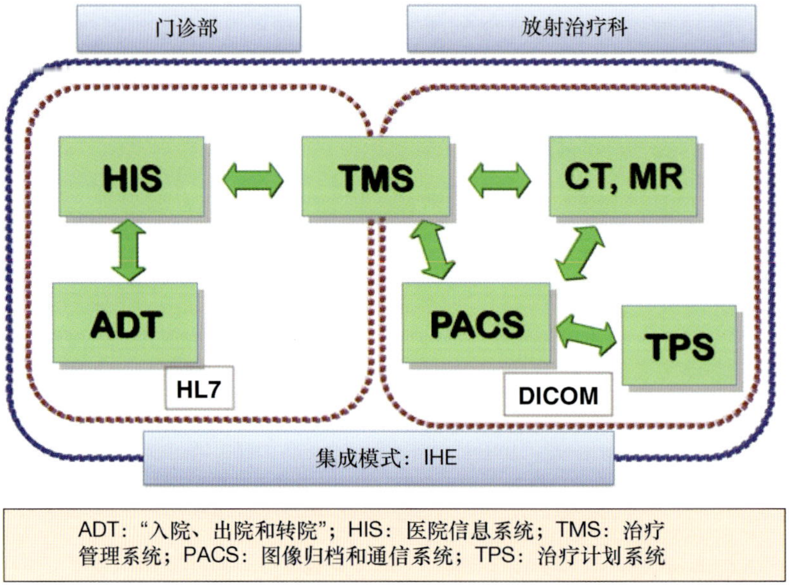

图 13.3　ADT、HIS 和 TMS 之间的信息以 HL7 格式交换。可是，在放射治疗科数据是以 DICOM 格式交换的。IHE 的集成模式定义了门诊部和放射治疗科的工作流程

（苏继辉　王亮　黎鋆　姜冲　张圈世　译）

参考文献

1. Urda D, Ribelles N, Subirats JL, Franco L, Alba E, Jerez JM. Addressing critical issues in the development Of an oncology information system. Int J Med Inform. 2012;S1386-5056(12):00152–9. doi:10.1016/j.ijmedinf.2012.08.001.
2. Yu P, Gandhidasan S, Miller AA. Different usage of the same oncology information system in two hospitals in Sydney–lessons go beyond the initial introduction. Int J Med Inform. 2010;79(6):422–9. doi:10.1016/j.ijmedinf.2010.03.003. Epub 2010 Apr 3.
3. Yamada T, Ikeda M, Murao T, Yanagawa S, Ishigaki T, Ishiguchi T. Image storing system for radiation therapy (radiation oncology information system: ROIS) as a branch of diagnostic PACS; implementation and evaluation. Comput Med Imaging Graph. 1999; 23(2):111–7.
4. Henderson M. HL7 Messaging Second Edition, OTech Inc, 2007. http://www.hl7.org/.
5. DICOM Standards Committee, Working Group 6. DICOM Supplement 96: Unified worklist and procedure step. ftp://medical.nema.org/medical/dicom/final/sup96_ft.pdf.
6. Belletti D, Zacker C, Mullins CD. Perspectives on electronic medical records adoption: electronic medical records (EMR) in outcomes research. Patient Relat Outcome Meas. 2010;1:29–37. Epub 2010 Apr 30.
7. Grams R. The "New" America Electronic Medical Record (EMR)-design criteria and challenge. J Med Syst. 2009;33(6):409–11.
8. Cho I, Kim J, Kim JH, Kim HY, Kim Y. Design and implementation of a standards-based interoperable clinical decision support architecture in the context of the Korean EHR. Int J Med Inform. 2010;79(9):611–22. doi:10.1016/j.ijmedinf.2010.06.002.
9. Zhang J, Zhang K, Yang Y, Sun J, Ling T, Wang G, Ling Y, Peng D. Grid-based implementation of XDS-I as part of image-enabled EHR for regional healthcare in Shanghai. Int J Comput Assist Radiol Surg. 2011;6(2):273–84. doi:10.1007/s11548-010-0522-8. Epub 2010 Aug 6.
10. Kaelber D, Pan EC. The value of personal health record (PHR) systems. AMIA Annu Symp Proc. 2008;6:343–7.
11. Archer N, Fevrier-Thomas U, Lokker C, McKibbon KA, Straus SE. Personal health records: a scoping review. J Am Med Inform Assoc. 2011;18(4):515–22. doi:10.1136/amiajnl-2011-000105.
12. Mallin K, Palis BE, Watroba N. Completeness of american cancer registry treatment data: implications for quality of care research. J Am Coll Surg. 2013;216(3):428–37. doi:10.1016/j.jamcollsurg.2012.12.016. Epub 2013 Jan 26.
13. German RR, Wike JM, Bauer KR. Quality of cancer registry data: findings from CDC-NPCR's breast and prostate cancer data quality and patterns of care study. J Registry Manag. 2011;38(2): 75–86.
14. Palta JR, Efstathiou JA, Justin EB. Developing a national radiation oncology registry: from acorns to oaks. Pract Radiat Oncol. 2012; 2(1):10–7.
15. Japanese Society for Therapeutic Radiology and Oncology(JASTRO). http://www.jastro.or.jp/.
16. Bidgood Jr WD, Horii SC, Prior FW, Van Syckle DE. Understanding and using DICOM, the data interchange standard for biomedical imaging. J Am Med Inform Assoc. 1997;4(3):199–212. Review.
17. Oosterwijk H. DICOM versus HL7 for modality interfacing. J Digit Imaging. 1998;11(3 Suppl 1):39–41. Review.
18. DICOM Radiotherapy Information Objects Supplement 11. ftp://medical.nema.org/MEDICAL/Dicom/Final/sup11_ft.pdf.
19. Law MY, Liu B, Chan LW. Informatics in radiology: DICOM-RT-based electronic patient record information system for radiation therapy. Radiographics. 2009;29(4):961–72. doi:10.1148/rg.294085073. Epub 2009 May 15. Review.
20. DICOM Standards Committee, Working Group 7. DICOM Radiotherapy Extensions for Ion Therapy Supplement 102. ftp://medical.nema.org/MEDICAL/Dicom/Final/sup102_ft.pdf.
21. Cavanaugh BJ, Garland HT, Hayes BL. Upgrading legacy systems for the Integrating The Healthcare Enterprise (IHE) initiative. J Digit Imaging. 2000;13 Suppl 1:180–2. doi:10.1007/BF03167655.
22. Integrating the Healthcare Enterprise IHE. http://www.ihe.net/.
23. Integrating the Healthcare Enterprise, IHE Radiation Oncology, Technical Framework Vol 1 (RO TF-1), Revision 1.7, http://www.ihe.net/Technical_Framework/upload/IHE_RO_TF_Rev1-7_Vol1_2011-0509.pdf.
24. JASTRO, Integrating the Healthcare Enterprise. Enterprise Schedule Integration ESI, http://www.ihe-j.org/file2/comments/IHE-J_RO_TF_Volume_1_Supplement_for_Enterprise_Schedule_Integration_v0.1b.pdf.

第 8 部分

治疗效果评价

Evaluation of Treatment Outcome

使用千叶重离子医用加速器方法的治疗效果评价 14

Evaluation of Treatment Outcomes Using the Heavy-Ion Medical Accelerator in Chiba (HIMAC) Approach

Tadashi Kamada

摘要

目前，在 NIRS 接受碳离子放射治疗的大多数患者去诊所寻求这种具体的方式，很难从这些患者中得到对随机对照研究的同意，因此，可能不必要进行Ⅲ期试验。然而，可在能观察到高 LET 优势的选定肿瘤上进行随机性研究。另外，研究的目的在于明确碳离子放射治疗的有效性和阐明大分割的优势。一个高质量的观察研究，如多中心前瞻性非随机并发的Ⅱ期临床研究，就是这样一种新方法，这不仅将在日本，而且将在国际粒子治疗和放射肿瘤学领域上提出。

关键词

Ⅱ期临床试验・随机临床试验（RCT）

14.1 引言

日本和欧洲的研究人员在碳离子放射治疗（C-ion RT）方面所做的开创性工作使人们对此产生了极大热情。然而，作为一个粒子治疗中心，它必定是一个极其复杂和昂贵的医疗设施，这或许是放射肿瘤科内意见分歧的来源。

内科肿瘤药物开发从Ⅰ期到Ⅱ期再到Ⅲ期试验的模式保持不变，但放射肿瘤学不同。

根据 2006 年 12 月在 NCI 举行的“放射肿瘤先进技术研讨会”所介绍，放射肿瘤中的新技术只有少数进行了Ⅰ期试验（http：//www3. cancer. gov/rrp/workshop/2006AdvancedRadiationTech/presentations. html）。对于质子来说，深度剂量特性更优的物理证据，与 X 线几乎相同的生物学效应，以及正常组织剂量减少常导致毒性降低的事实，也不支持进行比较质子和 X 线的Ⅲ期试验[1]。

直到近十年，放射肿瘤学都没有出现引人注目的技术创新，这引起了新的和复杂的问题。举例来说，应该进行哪种研究来阐明新技术的适应证、优点和缺点？在本章中，我们将讨论碳离子放射治疗的临床效果评估及其与其他方式的对比。

14.2 千叶重离子医用加速器的碳离子放射治疗临床试验

HIMAC 的碳离子放射治疗方案是基于利用碳离子的高物理选择性，以及它们的高 LET 和伴随的对部分肿瘤类型的潜在放射生物学优势这些基本原理而制订的。从一开始，所有碳离子放射治疗都是作为前瞻性Ⅰ/Ⅱ期和Ⅱ期临床试验而开展，试图确定适合这种治疗的肿瘤部位，包括放射抵抗肿瘤，以确定常见癌症中的最佳剂量分次，尤其是大分割方案。我们的最终目标是证明碳离子放射治疗是有效和安全的癌症治疗手段。

到2013年3月，NIRS总共实施了70套方案。接受碳离子放射治疗的患者数量已经超过7000人，而在2012财年，800多例患者在NIRS接受了这些方案治疗。

临床研究显示，难治性癌如晚期头颈部癌、巨型颅底肿瘤、直肠癌术后盆腔复发及不能手术的肉瘤等均能被治愈，并且肺、肝和前列腺部位癌症也都能被安全治愈，且与常规放射治疗相比，其治疗时间更短[2]。

14.3 碳离子放射治疗应该进行随机临床试验吗?

当比较不同的治疗方法时，随机对照研究结果提供了有力的证据。当在放射肿瘤学领域中比较不同治疗方法或不同类型治疗设备时是否需要进行Ⅲ期试验（随机对照研究）这一问题，《临床肿瘤学杂志》（*Journal of Clinical Oncology*）主编Lawrence博士做出以下声明：

在医学肿瘤学上，药物疗法A与药物疗法B需要进行比较。没有进行随机对照研究则不可能确定哪种更好。对于放射肿瘤学，有一点是公认的，就是基于物理方面质子比光子的剂量分布要好，或IMRT优于三维适形治疗。如果治疗的计划和实施使用一致的方法学，这是无可争辩的事实；这是一个物理学问题。重要问题是：观察到的差异是否有足够的临床意义来证明增加的费用是合理的？回答这个问题需要设计哪种试验呢？在美国运行一个基于物理学优势的治疗是否能转化为更好的患者生存和（或）生活质量的随机性试验困难吗？患者允许自己被随机分配到标准的但费用少的治疗组吗[3]？

放射肿瘤学的进步离不开治疗设施的发展；然而，在引入任何新的治疗方式方面，几乎没有相关的随机对照研究。事实上，在从钴-60到直线加速器（LINAC）的转化中也没进行过随机对照研究，如果要说有，那就是钴-60和LINAC在早期声门癌的治疗结果上几乎没有差异。不过，钴-60照射在成本和设备维护两项上具有优势，而直线加速器的结果可能欠佳，除非选择了合适的能量。治疗喉癌用钴-60足够了，要成功治疗这一癌症似乎没有必要引入LINAC。近年来，在发达国家中钴-60治疗明显减少。来自LINAC的非常高能量X线的分布允许对深部靶区进行安全治疗，确定声门癌患者中钴-60与LINAC治疗间差异的研究设计本身就是一个问题。

在任何情况下都存在这么一个问题：“碳离子治疗应该进行随机临床试验吗?”另外，在Ⅱ期研究中必须看到什么现象才能进入Ⅲ期研究？无论实验技术多么令人兴奋或动物模型有多大改善，必须证明该方法可转移到人类，并在人类能复制实验室的成功。进一步来说，在人类肿瘤的Ⅱ期研究中必须要有真正的改善承诺。本书中描述的我们的碳离子放射治疗结果确实有真正的改善承诺，这些发现足以证明至少根据传统的治疗发展计划，进入Ⅲ期研究是合理的，。

14.4 从Ⅱ期临床试验到随机临床试验（RCT）

在进入Ⅲ期研究前，有几个问题必须弄清楚。第一，在其他形式中有可对照的Ⅱ期结果吗？若有，那这些形式采用的是同样的合格标准吗？第三，我们如何招募Ⅲ期试验的患者呢？我们的患者通常从很远的地方到千叶来做碳离子治疗。最后，我们收取患者3万多美元治疗费，我们如何资助这样一个试验？碳离子放射治疗对那些用其他手段无法治疗的头颈部晚期肿瘤、巨型颅底肿瘤、复发性直肠癌及晚期肉瘤具有很好的疗效。对于这些棘手的疾病，其他方式很明显没有充足的数据。对于这些疾患，对如何进行Ⅲ期研究和征得患者同意也没有明确的理由。因此，在这种情况下，对“碳离子治疗应该经过随机试验吗?”这一问题的回答是“不”。在肺、肝和前列腺癌的碳离子放射治疗上也取得了预期的效果。在这些相当常见的肿瘤中也许可进行随机对照研究。然而，如上所述，患者大老远地过来接受碳离子放射治疗，要想让他们同意随机试验将非常困难。因此，我们对这个问题的回答是：它是站不住脚的。尽管RCT在各种临床设置上提供了严密的证据，但这还是太难以进行RCT

来评估放射治疗的新类型。

14.5　新健康相关技术的关键性评估方法

放射肿瘤学研究需要针对新的健康相关技术开发新的方法，以作为 RCT 的补充。未来碳离子放射治疗可能的比较研究或许包含以下几方面：①采用可应用于其他治疗方法的相同方案的多中心前瞻性临床研究（非随机对照试验）；②在科室内对那些接受其他治疗方式的患者进行配对对照研究；③在碳离子和质子或其他高科技放射治疗之间进行 RCT。

目前可行的比较研究，进一步阐明了碳离子放射治疗对各种适应证的有效性，包括那些相同的方案应用于其他治疗方法之后，或受试者背景匹配，且研究参与者所期望的治疗被实施。当合作机构提供给患者期望的治疗时，在这种情况下，就很容易得到研究参与者的同意，研究的成本低，在参与机构间也就相对容易达成协议。

为实现这种对比研究，日本在所有运行中的粒子治疗设施中已组织了一个项目团队，管理多机构的前瞻性前列腺癌研究。该项研究预计在 1～2 年内启动。这可能代表了一种评价新放射治疗技术的新方法。另一种方法可能确定已治疗患者的入选标准，然后比较分析配对研究中的治疗效果。如果执行比较治疗的机构同意的话，这是可行的。

（苏继辉　王亮　黎鋆　姜冲　张圈世　译）

参考文献

1. Goitein M, Cox JD. Should randomized clinical trial be required for proton radiotherapy? J Clin Oncol. 2008;26:175–6.
2. Tsujii H, Mizoe J, Kamada T, et al. Clinical results of carbon ion radiotherapy at NIRS. J Radiat Res. 2007;48(Suppl A):A1–13.
3. Lawrence TS, Petrelli NJ, Li BD, Galvin JM. Think globally, act locally. J Clin Oncol. 2007;25:924–30.

第 9 部分
头颈部肿瘤
Head and Neck Tumors

头颈部癌

15

Cancer of the Head and Neck

Azusa Hasegawa

摘要

碳离子放射治疗具有强大的生物学效应，为放射线抗拒肿瘤患者提供了很好的治疗效果。通过聚焦射束照射到肿瘤靶区的方式，可以保证紧邻肿瘤靶区的危及器官（例如脑、脊髓、眼和视神经）的损伤概率低。对于头颈部区域的肿瘤，碳离子放疗的适应证包括腺样囊性癌、腺癌、口腔及颌面部的恶性黏膜黑色素瘤。这种治疗的安全性和有效性已经确立起来了。因为手术可能会伤及重要器官，一些类型的放射线抗拒肿瘤不适合进行手术治疗；由于缺乏有效的治疗手段，这些肿瘤带来很大的临床问题。碳离子放疗将是这些恶性肿瘤的一种根治性治疗。

关键词

腺样囊性癌・碳离子・头颈部肿瘤・黏膜恶性黑色素瘤・放射治疗

15.1 引言

由于头颈部恶性肿瘤的位置或进展的影响，通常单纯手术难以全部切除肿瘤。放射治疗在多数情况下是这些肿瘤的首选治疗。然而在头颈部区域，多种非鳞状细胞肿瘤对光子放射治疗（X线和γ线）不敏感。靶区附近的危及器官（如脑、脑干、脊髓、眼球和视神经）的剂量限制，不能给予靶区足够的照射剂量。因此，很大一部分头颈部非鳞状细胞肿瘤被诊断为难治性肿瘤，导致局部控制率差[1-7]。

在1994年6月，NIRS开始了头颈部恶性肿瘤带电重粒子治疗的临床研究。对于这些肿瘤，放射肿瘤专家可以清楚地看到邻近肿瘤的皮肤和黏膜反应，并被用作剂量限制因子。碳离子除了其生物学效应优势外，由于其物理特性而有非常好的剂量定位，通常称为Bragg峰[8]。因为这些特点，碳离子放疗被认为是治疗放射线抗拒肿瘤的有效手段，并且其安全性和有效性已经在各部位肿瘤确立起来了[9-11]。

在1994年6月，进行了一个头颈部恶性肿瘤碳离子放疗的临床试验，即“Ⅰ/Ⅱ期头颈部恶性肿瘤重粒子放疗临床试验（方案9301）”。这是一个剂量升级试验，治疗18次，疗程6周。这个研究之后进行了另一个剂量升级研究，是在1996年4月进行的“Ⅰ/Ⅱ期头颈部恶性肿瘤重粒子放疗临床试验（方案9504）”，治疗16次，疗程4周。在这两个研究结果的基础上[12]，在1997年4月进行了“Ⅰ/Ⅱ期头颈部恶性肿瘤重粒子放疗临床试验（方案9602）”，治疗16次，疗程4周，剂量为57.6或64.0 GyE。使用的剂量水平决定于肿瘤的大小和保护危及器官的可能性。

15.2 碳离子放疗的意义

通常认为局部晚期非鳞状细胞肿瘤光子放疗和

（或）化疗疗效差，但碳离子放疗却显示了良好的治疗效果。碳离子放疗作为不适合手术的晚期肿瘤的首选治疗，将证明其益处。

高 LET 带电粒子，如碳离子，有良好的剂量定位特性，因此可以潜在导致严重肿瘤损毁的同时降低正常组织治疗反应。当肿瘤靠近危及器官时，勾画临床靶区（CTV）要尽量避开这些器官。

15.3 放疗技术的一般应用

使用多种影像和影像融合技术来勾画靶区。每个患者使用模拟 CT、钆增强 MRI 和^{11}C-甲硫氨酸 PET（MET-PET）。大体肿瘤体积（GTV）包括钆增强区域和甲硫氨酸（蛋氨酸）高代谢区域。

使用缩野技术：较大的 CTV1 先接受 9～10 次治疗，然后缩小到 CTV2 接受余下的 6 或 7 次治疗。CTV1 由 GTV 均匀外扩 10～15 mm 获得。如果有解剖屏障，CTV1 可以缩小（如颅外肿瘤没有颅骨侵犯证据，脑组织从 CTV1 中去除）。通常扩大 CTV1 来包括任何可疑区域。在黏膜恶性黑色素瘤（MMM），如果 GTV 累及部分黏膜腔，通常整个腔包括在 CTV1 中。在腺样囊性癌中（ACC），如果 GTV 累及部分脑神经，直到颅底部的全部神经包括在 CTV1 中。GTV 均匀外扩 5 mm 获得 CTV2。为保护皮肤、视神经或其他危及器官，CTV2 可以缩小。特别是当眼球或视神经被高剂量区累及，治疗计划将根据我们以前的剂量标准保护对侧视神经和视交叉[13,14]。临床上应用这些研究结果，努力降低不良反应。

15.3.1 皮肤反应

晚期皮肤反应是一种不良反应，根据严重程度不同，可以严重损害生存质量。为降低严重皮肤毒性的风险，我们做出了巨大的努力，包括使用多野照射。需要权衡足够的靶区覆盖（局部控制）和皮肤保护，为此皮肤三维表面剂量分布被用来作为一个有效的治疗计划评价工具。根据我们的经验，由于对皮肤过度保护而边缘复发的患者很少（<5%）。

15.3.2 脑毒性

脑坏死是在高剂量放疗后经常遇到的副作用。血管损伤、直接损伤神经胶质细胞、纤溶酶系统改变和免疫反应都是相关的病理生理学机制，但这些机制的相对地位还不完全清楚。辐射导致的脑坏死是一个严重并发症，通常是一个进展的过程，威胁患者的生命。

碳离子放射治疗中，脑坏死可以在受到高剂量照射的肿瘤区域发生。坏死通常是局限的，并且没有症状。可以发生囊性病变，有时需要外科手术切除。治疗计划应该尽可能地照射最小体积的脑组织。

15.3.3 视神经并发症

视神经照射可以引起部分或全部视力丧失，特别是视神经被肿瘤侵犯或包绕时。我们已经知道了光子传统分割方式全部视神经照射的耐受剂量（TD5/5＝50 Gy，TD50/5＝65 Gy）。视神经碳离子放疗的耐受剂量已经报道过。20%视神经体积所受剂量（D_{20}）是最有统计学意义的毒性预测指标。当最大剂量（D_{max}）超过 55 GyE 时，视力丧失的概率为 38%；当 D_{20} 超过 40 GyE 时，概率是 13%（图 15.1 和图 15.2）。

应该尽一切努力保护未累及的视神经，这样可以避免双侧视力丧失。NIRS 的剂量限制已经在前期报道过，最相关的指标是 D_{20}。如果 D_{20} 保持在低于 30 GyE，视力丧失的危险<5%。重要的是，要根据全部视神经的剂量体积直方图来评价风险，而不只是特定的剂量或体积。

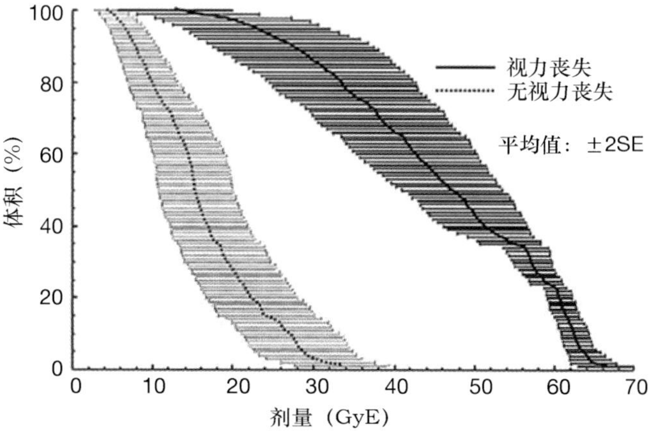

图 15.1 有无视神经毒性反应的 DVH 图比较

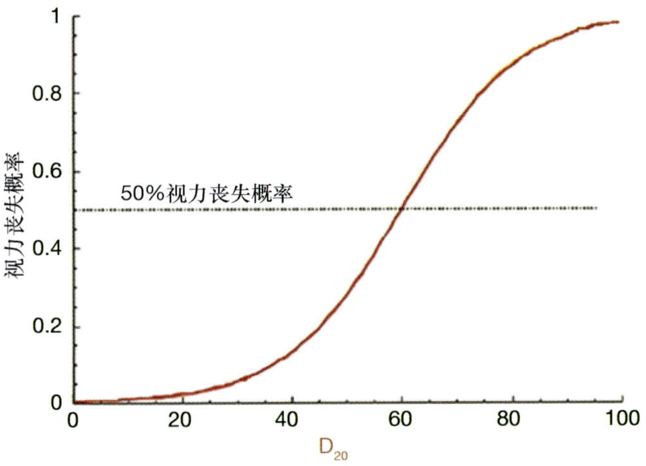

图 15.2 视力丧失概率是 D_{20} 的函数，依据积分逻辑模型计算

15.3.3.1 视神经保护

根据常规使用的强化 MRI、CT、MET-PET 图像和图像融合来勾画 GTV（图 15.3，淡橙色）。在头颈部肿瘤使用缩野技术。较大的 CTV1 接受开始的 9 次治疗，较小的 CTV2 接受余下的 7 次治疗。在 GTV 均匀外扩一个边界获得 CTV1 和 CTV2，为避免右侧视神经的照射，两个 CTV 形状相似（图 15.3，蓝色的结构）。左侧视神经受照是无法避免的（图 15.4）。

一位 76 岁男性患者患有腺样囊性癌，在 2008 年 12 月接受治疗。治疗剂量 64 GyE，16 次，疗程 4 周。治疗后 37 周，患者存活，局部肿瘤控制并保住了双眼视力。

15.3.4 骨坏死

放射治疗可能会在微观水平抑制骨的血供。特别是当骨被肿瘤破坏，并且接受了高剂量碳离子或光子放疗，可能会发生骨坏死改变，并发生继发感染。由于肿瘤侵犯和放疗引起的骨坏死极其难以治疗，并可以引起严重的疼痛。可能必须通过手术切除坏死骨（死骨剔除术）来控制疼痛。下颌骨也由于暴露在口腔细菌下，更容易发生放射导致的骨坏死。

当被肿瘤侵犯的骨骼接受了高剂量放疗（例如，肉瘤患者），骨坏死的风险是不可避免的。每周口腔冲洗护理可潜在地降低这种风险发生。当骨坏死发生时，首先进行保守治疗是很重要的，包括系统应用抗生素、止痛药和局部消毒等。如果患者有严重疼痛的时候，手术切除是必要的。需要放射肿瘤医生和口腔颌面外科医生之间紧密合作，而且应该优化治疗方案来允许将来进行植入手术（例如，尽可能保留颧突）。

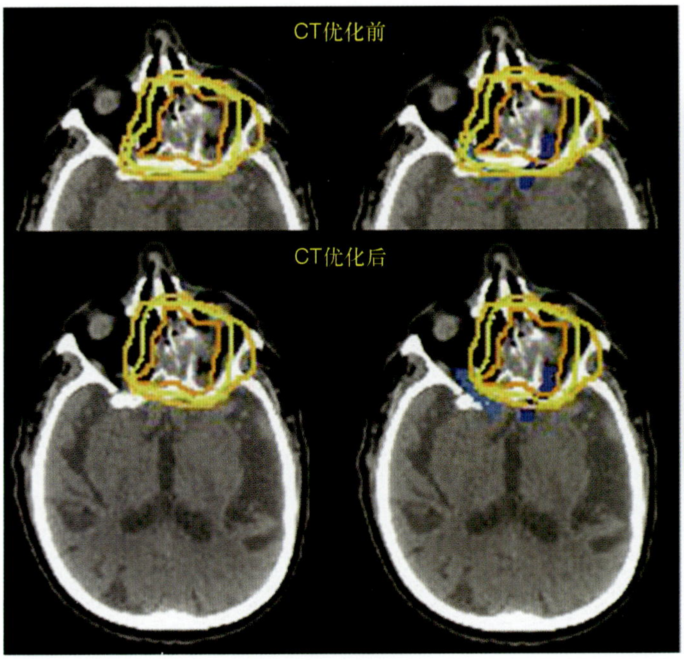

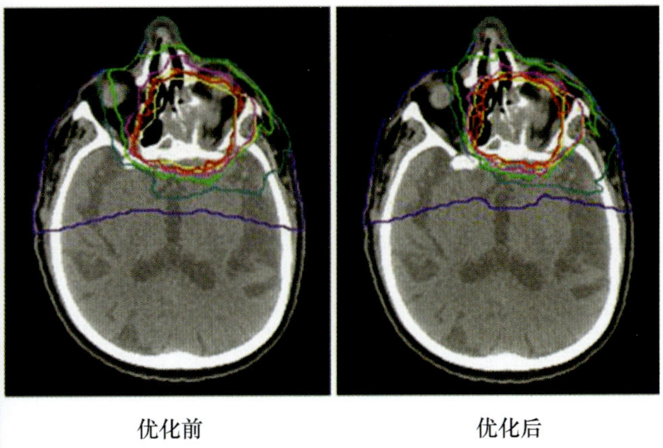

图 15.3 CTV 优化前两侧视神经均被高剂量区所覆盖。CTV 优化后避免了右侧视神经的照射。等剂量线：红色＝96%，橙色＝90%，洋红色＝70%，绿色＝50%，蓝绿色＝30%，紫色＝10%。靶区结构：深橙色＝GTV，浅橙色＝大 CTV，黄色＝小 CTV

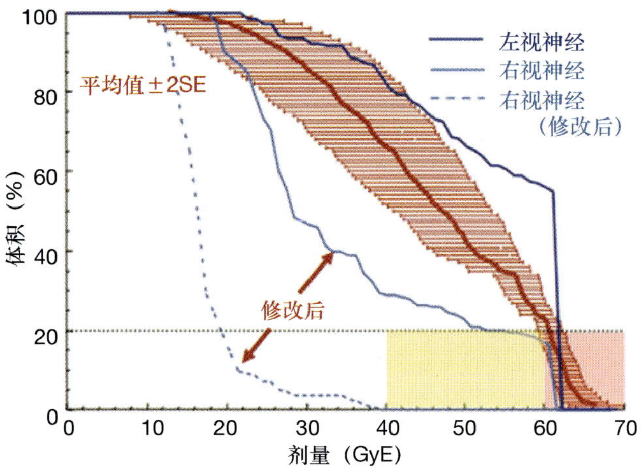

图 15.4　视力丧失概率：红色区域 58%，黄色 30%，粉红色 50%。CTV 相对小的改变，在视神经 DVH 图上能够产生显著的影响

15.4　治疗结果

在 1997 年 4 月—2012 年 8 月间，共治疗了 438 例患者，总剂量 57.6 GyE 和 64 GyE。按组织类型分类，其中 175 例腺样囊性癌、102 例恶性黏膜黑色素瘤、50 例腺癌和其他不同的诊断。按肿瘤部位分类，其中 119 例位于鼻旁窦、81 例位于鼻腔、59 例位于大唾液腺、54 例位于口腔、51 例位于咽部，剩余的是位于其他不同部位。几乎所有患者（74%）的肿瘤不能手术治疗。

根据肿瘤主要组织学类型，在我们中心的 5 年局部控制率如下：腺癌为 81%，腺样囊性癌为 74%，恶性黏膜黑色素瘤为 79%。按不同肿瘤剂量，腺样囊性癌治疗总剂量为 64 GyE 和 57.6 GyE 的 5 年存活率分别是 81%和 69%。尽管两组间生存率没有显著差异（$P=0.0789$），但 64 GyE 组的局部控制率通常更好。然而，尽管大部分患者接受了 64 GyE 的治疗，但 14 例头颈部骨和软组织肉瘤患者（多数是骨肉瘤）的 5 年存活率差。因此，2001 年 4 月开始使用一个新的治疗方案，总治疗剂量 70.4 GyE，16 次，疗程 4 周（见第 17 章），是一个与躯干骨和软组织肉瘤治疗方案类似的治疗计划。

此外，5 年总体存活率腺癌为 57%，腺样囊性癌为 72%，恶性黏膜黑色素瘤为 33%。尽管恶性黏膜黑色素瘤碳离子治疗的局部控制率提高了，但因为随后发生的局部淋巴结转移或远处转移，其存活率并没有相应提高。在对这个研究结果初步分析之后，进一步在 2001 年 4 月引入新的治疗方案，目的是预防转移。转移是头颈部恶性黏膜黑色素瘤主要的死亡原因。

对于晚期放疗反应，几乎所有的晚期皮肤和黏膜反应为 1 级或低于 1 级。少于 5%的患者发生 2 级皮肤或黏膜反应。需要手术治疗的肿瘤相关事件有脑炎、鼻窦炎、中耳炎、上颌骨坏死。发生这些事件的患者在治疗之前已经被告知由于肿瘤侵犯而发生不良反应的可能性。其他患者没有发生非预期的严重不良反应报道。

15.5　病例研究

15.5.1　皮肤反应

15.5.1.1　一例严重皮肤反应病例

59 岁男性恶性黏膜黑色素瘤患者，在 1997 年 7 月接受碳离子放疗。增强 MRI 显示巨大肿瘤侵犯右鼻和右侧鼻旁窦（图 15.5）。处方剂量为 57.6 GyE，16 次，4 周治疗。在早期剂量升级研究中，多数肿瘤只使用前方和侧方两个照射野，GTV 或 CTV 周围勾画一致的安全边界。因此，当表面皮肤被肿瘤侵犯或邻近肿瘤，将接受与肿瘤一样的照射剂量。该患者就是接受了这样的治疗，如图 15.5b 所示，该患者面部皮肤被包括在高剂量照射范围中。

在治疗后 52 个月，肿瘤完全消失，但是在高剂量区处发生皮肤外瘘（图 15.5c 和图 15.6 中图）。

这个病例，在那时只使用两个射野，没有特别计划保护皮肤。一大块皮肤受到全量照射。获得了局部控制，但是在高剂量区发生了严重晚期反应。尽管这个患者已经进行外科植皮手术（图 15.6 右图），患者治疗后存活了 58 个月，并死于并发症。

15.5.1.2　一例可以接受的皮肤反应病例

63 岁女性，左鼻和鼻旁窦恶性黏膜黑色素瘤，在 2007 年 1—2 月接受碳离子放疗。处方剂量 64.0 GyE，16 次，疗程 4 周。该病例中，面颊皮肤方向的靶区

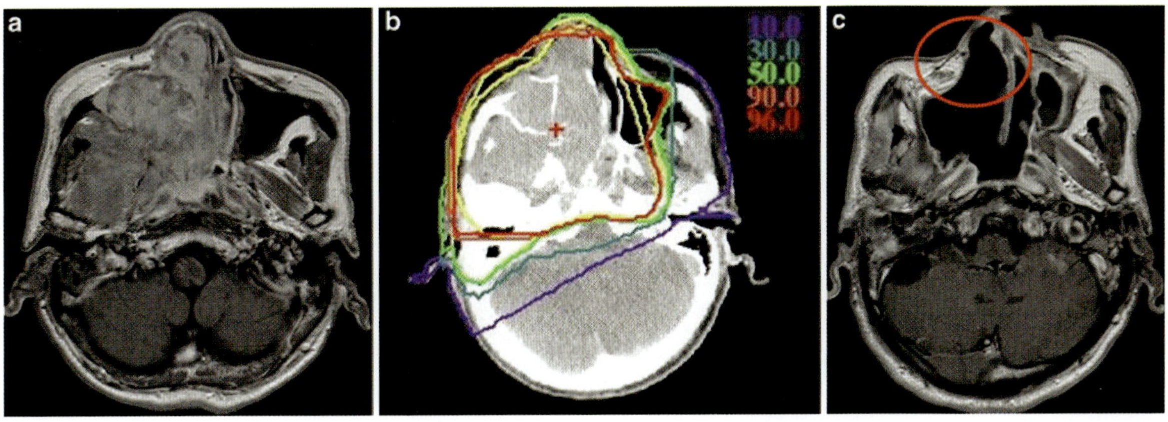

图 15.5 钆增强 T1WI 图像和等剂量线分布图。(a) 治疗前，(b) 等剂量线的分布，(c) 治疗后。等剂量线水平：红色＝96%，橙色＝90%，绿色＝50%，蓝绿色＝30%，紫色＝10%。靶区结构：黄色＝CTV

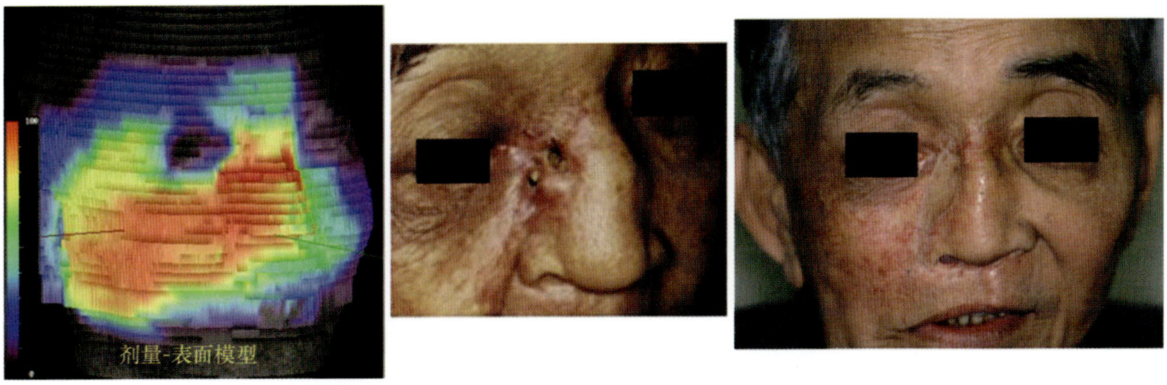

图 15.6　剂量-表面模型和皮肤反应。右图是皮肤移植后

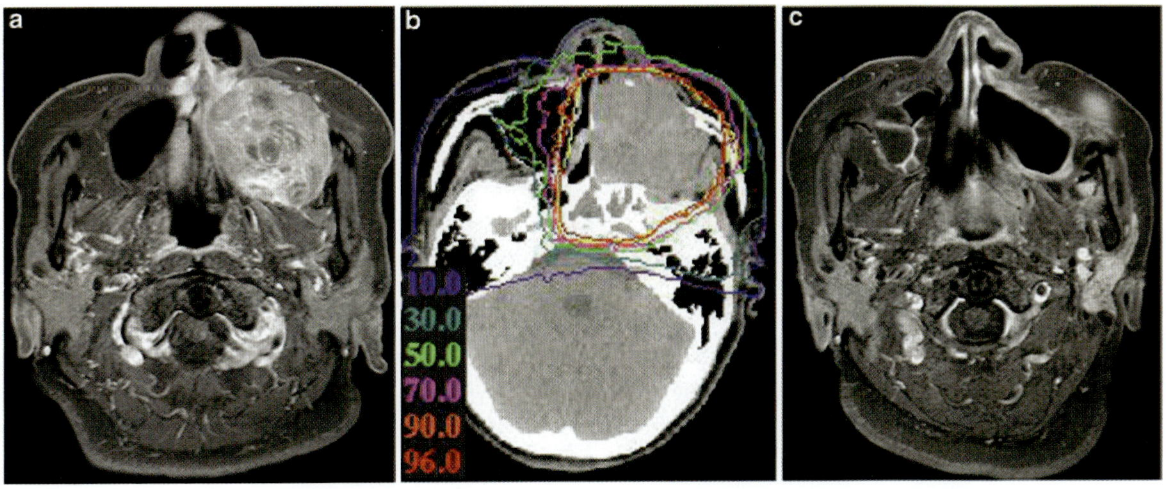

图 15.7　钆增强 T1WI 图像和等剂量线分布图。(a) 治疗前，(b) 等剂量线的分布，(c) 治疗后

边界很小，目的是减少皮肤剂量（图 15.7）。

治疗 25 个月后，患者存活，肿瘤没有进展。除了在治疗前存在右侧面神经损伤，没有明显的晚期毒性反应（图 15.8）。

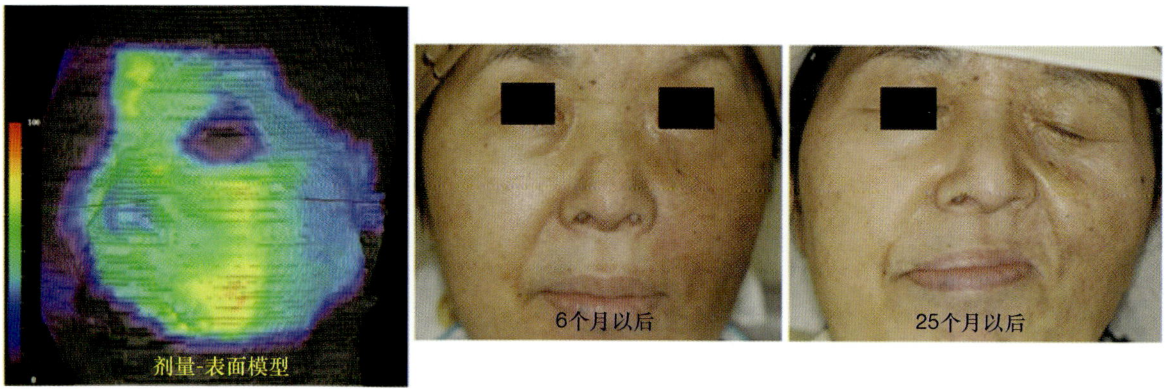

图 15.8　剂量-表面模型和皮肤反应

15.5.2　脑毒性

15.5.2.1　一例晚期 2 级反应病例

54 岁男性，上颚腺样囊性癌术后复发，在 2002 年 4 月接受碳离子放疗。肿瘤原发于上颚，向上侵犯到脑组织。治疗使用 3 个射野，CTV 剂量为 57.6 GyE，16 次，疗程 4 周（图 15.9）。在治疗后 22 个月，2 级脑组织反应（RTOG/EORTC，SOMA LENT）发生，并使用类固醇激素治疗（图 15.10）。所有病变的部位均在≥70%剂量线的区域内。在碳离子放疗后 85 个月，没有局部复发，患者没有症状，无需药物治疗。

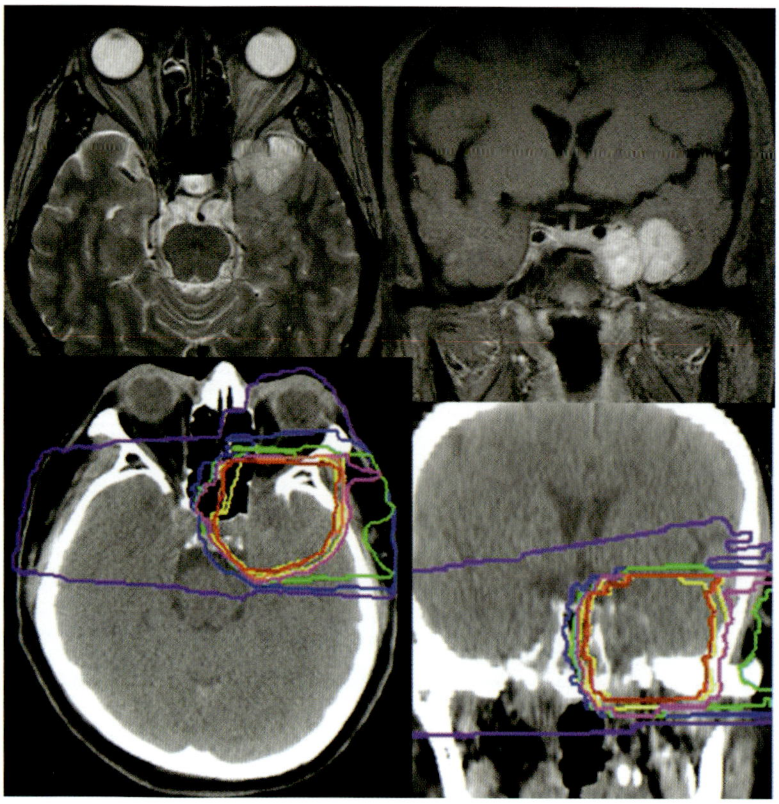

图 15.9　治疗前 MRI 和等剂量线分布图。等剂量线：红色＝96%，橙色＝90%，洋红色＝70%，绿色＝50%，蓝绿色＝30%，紫色＝10%。靶区结构：黄色＝CTV

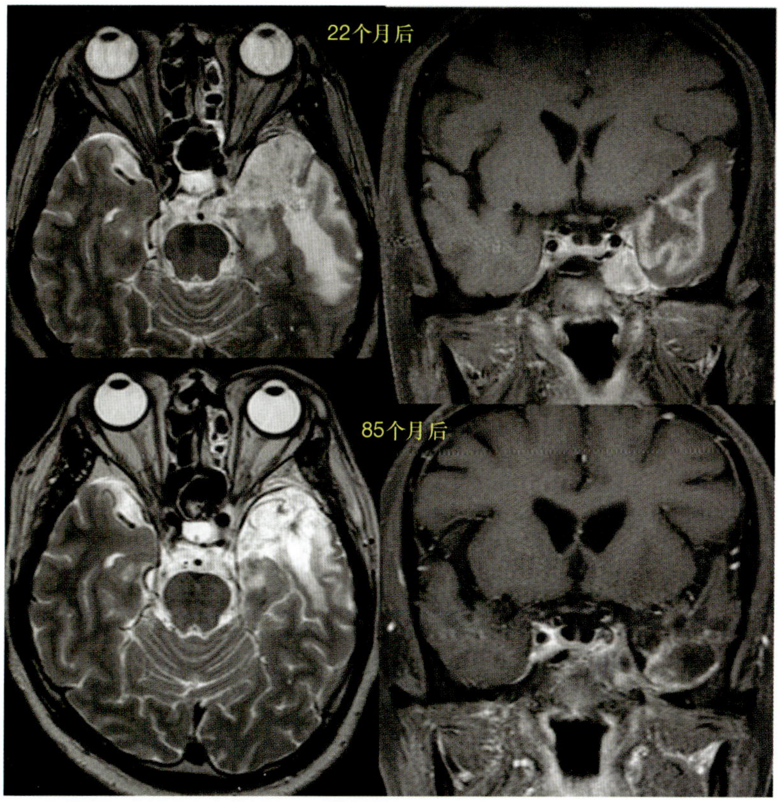

图 15.10　治疗后的 MRI

15.5.2.2　一例囊变病例

25 岁男性，骨巨细胞瘤，2001 年 6 月接受碳离子治疗（图 15.11）。肿瘤侵犯右颞叶。治疗为 3 个斜照射野，总剂量 57.6 GyE，16 次，疗程 4 周。右颞叶发生囊变性脑损伤。由于严重头痛，手术切除了囊变。术后患者不需要任何药物治疗。在治疗后 8 年，患者仍存活，没有肿瘤复发征象。

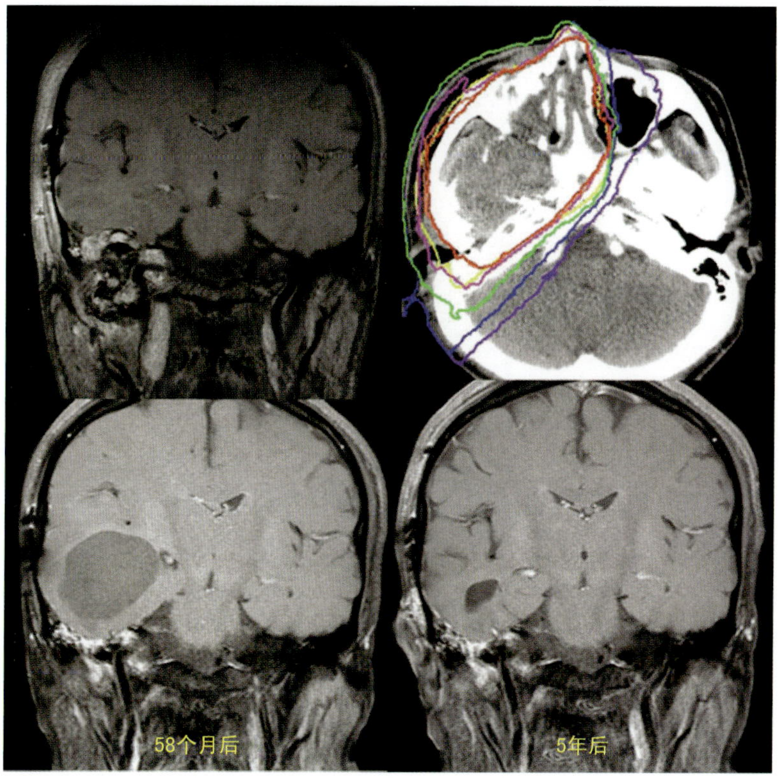

图 15.11　治疗前后的 MRI 和等剂量线分布图。等剂量线：红色＝96%，橙色＝90%，洋红色＝60%，绿色＝50%，蓝绿色＝30%，紫色＝10%。靶区结构：黄色＝CTV

15.5.3 视神经并发症

15.5.3.1 一例病变累及侧视力丧失病例

71 岁男性恶性黏膜黑色素瘤患者，在 1998 年 11 月接受碳离子治疗。肿瘤占据鼻腔和筛窦。在强化 MRI 上显示肿瘤直接侵犯左眼眶和左侧视神经。肿瘤邻近右侧视神经。治疗采用 2 个照射野（前-后野和左侧野），总剂量为 57.6 GyE，16 次，疗程 4 周（图 15.12）。为避免右侧视神经的照射，使用了小的靶区边界。小心避免匹配线（patch line）落在视神经内，尽管右侧视神经没有接受到高剂量照射。

治疗后 73 个月，患者存活，没有肿瘤进展（图 15.13）。左眼视力完全丧失，而右眼视力没有变化（图 15.14）[13]。

15.5.4 骨坏死

15.5.4.1 一例骨坏死病例

52 岁女性，患有上颌骨骨肉瘤，在 2004 年 6 月接受碳离子治疗。MRI 和 CT 显示部分骨已经被肿瘤破坏（图 15.15a）。治疗使用 3 个斜照射野，剂量 70.4 GyE，16 次，疗程 4 周（图 15.15b）。治疗后 9 个月，患者发生了边界清楚的骨坏死。在治疗后 14 个月，因为肿瘤局部控制，骨坏死局限在局部，为控制疼痛进行了外科手术切除骨坏死。成功为患者植入上颚假体和假牙（图 15.16）。在治疗后 62 个月，患者无病存活。

受肿瘤侵犯的骨组织很容易在放疗后发生骨坏死。在碳离子放疗后，因为骨坏死通常是局限的，可以通过手术切除，之后多数患者可以植入上颚假体和假牙。

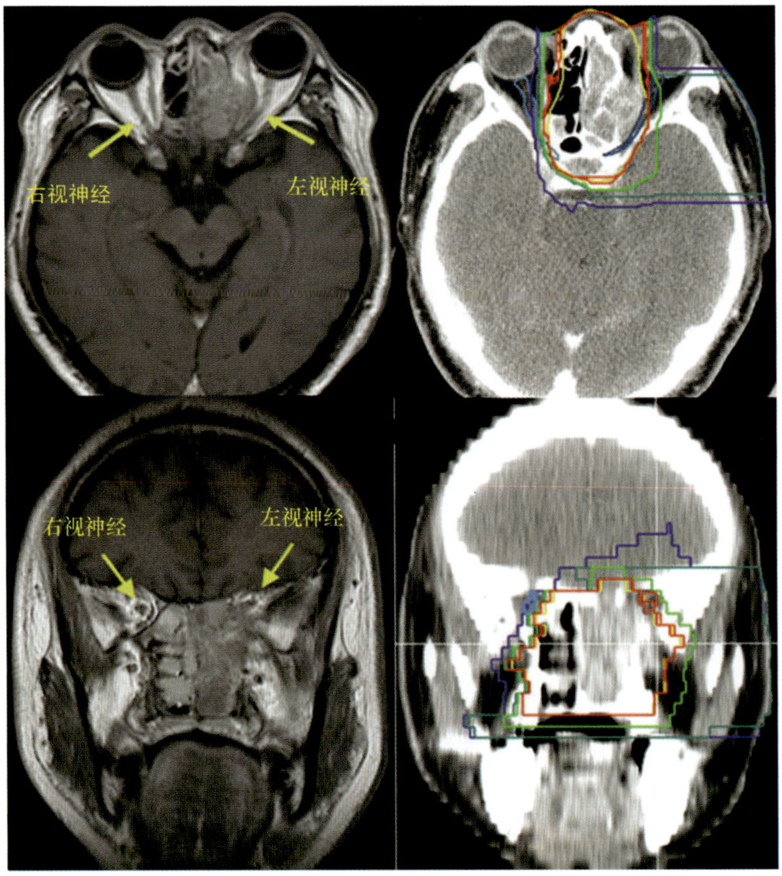

图 15.12 治疗前的 MRI 和等剂量线分布图。等剂量线：红色＝96％，橙色＝90％，绿色＝50％，蓝绿色＝30％，紫色＝10％。靶区结构：黄色＝CTV

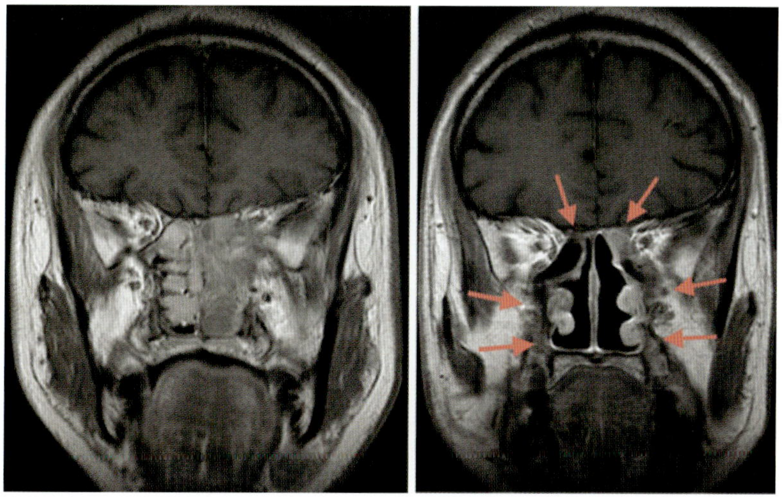

图 15.13　22 个月后，MRI 显示肿瘤局部完全控制

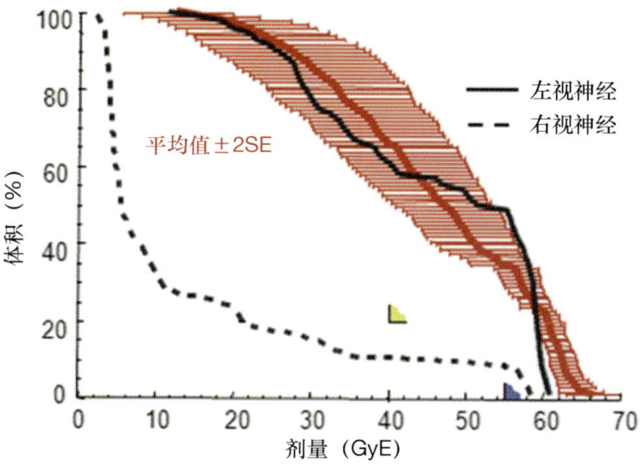

图 15.14　根据 NIRS 过去的经验，左侧视神经 DVH 图（实线）在导致视力丧失的区域。右侧视神经 DVH（虚线），D_{20} 在可接受的限量范围（黄色三角）内，但是 D_{max}（蓝色三角）略微超出安全水平

15.5.4.2　一例黏膜恶性黑色素瘤病例

63 岁女性，左鼻部和鼻旁窦恶性黏膜黑色素瘤，在 2007 年 1 月 5 日—2 月 1 日间接受了碳离子放射治疗（图 15.17）。总剂量 64.0 GyE，16 次，疗程 4 周。这与可接受的皮肤反应病例是同一患者（20.6.1.2）。在治疗后 25 个月，肿瘤局部控制，骨坏死是局限的，外科手术切除了坏死骨来控制疼痛（图 15.18）。成功植入上颚假体和假牙。治疗后 62 个月，患者存活，无复发征象。

15.5.5　复发模式和再程放疗

肿瘤局部区域复发发生在高剂量区内部（计划靶体积，PTV）被称为“野内复发”，发生在 PTV 边缘被称为边缘复发，复发发生在 PTV 附近但与 PTV 分离被称为区域复发。当使用缩野技术，很难区分野内和边缘复发。

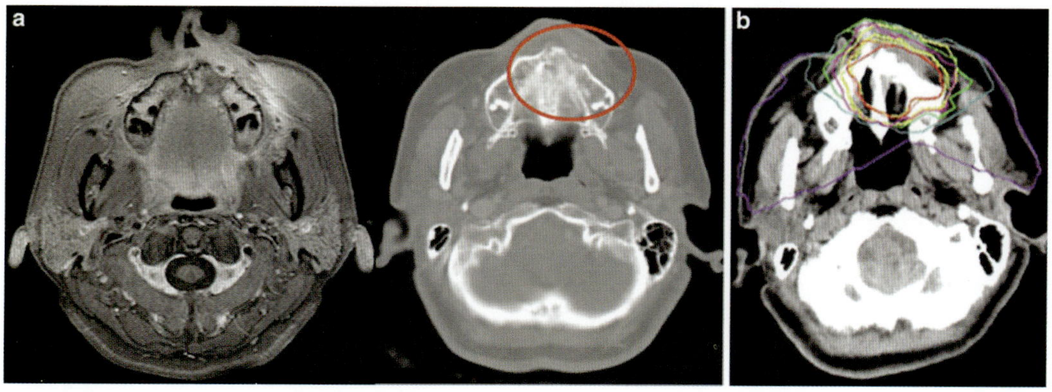

图 15.15　钆增强 T1WI 图像，CT 图像和等剂量线分布图。（a）治疗前，（b）等剂量线的分布。等剂量线：红色＝96％，橙色＝90％，洋红色＝60％，绿色＝50％，蓝绿色＝30％，紫色＝10％。靶区结构：黄色＝CTV

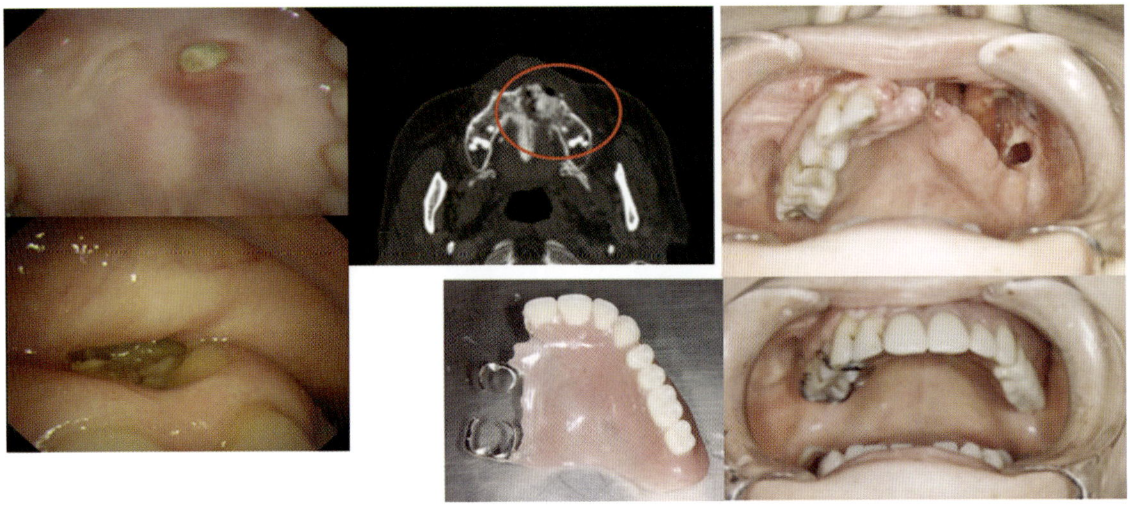

图 15.16 骨坏死行死骨切除术后

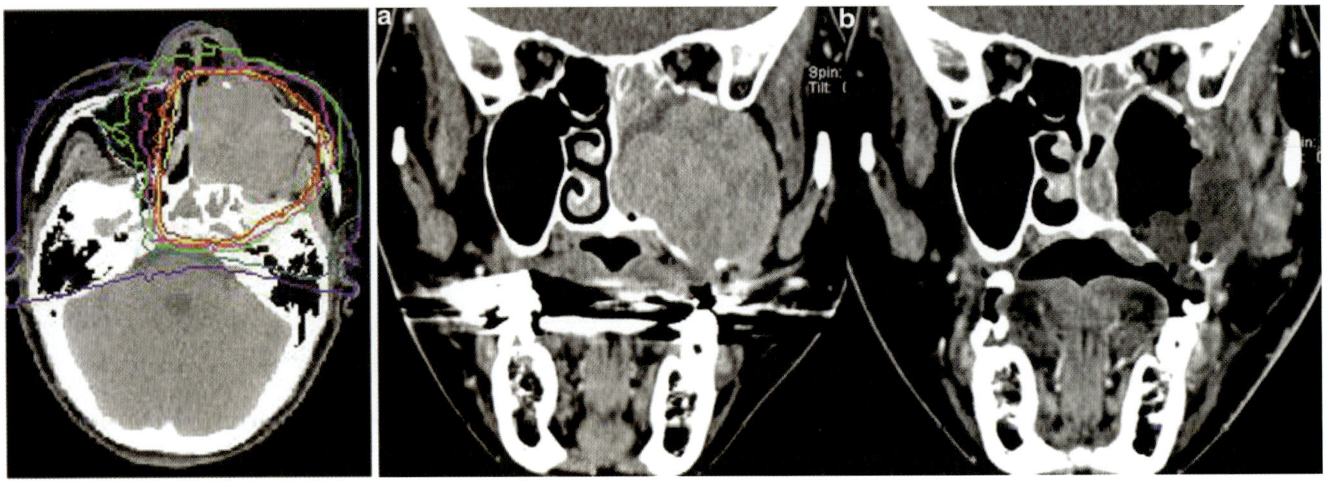

图 15.17 等剂量线分布图和 CT 图像。(a) 治疗前，(b) 治疗后。等剂量线：红色=96%，橙色=90%，洋红色=70%，绿色=50%，蓝绿色=30%，紫色=10%。靶区结构：黄色=CTV

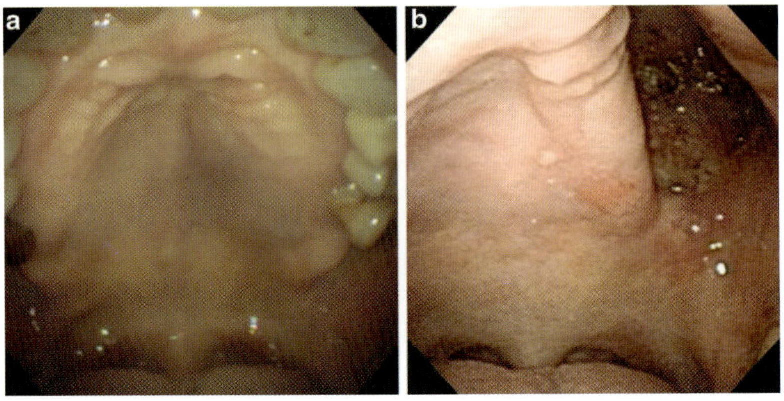

图 15.18 上颚的临床图片。(a) 治疗前，(b) 治疗后及坏死骨切除后

从 2008 年开始对局部复发患者进行再程治疗。因为碳离子束有较好的物理和生物学特性，碳离子治疗是对小的复发病灶进行再程治疗的极好的治疗手段。对于首程放疗照射过的危及器官要格外小

心，以避免毒性反应。

15.5.5.1 一例野内复发病例

34 岁男性，腺样囊性癌，2006 年 1 月接受碳离子放疗。MET-PET 清晰显示鼻腔和鼻旁窦几乎全部被肿瘤占据。采用 3 个照射野，总剂量 64 GyE，16 次，疗程 4 周。在治疗后 24 个月，肿瘤明显缩小（图 15.19）。

在治疗后 33 个月（图 15.20），患者出现了一个新病灶，在 MRI 和 MET-PET 上显示新病灶在 CTV2 内部，活检证实与原发肿瘤病理类型一致，病变被诊断为野内复发。尝试了再程碳离子放疗，总剂量 57.6 GyE，12 次，3 个照射野。在初次治疗后 42 个月（再程治疗后 9 个月），肿瘤完全消失，没有严重不良反应。

15.5.5.2 一例边缘复发病例

56 岁女性，泪腺腺样囊性癌，2005 年 7 月接受碳离子放疗。MRI 和 MET-PET 显示肿瘤在眶窝内侧。总剂量 57.6 GyE，16 次，疗程 4 周，鼻侧眼眶没有被照射。在治疗后 10 个月，肿瘤完全消失（图 15.21）。

治疗后 22 个月（图 15.22），MRI 和 MET-PET 显示肿瘤复发。复发肿瘤在眼眶鼻侧没有受到足量照射的区域，考虑在 CTV1 内边缘复发。再程使用碳离子放疗到 57.6 GyE，治疗 12 次。

再程治疗 4 个月后，MRI 和 MET-PET 显示肿瘤完全消失。再程放疗中皮肤保护很重要。在这种情况下，使用多射野来缩小高剂量区域到很小的范围。再程治疗 1 周后皮肤反应很轻微（1 级）（图 15.23）。

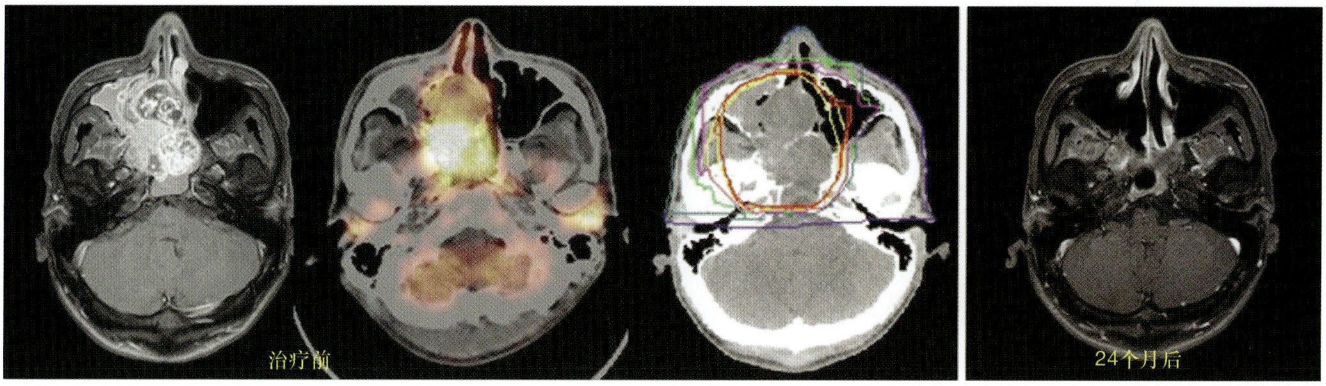

图 15.19 治疗前的 MRI 和 MET-PET 图像、等剂量线分布图和治疗 24 个月后的图像。等剂量线：红色＝96％，橙色＝90％，洋红色＝60％，绿色＝50％，蓝绿色＝30％，紫色＝10％。靶区结构：黄色＝CTV

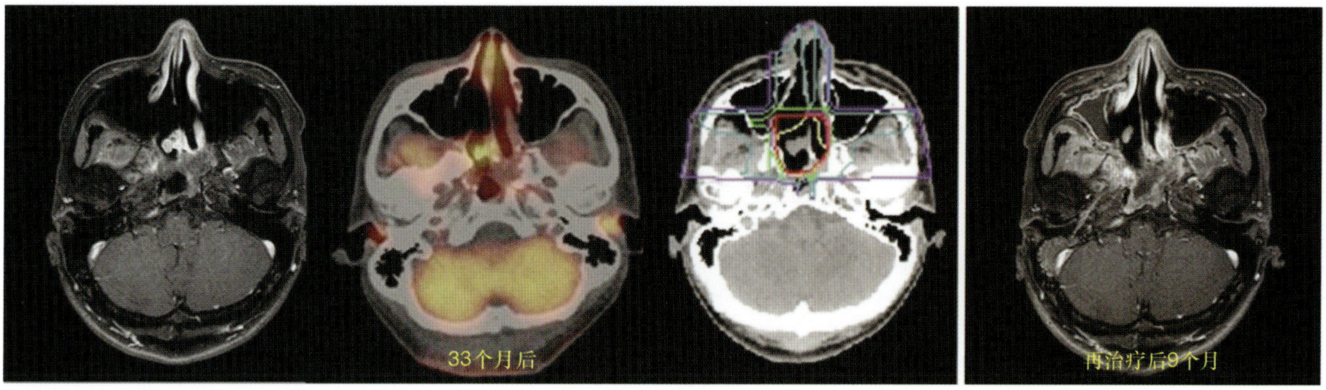

图 15.20 再程治疗前的磁共振和 MET-PET 图像，等剂量线分布图和再程治疗后的图像。等剂量线：红色＝96％，橙色＝90％，洋红色＝70％，绿色＝50％，蓝绿色＝30％，紫色＝10％。靶区结构：黄色＝CTV

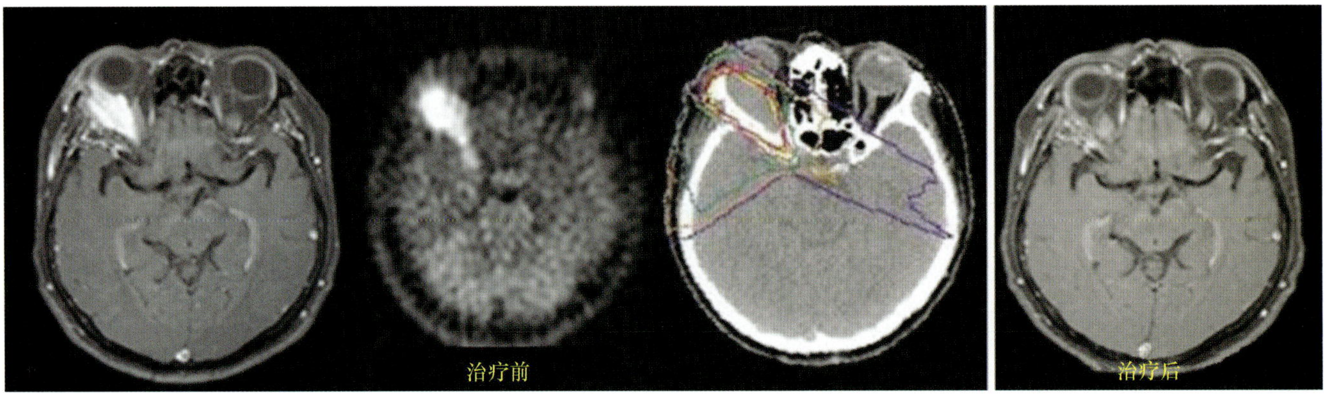

图 15.21　MRI 和 MET-PET 图像和等剂量线分布图。等剂量线：红色＝96％，橙色＝90％，洋红色＝60％，绿色＝50％，蓝绿色＝30％，浅橙色＝20％，紫色＝10％。靶区结构：黄色＝CTV

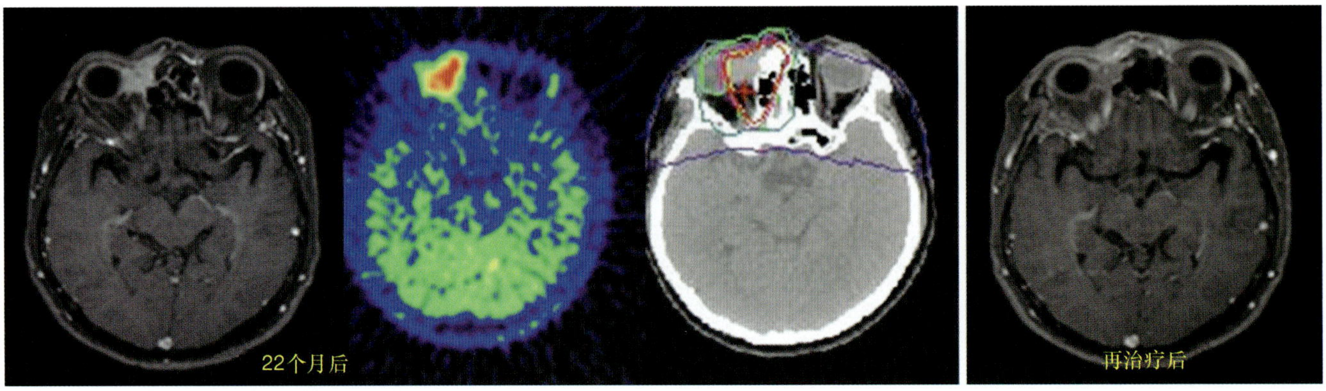

图 15.22　再程治疗前后的 MRI 和 MET-PET 图像和等剂量线分布图。等剂量线：红色＝96％，橙色＝90％，洋红色＝70％，绿色＝50％，蓝绿色＝30％，紫色＝10％。靶区结构：黄色＝CTV

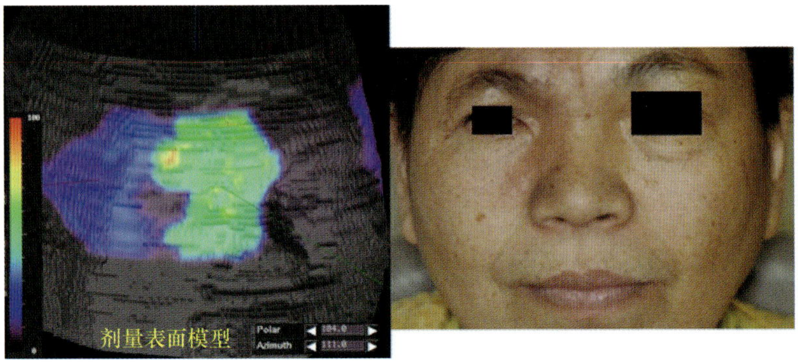

图 15.23　再程治疗前的剂量-表面模型和晚期皮肤反应

（任昌镇　穆向魁　译）

参考文献

1. Lengyel E, Gilde K, Remenár E, et al. Malignant mucosal melanoma of the head and neck. Pathol Oncol Res. 2003;9: 7–12.
2. Mendenhall WM, Morris CG, Amdur RJ, et al. Radiotherapy alone or combined with surgery for adenoid cystic carcinoma of the head and neck. Head Neck. 2004;26:154–62.
3. Mendenhall WM, Amdur RJ, Hinerman RW, et al. Head and neck mucosal melanoma. Am J Clin Oncol. 2005;28:626–30.
4. Bridger AG, Smee D, Baldwin, et al. Experience with mucosal melanoma of the nose and paranasal sinuses. ANZ J Surg. 2005;75:192–7.
5. Mendenhall WM, Morris CG, Amdur RJ, et al. Radiotherapy alone or combined with surgery for salivary gland carcinoma. Cancer. 2005;103:2544–50.
6. Krengli M, Masini L, Kaanders JH, et al. Radiotherapy in the treatment of mucosal melanoma of the upper aerodigestive tract; analysis of 74 cases. A Rare Cancer Network study. Int J Radiat Oncol Biol Phys. 2006;65:751–9.
7. Cheng YF, Lai CC, Ho CY, et al. Toward a better understanding of sinonasal mucosal melanoma: clinical review of 23 cases. J Chin Med Assoc. 2007;70:24–9.
8. Kanai T, Endo M, Minohara S, et al. Biophysical characteristics of HIMAC clinical irradiation system for heavy-ion radiation therapy. Int J Radiat Oncol Biol Phys. 1999;44:201–10.
9. Tsujii H, Morita S, Miyamoto T, et al. Preliminary results of phase I/II carbon-ion therapy at the National Institute of Radiological Sciences. J Brachytherapy Int. 1997;3:1–8.
10. Tsujii H, Mizoe JE, Kamada T, et al. Overview of clinical experiences on carbon ion radiotherapy at NIRS. Radiother Oncol. 2004;73:41–9.
11. Tsujii H, Mizoe J, Kamada T, et al. Clinical results of carbon ion radiotherapy at NIRS. J Radiat Res. 2007;48A:A1–13.
12. Mizoe J, Tsujii H, Kamada T, et al. Dose escalation study of carbon ion radiotherapy for locally advanced head-and-neck cancer. Int J Radiat Oncol Biol Phys. 2004;60:358–64.
13. Kanematsu N, Endo M, Futami Y, et al. Treatment planning for the layer-stacking irradiation system for three-dimensional conformal heavy-ion radiotherapy. Med Phys. 2002;29:2823–9.
14. Hasegawa A, Mizoe JE, Mizota A, et al. Outcomes of visual acuity in carbon ion radiotherapy: analysis of dose-volume histograms and prognostic factors. Int J Radiat Oncol Biol Phys. 2006;64:396–401.
15. Hirasawa N, Tsuji H, Ishikawa H, et al. Risk factors for neovascular glaucoma after carbon ion radiotherapy of choroidal melanoma using dose-volume histogram analysis. Int J Radiat Oncol Biol Phys. 2007;67:538–43.

头颈部恶性黑色素瘤 16

Malignant Melanoma of the Head and Neck

Ryo Takagi

摘要

头颈部恶性黏膜黑色素瘤（malignant mucosal melanoma，MMM）少见，预后差。而且，长期以来 MMM 被认为是放射线抗拒肿瘤。我们使用碳离子放疗同步化疗共治疗了 106 例头颈部 MMM 患者。所有患者 5 年局部控制率和总体存活率分别为 80.6% 和 54%，中位生存期为 64.8 个月。最常见的急性毒性反应是黏膜炎（3 级，21.7%）和皮肤反应（3 级，0.9%）；没有观察到 3 级以上毒性反应。此外，伴随达卡巴嗪、盐酸尼莫司汀和长春新碱（DVA）化疗最常见的不良反应是骨髓毒性和肝功能损害。因为局部控制好，毒性反应可以接受，碳离子放疗是头颈部 MMM 安全有效的治疗方法。而且，总体存活率要好于传统放疗与手术同步化疗的综合治疗结果。

关键词

碳离子放疗 · 化疗 · 头颈部 · 恶性黑色素瘤 · 放射线抗拒

16.1 引言

头颈部恶性黏膜黑色素瘤（MMM）是少见的恶性肿瘤类型。在不同种族中发病率不同，高加索人[1-2]和日本人[3-4]中 MMM 分别占黑色素瘤的 1% 和 6%～7.5%。这些黑色素瘤更多发生于深色皮肤的人。在头颈部，MMM 最常发生的部位是口腔和鼻旁窦，上颚部位是口腔内最常见的发病部位[5-6]。头颈部 MMM 预后差，总体 5 年存活率大约在 30% 或更低[7-15]，局部控制率低，常常发生远处转移。

手术通常被医学界认为是 MMM 的标准治疗方式。彻底切除肿瘤是获得好的局部控制率和生存率的重要因素。然而，因为很多重要器官可能靠近肿瘤，某些患者不适合根治性手术。对于无法手术或拒绝手术的患者，应考虑放疗和化疗作为治疗选择。

达卡巴嗪（DTIC）是恶性黑色素瘤最有效的化疗药物[16]。为提高治疗反应率，通常使用基于 DTIC 的联合化疗方案[17-18]。联合 DTIC，ACNU 和 VCR（DAV 化疗方案）已经在日本很多中心使用。然而，这些治疗方案并没有获得足够的治疗效果。而且，近年来开始了转移性黑色素瘤分子靶向治疗的临床试验[19-20]。

16.2 碳离子放疗的意义

因为光子放疗预后不好，恶性黑色素瘤长期以来被认为是放射线抗拒肿瘤[21]。然而，有报道使用高分次剂量可能会提高局部响应[9,22-23]。与其他较重粒子相比，碳离子在扩展 Bragg 峰末端部分有高 LET 射线的生物学特性，而且有剂量定位的特性[24]。根据前期研究，碳离子放疗对放射线抗拒肿瘤有高的治疗效果，如恶性黑色素瘤。

16.3 临床特征和诊断检查

16.3.1 碳离子放射治疗患者选择标准

患者被要求有可测量的并病理确诊的头颈部肿瘤。所有患者肿瘤分期必须是N0M0，同时不存在其他活动恶性肿瘤，没有远处转移，年龄在15～75岁之间（从2010年4月提高到80岁），而且预期存活时间至少为6个月。入选患者Karnofsky评分必须≥60分。其他标准包括碳离子治疗区域未经放疗、没有难治性感染性疾病。

16.3.2 DAV化疗患者选择标准

患者入组时必须血红蛋白（Hb）水平≥10 g/dL，白细胞计数≥4000/mm^3，血小板计数≥100 000/mm^3，血肌酐＜1.5 mg/dl，肌酐清除率＜60 ml/min，血胆红素＜1.5 mg/dl，谷草转氨酶和谷丙转氨酶低于正常值上限的1.5倍。

16.4 放疗技术的一般应用

16.4.1 碳离子放疗

定制的固定设备用来保持患者在治疗计划CT扫描和碳离子放疗时在同一位置。采集一组层厚2.5 mm的CT图像作为治疗计划CT图像。在制订三维治疗计划时，大体肿瘤体积（GTV）在治疗计划CT上勾画，参照MRI和^{11}C-甲硫氨酸PET的融合图像。临床靶体积（CTV）为GTV外扩5 mm。当肿瘤侵入邻近解剖部位在CTV1内时，先照射36 GyE/10次，然后照射CTV2（限于GTV）到总量57.6 GyE/16次。多野照射作为基本治疗计划以避免严重的正常组织反应。当危及器官靠近GTV时，不考虑正常组织剂量限制，这些器官的反应被划分为肿瘤相关反应。当使用患者定制准直器时，PTV由CTV外扩3 mm获得；当使用多叶光栅准直器时，PTV由CTV外扩6mm获得，也要根据危及器官调整PTV。正常危及器官的剂量限制与上一章描述相同（头颈部癌）。

16.4.2 DAV化疗

每个患者接受1～5个周期的DAV化疗，而且至少有1个周期是在碳离子放疗期间进行。根据我们中心的方案，DTIC［120 mg/（m^2·d）］在第1～5天静脉注射2 h以上，ACNU（70 mg/m^2）和VCR（0.7 mg/m^2）在第1天静脉注射。如果患者没有严重并发症，共化疗5个周期，每5周重复一次。

16.4.3 随访

碳离子放疗后使用CT或MRI随访。最初6个月，每1～2个月随访一次；之后每3～6个月随访一次。总体存活率和局部控制率从患者接受碳离子放疗第一天开始计算。

16.5 治疗结果

16.5.1 患者特征

在2002年4月—2012年8月间，使用碳离子放疗同步DAV化疗方案共治疗了106例患者，患者特征见表16.1。所有患者都完成了碳离子放疗。随访时间从3.3个月至119个月。57例患者（53.8%）完成了5周期DAV化疗（表16.2）。放弃治疗的原因主要是出现了远处转移、局部复发或化疗副作用。

表16.1 患者特点

性别(男性/女性)	47/59
年龄（岁），范围（中位数）	26～79（63）
GTV（ml），范围（中位数）	1.0～325.8（28.3）
肿瘤部位	
口	12
鼻	68
鼻旁窦	18
咽	5
结膜	3
肿瘤状态（UICC2002[a]）	
T1	9
T2	18
T3	30
T4（a，b）	34
手术/化疗后复发	15

[a]UICC：国际抗癌联盟

表16.2 DAV方案化疗

化疗疗程数	
5个疗程被完成	57
1～4个疗程	49
化疗停止原因	
复发和（或）转移	16
副作用	33

16.5.2　毒性反应

没有观察到严重的急性反应。在 106 例患者中正常组织急性反应包括 1 例患者发生 3 级皮肤反应（0.9%），23 例患者发生 3 级黏膜反应（21.7%），没有发生 3 级以上反应。

晚期毒性反应包括 2 例患者发生 2 级黏膜反应（1.9%），没有患者发生 2 级以上反应。

放疗导致的不良反应的级别和发生率与其他头颈部肿瘤（前一章）相似，而且似乎也没有由于 DAV 化疗而加重。

DAV 化疗最常见的不良反应是骨髓毒性、肝功能损害、一过性呕吐、血管性疼痛和光敏反应。

治疗的 106 例患者中，15 例患者（14.2%）发生 3 级骨髓毒性，4 例患者（3.8%）发生 3 级或 4 级肝功能损害。发生 4 级肝功能损害的患者，不久后发现多发肝转移瘤。因此，患者的肝功能也许受到转移瘤的影响。

在研究期间，没有患者出现治疗相关性死亡事件。

16.5.3　局部控制及总体存活

中位生存期为 64.8 个月。所有患者 3 年和 5 年总体存活率分别为 65.8%和 54.0%，3 年和 5 年局部控制率分别为 83.1%和 80.6%。

从 1997 年开始使用碳离子放疗治疗头颈部 MMM。在碳离子放疗后，尽管没有发现局部复发，许多患者发生了远处转移[25-26]。这个发现表明这些患者可能在治疗的时候已经发生了系统微小转移，而且控制转移应该能够提高存活。根据这个结果，我们开始进行碳离子放疗同步 DAV 化疗的治疗方案。结果，随访局部控制率几乎没有变化，但存活率因 DAV 化疗而明显提高。因为良好的局部控制和可接受的毒性反应，碳离子放疗同步 DAV 化疗治疗头颈部 MMM 是安全有效的。

16.6　病例研究

16.6.1　病例 1

61 岁男性患者，因上颚部位新生物并疼痛 2 个月就诊。患者在口腔颌面部外科门诊活检诊断为恶性黑色素瘤。黑色变主要在左侧硬腭。

没有厚度的肿瘤不能用 MRI 和 CT 测量。我们发明了一个方法，通过将治疗计划 CT 图像与带有金属丝线标记的肿瘤轮廓的 CT 图像进行融合来清晰显示肿瘤（图 16.1a，b）。

患者接受碳离子放疗和 DAV 化疗。总剂量 57.6 GyE，16 次，疗程 4 周（图 16.1c）。通过降低

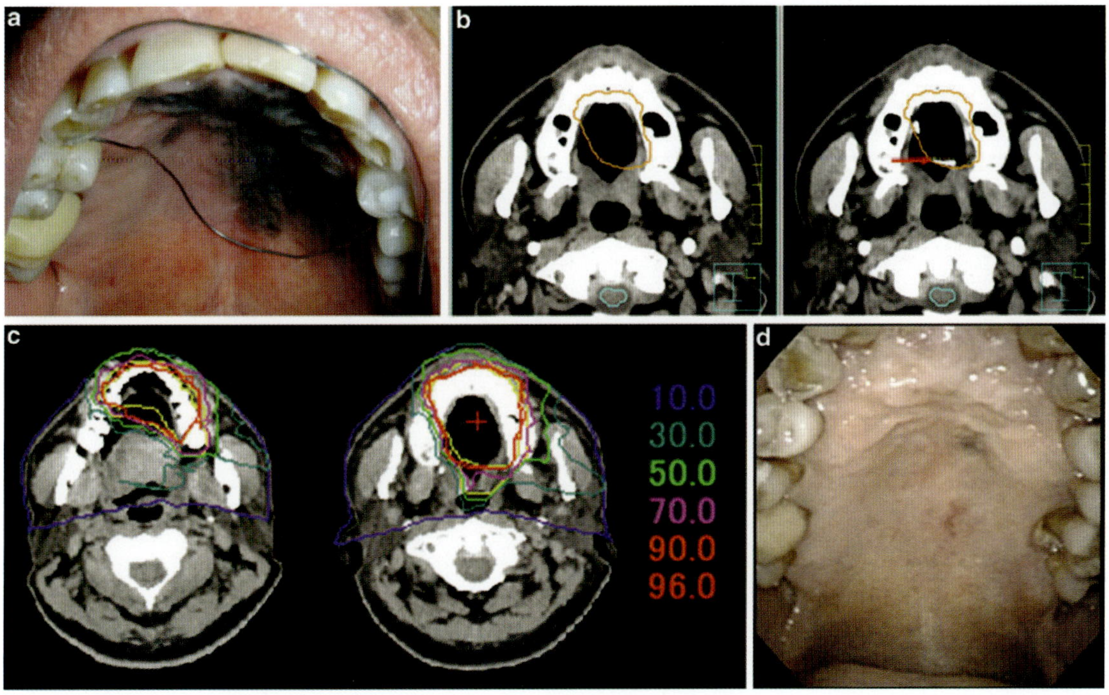

图 16.1　61 岁男性左上颚 MMM 患者。(a) 口腔内的病变及金属丝位置（箭头所示）能清楚地勾勒出肿瘤；(b) 计划 CT 图像（左）和有金属丝的 CT 图像（右）的图像融合；(c) 碳离子放疗的剂量分布；(d) 碳离子放疗 2 年后的口腔内视图

舌背面剂量来减轻急性黏膜反应。

DAV 化疗进行了 5 个周期。发生一过性 2 级白细胞减少症和 1 级肝功能损害。然而，这些反应很快就缓解了，化验值恢复到正常范围。

患者随访了 2 年，没有发现局部复发和远处转移（图 16.1d）。

放射区域内的牙齿增加了骨坏死的风险。所以，牙科医生和牙齿保健者给予患者口腔卫生指导是很重要的。

16.6.2 病例 2

66 岁女性患者，因左侧鼻腔阻塞和鼻出血到耳鼻喉科就诊。体检发现左鼻腔可测量的黑色肿瘤。影像检查显示左鼻腔肿瘤。活检诊断为恶性黑色素瘤（图 16.2a，b）。患者来我院咨询碳离子放疗。

患者接受了碳离子放疗和 DAV 化疗。总剂量 57.6 GyE，16 次，疗程 4 周（图 16.2c）。接受了 5 周期 DAV 化疗。在第 5 周期化疗后就发生一过性 3 级白细胞减少症，在使用粒细胞集落刺激因子几天

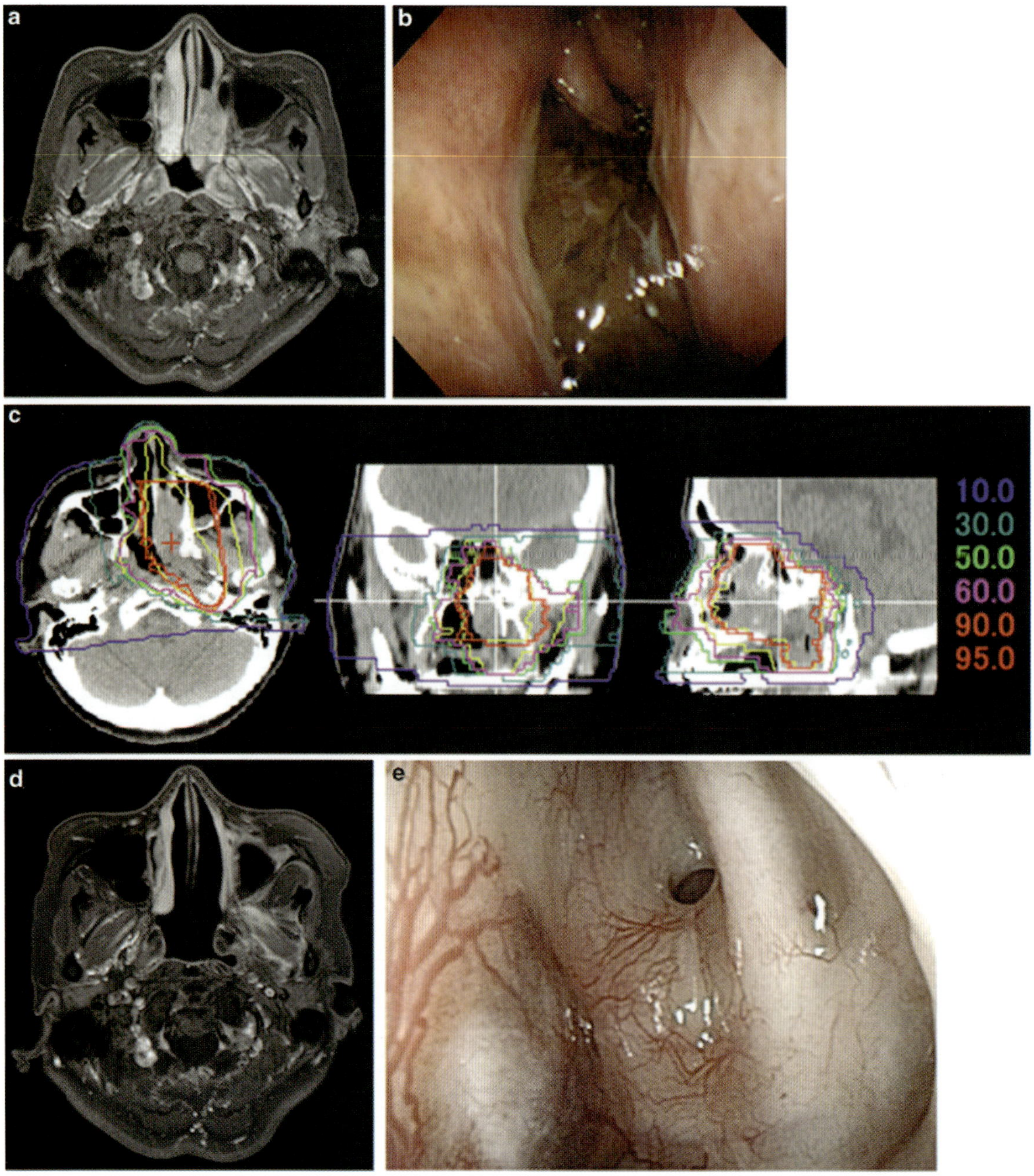

图 16.2 66 岁女性左鼻腔 MMM 患者。(a) 碳离子放疗前横断面 MRI，增强压脂 T1 加权成像（GD-MRI）；(b) 碳离子放疗前的内镜图像；(c) 碳离子放疗的剂量分布；(d) 碳离子放疗后 8 年 6 个月的 GD-MRI；(e) 碳离子放疗后 8 年 6 个月的内镜图像

后，白细胞计数恢复正常。患者随访了 8 年半，未发现局部肿瘤复发和远处转移（图 16.2d，e）。

16.6.3　病例 3

49 岁男性患者，因鼻出血到耳鼻喉科就诊，发现右侧鼻中隔肿瘤。进行肿瘤切除，术后病理诊断为恶性黑色素瘤。可以看到右侧鼻中隔肿瘤残留。患者咨询我院进行碳离子放疗。体检发现右侧鼻中隔可测量黑色肿瘤，但是影像检查病灶显示不清（图 16.3a，b）。

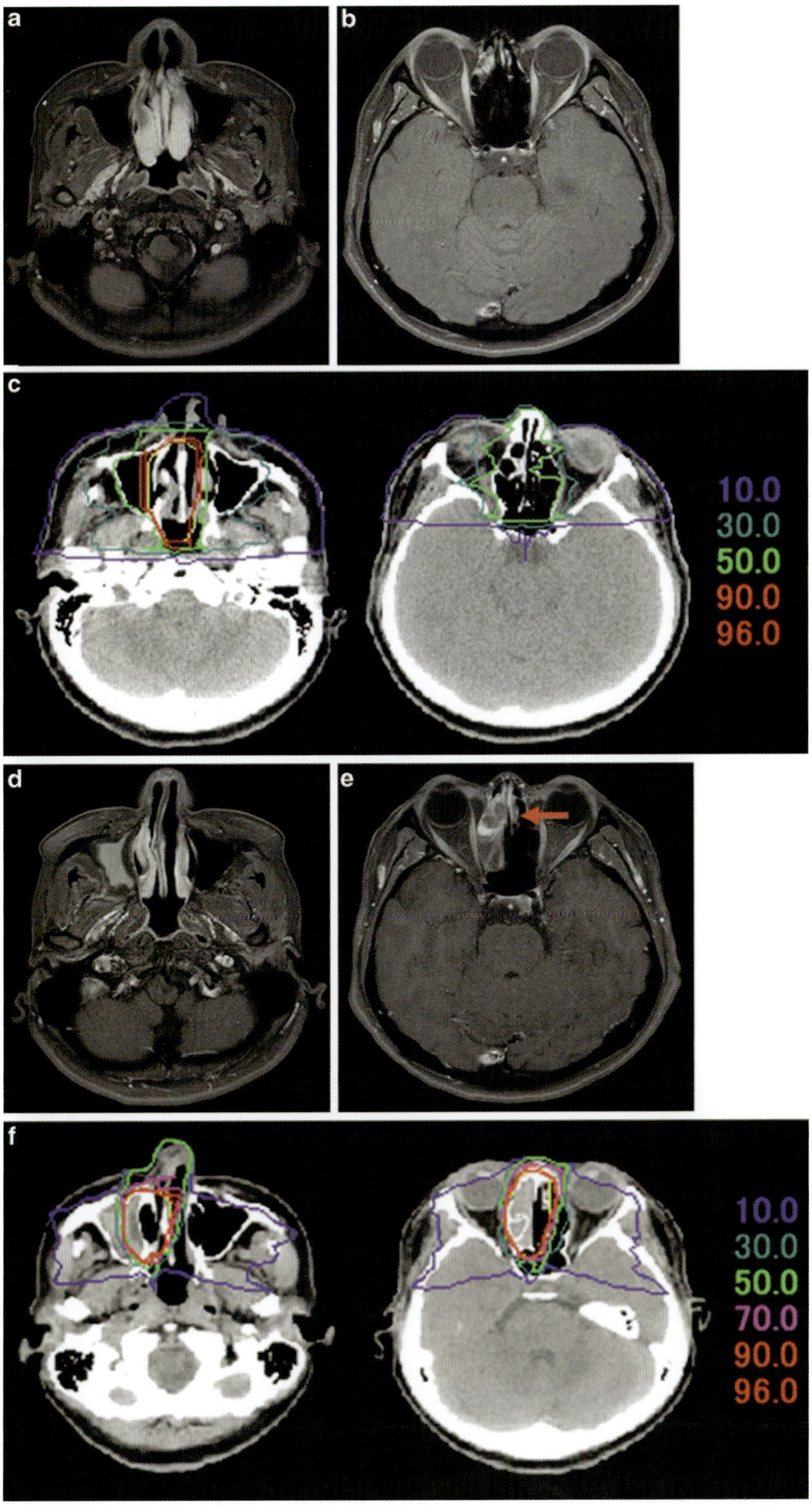

图 16.3　49 岁男性右侧鼻中隔 MMM 患者。(a) 碳离子放疗前鼻 Gd-MRI；(b) 碳离子放疗前筛窦 Gd-MRI，未发现病变侵犯；(c) 碳离子放疗的剂量分布；(d，e) 碳离子放疗 3 年 4 个月后，右侧筛窦发现肿瘤复发（箭头所示）；(f) 再程碳离子放疗的剂量分布

患者接受了碳离子放疗和 DAV 化疗。总剂量为 57.6 GyE，16 次，疗程 4 周（图 16.1c）。DAV 化疗 1 周期，由于 2 级骨髓毒性（白细胞减少症）化疗中断。

治疗后 3 年 4 个月时，在右侧筛窦发现肿瘤复发（照射边缘）（图 16.3d，e）。

患者接受再程碳离子放疗，未结合化疗。因为治疗区域与上次治疗部位重叠，所以使用很小的 CTV 边界。治疗总剂量 57.6 GyE，16 次，疗程 4 周（图 16.3f）。

患者首次治疗后共随访了 6 年 4 个月。观察到持续存在的 1 级黏膜反应，在两次治疗的部位均没有发现肿瘤复发。

（曹明蕊　任昌镇　穆向魁　译）

参考文献

1. McLaughlin CC, Wu XC, Jemal A, et al. Incidence of noncutaneous melanomas in the U.S. Cancer. 2005;103(5):1000–7.
2. Chang AE, Karnell LH, Menck HR. The National Cancer Data Base report on cutaneous and noncutaneous melanoma: a summary of 84,836 cases from the past decade. The American College of Surgeons Commission on Cancer and the American Cancer Society. Cancer. 1998;83(8):1664–78.
3. Takagi M, Ishikawa G, Mori W. Primary malignant melanoma of the oral cavity in Japan. With special reference to mucosal melanosis. Cancer. 1974;34(2):358–70.
4. Ballantyne AJ. Malignant melanoma of the skin of the head and neck. An analysis of 405 cases. Am J Surg. 1970;120(4):425–31.
5. Hicks MJ, Flaitz CM. Oral mucosal melanoma: epidemiology and pathobiology. Oral Oncol. 2000;36(2):152–69.
6. Manolidis S, Donald PJ. Malignant mucosal melanoma of the head and neck: review of the literature and report of 14 patients. Cancer. 1997;80(8):1373–86.
7. Douglas CM, Malik T, Swindell R, et al. Mucosal melanoma of the head and neck: radiotherapy or surgery? J Otolaryngol Head Neck Surg. 2010;39(4):385–92.
8. Temam S, Mamelle G, Marandas P, et al. Postoperative radiotherapy for primary mucosal melanoma of the head and neck. Cancer. 2005;103(2):313–9.
9. Wada H, Nemoto K, Ogawa Y, et al. A multi-institutional retrospective analysis of external radiotherapy for mucosal melanoma of the head and neck in Northern Japan. Int J Radiat Oncol Biol Phys. 2004;59(2):495–500.
10. Owens JM, Roberts DB, Myers JN. The role of postoperative adjuvant radiation therapy in the treatment of mucosal melanomas of the head and neck region. Arch Otolaryngol Head Neck Surg. 2003;129(8):864–8.
11. Thompson LD, Wieneke JA, Miettinen M. Sinonasal tract and nasopharyngeal melanomas: a clinicopathologic study of 115 cases with a proposed staging system. Am J Surg Pathol. 2003;27(5):594–611.
12. Patel SG, Prasad ML, Escrig M, et al. Primary mucosal malignant melanoma of the head and neck. Head Neck. 2002;24(3):247–57.
13. Batsakis JG, Suarez P. Mucosal melanomas: a review. Adv Anat Pathol. 2000;7(3):167–80.
14. Lund VJ, Howard DJ, Harding L, et al. Management options and survival in malignant melanoma of the sinonasal mucosa. Laryngoscope. 1999;109:208–11.
15. Gilligan D, Slevin NJ. Radical radiotherapy for 28 cases of mucosal melanoma in the nasal cavity and sinuses. Br J Radiol. 1991;64(768):1147–50.
16. Buzaid AC, Bedikian A, Houghton AN. Systemic chemotherapy and biochemotherapy. In: Balch CM, Houghton AN, Sober AJ, editors. Cutaneous melanoma. 3rd ed. St. Louis: Quality Medical Publishing; 1998.
17. Ishihara K, Yamazaki N, Asano K. Chemotherapy of malignant melanoma. Gan To Kagaku Ryoho. 1993;20(10):1287–92. Article in Japanese.
18. Del Prete SA, Maurer LH, O'Donnell J, et al. Combination chemotherapy with cisplatin, carmustine, dacarbazine, and tamoxifen in metastatic melanoma. Cancer Treat Rep. 1984;68(11):1403–5.
19. Di Giacomo AM, Ascierto PA, Pilla L, et al. Ipilimumab and fotemustine in patients with advanced melanoma (NIBIT-M1): an open-label, single-arm phase 2 trial. Lancet Oncol. 2012;13(9):879–86. doi:10.1016/S1470-2045(12)70324-8.
20. Guo J, Si L, Kong Y, et al. Phase II, open-label, single-arm trial of imatinib mesylate in patients with metastatic melanoma harboring c-Kit mutation or amplification. J Clin Oncol. 2011;29(21):2904–9. doi:10.1200/JCO.2010.33.9275.
21. Moore ES, Martin H. Melanoma of the upper respiratory tract and oral cavity. Cancer. 1955;8(6):1167–76.
22. Overgaard J, Overgaard M, Hansen PV, et al. Some factors of importance in the radiation treatment of malignant melanoma. Radiother Oncol. 1986;5(3):183–92.
23. Trotti A, Peters LJ. Role of radiotherapy in the primary management of mucosal melanoma of the head and neck. Semin Surg Oncol. 1993;9(3):246–50.
24. Tsujii H, Kamada T, Baba M, et al. Clinical advantages of carbon-ion radiotherapy. New J Phys. 2008;10:075009. doi:10.1088/1367-2630/10/7/075009.
25. Mizoe JE, Hasegawa A, Jingu K, et al. Results of carbon ion radiotherapy for head and neck cancer. Radiother Oncol. 2012;103(1):32–7.
26. Yanagi T, Mizoe JE, Hasegawa A, et al. Mucosal malignant melanoma of the head and neck treated by carbon ion radiotherapy. Int J Radiat Oncol Biol Phys. 2009;74(1):15–20.

头颈部软组织肉瘤 17

Soft Tissue Sarcoma of the Head and Neck

Masashi Koto

摘要

头颈部骨和软组织肉瘤占头颈部肿瘤的 1%。肉瘤有许多病理亚型，多数是放射线抗拒的。因此，不能手术切除的肉瘤局部控制和存活预后差。碳离子的物理特性理论上提供了比光子更集中的剂量分布和更高的相对生物效应。我们以前报告了 27 例无法手术的头颈部骨和软组织肉瘤的碳离子放疗结果，总等效剂量 70.4 GyE，16 次治疗。所有患者的 3 年和 5 年存活率分别为 74.1%和 57.6%，3 年和 5 年局部控制率分别为 91.8%和 80.4%。急性和晚期正常组织反应在可接受范围。因此，碳离子放疗可以是无法手术的头颈部骨和软组织肉瘤有希望的治疗选择。

关键词

碳离子放疗 · 头颈部肿瘤 · 软组织肉瘤

17.1 引言

头颈部骨和软组织肉瘤是间叶组织恶性肿瘤，占全身骨和软组织肉瘤的不到 10%，占头颈部肿瘤约 1%。病理上有许多种肉瘤亚型，它们有多种临床特性。根据每个肿瘤的亚型和特性，治疗可能需要结合手术、放疗和化疗。辅助放疗可提高局部肿瘤控制率，在某些情况下，可以完全治愈肿瘤，并且不良反应可以接受[1]。然而，无法手术的肉瘤患者局部控制和存活预后较差[2,3]。

17.2 碳离子放疗的意义

碳离子是高 LET 射线，并且与其他离子相比，碳离子有很好的剂量定位特性[4,5]。碳离子的物理特性理论上提供了比光子更集中的剂量分布和更高的相对生物效应。更好的剂量分布可以用于两个方面，一方面在提高照射剂量的同时降低正常组织毒性反应，另一方面在相同等效剂量的情况下减少不良反应。碳离子放疗对于无法手术或拒绝手术的头颈部骨和软组织肉瘤成年患者可能是一个有效的治疗。

17.3 诊断工作

国际抗癌联盟（UICC）的骨和软组织肿瘤分期系统是基于病理分级、肿瘤大小（和软组织肿瘤深度），及是否有远处或淋巴结转移。与四肢和躯干肉瘤分期系统一样，头颈部肉瘤特定分期是不标准的。然而，确定肿瘤范围和中枢神经系统侵犯对碳离子放疗计划很重要。增强 CT 和增强 MRI 可以提供有用的肿瘤解剖学信息。胸部 CT 是必需的分期检查。

17.4 放疗技术的一般应用

17.4.1 靶区勾画

根据增强 MRI 确定大体肿瘤（GTV），GTV 外扩 5 mm 获得临床靶区（CTV）。在计划 CT 图像上勾画出 CTV 和危及器官（如眼球、视神经、视交叉和脑干），以便进行剂量-体积直方图分析。CTV 外扩 3～5 mm 获得计划靶体积（PTV）。使用 3 个以上的射野来避开正常组织（如皮肤、眼球、视神经和脑干）。

17.4.2 处方剂量

Kamada 等报道了碳离子放疗对躯干肉瘤的治疗效果[6]。他们的结果显示，在碳离子放疗剂量接近 70 GyE 时，肿瘤控制概率曲线迅速上升。建议头颈部骨和软组织肉瘤治疗总剂量 70.4 GyE，16 次治疗，分次剂量为每次 4.4 GyE。

17.4.3 危及器官限制剂量

危及器官的限制剂量对脊髓和脑干为 30 GyE，视交叉和视神经为 40 GyE。

17.5 治疗结果

我们使用碳离子放疗共治疗了 27 例无法手术的头颈部骨和软组织肉瘤[7]。所有患者中位随访时间为 37.0 个月（4.1～73.0 个月），18 例存活患者中位随访时间为 40.0 个月（23.2～73.0 个月）。所有患者 3 年和 5 年存活率分别为 74.1% 和 57.6%，3 年和 5 年局部控制率分别为 91.8% 和 80.4%。9 名骨肉瘤患者 3 年局部控制率和存活率分别为 85.7% 和 44.4%。观察到 1 例 3 级以上急性反应。对于晚期反应，观察到 1 例视力丧失，4 例上颌骨 3 级骨坏死。上颌骨骨坏死患者接受手术切除，假牙修复后可以咀嚼食物。

无法手术切除的头颈部骨和软组织肉瘤患者治疗结果汇总在表 17.1[2,3,8-10]。在该表中，我们列入了我们中心碳离子治疗的更新数据。碳离子放疗的局部控制率明显优于光子放疗的前期报道。

17.6 病例研究

17.6.1 病例 1

女性患者，32 岁，下颌骨骨肉瘤。影像检查显示肿瘤在翼腭窝，并颅内侵犯（图 17.1a），肿瘤最大直径 66 mm。该患者被确定无法手术，并接受了化疗。1 周期化疗后，肿瘤大小没有变化。之后，患者被介绍到我们医院进行碳离子放疗。使用图像融合技术，在 MRI 的增强 T1 加权像、T1 加权像、T2 加权像上勾画 GTV。GTV 最小外扩 5～10 mm 边界获得 CTV，与脑和皮肤邻近处边界要尽量缩小。使用 4 野照射技术，主要目的是避免严重的皮肤反应。因为只有两个固定射束（水平束和垂直束），患者必须固定在仰卧位或斜位来避开危及器官。碳离子放疗总剂量 70.4 GyE/16 次（图 17.1b，c）。最大皮肤剂量减少到处方剂量的 80% 以下（图 17.1d）。患者发生了无症状脑坏死，然而治疗 6 年后，肿瘤完全控制。

17.6.2 病例 2

男性患者，41 岁，右上颌窦恶性纤维组织细胞瘤。肿瘤侵入筛窦、眼眶内和翼腭窝（图 17.2a）。肿瘤最大直径 70 mm。患者被确定无法手术，并接

表 17.1 无法手术切除的成人头颈部骨和软组织肉瘤患者治疗结果

研究所(年)	病理类型	治疗方式	患者数	5 年局部控制率	5 年总生存率
RMH（1944—1988）	软组织肉瘤	放射治疗及化疗	17	21	36
MGH（1972—1993）	软组织肉瘤	放射治疗及化疗	14	55	63
UCSF（1961—1993）	软组织肉瘤	放射治疗及化疗	5	0	9
NCI（1985—1996）	骨肉瘤	放射治疗及化疗	71	—	22
LBL（1977—1992）	骨和软组织肉瘤	氦离子放疗	19	58	71
NIRS（2001—2012）	骨和软组织肉瘤	碳离子放疗	42	73	53

缩写：NCI＝国立癌症研究所；NIRS＝国立放射科学研究所；RMH＝Marsden 皇家医院；UCSF＝加州大学旧金山分校

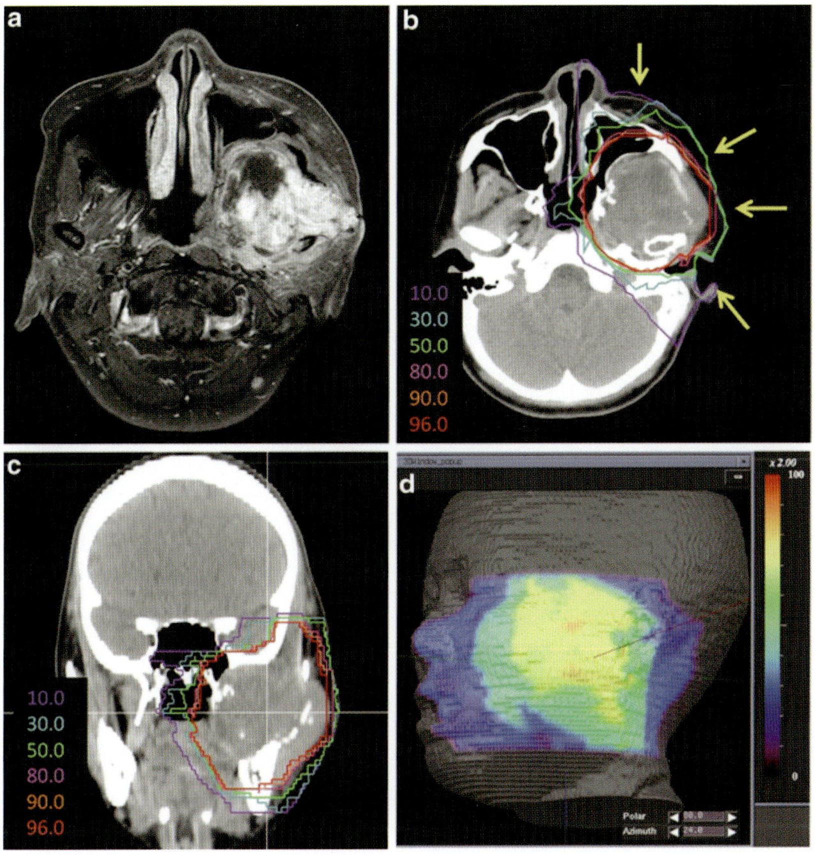

图 17.1 (a) 碳离子放疗前的磁共振横断面增强 T1 加权成像。(b) 和 (c) 有代表性的横断面和冠状面等剂量线的分布，黄箭头显示射束方向。(d) 皮肤的剂量

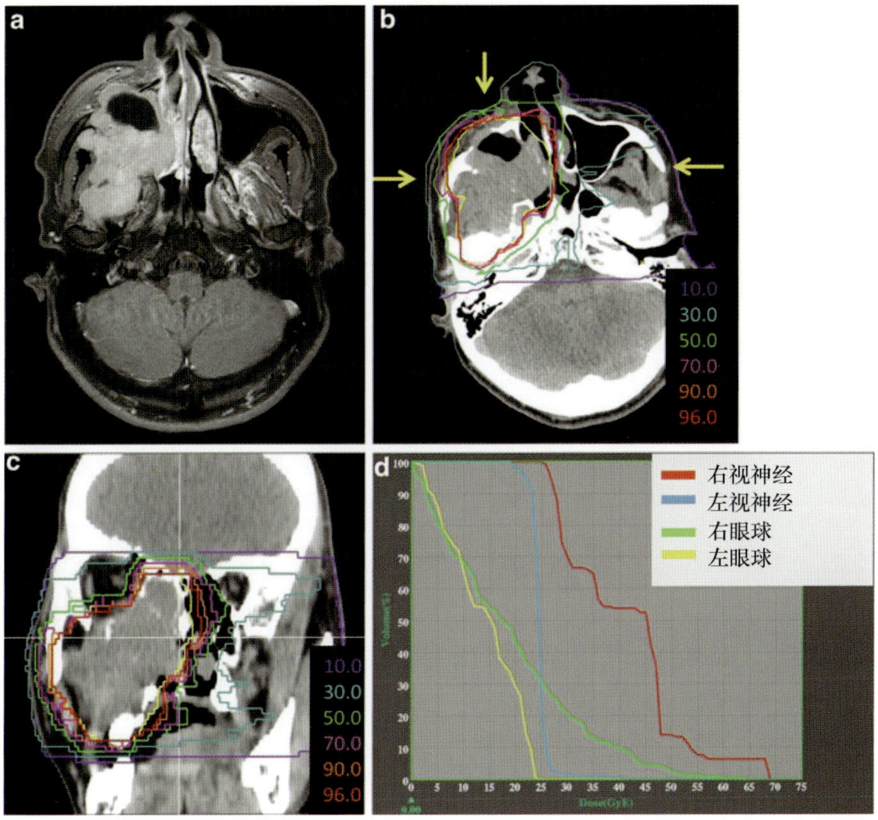

图 17.2 (a) 碳离子放疗前的磁共振横断面增强 T1 加权成像。(b) 和 (c) 有代表性的横断面和冠状面等剂量线的分布，黄箭头显示射束方向。(d) 视神经和眼球的剂量-体积直方图

受碳离子放疗。使用图像融合技术，在 MRI 的增强 T1 加权像、T1 加权像、T2 加权像上勾画 GTV。GTV 最小外扩 5～10 mm 边界获得 CTV。右侧视神经因肿瘤包绕无法避开。碳离子放疗总剂量为 70.4 GyE/16 次，使用 3 个照射野。一个左侧水平野用来降低右侧面部皮肤剂量（图 17.2b，c）。右侧视神经最大剂量几乎为 70 GyE（图 17.2d）。患者右眼视力丧失，并且发生了右上颌骨骨坏死。然而，治疗 7 年后，患者维持了其个人形象并能咀嚼食物。

（任昌镇　穆向魁　译）

参考文献

1. Mendenhall WM, Mendenhall CM, Werning JW, Riggs CE, Mendenhall NP. Adult head and neck soft tissue sarcomas. Head Neck. 2005;27:916–22.
2. Eeles RA, Fisher C, A'Hern RP, Robinson M, Rhys-Evans P, Henk JM, Archer D, Harmer CL. Head and neck sarcomas: prognostic factors and implications for treatment. Br J Cancer. 1993;68: 201–7.
3. Le QT, Fu KK, Kroll S, Fitts L, Massullo V, Ferrell L, Kaplan MJ, Phillips TL. Prognostic factors in adult soft-tissue sarcomas of the head and neck. Int J Radiat Oncol Biol Phys. 1997;37:975–84.
4. Kanai T, Endo M, Minohara S, Miyahara N, Koyama-ito H, Tomura H, Matsufuji N, Futami Y, Fukumura A, Hiraoka T, Furusawa Y, Ando K, Suzuki M, Soga F, Kawachi K. Biophysical characteristics of HIMAC clinical irradiation system for heavy-ion radiation therapy. Int J Radiat Oncol Biol Phys. 1999;44:201–10.
5. Tsujii H, Kamada T. A review of update clinical results of carbon ion radiotherapy. Jpn J Clin Oncol. 2012;42:670–85. doi:10.1093/jjco/hys104.
6. Kamada T, Tsujii H, Tsuji H, Yanagi T, Mizoe JE, Miyamoto T, Kato H, Yamada S, Morita S, Yoshikawa K, Kandatsu S, Tateishi A, Working Group for the Bone and Soft Tissue Sarcomas. Efficacy and safety of carbon ion radiotherapy in bone and soft tissue sarcomas. J Clin Oncol. 2002;20:4466–71.
7. Jingu K, Tsujii H, Mizoe JE, Hasegawa A, Bessho H, Takagi R, Morikawa T, Tonogi M, Tsuji H, Kamada T, Yamada S, Organizing Committee for the Working Group for Head-and-Neck Cancer. Carbon ion radiation therapy improves the prognosis of unresectable adult bone and soft-tissue sarcoma of the head and neck. Int J Radiat Oncol Biol Phys. 2012;82:2125–31. doi:10.1016/j.ijrobp.2010.08.043.
8. Willers H, Hug EB, Spiro IJ, Efird JT, Rosenberg AE, Wang CC. Adult soft tissue sarcomas of the head and neck treated by radiation and surgery or radiation alone: patterns of failure and prognostic factors. Int J Radiat Oncol Biol Phys. 1995;33: 585–93.
9. Smith RB, Apostolakis LW, Karnell LH, Koch BB, Robinson RA, Zhen W, Menck HR, Hoffman HT. National Cancer Data Base report on osteosarcoma of the head andneck. Cancer. 2003;98: 1670–80.
10. Castro JR, Linstadt DE, Bahary JP, Petti PL, Daftari I, Collier JM, Gutin PH, Gauger G, Phillips TL. Experience in charged particle irradiation of tumors of the skull base: 1977–1992. Int J Radiat Oncol Biol Phys. 1994;29:647–55.

第 10 部分
颅底部和颈椎旁肿瘤
Skull Base and Paracervical Tumors

颅底部和上段颈椎肿瘤 18

Skull Base and Upper Cervical Spine Tumors

Masashi Koto

摘要

颅底和上段颈椎肿瘤的主要类型有脊索瘤、软骨肉瘤和嗅神经母细胞瘤。这些肿瘤由于邻近危及器官，很难手术完全切除。放射治疗是第二种治疗选择，然而使用传统光子治疗颅底和上段颈椎肿瘤受到肿瘤周围正常组织损伤等因素的限制，所以治疗效果差。另外，质子放疗有优越的物理剂量分布，可以提高照射剂量，提高了局部控制效果。然而，在某些患者群体中，即使质子放疗提高了剂量也难以获得局部控制。例如，质子治疗颅底脊索瘤的5年控制率为46%～81%。因此，高LET射线的碳离子放疗在颅底肿瘤，特别是脊索瘤方面有潜在希望。碳离子放疗的44例脊索瘤患者5年局部控制率和总体存活率分别为88%和87%。12例软骨肉瘤患者的5年局部控制率和总体存活率分别为86%和63%。急性和晚期正常组织反应在可接受范围。因此，碳离子放疗是颅底和上段颈椎肿瘤有希望的治疗手段。

关键词

碳离子放疗・脊索瘤・颅底肿瘤

18.1 引言

颅底和上段颈椎肿瘤的治疗是一种挑战，因为这些肿瘤靠近危及器官如脑干、脊髓和前部视神经。这些解剖结构常常限制手术入路和可切除性，也限制了高剂量放疗的实施。此外，一些源于颅底部的肿瘤局部控制是剂量依赖的。例如，脊索瘤需要70 Gy以上，软骨肉瘤需要60 Gy以上的照射剂量才能获得局部控制[1]。新治疗技术如调强放疗和立体定向放疗已经提高了剂量分布，并用于颅底肿瘤治疗。然而，临床结果仍然不清楚。

此外，质子治疗由于其优越的物理空间剂量分布提供了剂量升级的可能，已经明显提高了肿瘤局部控制。几项研究报道了质子治疗颅底肿瘤的满意疗效。Munzenrider等报道了质子治疗软骨肉瘤10年的局部控制率为94%[2]。Wenkel等报道了质子结合光子治疗脑膜瘤的10年局部控制率为88%[3]。然而，质子治疗脊索瘤的5年局部控制率为46%～81%[2,4-6]。

18.2 碳离子放疗的意义

脊索瘤患者中，即使在质子放疗提高了照射剂量的情况下也很难获得局部控制。因此，高LET射线的碳离子放疗在颅底脊索瘤的治疗上潜力巨大。碳离子放疗应该可以在其他颅底肿瘤（如软骨肉瘤和脑膜瘤）获得良好的局部控制。

18.3　临床特性和诊断工作

颅底肿瘤的临床症状由于肿瘤部位和范围不同而变化。Volpe 等[7]回顾了颅底部 48 例脊索瘤和 49 例软骨肉瘤的临床特性。一半患者疾病的初始表现有眼部症状，如复视和视力受损。

碳离子治疗中，确定肿瘤和危及器官的距离是很重要的，危及器官包括脑干、脊髓、脑神经（包括视神经），因为当肿瘤靠近危及器官时可能很难保护神经功能。增强 CT 和增强 MRI 用来评估肿瘤范围。然而，脊索瘤和软骨肉瘤的特定分期仍然没有标准。

18.4　放疗技术的一般应用

18.4.1　靶区勾画

在 MRI 的 T1 像、T2 像和增强 T1 像上确定大体肿瘤体积（GTV）。GTV 外扩 5 mm 获得 CTV。当治疗术后残留肿瘤时，术前瘤床区域应包括在 CTV 中。CTV 外扩 3～5 mm 得到 PTV。当肿瘤位置靠近危及器官，如脑干、脊髓、视神经或脑时，缩小边界是必要的。

18.4.2　危及器官剂量限制

危及器官剂量限制定为：脊髓和脑干 30 GyE，视交叉和视神经 40 GyE。当单侧视神经与肿瘤非常近，则不考虑该侧视神经的限制剂量。脑组织的限制剂量没有提供。然而，建议高于 50 GyE 剂量照射的脑组织体积应＜5 cm^3，以减少发生脑坏死的风险。

18.4.3　射野方向

原则上用 2 个以上射野来提高剂量分布。因为只有两个固定射束（水平和垂直射束），患者的头部偶尔被固定在倾斜或俯卧位置来保护危及器官。

当肿瘤被危及器官包绕时，应用匹配野技术[8]来保护危及器官，并保持肿瘤最低覆盖剂量。

18.4.4　治疗计划和剂量

颅底和上段颈椎肿瘤的Ⅰ/Ⅱ期剂量升级研究在 1997 年 4 月开始。总剂量为 48.0、52.8、57.6 或 60.8 GyE，16 次，4 周治疗。在 60.8 GyE 剂量水平，没有剂量限制毒性发生；然而，肿瘤获得很好控制。最后，建议使用 60.8 GyE、16 次、4 周治疗方案治疗颅底肿瘤[9]。

18.5　治疗结果

18.5.1　脊索瘤

我们前期报道了碳离子放疗治疗 33 例颅底和颈椎脊索瘤的结果[10]。报告包括了下述三种方案的结果：①总剂量为 48.0 GyE 的预实验；②Ⅰ/Ⅱ期临床研究，总剂量为 48.0、52.8、57.6 和 60.8 GyE；③Ⅱ期临床研究，总剂量为 60.8 GyE。所有患者治疗 16 次，疗程 4 周。CTV 体积范围为 2～328 cm^3，中位值为 32 cm^3。中位随访时间为 53 个月（8～129 个月）。33 例患者 5 年局部控制率和总体存活率分别为 85.1%和 87.7%。治疗剂量为 60.8 GyE 的 19 例患者，5 年局部控制率和总体存活率分别为 100%和 94.4%。急性反应根据肿瘤放射治疗组（RTOG）评分系统分类，最大反应发生在碳离子放疗后 3 个月内。晚期反应根据 RTOG/欧洲癌症研究和治疗组织（EORTC）评分系统分类。1 例患者发生 2 级急性皮肤反应，6 例患者发生 2 级急性黏膜反应。没有发生超过 3 级的急性皮肤或黏膜反应。没有发生脑和脊髓急性反应。对于晚期反应，没有严重的皮肤和黏膜反应。只有 1 例患者发生了 2 级脑毒性反应。

Schulz-Ertner 报道了他们在德国 GSI（Gesellschaft für Schwerionenforschung institute）碳离子放疗 96 例颅底脊索瘤的经验[11]。中位剂量 60 GyE（60～70 GyE），20 次，3 周治疗。平均随访 31 个月。平均 5 年局部控制率和总体存活率分别是 70.0%和 88.5%。4.1%的患者发生视神经损伤（RTOG/EORTC 3 级），7.2%的患者发生轻度颞叶损伤（RTOG/EORTC 1/2 级）。

各种放疗方式治疗颅底脊索瘤的局部控制率汇总在表 18.1 中[2-6,11-6]。我们在表中列出了我们碳离子放疗脊索瘤效果的更新数据。中位随访时间 54 个月，47 例脊索瘤患者 5 年局部控制率和总体存活率分别为 91%和 92%。

表 18.1　颅底脊索瘤病例报道的临床特点

	作者	患者数	中位剂量	中位随访时间（年）	局部控制率（%）		
					3 年	5 年	10 年
光子	Catton 等[12]	24	50	5.2		23	15
	Romero 等[13]	18	50	3.1		17	
	Forsyth 等[14]	39	50	8.3		39	31
	Magrini 等[15]	12	58	6		25	25
	Munzenrider 等[2]	169	66～83	3.4		73	54
质子（±光子）	Noel 等[4]	100	67	2.6	86（2 年）	54（4 年）	
	Igaki 等[5]	13	72	5.8	67	46	
	Ares 等[6]	42	73.5	3.2（平均）		81	
氦	Castro 等[16]	53	65	4.3		63	
碳离子	Shults-Ertner 等[11]	96	60	2.6（平均）	81	70	
	NIRS	47	60.8	4.5		91	82

18.5.2　软骨肉瘤

在我们中心碳离子放疗共治疗了 12 例软骨肉瘤患者。5 年局部控制率和总体存活率分别为 86%和 63%。在德国，Schulz-Ertner 使用碳离子放疗共治疗了 54 例低度和中度级别颅底软骨肉瘤[17]，中位剂量为 60 GyE，20 次，疗程 3 周。中位随访时间为 33 个月，4 年局部控制率和 5 年总体生存率分别为 89.8%和 98.2%。1 例患者发生 3 级晚期毒性反应。

18.5.3　其他肿瘤

有 9 例嗅神经母细胞瘤患者接受了碳离子放疗，5 年局部控制率和总体存活率分别是 100%和 56%。7 例颅底脑膜瘤患者中，5 年局部控制率和总体存活率分别是 80%和 86%。

18.6　病例研究

18.6.1　病例 1（颅底脊索瘤）

女性患者，61 岁，鼻中隔肿瘤伴双侧鼻阻塞。切开组织活检诊断为颅底脊索瘤。MRI 检查显示病灶在斜坡，侵犯鼻中隔、蝶窦及椎前肌肉（图 18.1a）。碳离子放疗总剂量为 60.8 GyE，16 次。使用图像融合技术，在 MRI 的 T1 像、T2 像和增强 T1 像上勾画 GTV。GTV 最少外扩 8 mm 边界获得 CTV。缩小脑干部位的边界以满足脑干的限制剂量。为保护颞叶，共使用 3 个照射野，其中 1 个垂直野和 2 个水平野。垂直野不应该与鼻中隔平行，因为即使有很小的摆位误差，射向鼻中隔的射束可能会到达脑干。当使用垂直野照射时，将患者从仰卧位旋转 10°（图 18.1b，c）。视神经和脑干受量在限制剂量内（图 18.1d）。患者恢复很好，并在治疗后 2 年无病生存。

18.6.2　病例 2（颈部脊索瘤）

男性患者，74 岁，颈部疼痛和吞咽困难。切开组织活检诊断为脊索瘤。MRI 显示肿瘤位于第二颈椎，侵犯椎管（图 18.2a，b）。碳离子放疗总剂量 60.8 GyE，16 次。使用图像融合技术，在 MRI 的 T1 加权像、T2 加权像和增强 T1 加权像上勾画 GTV。除了在危及器官方向上，GTV 最少外扩 5～10 mm 边界获得 CTV。缩小脊髓部位的边界来满足脊髓的限制剂量。为优化这个靠近脊髓不规则肿瘤内的剂量分布，使用了匹配野照射技术。靶区被分割为 3 部分，每部分用单独的射野治疗。利用 Bragg 峰后剂量迅速衰减的特性，垂直野的射程末端与水平野的侧向射野边缘匹配（图 18.3a～d）。脑干剂量在限制剂量内（图 18.3e）。患者恢复良好，治疗 2 年后无病生存。

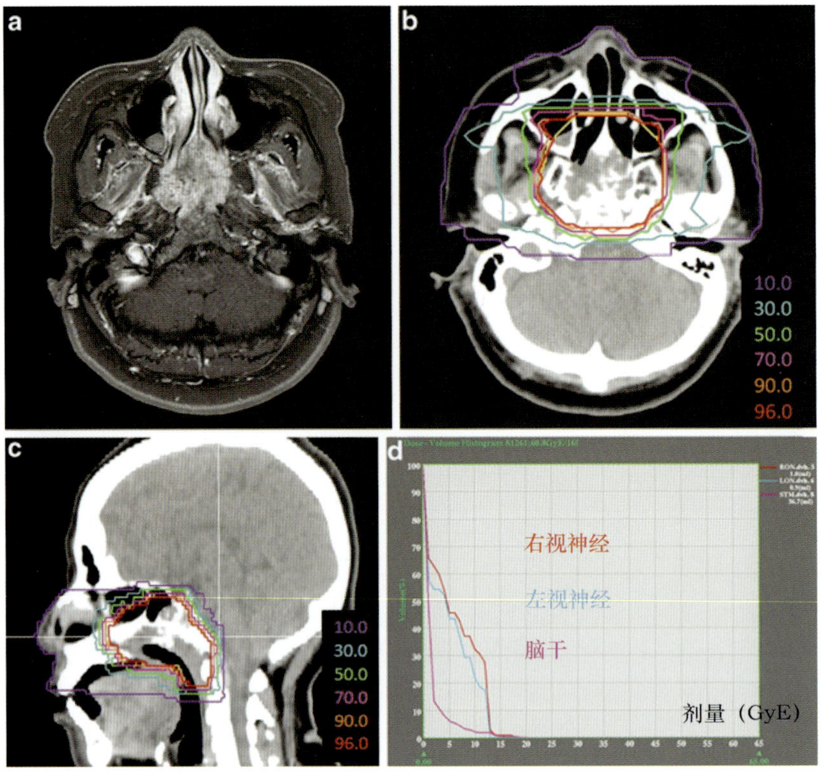

图 18.1　（a）碳离子放疗前的磁共振横断面增强 T1 加权成像。（b）和（c）斜坡肿瘤有代表性的横断面和冠状面等剂量分布。（d）脑组织及双侧视神经等危及器官的剂量-体积直方图

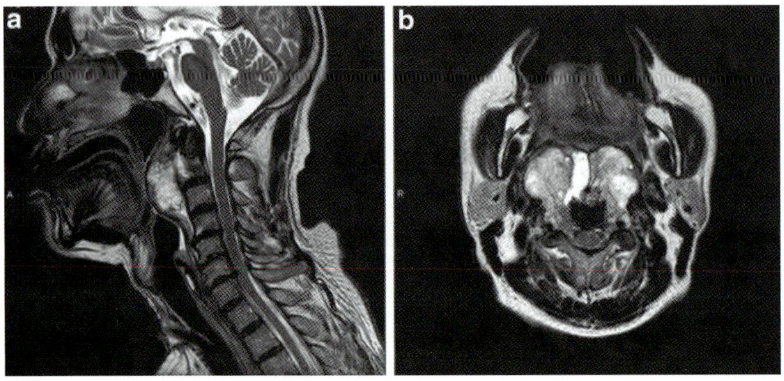

图 18.2　（a）矢状面和（b）横断面碳离子放疗前的磁共振 T2 加权成像

18.6.3　病例 3（脑损伤）

女性患者，33 岁，患有右侧眼睑下垂、视力下降和三叉神经痛。接受了部分肿瘤切除手术，诊断为颅底脊索瘤。4 年后，MRI 显示肿瘤复发。患者被介绍到我们医院进行碳离子放疗。肿瘤位于右侧颅中窝，侵犯穿过右侧海绵窦并与右侧颞叶和脑桥相接（图 18.4a，b）。碳离子放疗总剂量 57.6 GyE，16 次。在 MRI 的 T1 加权像、T2 加权像和增强 T1 加权像上勾画 GTV。除了在危及器官方向上，GTV 最少外扩 5～10 mm 边界获得 CTV。缩小脑干部位边界来满足脑干限制剂量。右侧颞叶方向的 PTV 边界尽量缩小以避免严重脑损伤。接受 50 GyE 以上脑组织体积为 10 cm^3。右侧视神经的限制剂量很难达到。使用了 4 个射野（图 18.4c，d）。治疗 26 个月后，右侧颞叶出现一个小的强化灶（图

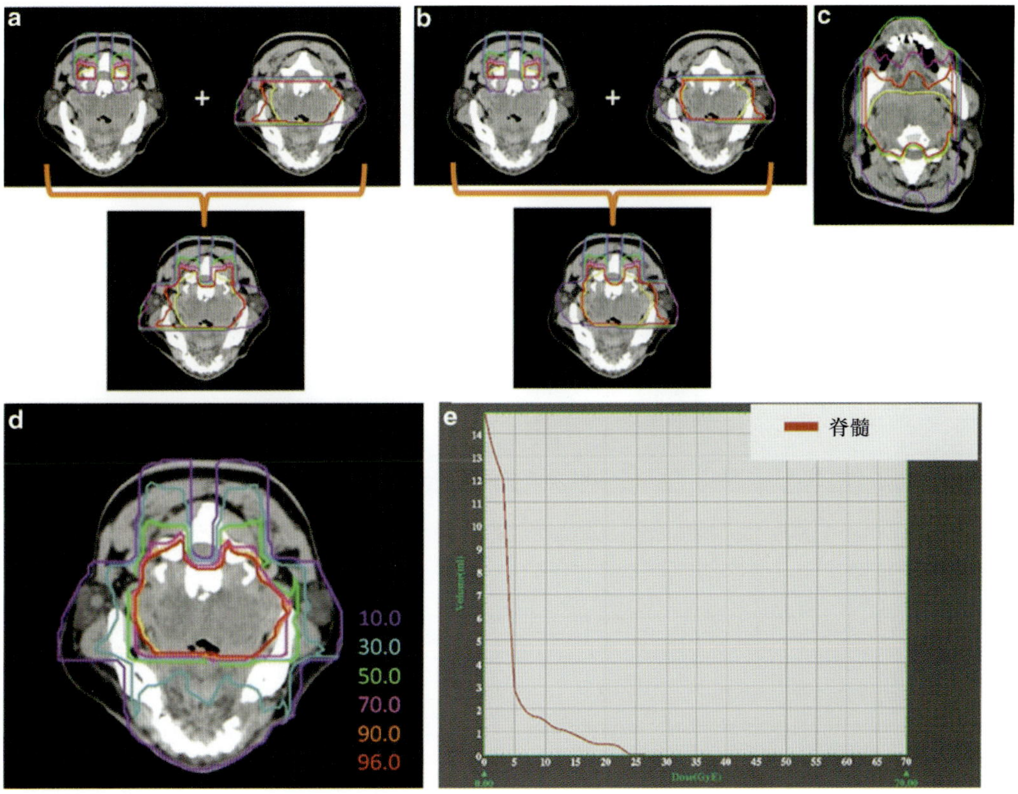

图 18.3 （a）患者被固定在俯卧位，射野 1 由两个垂直射束和一个右侧水平射束组成。（b）患者被固定在俯卧位，射野 2 由两个垂直射束和一个左侧水平射束组成。（c）患者被固定在仰卧位，射野 3 由一个垂直射束组成。（d）总剂量分布。（e）脊髓剂量-体积直方图

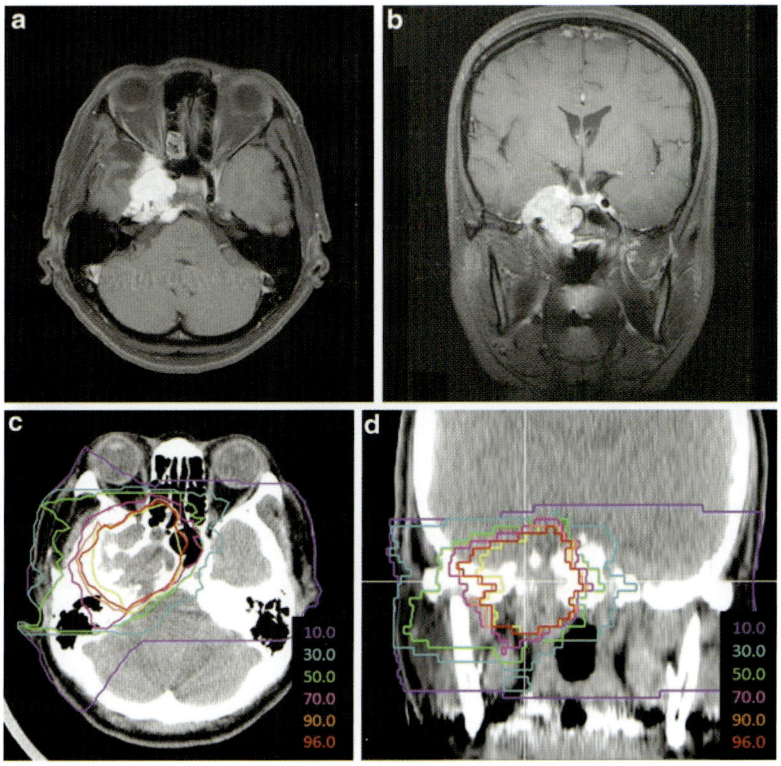

图 18.4 （a）横断面和（b）矢状面碳离子放疗前的磁共振增强 T1 加权成像；（c）横断面和（d）冠状面有代表性的剂量分布

18.5a)。然而，患者没有任何脑损伤的临床症状。治疗后 42 个月，脑坏死发生在右侧颞叶底部（图 18.5b)。患者有轻度头痛，然而不需要药物治疗。肿瘤略微缩小。治疗后 11 年，患者存活，没有肿瘤复发。增强的脑部病变几乎消失，并形成囊变（图 18.5c)。没有观察到脑损伤症状。

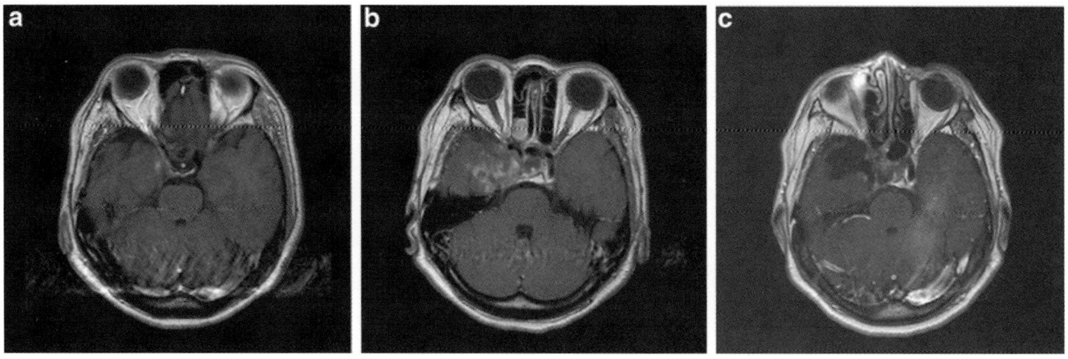

图 18.5 (a) 碳离子放疗后 26 个月磁共振颞叶水平横断面增强 T1 加权成像；(b) 碳离子放疗后 42 个月磁共振横断面增强 T1 加权成像；(c) 碳离子放疗后 11 年磁共振横断面增强 T1 加权成像

（黎鋆　穆向魁　任昌镇　译）

参考文献

1. Debus J, Schulz-Ertner D, Schad L, Essig M, Rhein B, Thillmann CO, Wannenmacher M. Stereotactic fractionated radiotherapy for chordomas and chondrosarcomas of the skull base. Int J Radiat Oncol Biol Phys. 2000;47:591–6.
2. Munzenrider JE, Liebsch NJ. Proton therapy for tumors of the skull base. Strahlenther Onkol. 1999;175:57–63.
3. Wenkel E, Thornton AF, Finkelstein D, Adams J, Lyons S, De La Monte S, Ojeman RG, Munzenrider JE. Benign meningioma: partially resected, biopsied, and recurrent intracranial tumors treated with combined proton and photon radiotherapy. Int J Radiat Oncol Biol Phys. 2000;48:1363–70.
4. Noël G, Habrand JL, Jauffret E, de Crevoisier R, Dederke S, Mammar H, Haie-Méder C, Pontvert D, Hasboun D, Ferrand R, Boisserie G, Beaudré A, Gaboriaud G, Guedea F, Petriz L, Mazeron JJ. Radiation therapy for chordoma and chondrosarcoma of the skull base and the cervical spine. Prognostic factors and patterns of failure. Strahlenther Onkol. 2003;179:241–8.
5. Igaki H, Tokuuye K, Okumura T, Sugahara S, Kagei K, Hata M, Ohara K, Hashimoto T, Tsuboi K, Takano S, Matsumura A, Akine Y. Clinical results of proton beam therapy for skull base chordoma. Int J Radiat Oncol Biol Phys. 2004;60:1120–6.
6. Ares C, Hug EB, Lomax AJ, Bolsi A, Timmermann B, Rutz HP, Schuller JC, Pedroni E, Goitein G. Effectiveness and safety of spot scanning proton radiation therapy for chordomas and chondrosarcomas of the skull base: first long-term report. Int J Radiat Oncol Biol Phys. 2009;75:1111–8. doi:10.1016/j.ijrobp.2008.12.055.
7. Volpe NJ, Liebsch NJ, Munzenrider JE, Lessell S. Neuro-ophthalmologic findings in chordoma and chondrosarcoma of the skull base. Am J Ophthalmol. 1993;115:97–104.
8. Hug EB, Adams J, Fitzek M, De Vries A, Munzenrider JE. Fractionated, three-dimensional, planning-assisted proton-radiation therapy for orbital rhabdomyosarcoma: a novel technique. Int J Radiat Oncol Biol Phys. 2000;47:979–84.
9. Koto M, Hasegawa A, Takagi R, Fujikawa A, Morikawa T, Tsujii H, Kamada T. Carbon ion radiotherapy for skull base and paracervical tumors. In: Proceedings of NIRS-ETOILE 2nd joint symposium on carbon ion radiotherapy. Lyon: Centre ETOILE; 2011. NIRS-M-243:12–7.
10. Mizoe JE, Hasegawa A, Takagi R, Bessho H, Onda T, Tsujii H. Carbon ion radiotherapy for skull base chordoma. Skull Base. 2009;19:219–24.
11. Schulz-Ertner D, Karger CP, Feuerhake A, Nikoghosyan A, Combs SE, Jäkel O, Edler L, Scholz M, Debus J. Effectiveness of carbon ion radiotherapy in the treatment of skull-base chordomas. Int J Radiat Oncol Biol Phys. 2007;68:449–57.
12. Catton C, O'Sullivan B, Bell R, Laperriere N, Cummings B, Fornasier V, Wunder J. Chordoma: long-term follow-up after radical photon irradiation. Radiother Oncol. 1996;41:67–72.
13. Romero J, Cardenes H, la Torre A, Valcarcel F, Magallon R, Regueiro C, Aragon G. Chordoma: results of radiation therapy in eighteen patients. Radiother Oncol. 1993;29:27–32.
14. Forsyth PA, Cascino TL, Shaw EG, Scheithauer BW, O'Fallon JR, Dozier JC, Piepgras DG. Intracranial chordomas: a clinicopathological and prognostic study of 51 cases. J Neurosurg. 1993;78:741–7.
15. Magrini SM, Papi MG, Marletta F, Tomaselli S, Cellai E, Mungai V, Biti G. Chordoma-natural history, treatment and prognosis. The Florence Radiotherapy Department experience (1956–1990) and a critical review of the literature. Acta Oncol. 1992;31:847–51.
16. Castro JR, Linstadt DE, Bahary JP, Petti PL, Daftari I, Collier JM, Gutin PH, Gauger G, Phillips TL. Experience in charged particle irradiation of tumors of the skull base: 1977–1992. Int J Radiat Oncol Biol Phys. 1994;29:647–55.
17. Schulz-Ertner D, Nikoghosyan A, Hof H, Didinger B, Combs SE, Jäkel O, Karger CP, Edler L, Debus J. Carbon ion radiotherapy of skull base chondrosarcomas. Int J Radiat Oncol Biol Phys. 2007;67:171–7.

第 11 部分

眼部肿瘤

Eye Tumors

葡萄膜黑色素瘤 19

Uveal Melanoma

Hiroshi Tsuji，Shingo Toyama，Takuma Nomiya

摘要

在带电粒子治疗的历史上，质子束治疗（proton beam therapy，PRT）葡萄膜黑色素瘤是第一个被确立的治疗。PRT 在世界范围内已经治疗了很多患者，效果令人满意[1-8]。近距离放射治疗使用放射性敷贴（radioactive plaque）也是被确立的一个治疗选择，主要用于治疗小的肿瘤[9]。近来，立体定向放射治疗在某些患者治疗中也显示了令人满意的效果[10]。同时，碳离子束因为侧向半影区更小，可以提供比质子束更好的剂量适形（图 19.1），尽管两种治疗方法剂量适形的差别通常决定于肿瘤靶区的深度。此外，碳离子束对于治疗放射线相对抗拒的肿瘤，如恶性黑色素瘤，被认为比 PRT 有放射生物学优势。因此，期望碳离子治疗葡萄膜黑色素瘤会与 PRT 治疗效果相似或更好。在 2001 年，NIRS 开始了葡萄膜黑色素瘤碳离子放疗的Ⅰ/Ⅱ期剂量升级临床试验[11]。研究在 2004 年结束，正如所期望的，碳离子放疗是安全有效的。之后，碳离子放疗成为 NIRS 一种治疗葡萄膜黑色素瘤的先进治疗方法。每年治疗大约 10 例患者，是日本年患者数的 1/4～1/3。目前，治疗结果在肿瘤控制和毒性反应方面可以与西方国家 PRT 结果相比。此外，根据剂量-体积直方图分析，2 野碳离子放疗可能会降低新生血管性青光眼（NVG）发病率。本章描述了 NIRS 使用的治疗方法和最新的治疗结果[12,13]。

关键词

碳离子放疗 • 脉络膜黑色素瘤 • 基于 CT 的治疗计划 • 剂量-体积直方图 • 新生血管性青光眼

19.1 引言

NIRS 使用碳离子放疗治疗葡萄膜黑色素瘤的经验显示：碳离子放疗可以在肿瘤控制、患者存活和毒性反应方面提供与 PRT 相似或更好的治疗结局。此外，NIRS 的经验显示基于 CT 的治疗计划，2 野照射技术可能会降低新生血管性青光眼（NVG）[11-13]。

19.2 碳离子放疗的方法

治疗准备时，使用低温热塑膜（Shellfitter；Kuraray，Osaka，Japan）将患者仰卧位固定。近来，加用了一个牙垫（a bite block）使头部固定得更牢固（图 19.2）。通过 NIRS 开发的“凝视”的方法来固定眼，该方法原是用于 PRT。患者治疗前准备与 Harvard Cyclotron Laboratory[1] 和 Paul Scherrer Institute[2] 相似。我们中心与其他中心之间

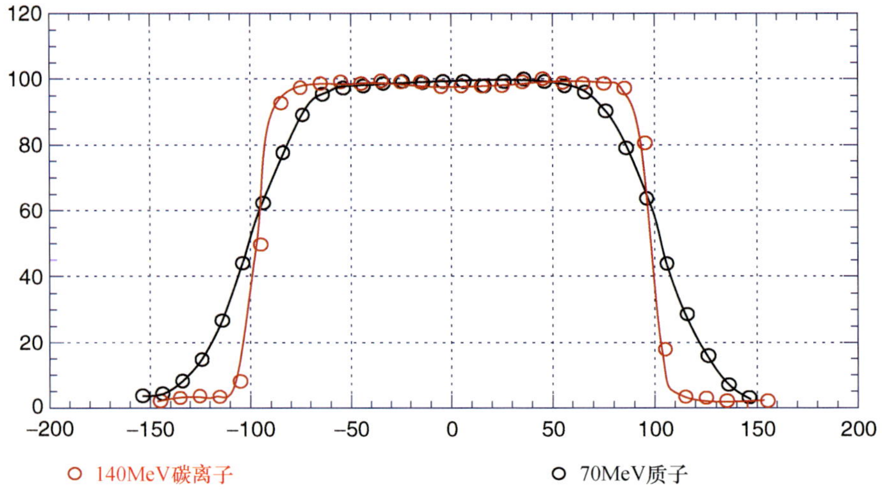

图 19.1 140 MeV 碳离子束和 70 MeV 质子束侧向剂量分布，碳离子束侧向剂量衰减明显比质子束快。

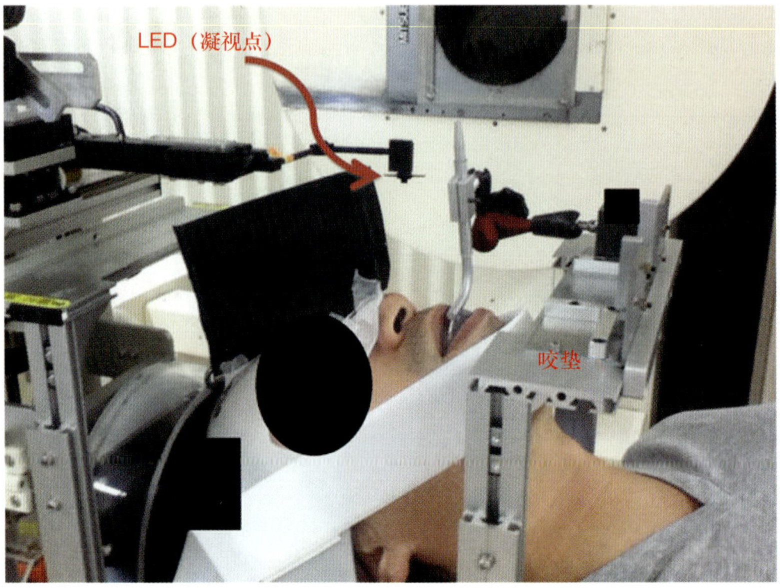

图 19.2 在 NIRS 碳离子放疗时患者的固定和眼球固定。一个牙垫由强磁铁固定到桥连器上，凝视点可以通过特殊头颅固定设备三维设定

的几个特别不同之处是治疗为仰卧位和治疗计划是基于 CT 图像。

使用固定器和凝视光等设备，获得一组 0.5mm 层厚 CT 图像用于治疗计划[11]。钛标记缝合在巩膜外表面用于治疗计划和射野摆位。直到 2005 年 3 月，使用 EYEPLAN 程序（NIRS，日本千叶）制订三维治疗计划；从 2005 年 4 月开始联合使用 XiO-carbon 和 FocalPro（CMS Inc.，St Louis，MO）制订计划。直接在 CT 图像上勾画靶区和危及器官（如晶体、眼球壁、视盘）。根据 CT 图像，参照 MRI 图像和检眼镜检查勾画大体肿瘤（GTV）。除了外扩 1.0～2.0 mm 边界包括肿瘤可能侵犯巩膜的范围，临床靶体积（CTV）几乎与 GTV 一致。此外，CTV 自动外扩约 1.0 mm 边界获得 PTV，但是如果需要可以手工修改。

制作一个组织补偿器和黄铜准直器使 PTV 被 95%以上剂量线覆盖。在临床研究初期，治疗使用单野照射；然而自从 2005 年 10 月，多数患者开始使用 2 野照射，因为 2 野照射似乎对于降低 NVG 风险有好处。确实如此，使用 NIRS 数据做剂量-体积直方图分析显示被辐射的虹膜睫状体与 NVG 风险相关，而且虹膜睫状体的 V50 应该限制在 0.1 ml 以内[12,13]。图 19.3 显示一个典型的 2 野照射剂量分布。

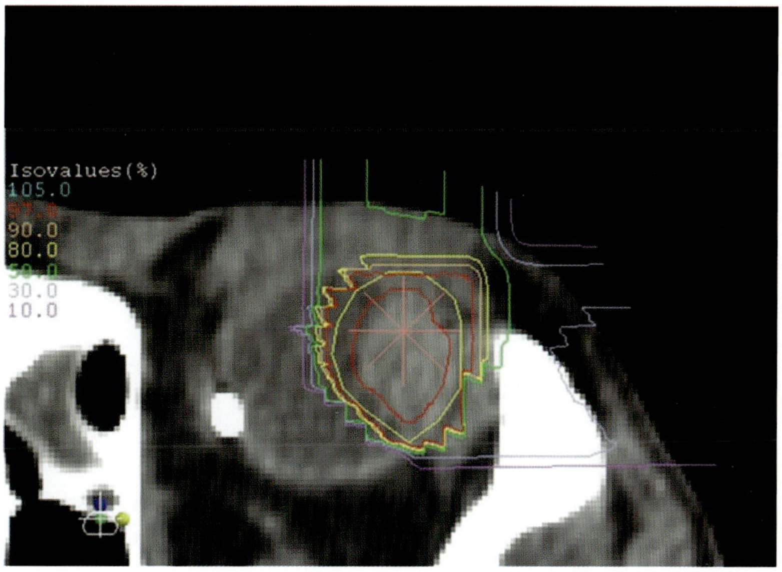

图 19.3　在 NIRS 典型 2 野照射剂量分布。目前处方剂量为 T3 期肿瘤 70.0 GyE，5 次；T1/2 期肿瘤 60.0 GyE，5 次

在剂量升级研究中，总剂量从 60 GyE/5 次上升到 85 GyE/5 次；自从 2004 年 4 月，处方剂量固定在 T3 肿瘤为 70.0 GyE/5 次，T1/T2 肿瘤为 60.0 GyE/5 次。

19.3　NIRS 碳离子放疗最新结果

到 2013 年 2 月，127 例局部晚期或位置不好的脉络膜黑色素瘤患者在 NIRS 接受了基于 CT 治疗计划的碳离子放疗。其中，122 例患者随访最少 6 个月。5 年存活率和眼保留率分别为 80.8% 和 93.1%（图 19.4）。治疗的肿瘤局部控制率和无眼内复发率分别为 96.4%和 92.3%（图 19.5）。这些结果可以与那些 PRT 结果相比（表 19.1）。

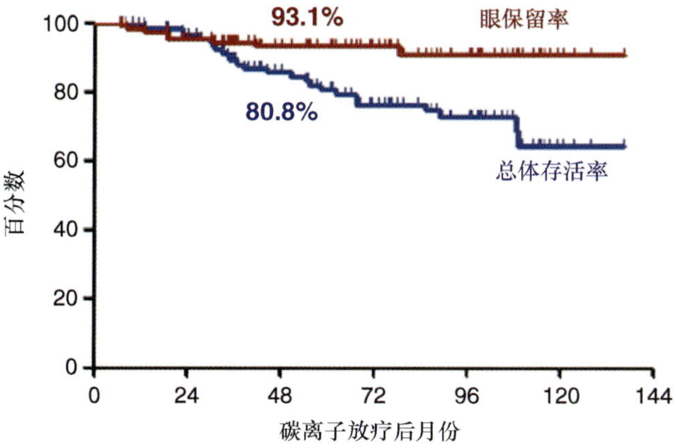

图 19.4　NIRS 碳离子放疗患者的总生存率和眼保留率

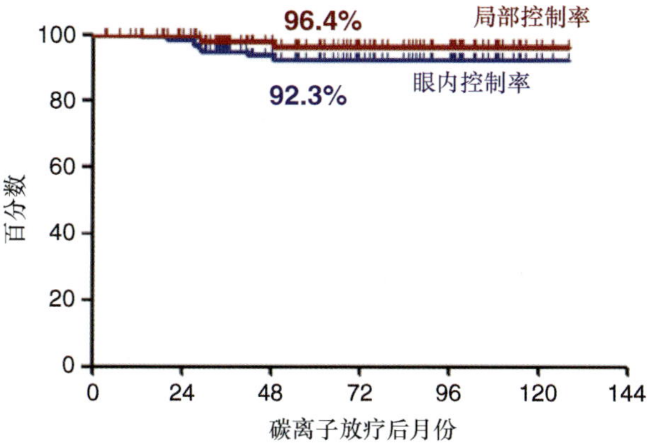

图 19.5　碳离子治疗后肿瘤的局部控制率和无眼内复发率

NIRS 眼保留率稍高，似乎是通过使用 2 野照射降低了 NVG 风险的缘故。

根据 NIRS 经验，基于 CT 治疗计划的 2 野照射碳离子放疗效果可以略好于 PRT。

19.4　病例研究

日本男性患者，63 岁，被介绍到 NIRS 医院，诊断为右眼脉络膜黑色素瘤 T3N0M0。CT 图像显示肿瘤位于右眼头侧。肿瘤直径 12.0 mm，高 9.0 mm（图 19.6a）。甲硫氨酸-PET 扫描显示中度甲硫氨酸浓聚（图 19.6b）。

表 19.1 葡萄膜黑色素瘤粒子放疗的治疗效果.

单 位	粒子类型	患者数	5 年		
			局部控制率%	总生存率%	眼保留率%
MGH	质子	1006	96.3		89.0
PSI	质子	2432	95.8	87.9	88.9
Nice	质子	538	89.0	73.8	88.0
Clatterbridge	质子	349	96.5		90.6
NIRS	碳离子	122	96.4	80.8	93.1

MGH，马萨诸塞州总医院；PSI，Paul Scherrer 研究所

碳离子放疗使用 2 野照射，即前野和右侧野；总剂量为 70.0 GyE，5 次治疗（前野 3 次，右侧野 2 次）。

1 年后，CT 扫描显示肿瘤尺寸缩小（图 19.6c）。甲硫氨酸-PET 扫描显示肿瘤完全消失（19.6d）。患者存活，没有肿瘤复发或转移征象，而且在碳离子治疗后 6 年右眼视力保存。

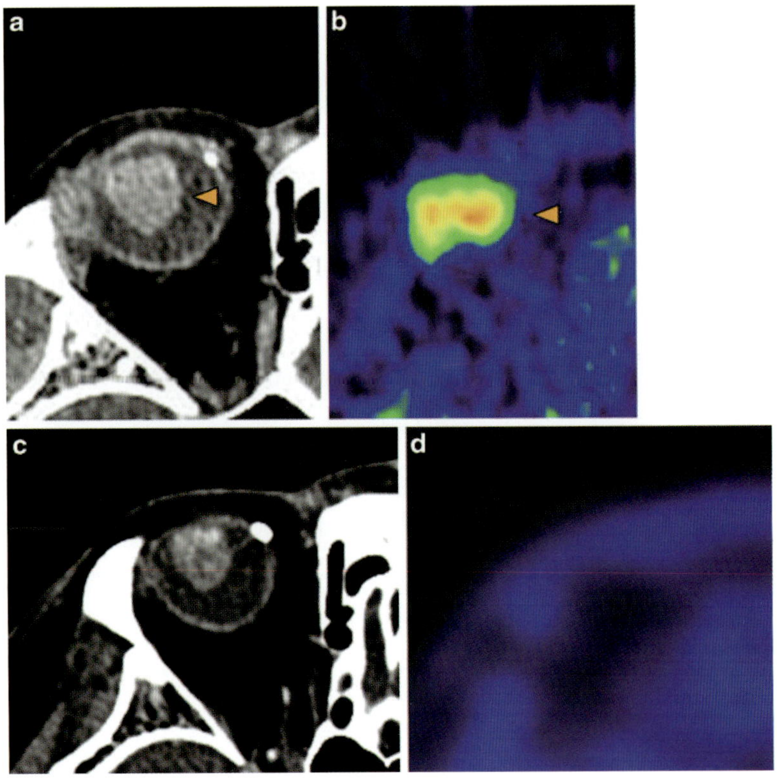

图 19.6 碳离子放疗前的 CT 图像（a），碳离子放疗前的甲硫氨酸-PET 图像（b）；治疗 1 年后的 CT 图像（c），及治疗 1 年后的甲硫氨酸-PET 图像（d）

（任昌镇　穆向魁　译）

参考文献

1. Munzenrider JE, Verhey LJ, Gragoudas ES, et al. Conservative treatment of uveal melanoma: local recurrence after proton beam therapy. Int J Radiat Oncol Biol Phys. 1989;17:493–8.
2. Egger E, Schalenbourg A, Zografos L, et al. Maximizing local tumor control and survival after proton beam radiotherapy of uveal melanoma. Int J Radiat Oncol Biol Phys. 2001;51:138–47.
3. Egger E, Zografos L, Schalenbourg A, et al. Eye retention after proton beam radiotherapy for uveal melanoma. Int J Radiat Oncol Biol Phys. 2003;55:867–80.
4. Dendale R, Lumbroso-Le Rouic L, Noel G, et al. Proton beam radiotherapy for uveal melanoma: results of Curie Institut-Orsay proton therapy center (ICPO). Int J Radiat Oncol Biol Phys. 2006;65:780–7.
5. Caujolle JP, Mammar H, Chamorey E, et al. Proton beam radiotherapy for uveal melanomas at nice teaching hospital: 16 years' experience. Int J Radiat Oncol Biol Phys. 2010;78:98–103.
6. Damato B, Kacperek A, Chopra M, et al. Proton beam radiotherapy of choroidal melanoma: the Liverpool-Clatterbridge experience. Int J Radiat Oncol Biol Phys. 2005;62:1405–11.
7. Fuss M, Loredo LN, Blacharski PA, et al. Proton radiation therapy for medium and large choroidal melanoma: preservation of the eye and its functionality. Int J Radiat Oncol Biol Phys. 2001;49:1053–9.
8. Tran E, Ma R, Paton K, et al. Outcomes of proton radiation therapy for peripapillary choroidal melanoma at the BC Cancer Agency. Int J Radiat Oncol Biol Phys. 2012;83:1425–31.
9. Collaborative Ocular Melanoma Study Group. The COMS randomized trial of iodine 125 brachytherapy for choroidal melanoma: V. twelve-year mortality rates and prognostic factors: COMS report No. 28. Arch Ophthalmol. 2006;124:1684–93.
10. Dunavoelgyi R, Dieckmann K, Gleiss A, et al. Local tumor control, visual acuity, and survival after hypofractionated stereotactic photon radiotherapy of choroidal melanoma in 212 patients treated between 1997 and 2007. Int J Radiat Oncol Biol Phys. 2011;81:199–205.
11. Tsuji H, Ishikawa H, Yanagi T, et al. Carbon-ion radiotherapy for locally advanced or unfavorably located choroidal melanoma: a phase I/II dose-escalation study. Int J Radiat Oncol Biol Phys. 2007;67:857–62.
12. Hirasawa N, Tsuji H, Ishikawa H, et al. Risk factors for neovascular glaucoma after carbon ion radiotherapy of choroidal melanoma using dose-volume histogram analysis. Int J Radiat Oncol Biol Phys. 2007;67:538–43.
13. Toyama S, Tsuji H, Mizoguchi N, et al. Long-term results of carbon ion radiation therapy for locally advanced or unfavorably located choroidal melanoma: usefulness of CT-based 2-port orthogonal therapy for reducing the incidence of neovascular glaucoma. Int J Radiat Oncol Biol Phys. 2013;86:270–6.

泪腺肿瘤 20

Lacrimal Gland Tumors

Hiroshi Tsuji，Nobutaka Mizoguchi，Takuma Nomiya

摘要

泪腺癌（lacrimal gland carcinoma，LGC）是一种少见的恶性肿瘤，除了手术治疗外尚无其他确立的治疗手段[1]。如果保守手术无法实施，那么眼球摘除术是唯一的根治性治疗[2-6]。因此，急需有效且破坏性小的治疗方法。从 2002—2011 年，NIRS 进行了碳离子放射治疗 LGC 的Ⅰ/Ⅱ期剂量升级临床研究，目的是使用碳离子束治疗来建立一种安全有效的治疗方式。疗程 3 周，12 次的碳离子治疗获得了满意的结果。为预防边缘复发，必须扩大射野。本章描述了 NIRS 实施的治疗方法和最新的治疗结果。

关键词

腺样囊腺癌・碳离子放疗・泪腺肿瘤

20.1 引言

NIRS 治疗 LGC 的经验显示碳离子放疗是一种安全有效的治疗选择。然而，为保留视力而导致治疗体积不足可能会造成边缘复发。

20.2 碳离子放疗方法

患者仰卧位，用低温热塑膜（Shellfitter；Kuraray，Osaka，Japan）固定患者，患者头部枕在合适的头枕上。治疗前，患者在同样的固定器内进行治疗计划 CT 扫描，扫描层厚 2.5 mm；然后使用 HIPLAN 软件（NIRS，日本千叶）制订三维治疗计划[7]。参考增强 CT 和增强 MRI 图像勾画大体肿瘤（GTV）。临床靶体积（CTV）定义为 GTV 外潜在肿瘤侵犯区域。在 NIRS 最初的研究中使用了相对小的边界，GTV 外扩 5 mm 获得 CTV，只包括了 GTV 周围的高危区域。然而，10 个接受治疗的患者中有 3 例出现了边缘复发。因此，在 2005 年决定使用扩大边界，即使肿瘤位于眼球外（图 20.1）。之后治疗的 11 例患者没有发生边缘复发（表 20.1）。

CTV 外扩边界包括：内缘，容纳泪囊的位置；外缘，额骨构成的外眼眶部分；颧骨外部上缘，为带有泪腺的额骨外部部分；下缘，上颌骨上部构成外眼眶；外部和颧骨后缘，是视神经远端形成视交叉前的部分。计划靶体积（PTV）是 CTV 周围外扩 3 mm 的摆位误差边界。图 20.1b 是一个典型的剂量分布图。眼球、角膜、视神经、视交叉、颞叶和皮肤为 LGC 治疗计划的危及器官。因为使用扩大边界，同侧眼的视力不能保留。然而，减少角膜、虹膜、睫状体的照射剂量是很重要的，为了降低角膜炎带来的疼痛或严重青光眼等风险。采用与其他头颈部肿瘤一样的皮肤和脑组织限制剂量（见第 15 章，头颈部肿瘤）。具体的 LGC 限制剂量仍然没有确立起来，但是治疗计划的目的是 3 个射野中

表 20.1 NIRS碳离子放疗治疗泪腺肿瘤的治疗结果总结

日期	碳离子放疗		患者数	局部复发		
	剂量(GyE)	射野		无复发	野内复发	边缘复发
2002年4月—2003年3月	48	小	5	3	1	1
2003年4月—2005年6月	52.8	小	5	2	1	2
2005年7月至今	52.8	扩大野	11	10	1	0
总计			21	15	3	3

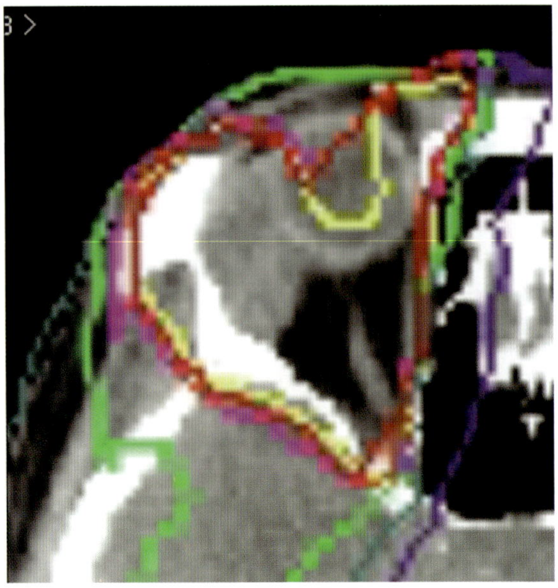

图 20.1 NIRS碳离子放疗治疗泪腺肿瘤的典型剂量分布。目前处方剂量是52.8 GyE，12次治疗

至少有1个射野完全避开颞叶，而且使用碳离子束窄的侧向半影降低皮肤剂量。NIRS Ⅰ/Ⅱ期临床研究将剂量从48.0 GyE升级到52.8 GyE，12次治疗；最后选择52.8 GyE/12次治疗作为推荐剂量。

20.3 最新NIRS碳离子放疗结果

在2002年4月至2011年1月间，在NIRS使用碳离子放疗共治疗了21例LGC患者。其中6例患者是首次治疗，其余15例患者为眼保留手术后复发或残留。病理诊断为腺样囊性癌16例，腺癌3例，恶性混合瘤1例，未分化癌1例。关于碳离子放疗剂量，5例患者接受48.0 GyE（分次剂量4.0 GyE），16例患者接受52.8 GyE（分次剂量4.4 GyE）（表20.1）。

图20.2显示Kaplan-Meier法估算的NIRS碳离子放疗局部控制率和患者生存率。6例患者发生局部复发。其中3例为野内复发，剩余3例为边缘复发。5年局部控制率为74.1%，在放疗野内无复发率为83.0%。边缘复发的原因确信是CTV边界不足（MM：最小边界）。因此，CTV边界按照眶内容物摘除术确定范围（EM：扩大边界）。采用EM进行治疗后，局部复发再没有发生（表20.1）。眼保留术后残留和术后复发患者之间没有观察到局部控制率的显著不同。

21例患者中有6例患者死亡，其中5例患者死于LGC。所有患者5年存活率为64%（图20.2）

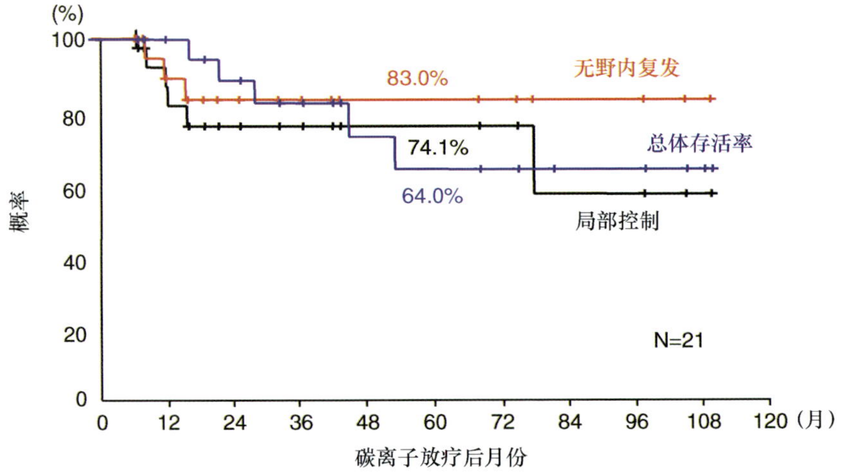

图 20.2 NIRS碳离子放疗患者总生存率和局部控制率

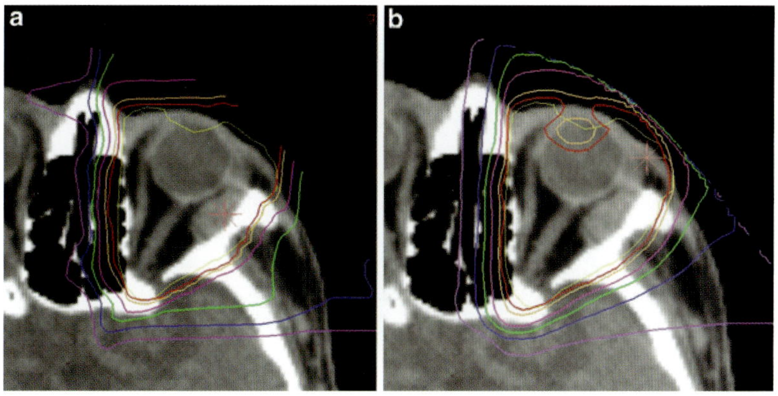

图 20.3 被动束照射与扫描束照射的治疗计划比较。即使应用简单的 2 野照射，扫描束照射也能降低前部结构的照射剂量。(a) 碳离子束被动束照射的剂量分布；(b) 碳离子束扫描束照射的剂量分布

至于 NIRS 碳离子放疗后毒性反应，皮肤炎、结膜炎、视网膜炎均为 2 级，没有观察到 3 级和 3 级以上毒性反应。4 例患者发生新生血管青光眼，治疗剂量为 52.8 GyE/12 次，但没有一例患者需要摘除眼球。

在 2011 年，NIRS 可以使用点扫描技术。在 LGC 治疗中，扫描束技术的剂量分布比被动束方式更好。图 20.3 显示了被动束技术（图 20.3a）和扫描束技术（图 20.3b）治疗 LGC 的剂量分布。两种治疗技术的计划均使用前野和左侧野两个射束方向。即使使用 2 野简单照射技术，扫描束技术也可以降低晶体和周围正常组织如虹膜、睫状体或角膜的剂量。这些正常组织的剂量-体积直方图（图 20.4）显示扫描束技术比被动束技术降低了 5%～10%的剂量。这个不同可能对降低严重青光眼或角膜炎危险是有意义的。

20.4 病例研究

日本男性患者，67 岁，被介绍到 NIRS，诊断为右泪腺肿瘤术后复发。复发肿瘤在初始阶段（T3aN0M0），病理为腺癌。MRI 显示复发肿瘤位于右眼外侧（图 20.5a）。甲硫氨酸-PET 显示肿瘤内中度甲硫氨酸浓聚（图 20.5b）。

碳离子放疗使用 3 个照射野，即前野、右侧野和右后斜野。总剂量 52.8 GyE，12 次治疗。治疗后 6 个月，MRI 显示肿瘤明显缩小（图 20.5c），PET 扫描显示甲硫氨酸浓聚几乎消失（图 20.5d）。碳离子放疗 2 年后，患者存活，没有任何复发或转移。

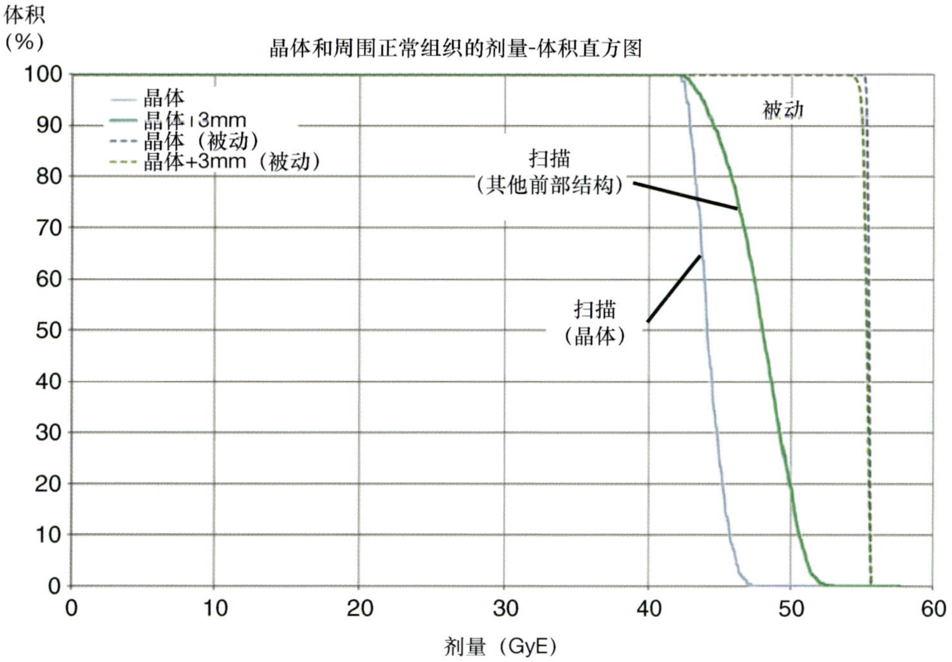

图 20.4 眼晶体和其他眼前部结构的剂量-体积直方图。扫描束照射减少 5%～10%的剂量

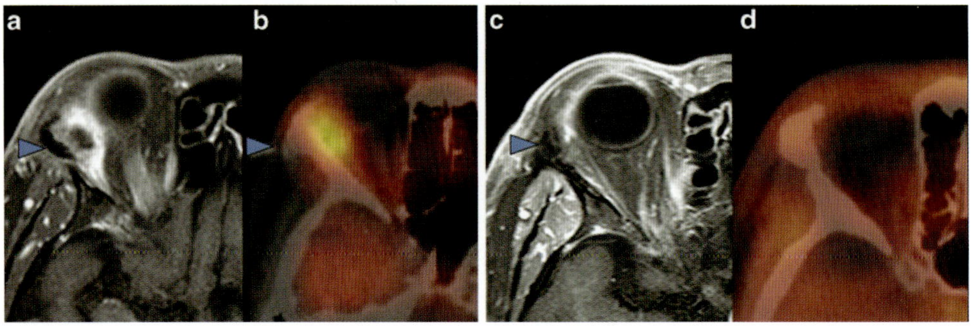

图 20.5 保守外科手术后肿瘤复发，碳离子放疗前 MRI 增强 T1 加权成像（T1CE-MRI）（a）和碳离子放疗前的甲硫氨酸-PET 图像（b）。6 个月后 T1CE-MRI 显示肿瘤体积明显缩小（c），6 个月后甲硫氨酸-PET 图像显示放射性同位素浓聚几乎消失

（黎鋆 任昌镇 译）

参考文献

1. Lacrimal Gland Tumor Study Group. An epidemiological survey of lacrimal fossa lesions in Japan: number of patients and their sex ratio by pathological diagnosis. Jpn J Ophthalmol. 2005;49:343–8.
2. Skinner HD, Garden AS, Rosenthal DI, et al. Outcomes of malignant tumors of the lacrimal apparatus: the University of Texas MD Anderson Cancer Center experience. Cancer. 2011;117:2801–10.
3. Ahmad SM, Esmaeli B, Williams M, et al. American Joint Committee on Cancer classification predicts outcome of patients with lacrimal gland adenoid cystic carcinoma. Ophthalmology. 2009;116:1210–5.
4. Font RL, Smith SL, Bryan RG. Malignant epithelial tumors of the lacrimal gland: a clinicopathologic study of 21 cases. Arch Ophthalmol. 1998;116:613–6.
5. Wright JE, Rose GE, Garner A. Primary malignant neoplasms of the lacrimal gland. Br J Ophthalmol. 1992;76:401–7.
6. Brada M, Henk JM. Radiotherapy for lacrimal gland tumours. Radiother Oncol. 1987;9:175–83.
7. Endo M, Koyama-Ito H, Minohara S, et al. HIPLAN: a heavy ion treatment planning system at HIMAC. J Jpn Soc Ther Radiol Oncol. 1996;8:231–8.

第 12 部分

肺部肿瘤

Lung Tumors

肺癌

21

Lung Cancer

Naoyoshi Yamamoto，Mio Nakajima

摘要

我们已经用碳离子放射治疗非小细胞肺癌（non-small cell lung cancer，NSCLC）近20年了。在1994年，我们进行了剂量升级实验来确定最佳的治疗剂量。另外的目的是为了开发精确、可靠和安全的碳离子放射治疗技术。

在接下来的周围型Ⅰ期非小细胞肺癌（NSCLS）Ⅱ期研究中，总剂量固定在72 GyE，9次治疗，疗程共3周；ⅠA期总剂量52.8 GyE，ⅠB期总剂量60 GyE，4次治疗，1周完成。通过这种方式，缩短了治疗周期，并减少了治疗次数，从6周18次治疗，降为3周9次治疗，并进一步降为1周4次治疗。最后，我们实现了单次治疗。

对于早期中心型或肺门型NSCLC，我们进行研究确定最好的方法来保护肺功能的同时进行根治性治疗。对于早期中央型鳞状细胞癌的处方剂量为54～61.2 GyE，9次治疗。对靠近肺门的肿瘤，处方剂量为68.4 GyE，12次治疗，有计划地进行缩野照射。

此外，我们也尝试治疗局部晚期肺癌，临床Ⅰ期肺癌碳离子放疗后局部淋巴结转移及肺转移癌。

本章描述了NIRS使用的治疗技术和进行的临床试验，并描述了目前的研究结果。碳离子放疗用于纵隔或肺门淋巴结转移和肺转移癌将在第22章描述。

关键词

碳离子放疗·非小细胞肺癌

21.1 引言

对放射治疗来说，非小细胞肺癌患者可以分为两类：一类是晚期患者，包括侵犯胸壁、纵隔和（或）纵隔淋巴结转移；另外一组是早期患者，如周围型T1或T2肿瘤没有淋巴结转移的证据。通常，只有早期患者有可能长期存活。

手术切除在周围型肺癌治疗中起到关键作用，5年存活率为60％，5年局部控制率超过80％[1-2]。所以，早期周围型肺癌的首选治疗通常为手术治疗。然而，也不总是这样，对于一般状况差的患者，如患有肺或心血管疾病的患者，手术可能增加并发症。放射治疗作为一种替代疗法对这些患者很重要。然而，原发肺癌的传统放疗结果较差，5年存活率最高可达30％[3]。剂量升级对放射治疗提高疗效是必要的，但是这也提高了正常组织毒性，特别是肺毒性[4]。因为这可以引起致死反应，只能给予肿瘤有限的剂量。肺癌放射治疗的研究目的就是给靶区更高的剂量，同时降低正常组织剂量，如肺组织、食管和脊髓剂量。

传统放疗只能作为不能手术的局部 NSCLC 的姑息治疗手段，它正被近来开发的多种新的放射治疗技术取代，如光子束立体定向放射治疗（SBRT）和离子束治疗（IBT）。SBRT 目前在世界上广泛应用，已经开发了多种新设备和技术[5-9]。SBRT 的照射剂量通常被分为多次照射。大分割 SBRT 治疗单次剂量大，治疗次数少，通常用来治疗周围型Ⅰ期肺癌[6-10]。Onishi 等报道了 SBRT 治疗 257 例Ⅰ期 NSCLC 治疗结果，显示局部控制率好，并发症低(5.4%的患者产生 2 级以上肺部反应，14%的患者有局部复发)[9]。日本是较早使用大分割 SBRT 治疗早期肺癌的国家之一[5]。

离子束有更好的剂量分布，是一个能够给肿瘤更高照射剂量，同时降低周围正常组织剂量的有希望的新技术。特别是，碳离子放疗由于在 Bragg 峰区域有极好的剂量分布和更高的生物学效应，似乎是一个吸引人的技术。我们临床试验的结论是离子束放疗，特别是碳离子，有很大潜力，在不增加毒性反应的同时提高肿瘤控制[11-17]。

NIRS 进行肺癌治疗的临床试验几乎 20 年了。在 1994 年开始了周围型早期 NSCLC 的剂量升级研究，18 次，6 周治疗。在 1994—1999 年，进行了一个Ⅰ期周围型 NSCLC 的Ⅰ/Ⅱ期剂量升级临床试验来确定最佳剂量，并评价发展大分割碳离子放射治疗的可行性[11]。这些临床试验的另一个目的是开发最大限度保护正常组织的、精确和安全的放疗技术。

Ⅰ/Ⅱ期临床试验结果如下：

1. 局部控制率是剂量依赖的。总剂量 90.0 GyE、18 次、6 周治疗，与总剂量 72.0 GyE、9 次、3 周治疗的局部控制率均超出 90%。两种剂量均是每种分次治疗方案的最佳治疗剂量。

2. 肺损伤很小，3 级放射性肺炎发生率 2.7%。呼吸门控和四斜野照射技术（不采用对穿野照射）证明可以成功减少放射性肺炎的发生。

3. 存活率与局部控制和原发肿瘤大小显著相关。局部失控、远处转移和恶性胸膜炎降低存活率

在使用这个最佳治疗时间表的Ⅰ/Ⅱ期临床试验后，在 1999 年 4 月至 2003 年 12 月进行了一个Ⅱ期临床试验，共纳入 127 例患者[12,13]。在该试验中，总剂量固定在 72.0 GyE，9 次，3 周治疗；ⅠA 期 NSCLC 总剂量 52.8 GyE，ⅠB 期 NSCLC 总剂量 60.0 GyE，均为 4 次，1 周治疗。在确定 4 次治疗的可行性后，在 2003 年 4 月进行了一个Ⅰ/Ⅱ期剂量升级临床试验。使用呼吸门控和 4 斜野照射技术，单次治疗；初始剂量是 28.0 GyE，每次增加剂量 2.0 GyE，最终剂量升级到 50.0 GyE。这篇文章描述该Ⅰ/Ⅱ期临床试验碳离子放疗局部控制率和存活率的初步结果和Ⅱ期临床试验近期结果。

对于局部晚期 NSCLC，2000 年开始进行了一个剂量升级研究，16 次，4 周治疗。使用呼吸门控，3 或 4 个斜野照射技术，发现最佳剂量为 72.0 GyE。

21.2 治疗方法

21.2.1 分期

胸腹部 CT 扫描、头部增强 MRI、骨扫描和支气管镜检查是确定分期时的常规检查。纳入临床组的患者必须经支气管镜肿瘤活检（TBB），经支气管针吸活检（TBAC）或 CT 引导下的经皮针吸活检（PCNB）等病理检查确定是 NSCLC。如果局部淋巴结在增强 CT 上短径大于 1 cm，而且在^{11}C-甲硫氨酸 PET 检查为阳性，那么考虑是区域淋巴结转移[18]。近期，支气管内镜超声引导下经支气管针吸活检（EBUS-TBNA）的使用，可以获得肺门和纵隔淋巴结病理结果，明确转移状况。临床分期依据 UICC TNM 分期[19]。

21.2.2 植入标志物

小的铱标志物（长 3 mm，直径 0.5 mm）植入到肺中，用于放射治疗中确定患者身体的位置和方向。标志物不妨碍治疗计划或治疗实施。两个铱标志物常规通过支气管镜放入到患者肺中（图 21.1）。标志物作为验证肿瘤在肺内位置的基准标志。在每次治疗时，这些铱标志物可以在 X 线片上显示。

21.2.3 患者固定

固定设备由聚氨酯固定装置和热塑板组成。固定装置和热塑板在治疗计划 CT 扫描前为每个患者个体化制作。患者通常采用仰卧位。如果肿瘤在肺后部，患者可能采用俯卧位。

放疗一般用 4 个射束方向。由于射束固定在垂直和水平方向，所以其他两个方向通过向左或向右倾斜患者获得（图 21.1）。

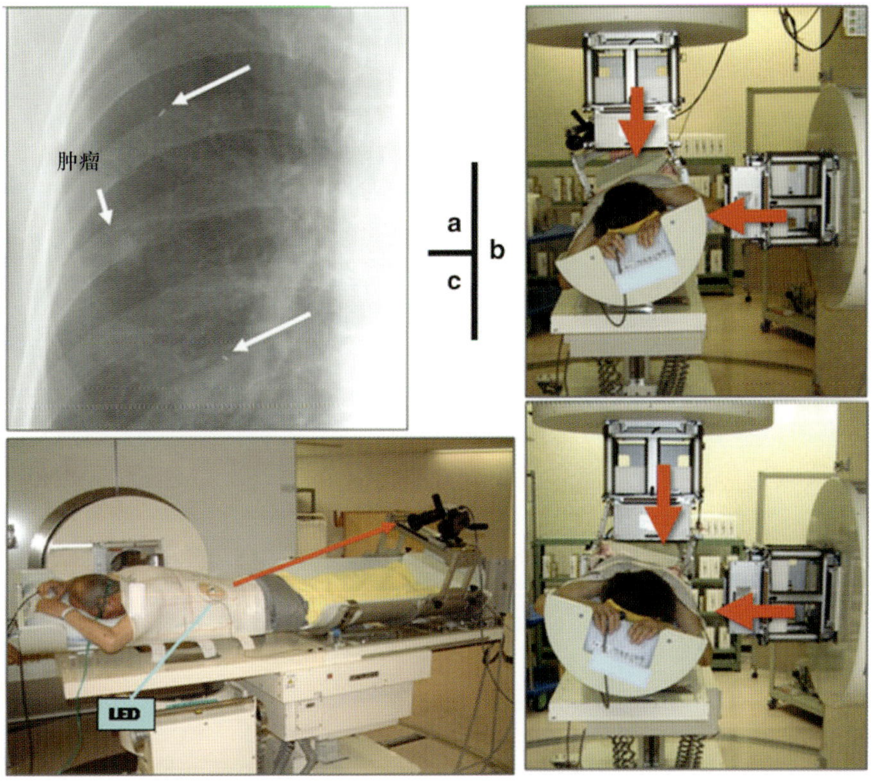

图 21.1 治疗系统。(a) 白色箭头指示肿瘤阴影和金属标志物。(b) 如箭头所示，患者从四个不同的方向接受碳离子束照射。(c) 使用放置在体表的红外线 LED 呼吸门控系统

21.2.4 呼吸门控

治疗计划 CT 在与呼吸运动同步下扫描。因为肿瘤位移通常在呼气末期最小，所以在实际治疗时采用这个时间段。呼吸传感系统由作为位置探测器(position-sensitive detector，PSD) 的相机和红外发光二极管 (LED) 组成。LED 围绕胸部贴在患者身上，其发出的光斑通过透镜系统聚焦在 PSD[20]。位置的改变可以通过相机变焦镜头放大。PSD 的模拟信号与光斑的位置直接成比例，不需要软件程序来计算位置。相机一般安装在患者足端治疗床上，不会影响患者固定设备和射束照射。不用 30 s 就可以完成呼吸传感器设置 (图 21.1)。通过门控系统信号触发或停止束流引出，这种特殊的引出方式在千叶重离子医用加速器 (HIMAC) 的效率超过标准引出方式的 85%[20-21]。

21.2.5 治疗

X 线片用于患者摆位，同时也用呼吸波形叠加。每一个 HIMAC 的治疗室都有一对正交 X 线装置。患者在最佳位置的 X 线片进行数字化，并传输到摆位计算机。X 线片显示在计算机显示屏上，同时模拟定位片或从治疗计划 CT 数字化重建的 X 线片等参考图像也显示在显示屏上。X 线片从射束视野方向获取。患者呼吸波形和门控信号也重叠显示在 TV 屏幕上。然后治疗床移动到匹配位置，直到射野边缘和等中心最大误差小于 2 mm。整个过程，包括照射，需要 20～30 min。

21.2.6 随访

大多数患者经过了临床检查随访，在我们研究所进行胸部 CT 检查。直到患者在其他研究所完成全部周期性 CT 扫描后，随访检查才能够进行。所有患者的临床结果均已经被确认。

第一次随访检查是在碳离子放疗后 4 周，之后每 3～4 个月随访一次。鉴别肿瘤放疗后复发和正常组织反应是困难的。我们因此将大约 3 个月时一过性的密度增高定义为局部控制的肿瘤。局部肿瘤复发定义为有增大趋势的肿瘤，也根据 CT 图像、PET 图像、肿瘤标志物和活检等结果确定。

21.3 Ⅰ期非小细胞肺癌

21.3.1 Ⅰ期周围型肺癌

21.3.1.1 治疗计划

靶区通常使用 4 个斜野照射，不对淋巴结引流区预防照射。GTV 外扩超过 10 mm 作为 CTV。如果可能，可见毛刺和胸膜塌陷也包括在 CTV 内。CTV 外勾画内靶区（IM），是在呼吸门控下允许靶区移动范围。PTV 为 CTV 加 IM。用 NIRS 开发的 HIPLAN 计划软件制订三维治疗计划[22]。IM 是通过在靶区头侧和尾侧外扩 5 mm 获得，这可以有效地防止呼吸运动造成的肿瘤边缘复发[23]。

与报道的Ⅰ期 NSCLC 立体定向放疗导致的肺损伤[24,24]相比，我们的患者肺损伤发生率和严重程度都很低。肺的不良反应小主要是因为碳离子射束的 Bragg 峰提供了极好的剂量分布，使得治疗体积小，这与 X 线形成鲜明对比［V20＃9802T1（n=30）平均 5.5%（2.3%～11.6%），T2（n=21）平均 7.6%（2.6%～13.9%）；＃0001T1（n=41）平均 4.8%（1.1%～13.2%），T2（n=39）平均 6.4%（1.0%～12.3%）］（图 21.2）。

21.3.1.2 单次碳离子放疗的典型病例

男性日本籍患者，83 岁，诊断为原发肺癌，初始临床分期 T2N0M0，病理诊断为鳞状细胞癌。CT 扫描显示肿瘤位于右肺上叶（S3）（图 21.3）。

CIRT 治疗总剂量 46.0 GyE，单次治疗，4 个射束方向。12 个月之后，CT 扫描显示肿瘤缩小。患者目前仍存活，治疗后 3 年无复发和转移征象。

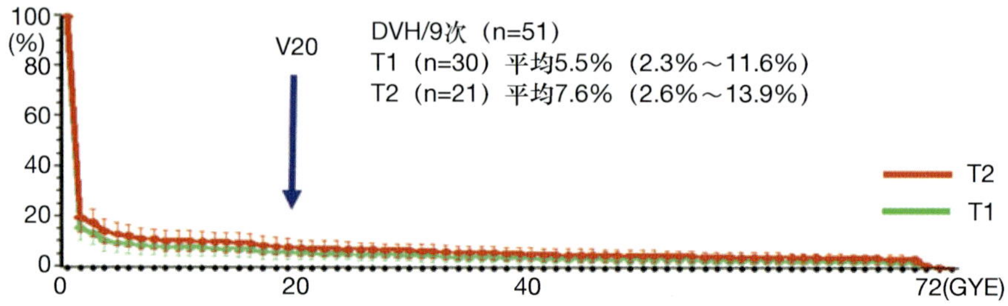

图 21.2 Ⅱ期研究的 DVH（9802）

图 21.3 计划 CT 的剂量分布和治疗前后的 CT 图像

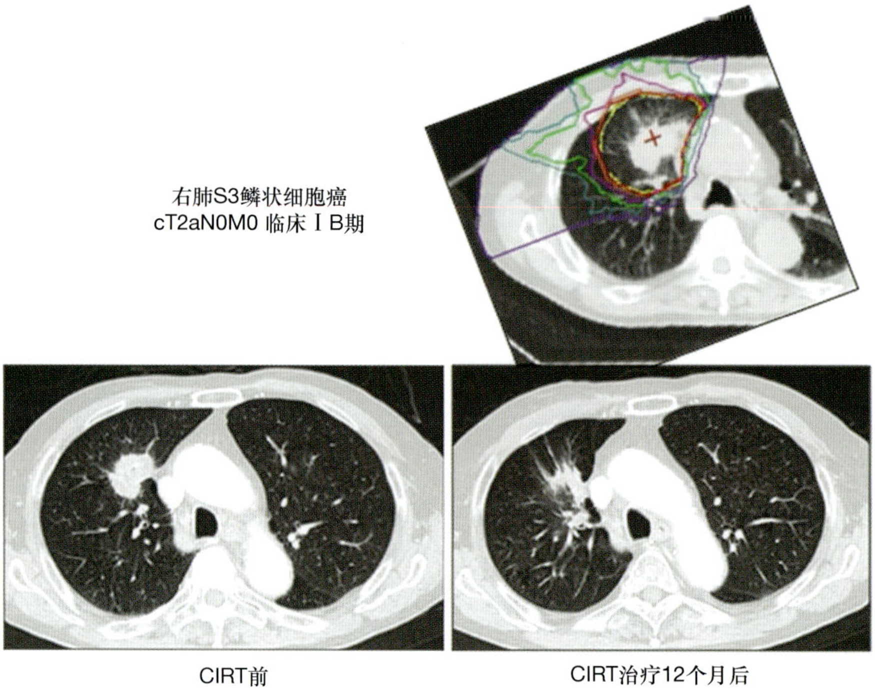

21.3.1.3 结果

所有患者（试验 ＃9802 和 ＃0001）的局部控制率为 91.5%，T1 和 T2 肿瘤分别为 96.3%和 84.7%。控制率在 T1 和 T2 肿瘤之间有明显差别（$P=0.0156$），而在鳞状细胞癌和非鳞状细胞癌之间没有显著差别（$P=0.1516$）。5 年病因特异性存活率（cause-specific survival rate）为 67%（ⅠA：84.4%，ⅠB：43.7%），总存活率为 45.3%（ⅠA：53.9%，ⅠB：34.2%），任何患者均没有 2 级以上肺部不良反应。

在单次治疗研究中，151 例患者 3 年局部控制率为 83.1%，T1 和 T2 肿瘤的控制率分别为 88.5%和 75.0%。总存活率为 75.5%，任何患者均没有 2 级以上肺部不良反应。

21.3.2 Ⅰ期中心型肿瘤

21.3.2.1 治疗计划

当治疗靠近肺门的肿瘤时，可能会由于潜在的支气管狭窄导致严重的肺功能损伤[26]。在我们治疗周围型肺癌的研究中，我们观察到碳离子放疗后肺功能损伤很小[27]。任何肺功能下降都是严重影响患者生存质量的不良反应。我们因此付出巨大的努力来降低治疗中央型肺癌所致严重支气管毒性的风险。足够的覆盖靶区（局部控制）并避开气道（不相关的节段支气管）是必需的。为了避开气道，使用小的 CTV（将支气管从 CTV 中去除）是重要的。

21.3.2.2 中央型早期鳞状细胞肺癌

典型病例治疗计划

男性患者，66 岁，中央型早期肺癌（鳞状细胞癌），病灶从左主支气管到上叶支气管。2001 年 11 月，在我们医院接受碳离子治疗 61.2 GyE，9 次，3 周治疗。治疗计划见图 21.4。治疗 8 年后，患者仍健康存活，无复发。随访 CT 和支气管镜检查均没有发现严重的反应。

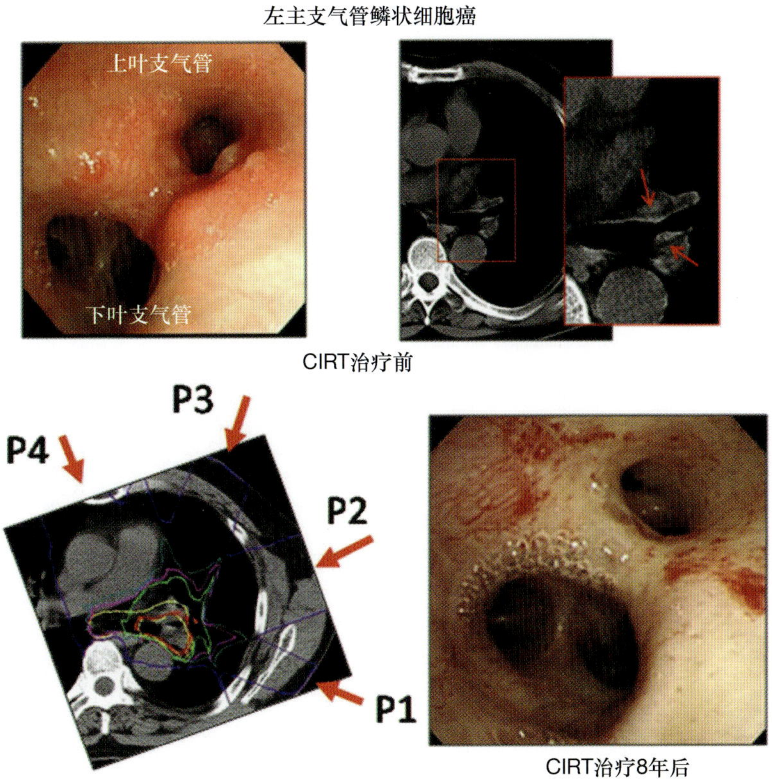

图 21.4 CIRT 治疗前内镜检查（左上图）和 CT 图像。肿瘤以箭头标注（右上图）。治疗计划 CT 图像，P1：P2：P3：P4＝2：2：3：2，P3 是一个小射野（左下图）。治疗 8 年后内镜检查图像（右下图）

21.3.2.3　早期 NSCLC，支气管外靠近肺门肿瘤

典型病例治疗计划

男性患者，64 岁，左上叶（S4）肺癌（鳞状细胞癌），34 mm×24 mm 大小，肺门淋巴结转移，诊断为 cT2N1M0。碳离子放疗 68.4 GyE。治疗后 4 年，患者仍健康存活，没有任何复发（图 21.5）。

21.4　局部晚期肺癌

21.4.1　治疗计划

对于晚期肺癌，放疗通常结合化疗或手术。但我们也单纯使用碳离子放疗治疗了一些因为不能接受化疗或者是化疗后进展的局部晚期肺癌患者。

我们付出巨大的努力来降低治疗引起的肺、气管和食管毒性的风险。使用只照射原发病灶的小CTV，可以使我们降低纵隔部分的受照剂量。这将帮助我们提高患者总体状况，潜在提高可以接受化疗的患者数量。

21.4.2　典型病例治疗计划

病例 1

男性患者，75 岁，原发右下叶（S6）肺癌（腺癌），40 mm×38 mm 大小，侵犯胸壁，右肺门淋巴结转移，诊断为 cT3N1M0，ⅢA 期。2004 年 1 月接受碳离子束放疗剂量 72.0 GyE，16 次，疗程 4 周。图 21.6 显示碳离子放疗计划图像。

照射包括原发肿瘤、肺门和纵隔的整个大靶区到 45 GyE，之后照射原发肿瘤到 72.0 GyE。在治疗 4 年后，患者仍健康，没有任何复发。

病例 2

男性患者，67 岁，左肺上叶腺癌，62 mm×50 mm 大小，侵犯纵隔，诊断为 cT4N0M0，ⅢB 期。碳离子放疗到 72.0 GyE。治疗后 10 年，患者仍健康存活，没有复发（图 21.7）。

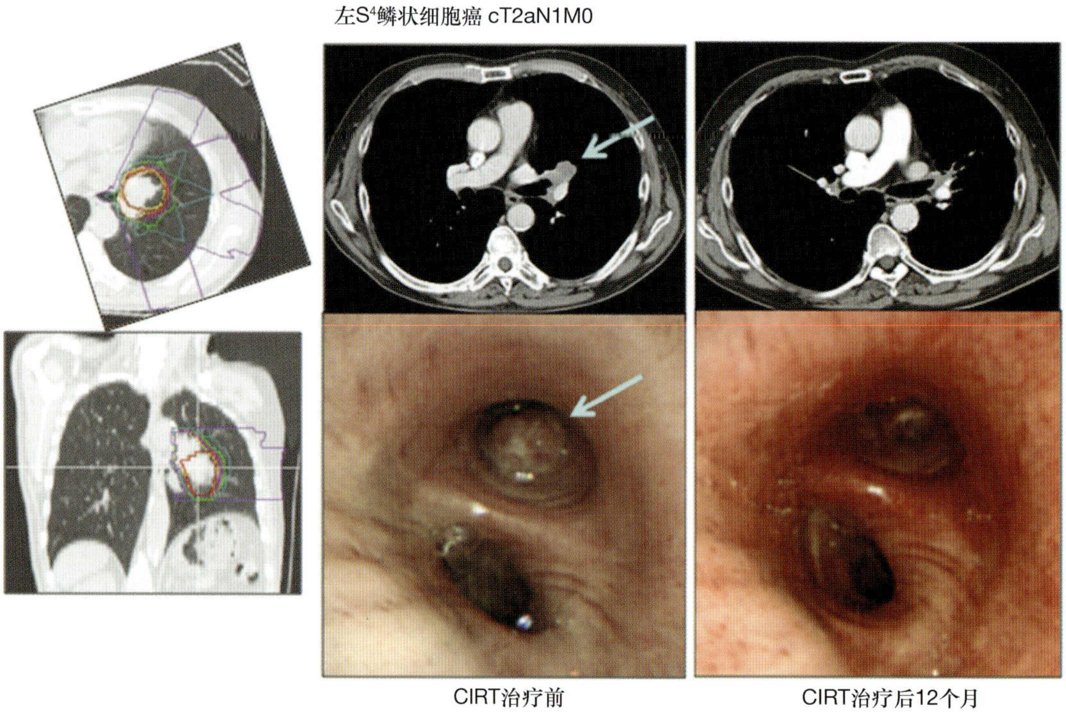

图 21.5　治疗计划 CT 显示 4 野照射。治疗前和治疗后 CT 和内镜检查结果，箭头指示肿瘤

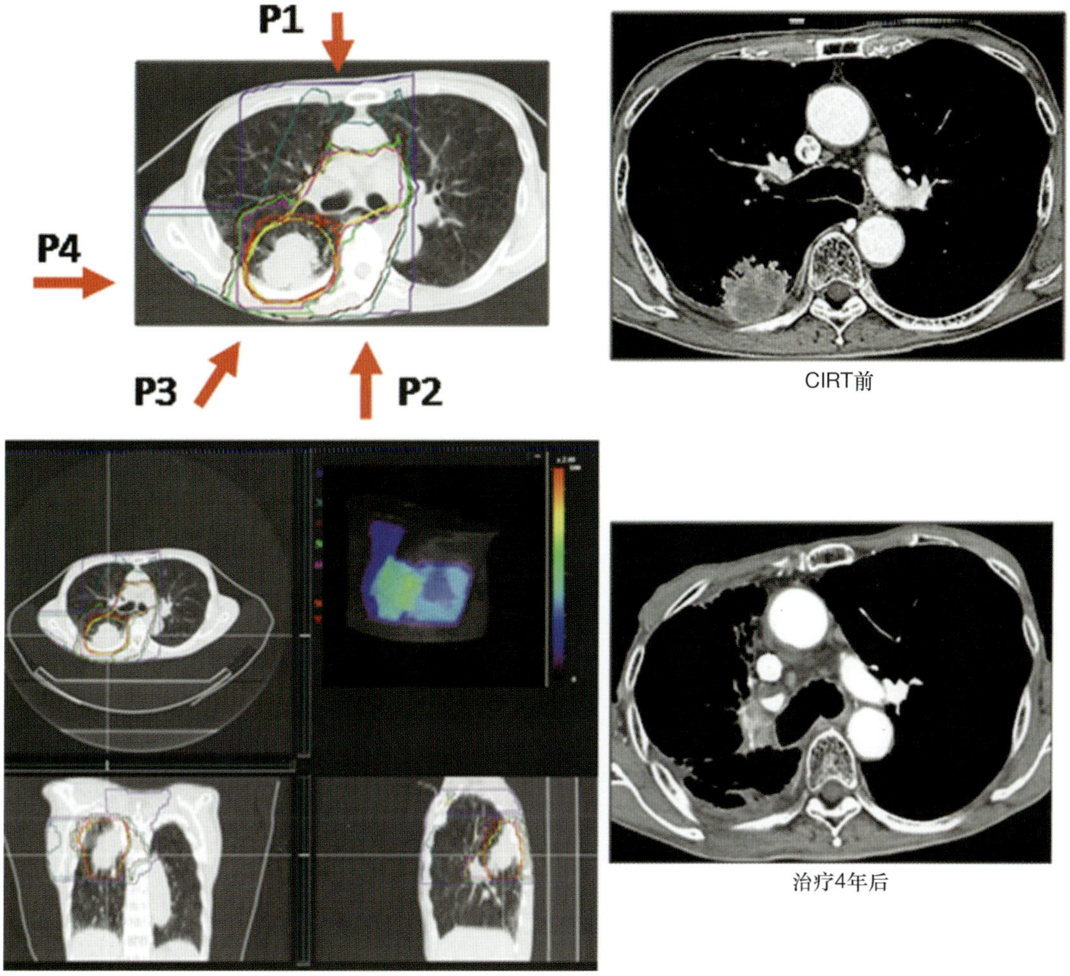

图 21.6 左图显示 CTV 和治疗计划剂量分布，包括 3D 图像和体表模型。每个野的照射时间为 P1：P2：P3：P4＝ 4：3：3：6。P4 是一个小射野照射原发肿瘤的小靶区。右图为 CIRT 治疗前、后的图像

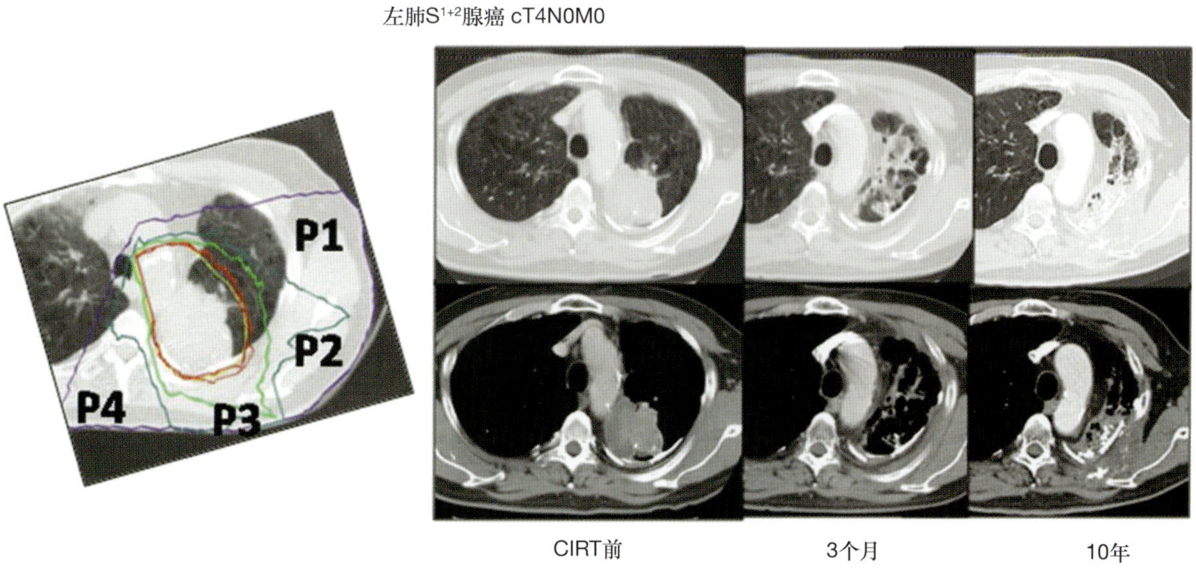

图 21.7 计划 CT 显示 4 野照射。每个野的照射时间为 P1：P2：P3：P4＝4：4：5：3，治疗前及治疗后 3 个月、治疗后 10 年的 CT 图像

21.4.3　治疗结果

从2000年5月至2011年9月，该临床试验共入组了61例患者。所有患者接受单纯碳离子放疗，总剂量72.0 GyE，16次，共4周治疗。患者平均年龄是74.2岁（46～88岁）；14例女性，47例男性。病理活检结果27例腺癌，31例鳞状细胞癌，3例大细胞癌。其中Ⅱ期39例，Ⅲ期22例，24例N1，13例N2，24例N0（T3-4N0M0）。

61例患者3年总存活率为41.2%，中位随访时间为22.8个月（1.3～145.3个月）。24例胸壁侵犯（cT3，4N0M0）患者3年病因特异性存活率77.9%，中位随访时间37.1个月（4.3～141.6个月）（图21.8）。

CIRT引起的皮肤和肺的毒性反应按NCI-CTC（早期）和RTOG/EORTC（晚期）标准进行评价。没有观察到早期和晚期2级以上反应。

21.5　正常组织反应

21.5.1　肺和皮肤反应

在前期报道的Ⅱ期临床研究中，129例患者，131个原发肿瘤接受碳离子放射治疗。50例患者，51个原发病灶接受单纯碳离子放疗，固定总剂量72 GyE，9次，疗程3周（♯9802方案[12]）。剩余的79例患者有80个Ⅰ期病灶（♯0001方案[13]）。总共127例患者进行存活评估，因为2例患者治疗了两次，1例在第1次方案♯9802，1例在第2次方案♯0001。ⅠA期和ⅠB期肿瘤分别接受固定剂量52.8 GyE和60 GyE，4次，疗程1周。患者平均年龄74.5岁，92例男性，37例女性。72例T1病灶，59例T2病灶。平均肿瘤直径31.5 mm。85例腺癌，43例鳞状细胞癌，2例大细胞癌，1例鳞腺癌。76%的患者无手术治疗条件。

由碳离子放疗引起的皮肤和肺的毒性反应按RTOG（早期）和RTOG/EORTC（晚期）标准进行评价，见表21.1和表21.2。早期皮肤反应观察了131处病灶，晚期皮肤反应观察了128处病灶。在早期反应病变中，125处为1级反应，6处为2级反应。在晚期反应病变中，126处为1级，1处为2级，1处为3级。肺反应观察了129例患者，127例为0级反应，2例为2级早期反应。晚期反应随访了126例患者，7例患者为0级反应，116例患者为1级反应，3例患者为2级反应。没有观察到2级以上反应。

我们也报道了碳离子放疗后的肺功能和病理学表现[27,28]，并揭示在该临床试验中的患者肺损伤少。由于Bragg峰形状使碳离子束有极好的物理剂量分布，肺损伤在范围和程度上都少。此外，在碳离子放疗后肺放射学改变的报告中，我们描述了观察到的肺实质和胸膜损伤。肺反应的严重程度与剂量-体积因素相关[29]。

这些发现为碳离子放疗计划和治疗后处理提供了有价值的信息。

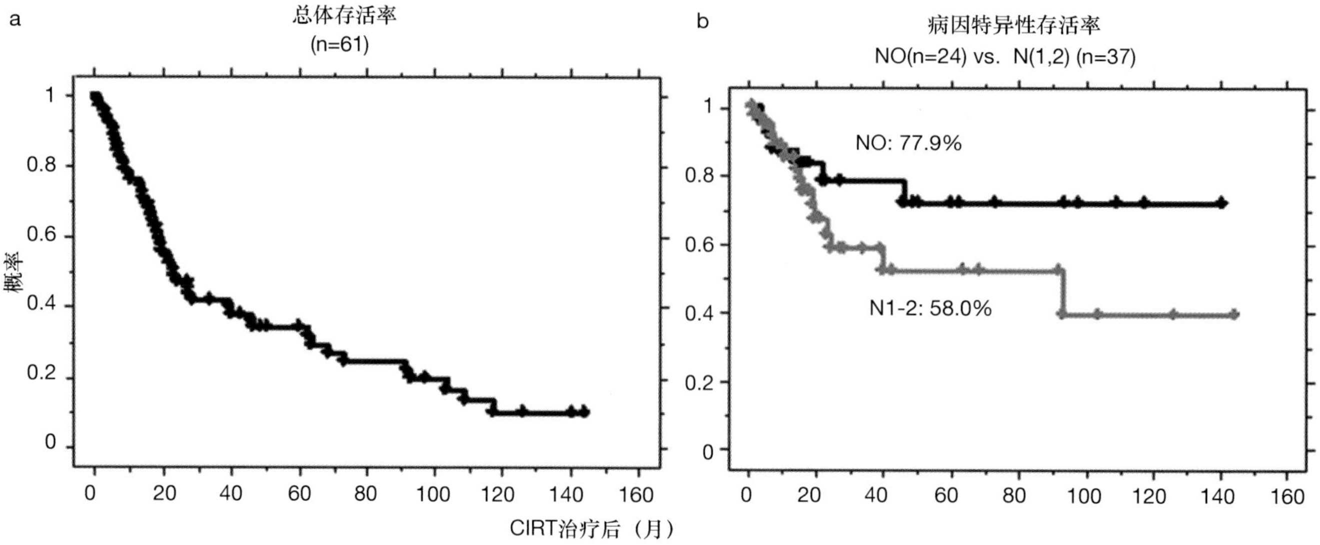

图21.8　61例局部晚期肺癌的生存率。(a) 所有患者的3年总生存率为41.2%。(b) 3年基于N分期的病因特异性生存率

表 21.1　皮肤反应

	早期反应(RTOG)						晚期反应（RTOG/EORTC)					
		等级						等级				
	病变数	0	1	2	3	≥4	病变数	0	1	2	3	≥4
9802	51	0	50	1	0	0	51	0	49	1	1	0
0001	80	0	75	5	0	0	77[a]	0	77	0	0	0
总计	131	0	125	6	0	0	128	0	126	1	1	0

[a] 三例因死亡未能继续随访

表 21.2　肺反应

	早期反应(RTOG)						晚期反应（RTOG/EORTC)					
		等级						等级				
	病变数	0	1	2	3	≥4	病变数	0	1	2	3	≥4
9802	50	49	0	1	0	0	50	0	48	2	0	0
0001	79	78	0	1	0	0	76[a]	7	68	1	0	0
总计	129	127	0	2	0	0	126	7	116	3	0	0

[a] 三例因死亡未能继续随访

21.5.1.1　典型病例治疗计划

病例 1

女性患者，62 岁，左肺下叶（S10）15 mm×15 mm 大小的腺癌，临床诊断 cT1N0M0，ⅠA 期。碳离子治疗剂量 72.0 GyE，9 次，共治疗 3 周。治疗后 10 年，患者健康存活，没有复发（图 21.9）。

病例 2

60 岁男性患者，右肺下叶 61 mm×60 mm 大小的鳞状细胞癌，临床诊断 T2N0M0。碳离子治疗总剂量 44.0 GyE，单次，治疗 1 天。治疗计划和皮肤反应如图 21.10。我们确定皮肤剂量低于 75%处方剂量。降低皮肤反应的风险是非常重要的（图 21.10），我们相信该治疗计划可以帮助提高疗效。

病例 3

女性患者，71 岁，46 mm×38 mm 大小的鳞状细胞癌，临床诊断 T2N0M0。CIRT 治疗 40 GyE，单次，1 天治疗。治疗后 18 个月，肿瘤缩小，没有严重肺纤维化。图 21.11 显示 PTV 和皮肤反应。

21.5.2　胸壁不良反应

在 50 例接受 72.0 GyE、9 次治疗的患者中，10 例患者在治疗开始后平均 10±2.3 个月，有肋骨疼痛和受到碳离子束照射的周围皮肤感觉敏感。望诊或 CT 扫描观察到轻度骨和周围软组织肿胀，并在 1 个月后消失。一半患者需要非甾体类抗炎药物治疗。2 例患者发生肋骨骨折。

胸壁不良反应依据严重程度不同，可以明显影响患者的生存质量。我们努力降低严重胸壁毒性的风险，并通过去除骨部分的 PTV 来保护肋骨。

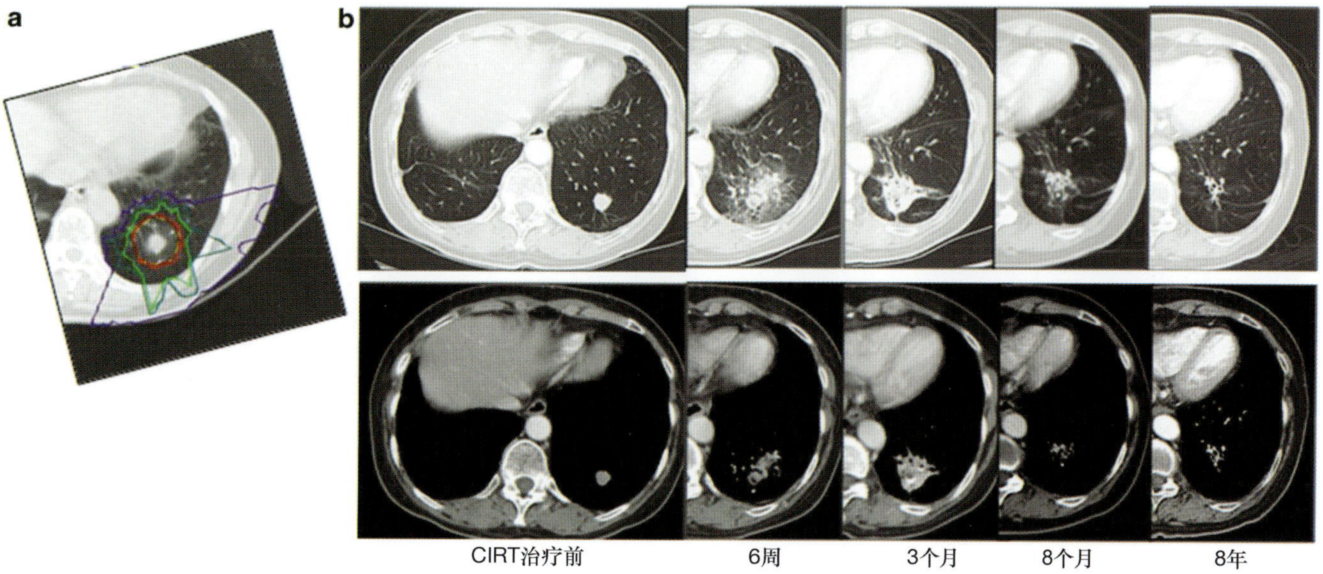

图 21.9　(a) 剂量分布和 (b) CIRT 治疗后肿瘤的变化。早期肺部反应（RTOG）和晚期肺部反应（RTOG/EORTC）均为 1 级

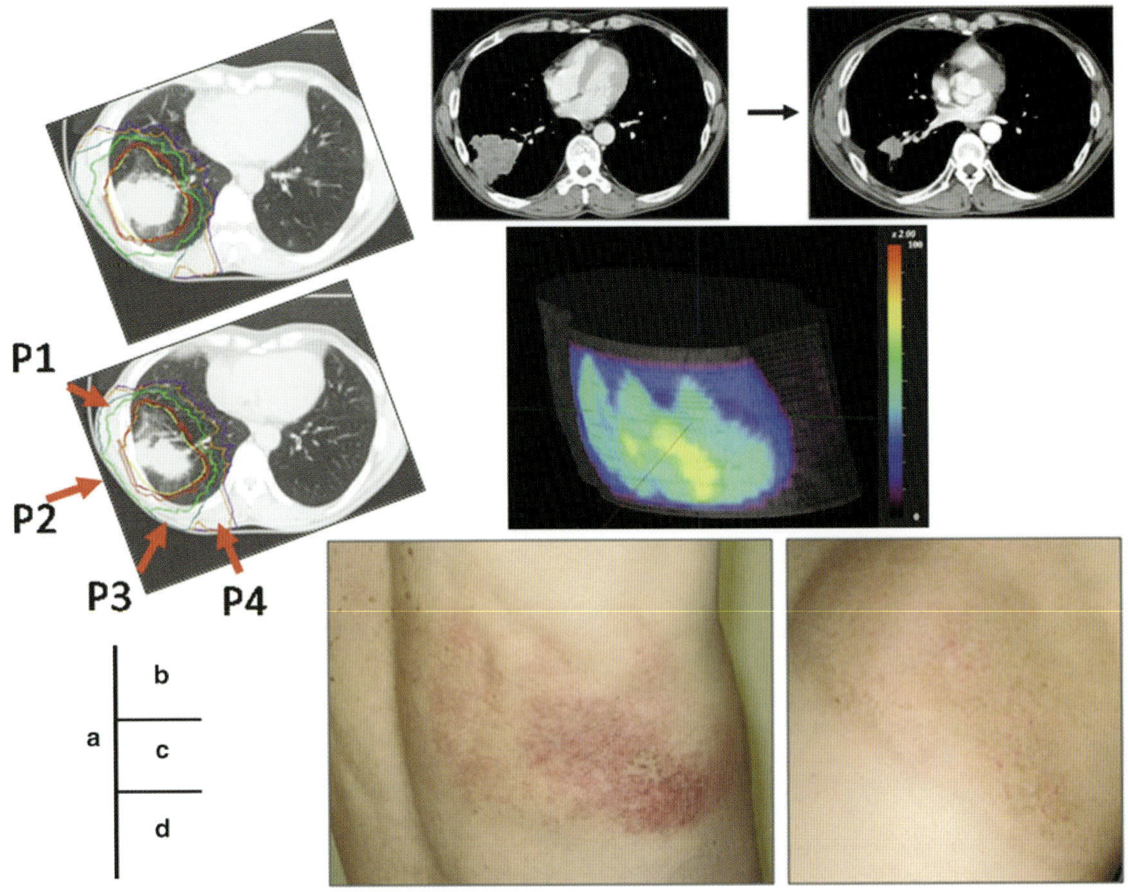

图 21.10　（a）肿瘤接受碳离子放疗 4 野照射 44.0 GyE 的剂量分布。（b）治疗前后的 CT 图像，治疗后 4 个月肿瘤显示部分响应（PR）。（c）患者治疗计划剂量分布的体表模型，黄色部分为 3 野重复照射区域，受照剂量为总剂量的 75%。（d）早期皮肤反应为 2 级（治疗后 2 个月，左图），晚期皮肤反应为 1 级（治疗后 4 个月，右图）

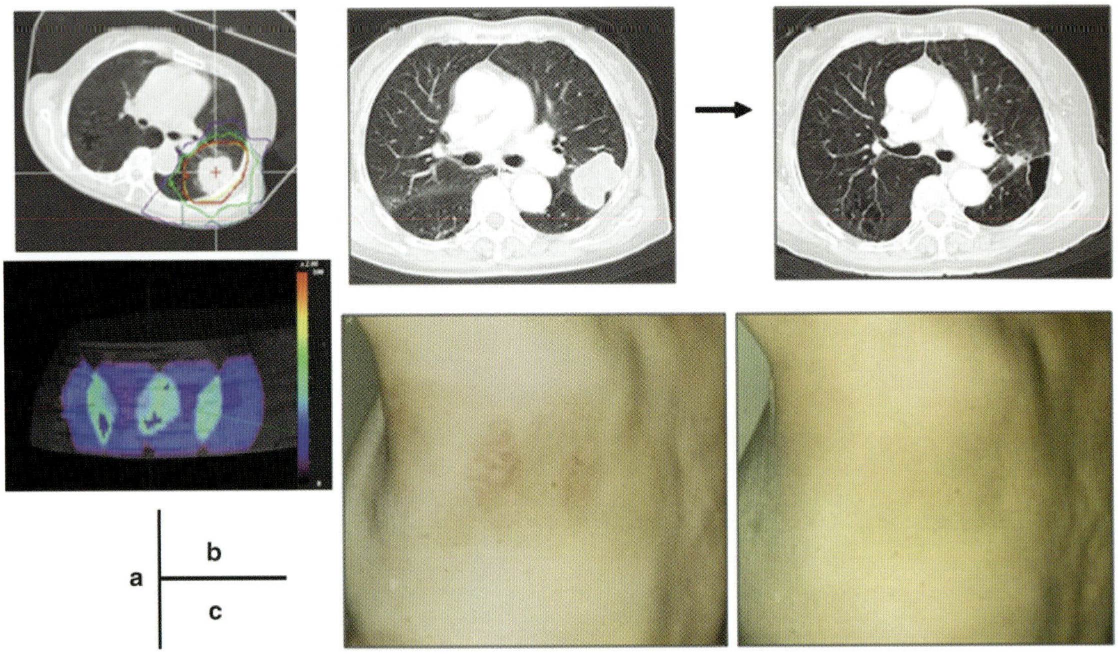

图 21.11　（a）碳离子射束从四个方向照射肿瘤，总剂量为 40.0 GyE 的剂量分布。患者治疗计划剂量分布的体表模型。（b）治疗前后的 CT 图像。治疗后 18 个月，肿瘤部分响应（PR）。（c）早期皮肤反应为 1 级（照射后 5 周，左图），晚期反应为 1 级（照射后 7 个月，右图）

21.5.2.1 病例研究

69 岁男性患者，左肺上叶（S5）腺癌 37mm×25 mm 大小，临床诊断 cT2N0M0。碳离子放疗剂量 72.0 GyE，9 次，治疗 3 周。治疗后 9 个月，患者出现治疗区域皮肤疼痛，疼痛在 1 个月内减轻。治疗后 4 年，患者健康存活，没有任何复发（图 21.12）。

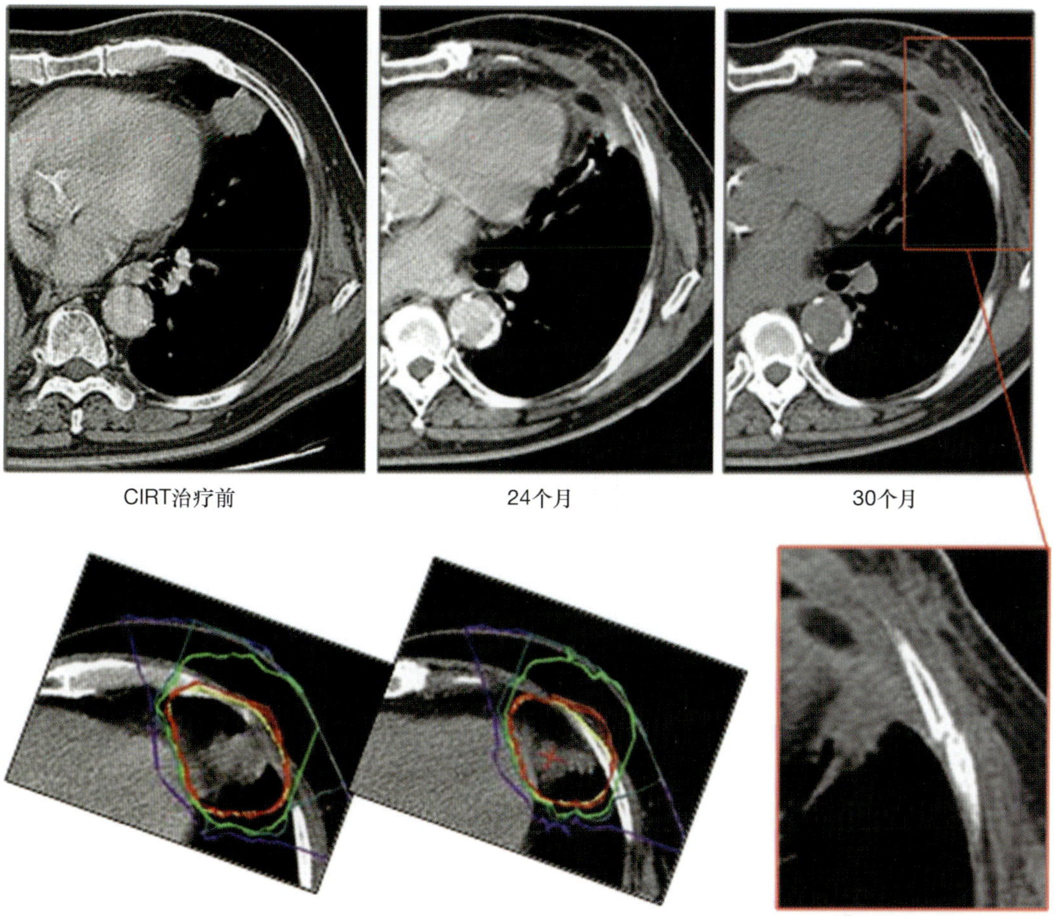

图 21.12 上图是治疗前后的 CT 图像。照射后 30 个月出现肋骨骨折

（任昌镇 穆向魁 译）

参考文献

1. Asamura H, Goya T, Koshiishi Y, et al. A Japanese Lung Cancer Registry study: prognosis of 13,010 resected lung cancers. J Thorac Oncol. 2008;3:46–52.
2. Smythe WR, American College of Chest Physicians. Treatment of stage I non-small cell lung carcinoma. Chest. 2003;123:181S–7.
3. Jeremic B, Classen J, Bamberg M. Radiotherapy alone in technically operable, medically inoperable, early-stage (I/II) non-small-cell lung cancer. Int J Radiat Oncol Biol Phys. 2002;54:119–30.
4. Zimmermann FB, Bamberg M, Molls M, et al. Radiation therapy alone in early stage non-small cell lung cancer. Semin Surg Oncol. 2003;21:91–7.
5. Nagata Y, Hiraoka M, Mizowaki T, et al. Survey of stereotactic body radiation therapy in Japan by the Japan 3-D Conformal External Beam Radiotherapy Group. Int J Radiat Oncol Biol Phys. 2009;75:343–7.
6. Zimmermann FB, Geinitz H, Schill S, et al. Stereotactic hypofractionated radiation therapy for stage I non-small cell lung cancer. Lung Cancer. 2005;48:107–14.
7. Onishi H, Araki T, Shirato H, et al. Stereotactic hypofractionated high-dose irradiation for stage I nonsmall cell lung carcinoma: clinical outcomes in 245 subjects in a Japanese multiinstitutional study. Cancer. 2004;101:1623–31.
8. Senan S, Lagerwaard F. Stereotactic radiotherapy for stage I lung cancer: current results and new developments. Cancer Radiother. 2010;14:115–8.
9. Onishi H, Shirato H, Nagata Y, et al. Hypofractionated stereotactic radiotherapy (HypoFXSRT) for stage I non-small cell lung cancer: updated results of 257 patients in a Japanese multi-institutional study. J Thorac Oncol. 2007;2 Suppl 3:S94–100.
10. Nagata Y, Takayama K, Matsuo Y, et al. Clinical outcomes of a

phase I/II study of 48 Gy of stereotactic body radiotherapy in 4 fractions for primary lung cancer using a stereotactic body frame. Int J Radiat Oncol Biol Phys. 2005;63:1427–31.
11. Miyamoto T, Yamamoto N, Nishimura H, et al. Carbon ion radiotherapy for stage I non-small cell lung cancer. Radiother Oncol. 2003;66:127–40.
12. Miyamoto T, Baba M, Yamamoto N, et al. Curative treatment of stage I non-small-cell lung cancer with carbon ion beams using a hypo-fractionated regimen. Int J Radiat Oncol Biol Phys. 2007;67: 750–8.
13. Miyamoto T, Baba M, Sugane T, et al. Carbon ion radiotherapy for stage I non-small cell lung cancer using a regimen of four fractions during 1 week. J Thorac Oncol. 2007;2:916–26.
14. Sugane T, Baba M, Imai R, et al. Carbon ion radiotherapy for elderly patients 80 years and older with stage I non-small cell lung cancer. Lung Cancer. 2009;64:45–50.
15. Kanai T, Endo M, Minohara S, et al. Biophysical characteristics of HIMAC clinical irradiation system for heavy-ion radiation therapy. Int J Radiat Oncol Biol Phys. 1999;44:201–10.
16. Nishimura H, Miyamoto T, Yamamoto N, et al. Radiographic pulmonary and pleural changes after carbon ion irradiation. Int J Radiat Oncol Biol Phys. 2003;55:861–6.
17. Yamamoto N, Miyamoto T, Nishimura H, et al. Preoperative carbon ion radiotherapy for non-small cell lung cancer with chest wall invasion-pathological findings concerning tumor response and radiation induced lung injury in the resected organs. Lung Cancer. 2003;42:87–95.
18. Yasukawa T, Yamaguchi Y, Aoyagi H, et al. Diagnosis of hilar and mediastinal lymph node metastasis of lung cancer by positron emission tomography using 11C-methionine. Jpn J Lung Cancer. 1996;36:919–26.
19. Sobin LH, Wittekint C, editors. TNM classification of malignant tumors. International Union Against Cancer (UICC). 6th ed. NewYork: Wiley-Liss; 2002.
20. Minohara S, Kanai T, Endo M, et al. Respiratory gated irradiation system for heavy-ion radiotherapy. Int J Radiat Oncol Biol Phys. 2000;47:1097–103.
21. Kanai T, Furusawa Y, Fukutsu K, et al. Irradiation of mixed beam and design of spread-out Bragg peak for heavy-ion radiotherapy. Radiat Res. 1997;147:78–85.
22. Endo M, Koyama-Ito H, Minohara S, et al. HIPLAN-a heavy ion treatment planning system at HIMAC. J Jpn Soc Ther Radiol Oncol. 1996;8:231–8.
23. Koto M, Miyamoto T, Yamamoto N, et al. Local control and recurrence of stage I non-small cell lung cancer after carbon ion radiotherapy. Radiother Oncol. 2004;71:147–56.
24. Nagata Y, Takayama K, Matuo Y, et al. Clinical outcomes of a phase I/II study of 48Gy of stereotactic body radiotherapy in 4 fractions for primary lung cancer using a stereotactic body frame. Int J Radiat Oncol Biol Phys. 2005;63:1427–31.
25. Onishi H, Araki T, Shirato H, et al. Stereotactic hypofractionated high-dose irradiation for stage I nonsmall cell lung carcinoma. Cancer. 2004;101:1623–31.
26. Timmerman R, MacGarry R, Yiannoutsos C, et al. Excessive toxicity when treating central tumors in a phase II study of stereotactic body rdiation therapy for medically inoperable early-stage lung cancer. J Clin oncol. 2006;24:4833–9.
27. Kadono K, Homma T, Kamahara K, et al. Ekkect of heavy – ion radiotherapy on pulmonary function in stage I Non-small cell lung cancer patients. Chest. 2002;122:1925–32.
28. Yamamoto N, Miyamoto T, Nishimura H, et al. Preoperative carbon ion radiotherapy for non-small cell lung cancer with chest wall invasion pathological findings concerning tumor response and radiation induced lung injury in the resected organs. Lung Cancer. 2003;42:87–95.
29. Nishimura H, Miyamoto T, Yamamoto N, et al. Radiographic pulmonary and pleural change after carbon ion irradiation. Int J Radiat Oncol Biol Phys. 2003;55:861–6.

肺转移性肿瘤和淋巴结 22

Metastatic Lung Tumors and Lymph Nodes

Naoyoshi Yamamoto，Mio Nakajima

摘要

我们评价了碳离子放射治疗肺转移性肿瘤和Ⅰ期非小细胞肺癌（NSCLC）碳离子放疗后淋巴结转移的临床结果，并与外科手术进行了比较。

从 1997 年 4 月至 2011 年 2 月，91 例患者，116 个肺转移性肿瘤在我们中心接受了碳离子放疗。在中位随访 2.3 年（0.3～13.1 年）后，统计 2 年总体存活率和局部控制率分别为 71.2%和 91.9%。治疗相关不良反应在临床上不是一个问题。按原发肿瘤部位分类，其中 49 例肺癌，20 例结直肠癌，22 例其他癌症。肺癌肺转移性肿瘤治疗后 2 年的总体生存率和局部控制率分别为 81.5%和 92.4%，结直肠癌肺转移性肿瘤则分别为 65.0%和 92.0%。碳离子放疗治疗肺转移性肿瘤是安全的，并且治疗结果可以与报道的手术切除效果相比。

对于肺癌淋巴结转移，从 2000 年 1 月至 2010 年 12 月共治疗了 36 例患者。所有 36 个转移病灶接受了单纯碳离子放疗，总剂量 48.0 GyE，12 次，疗程 3 周。统计 3 年总体存活率为 52.9%，中位随访时间 13.5 个月（2.9～114.8 个月）。3 年局部控制率为 100%。碳离子放疗的皮肤和肺的毒性反应按照 NCI-CTC（早期）和 RTOG/EORTC（晚期）标准进行评价。没有发现 2 级以上早期和晚期不良反应。

关键词

碳离子放疗 · 肺转移性肿瘤 · 肺癌区域淋巴结转移

22.1 肺转移性肿瘤

22.1.1 引言

对于不能手术的早期肺癌，放射治疗是这些患者的首选治疗。使用传统治疗技术，5 年的局部控制率为 40%～70%；但是有报道由于使用了先进的放疗技术，局部控制率与手术相当[1-4]。这些放疗技术包括体部立体定向放疗（SBRT）、质子束治疗和碳离子放疗[5-6]。

这里我们报道了被确定为寡转移（oligo-recurrence）的肺转移性肿瘤的碳离子放疗结果[7]。而且已经在我们发表的文章中有详细描述[8]。

22.1.2 患者和方法

从 1997 年 4 月到 2011 年 2 月，91 例患者，116 个病灶在我们中心接受了碳离子放疗。患者平均年龄为 64.8 岁（10～86 岁），男/女比例为 57/34。组织学和转移性肿瘤的诊断是根据临床病程确定的。

患者治疗的条件是：除了肺部转移瘤之外，原发灶控制，没有其他器官转移，并规定肺部只有一个病灶。

至于每例患者碳离子放疗的病灶数量，其中2例患者治疗了4个病灶，19例患者治疗了2个病灶，70例患者治疗了1个病灶。

处方剂量从40～80 GyE，分次（1～12次）治疗。其中在我们中心最常用的分次治疗方案是总量52.8 GyE，4次治疗，共治疗了54个肿瘤。其次是总量60 GyE，4次治疗，共治疗了23个病灶。多数情况下，52.8 GyE/4次治疗用于肺癌肺转移，60 GyE/4次治疗用于结直肠癌肺转移。

按原发肿瘤部位分类，其中49例肺癌，20例结直肠癌，22例其他癌症。在其他癌症中包括各类肿瘤，如骨和软组织肿瘤、宫颈癌、胸腺癌、食管癌、咽癌、卵巢癌、胰腺癌、肝癌和乳腺癌；来自这些器官的病例数为4例或少于4例。

22.1.3 结果

91例患者的中位随访时间为2.3年（0.3～13.1年），统计2年总体存活率为71.2%，116个治疗病灶的2年局部控制率为91.9%。

碳离子放疗引起的皮肤和肺毒性反应按照NCI-CTC（早期）和RTOG/EORTC（晚期）标准进行评价。早期皮肤反应评价了116处病灶，晚期皮肤反应评价了114处病灶。所有116处早期皮肤反应为1级，所有114处晚期反应为1级。临床评价了91例患者、116处病灶的肺反应，其中只有5例患者发生2级早期反应，没有观察到2级以上不良反应。

肺癌肺转移性肿瘤的2年总体存活率为81.5%，其他癌症肺转移性肿瘤的总体存活率为59.3%。局部控制率分别为92.4%和91.3%。20例结直肠癌肺转移性肿瘤患者的2年总体存活率和30个肺转移病灶的局部控制率分别为65.0%和92.0%。

我们研究了肿瘤大小对局部控制的影响。当根据肿瘤长度比较116个病灶的局部控制率时，长度小于2 cm的肿瘤局部控制率明显高于长度大于2 cm的转移瘤。肺癌肺内转移瘤用同样方法比较，长度≤2 cm的肿瘤局部控制率为100%。

我们研究了肿瘤大小与预后的关系。对所治肿瘤最大径≤2 cm的50例患者与所治肿瘤最大径>2 cm的41例患者的病因特异性生存率进行了比较，分别为77.5%和67.8%。虽然统计学没有显著性差异，但是肿瘤最大径>2 cm的患者倾向于更差的存活率。

常规检查是单个病灶，但是有几例患者在病程中治疗了多个病灶。单个病灶和多个病灶的患者存活率没有差别。我们无法确定的是，是否仅治疗单个病灶的病例最终只有一个转移灶，或者治疗多发病灶的病例更有优势，因为治疗被成功完成。

仍然不清楚的是，局部治疗肺转移性肿瘤对于改善患者预后是否有效。手术或放疗已经用于一些转移性肿瘤患者的治疗，并取得不同程度的成功，但是按预期效果来选择患者的标准尚不清楚[9]。我们是根据外科手术常用的选择患者的条件，确定选择标准，即原发灶已经控制，除了肺部以外没有其他器官转移，在治疗时只有一个转移病灶。是否我们的结果优于化疗和最好的支持治疗仍有待阐明，但是比较相似患者的手术治疗结果[10]和Ⅰ期NSCLC碳离子放疗结果令人满意。没有获得局部控制的患者不能长期存活（5年或更长时间），尽管两组间没有统计学差异。然而，预后被认为是差的。为了进行准确的评价，进一步的分析是必要的，包括研究其他治疗的效果，如化疗和局部控制时间。

本研究结果显示碳离子放疗可以在没有不良反应的情况下获得高局部控制率，这个效果可以与手术切除一定大小转移灶的结果相比。我们相信，对于过去由于肺功能差而不能手术的寡转移瘤，碳离子放疗提供了治疗机会。而且，也可以说适应证扩大到过去不能治疗的多发转移灶患者，因为碳离子放疗是微侵袭治疗。然而，应该在评价是否可以获得长期存活之后，再小心做出治疗决定。

在本章中，除了肺转移瘤外，没有研究其他部位转移瘤的治疗结果。因此，对于复杂病例的治疗过程，如肺癌患者有区域淋巴结转移和脑转移，或结直肠癌有区域淋巴结和肝转移，必须仔细分析和研究来确定最佳的治疗适应证。

22.2 肺癌淋巴结转移

22.2.1 引言

15%～20%的临床Ⅰ期肺癌有潜在淋巴结转

移。我们碳离子放疗的临床Ⅰ期患者中，出现区域淋巴结转移的低于 10%。我们再次用碳离子放疗治疗了区域淋巴结转移。

我们这里报告了淋巴结转移的治疗效果，这些患者被认为是处于寡复发状态[7]。

22.2.2　典型病例治疗计划

65 岁男性患者，右上叶 S1 肺癌（腺癌），肿瘤大小 38 mm×30 mm，临床分期 cT2N0M0，ⅠB 期。2008 年 7 月进行碳离子放疗 44 GyE，单次治疗。治疗 20 个月后，原发灶没有复发，但是 PET 和 CT 发现纵隔淋巴结转移（图 22.1）。

EBUS-TBNA 病理证实淋巴结转移。患者接受碳离子放疗治疗淋巴结转移，总剂量 48 GyE，12 次，治疗 3 周（图 22.2）。

22.2.3　结果

从 2000 年 1 月至 2010 年 12 月，36 例患者接受了治疗。原发肺癌的初次治疗是手术、碳离子放疗或传统放疗；使用这些手段治疗的患者数量分别是 10、25 和 1 例。

36 例转移病灶接受了单纯碳离子放疗，总剂量 48 GyE，12 次，共治疗 3 周。患者平均年龄为 69.7 岁（38～87 岁），男/女比例为 20/16。其中，24 例腺癌，11 例鳞状细胞癌，1 例大细胞癌。

36 例患者统计 3 年总存活率为 52.9%，中位随访时间 13.5 个月（2.9～114.8 个月）。3 年局部控制率为 100%。由碳离子放疗引起的皮肤和肺毒性反应按照 NCI-CTC（早期）和 RTOG/EORTC（晚期）标准进行评价。没有发现 2 级以上早期和晚期不良反应。

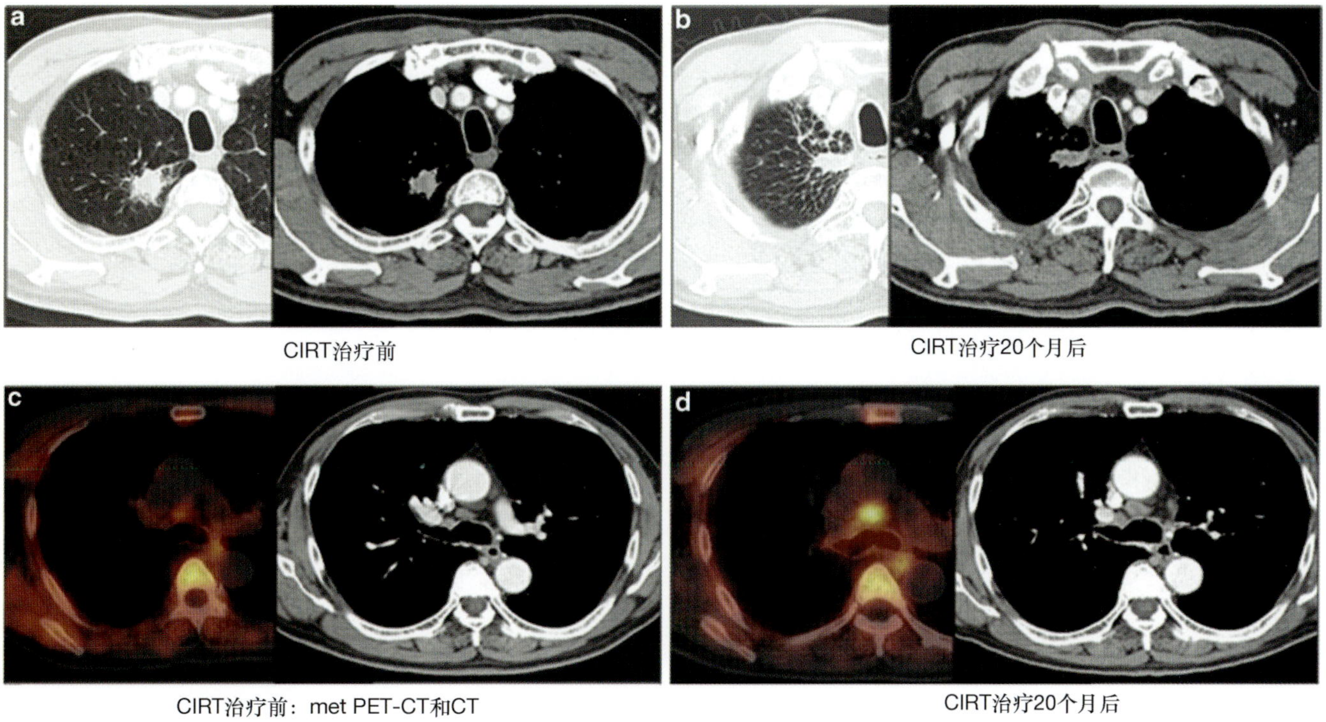

图 22.1　（a）碳离子治疗前，原发肿瘤的 CT 图像。（b）碳离子治疗后 20 个月肿瘤缩小。（c）碳离子治疗前气管前淋巴结的 CT 和 PET 图像。（d）碳离子治疗后 20 个月，气管前淋巴结肿大和 ^{11}C-甲硫氨酸 PET 显示浓聚

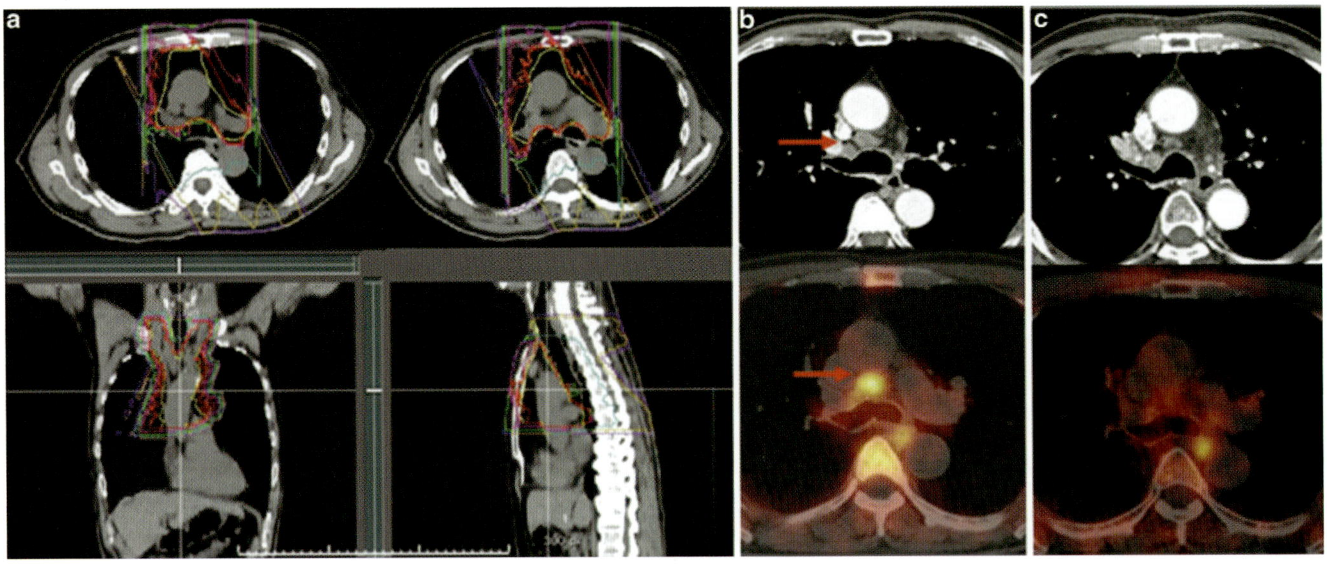

图 22.2　(a) 纵隔和肺门淋巴结转移的 CT 治疗计划。(b) 箭头显示淋巴结转移。(c) 碳离子放疗后 3 个月的 CT 和 PET 图像

（任昌镇　译）

参考文献

1. Tsujii H, Kamada T. A review of update clinical results of carbon ion radiotherapy. Jpn J Clin Oncol. 2012;42:670–85.
2. Nakayama H, Sugahara S, Tokita M, et al. Proton beam therapy for patients with medically inoperable stage I non-small cell lung cancer at the University of Tsukuba. Int J Radiat Oncol Biol Phys. 2010;78:467–71.
3. Baumann P, Nyman J, Hoyer M, et al. Outcome in a prospective phase II trial of medically inoperable stage I non-small cell lung cancer patients treated with stereotactic body radiotherapy. J Clin Oncol. 2009;27:3290–6.
4. Ricardi U, Filippi AR, Guarneri A, et al. Stereotactic body radiation therapy for early stage non-small cell lung cancer: results of a prospective trial. lung Cancer. 2010;68:72–7.
5. Miyamoto T, Baba M, Yamamoto N, et al. Curative treatment of stage I non-small cell lung cancer with carbon ion beams using a hypofractionated regimen. Int J Radiat Oncol Biol Phys. 2007;67:750–8.
6. Miyamoto T, Baba M, Sugane T, et al. Carbon ion radiotherapy for stage I non-small cell lung cancer using a regimen of four fractions during 1 week. J Thorac Oncol. 2007;2:916–26.
7. Niibe Y, Hayakawa K. Oligometastases and oligo-recurrence : the new era of cancer therapy. Jpn J Clin Oncol. 2010;40:107–11.
8. Yamamoto N, Nakajima M, Tujii T, et al. Carbon ion radiotherapy for oligo-recurrence in the lung. Pulm Med. 2013;6:219746.
9. Milano MT, Katz AW, Muhs AG, et al. A prospective pilot study of curative-intent stereotactic body radiation therapy in patients with 5 or fewer oligometastatic lesions. Cancer. 2008;112:650–8.
10. Kandioler D, Krömer E, Tüchler H, et al. Long term results after repeated surgical removal of pulmonary metastases. Ann Thorac Surg. 1998;65:909–12.

第 13 部分

消化道肿瘤

GI Tract Tumors

食管癌

23

Esophageal Cancer

Shigeo Yasuda

摘要

由于更好的剂量集中性，碳离子放疗治疗食管癌可以降低周围正常组织的剂量，如心脏、呼吸道、脊髓和皮肤。此外，即使在没有化疗的情况下，碳离子放疗的高生物学效应也有希望提供较高的抗肿瘤效应。基于上述观点，在没有严重的周围组织反应同时得到较好的食管肿瘤控制是有可能的。因此，碳离子放疗可以作为一种微侵袭治疗，即使是老年合并有其他疾病无法进行手术或化疗的患者。然而，因为食管对碳离子放疗耐受情况仍然不清楚，治疗总是在谨慎地进行。因此，碳离子放疗治疗食管癌是作为临床试验在实施，目的是确定其有效性和安全性。

关键词

食管癌 · 鳞状细胞癌

23.1 引言

食管癌是最不好的恶性肿瘤之一，预后差[1]。在世界上，90%以上的食管癌为鳞状细胞癌。多数患者是 60 岁以上老年人。

手术是可切除食管癌的标准治疗。在日本，食管切除术后 5 年存活率为 50.2%[2]。治疗结果差可能是因为局部复发率高和远处转移率高所致[3,4]。为提高食管癌治疗效果，我们对各种术后辅助治疗进行了研究。最新的 meta 分析提供的证据表明，新辅助放化疗或新辅助化疗与单纯手术相比使生存获益[5]。不管怎么，食管癌的治疗效果仍不令人满意。

同步放化疗是不能手术的食管癌患者的标准治疗。一项同步放化疗治疗Ⅰ期食管鳞状细胞癌的Ⅱ期临床研究显示 4 年存活率为 80.5%[6]。另外一项同步放化疗治疗Ⅱ/Ⅲ期（除外 T4）食道鳞状细胞癌的Ⅱ期临床研究显示 5 年总体存活率为 45%[7]。然而，许多患者肿瘤仍持续存在和复发。

23.2 临床特征

食管癌的常见症状包括吞咽困难、疼痛和体重下降。另一方面，随着内镜检查的普遍使用，更多无症状的早期食管癌被发现。

食管肿瘤常常引起食管狭窄或梗阻。肿瘤可能很容易侵犯到邻近纵隔组织，如气管、主支气管、主动脉和心包。互相连接的淋巴网导致肿瘤从颈部到上腹部广泛区域转移。远处转移常见于肺和肝。

23.3 治疗前评价

诊断检查前，病史、体格检查、血液学和生化检查对食管癌患者是必需的。分期检查包括胸部 X 线片、胃食管内镜检查及活检、食管造影、内镜超声、CT 和 PET 等检查，以评价肿瘤范围。

23.4 碳离子放疗治疗食管癌

基于更好的剂量集中性和较高的生物学效应，我们对碳离子放疗治疗食管癌寄予厚望，同时在心脏、呼吸道、脊髓和皮肤等周围正常器官没有发生严重的不良反应。这意味着碳离子放疗可以作为一种微侵袭治疗，即使是合并有其他疾病而无法进行手术或化疗的老年患者。

然而，因为食管对碳离子放疗的耐受情况仍然不清楚，治疗必须谨慎地进行。因此，碳离子放疗治疗食管癌是作为临床试验在实施，目的是确定其有效性和安全性。

23.4.1 治疗计划

在治疗计划实施前，金属标志物（铱粒子、直径 0.5 mm、长 3 mm）作为肿瘤位置标志被通过内镜植入到食管壁内，植入位置在靠近原发肿瘤的近端边缘，如果可能的话也同时植入在靠近肿瘤的远端边缘（图 23.1）。

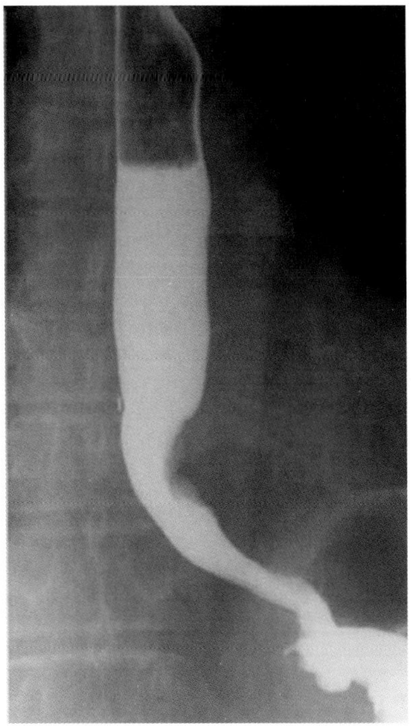

图 23.1 食管造影。用内镜在食管壁内接近原发肿瘤的近端边缘植入金属标志物，作为肿瘤位置的标记

使用 HIPLAN 软件程序在层厚为 5 mm 的 CT 图像上制订三维治疗计划[8]。大体肿瘤（GTV）根据治疗前分期检查结果，被定义为原发肿瘤和转移淋巴结（lymph node，LN）。最初的计划靶体积包括 GTV 和原发肿瘤部位对应的淋巴结区域。缩野 PTV 包括整个原发肿瘤在头-尾侧外扩 3 cm 边界，转移淋巴结最少外扩 1 cm 边界。在治疗计划 CT 扫描和治疗期间使用呼吸门控系统[9]。射束方向为联合使用前后对穿野（图 23.2）。

在治疗计划中要特别注意一些器官的不良反应。为避免神经损伤，脊髓不应该被包括在 25 GyE 以上的区域内。此外，当治疗中段或下段胸部食管时，为了避免严重的不良反应，在高剂量区的心脏体积要尽可能小。

23.4.2 碳离子放疗治疗食管癌的结果

2004 年 7 月至 2008 年 6 月，首个可手术食管癌短程术前碳离子放疗的Ⅰ/Ⅱ期剂量升级临床研究开始了。之后，2008 年 4 月至今，实施了第二个早期食管癌根治性放疗剂量升级的Ⅰ/Ⅱ期临床研究。

23.4.2.1 短程术前碳离子放疗（方案 0301）

31 例临床Ⅰ～Ⅳa 期（除外 T4）的食管鳞状细胞癌被纳入到该研究中[10]。碳离子放疗总剂量从最初的 28.8 GyE，以 5%的剂量间隔，升级到 36.8 GyE，分 8 次，2 周治疗。碳离子放疗后 4～8 周，进行食管切除术和淋巴结清扫。术后所有患者随访了 36 个月或更长时间。

毒性反应按照不良事件通用术语标准 3.0 版（CTCAE v 3.0）的标准分类[11]。原发肿瘤的临床和病理评估是根据日本食管癌分类（第 9 版）[12]。

毒性

所有观察到的毒性反应列在表 23.1 中。除了 1 例患者（3.2%）外，没有患者发生 3 级或 3 级以上毒性反应。接受 35.2 GyE 的 1 例患者（3.2%）在术后出现急性呼吸窘迫综合征（ARDS）。然而，ARDS 与碳离子放疗的相关性并不确定。

抗肿瘤效果

总体上，31 例患者中的 12 例患者获得临床完全缓解（CR）（图 23.3），13 例获得部分缓解（PR），总体反应率（CR＋PR）为 80.6%。根据肿瘤深度，所有 12 例 T1 和所有 8 例 T2 患者获得 CR

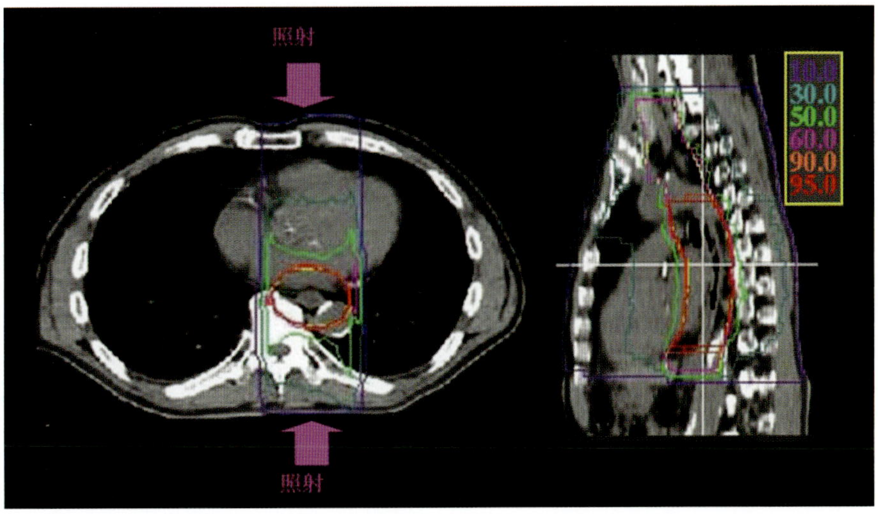

图 23.2　前后两个对穿野照射剂量分布图，高剂量区主要集中在食管周围

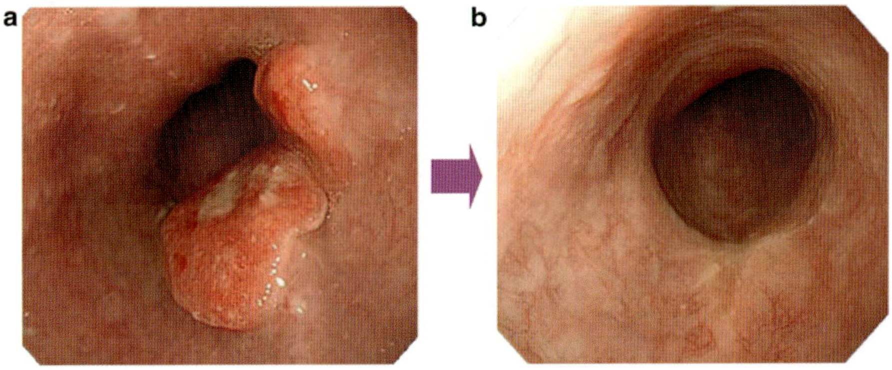

图 23.3　一例碳离子放疗后肿瘤完全消失的治疗案例。(a) 治疗前。(b) 碳离子放疗后

表 23.1　毒性(国家癌症研究所不良事件的通用术语标准 3.0 版)

	急性毒性（分级）					慢性毒性（分级）				
	0	1	2	3	4	0	1	2	3	4
食管	0	19	12	0	0					
皮肤	4	27	0	0	0	28	0	0	0	0
呼吸道	30	0	0	1	0	28	0	0	0	0
血液	25	4	2	0	0	28	0	0	0	0

或 PR（响应率，100%），11 例 T3 患者中只有 5 例获得 CR 或 PR（响应率，45.5%）。

原发肿瘤术后病理响应结果见图 23.4。总体上，12 例患者获得 3 级响应（病理 CR），12 例患者获得 2 级响应。总体病理响应率（2 级+3 级）为 77.4%。病理响应患者中，T1 患者为 100%，T2 患者为 87.5%，T3 患者为 45.5%。

总体上，31 例患者中有 11 例（35%）发生术后复发（表 23.2）。除了 1 例患者外，所有复发是发生在手术时已有淋巴结转移的患者。最常见的复发形式是淋巴结复发，11 例复发患者中的 8 例（73%）是这种情况。8 例淋巴结复发患者中，6 例复发位于放射野外。

Ⅰ期、Ⅱ期和Ⅲ期患者的 5 年总体存活率分别为 61%、77% 和 29%。5 年病因特异性存活率为 71%。3 级和 2 级患者的病因特异性存活率要比 1 级患者更好。

表 23.2　复发模式

	例数
未复发	20
复发	11
原位复发[a,b]（%）	2/11（18）
野外复发（%）	6/11（55）
淋巴结复发（%）	8/11（73）

[a]手术 T4（非根治手术）
[b]吻合口复发

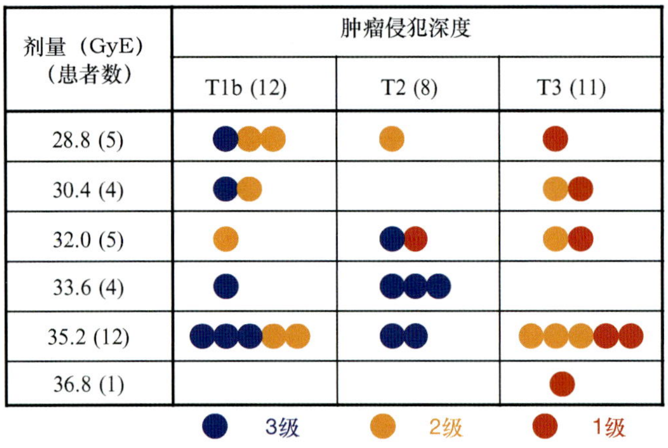

图 23.4　碳离子放疗的病理学效果。12 例患者（38.7%）达到 3 级响应（病理学 CR），12 例患者（38.7%）达到 2 级响应。整体病理响应率（2 级+3 级）为 77.4%

表 23.3　毒性(国家癌症研究所不良事件的通用术语标准 3.0 版)

	急性毒性（级）					晚期毒性（级）				
	0	1	2	3	4	0	1	2	3	4
食管	0	1	13	2	0	15	1	0	0	0
皮肤	6	10	0	0	0	16	0	0	0	0
呼吸	14	2	0	0	0	10	4	1	0	0
心脏	16	0	0	0	0	12	4	0	0	0
血液	25	4	2	0	0	28	0	0	0	0

23.4.2.2　食管癌 I 期患者碳离子根治性放疗（方案 0701）

这是目前正在进行的研究。直到 2012 年 11 月，共治疗了 16 例患者。碳离子放疗 12 次，疗程 3 周。总剂量从初始剂量 43.2 GyE 升级到 50.4 GyE，剂量间隔为 5%。所有患者完成了预计治疗。中位随访时间为 36 个月（4～45 个月）。临床评价是根据日本食管癌分类（10 版）进行的[13]。

毒性

2 例患者发生 3 级急性食管炎，2 例患者发生 3 级急性白细胞减少症（表 23.3）。没有 3 级或 3 级以上晚期毒性反应发生。

抗肿瘤效果

16 例患者中有 14 例（88%）获得 CR（图 23.5）。5 例接受初始剂量 43.2 GyE 的患者中有 2 例患者没有获得 CR。所有接受总剂量 45.6 GyE 或更高总剂量的患者获得 CR（表 23.4）。

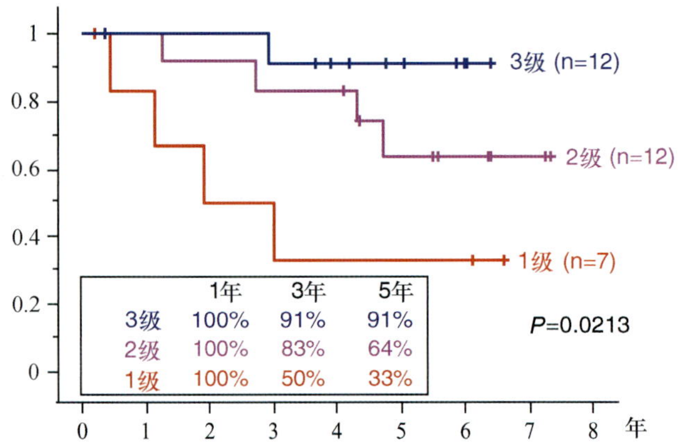

图 23.5　病理学效果病因特异性生存率

表 23.4　抗肿瘤效果

总剂量(GyE)	患者数	临床效应		
		CR	IR/SD	PD
43.2	5	3	2	0
45.6	3	3	0	0
48	7	7	0	0
50.4	1	1	0	0

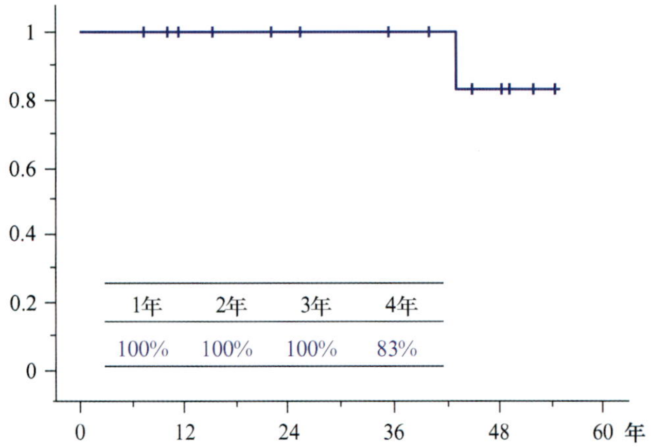

图 23.6　总存活率

4 例患者发生原位复发，1 例发生于食管的其他位置。首次复发中，没有淋巴结复发或远处器官转移。

总体 3 年和 4 年存活率分别为 100% 和 83%（图 23.6）。只有 1 例患者死于食管癌。

23.4.2.3 食管癌Ⅱ期和Ⅲ期患者术前碳离子放疗与同步化疗

术前碳离子放疗（方案 0301）的研究结果显示术后放疗野外淋巴结复发在晚期食管癌中常见。此外，碳离子放疗对如 T3 肿瘤那样较深肿瘤的有效性仍令人不满意。为进一步提高疗效，特别是对晚期患者，应该考虑联合化疗。我们计划开始一个新的方案，进行术前同步碳离子放疗与化疗，这将提供一个更强的抗肿瘤效果。

（穆向魁　任昌镇　译）

参考文献

1. Ferlay J, Shin HR, Bray F, et al. Estimates of worldwide burden of cancer in 2008: GLOBOCAN 2008. Int J Cancer. 2010;127:2893–917.
2. The Japan Esophageal Society. Comprehensive registry of esophageal cancer in Japan, 2004. The Japan Esophageal Society; 2012.
3. Baba M, Aikou T, Yoshinaka H, et al. Long-term result of subtotal esophagectomy with three-field lymphadenectomy for carcinoma of the thoracic esophagus. Ann Surg. 1994;3:310–6.
4. Matsubara T, Ueda M, Takahashi T, et al. Localization of recurrent disease after extended lymph node dissection for carcinoma of the thoracic esophagus. J Am Coll Surg. 1996;182:340–6.
5. Sjoquist KM, Burmeister BH, Smithers BM, et al. Survival after neoadjuvant chemotherapy or chemoradiotherapy for resectable oesophageal carcinoma: an updated meta-analysis. Lancet Oncol. 2011;12:681–92.
6. Kato H, Sato A, Fukuda H, et al. A phase II trial of chemoradiotherapy in patients with stage I esophageal squamous cell carcinoma: Japan Clinical Oncology Group study (JCOG 9708). Jpn J Clin Oncol. 2009;39:638–43.
7. Kato K, Muro K, Minashi K, et al. Phase II study of chemoradiotherapy with 5-fluorouracil and cisplatin for stage II–III esophageal squamous cell carcinoma: JCOG trial (JCOG 9906). Int J Radiat Oncol Biol Phys. 2011;81:684–90.
8. Endo M, Koyama-Ito H, Minohara S, et al. HIPLAN: a heavy ion treatment planning system at HIMAC. J Jpn Soc Ther Radiol Oncol. 1996;8:231–8.
9. Minohara S, Kanai T, Endo M, et al. Respiratory gated irradiation system for heavy-ion radiotherapy. Int J Radiat Oncol Biol Phys. 2000;47:1097–103.
10. Akutsu Y, Yasuda S, Nagata M, et al. A phase I/II clinical trial of preoperative short-course carbon-ion radiotherapy for patients with squamous cell carcinoma of the esophagus. J Surg Oncol. 2012;105:750–5.
11. Common Terminology Criteria for Adverse Events v3.0 (CTCAE). 2006. http://ctep.cancer.gov/protocoldevelopment/electronic_applications/docs/ctcaev3.pdf.
12. Japanese Society for Esophageal Diseases. Guide lines for the clinical and pathologic studies on carcinoma of the esophagus. 9th ed. Tokyo: Kanehara; 1999.
13. Japan Esophageal Society. Guide lines for the clinical and pathologic studies on carcinoma of the esophagus. 10th ed. Tokyo: Kanehara; 2007.

术后复发直肠癌 24

Postoperative Recurrence of Rectal Cancer

Shigeu Yamada，Satoshi Endo，Kohtaro Terashima，
Makoto Shinoto，Shigeo Yasuda，Miho Shiomi，
Tetsuro Isozaki

摘要

为提高局部复发直肠癌的长期局部控制率和存活率，我们进行了碳离子放疗剂量升级研究。该研究的目的是评价局部复发直肠癌患者对碳离子放疗的耐受性和治疗有效性。

2001 年 4 月至 2012 年 8 月间，189 例患者的 198 处病灶接受了碳离子放疗。剂量被确定在 67.2 GyE，并升级到 70.4 GyE 和 73.6 GyE。197 处病灶的 3 年和 5 年局部控制率分别为 94%和 89%。剂量 73.6 GyE 的 5 年局部控制率和存活率分别为 97%和 51%。文献报道，手术治疗局部复发直肠癌的 5 年存活率为 20%～40%。碳离子放疗似乎是局部复发直肠癌安全和有效的治疗手段，在无明显并发症的情况下提供了良好的局部控制和存活优势。

本章中，介绍了 NIRS 碳离子放疗治疗局部复发直肠癌的治疗方法和最新结果。

关键词

碳离子・直肠癌・复发

24.1 引言

大肠从连接小肠的升结肠开始，结束于从骶骨岬延伸到肛管的直肠。在 2008 年，日本大约 43000 例患者死于结直肠癌，居于肺癌和胃癌后，是第三种最常见的致死癌症。在 2004 年，大约 100000 例患者诊断为结直肠癌，使其成为胃癌后第二常见的癌症类型。结直肠癌术后复发率分析显示直肠癌复发率高于结肠癌。当比较复发部位时，直肠癌的局部复发率是结肠癌复发率的 3 倍以上。

随着近来外科技术和方法的发展，直肠癌盆腔复发率已经降低了；然而目前术后复发率仍然在 5%～20%。手术切除是局部复发直肠癌的第一选择，尽管常常需要盆腔廓清术或另外一种高度侵袭性方法。在很多情况下，手术不能完全切除局部复发直肠癌病灶，因此通常的外科手术不能被选择。比较不同类型肿瘤切除率显示，肝转移瘤切除率在 40%～50%，肺转移瘤切除率在 20%～～40%，而局部复发直肠癌切除率为 10%～40%（表 24.1）[1,2]。根治性切除这些肿瘤的存活率与其他类型复发和转移的存活率相似。

表 24.1 复发部位切除率及生存率.

	切除率（%）	5 年生存率（%）
原位复发	10～30	30～45
肝转移	40～50	35～45
肺转移	20～30	40～50

24.2 碳离子放疗的意义

我们已经通过努力克服直肠癌内乏氧细胞引起的放射线抗拒来提高肿瘤响应和控制。这些方面高LET粒子可能特别有优势，不依赖于是否由于低的氧增强比（OER）或其他内源性因素。因此，高LET粒子放疗如碳离子或中子放疗，对放射线抗拒、乏氧和复发癌症的治疗有优势。结合使用Munster的中子发生器产生的中子治疗了20例复发直肠癌的患者[3]。

姑息性放疗计划通常是给40 Gy光子和10 Gy中子（14 MeV）治疗。中子治疗的疼痛缓解要快于单纯光子治疗。11～15例患者疼痛缓解（73%），46%的患者疼痛缓解期在9个月。仍需证明是否中子与光子相比有更高程度的疼痛缓解、更长的疼痛控制和更长的无复发时间。所有报道的毒性反应均发生于皮肤，急性毒性反应发生率为30%，晚期反应为10%。提高中子剂量可能结果会更好，但是其众所周知的局部放疗不良反应限制了中子的应用。与中子受限于正常组织不良反应相反，碳离子治疗由于优越的剂量学和生物学特性可以潜在地提高靶区内生物有效剂量。

24.3 NIRS 复发直肠癌的临床试验

首个NIRS复发直肠癌碳离子放疗的临床试验始于2000年。这是一个Ⅰ/Ⅱ期剂量探寻研究，剂量从67.2 GyE/16次升级到73.6 GyE/16次。共治疗了38例患者，结果显示碳离子放疗可以是复发直肠癌的一个足够安全和有效的治疗方法。该研究在2004年结束，使用第一个试验建议的剂量进行的第二个临床试验马上开始了。到2004年，第二个临床试验共治疗了152例患者，也获得了令人满意的临床结果。在2003年11月，日本政府批准了NIRS的碳离子放疗为先进医疗，而且在第二个临床试验结束后，复发直肠癌被列入先进医疗的适应证中。

24.4 NIRS 碳离子放疗的方法

24.4.1 患者固定

像治疗其他部位肿瘤一样，接受碳离子放疗的患者需要进行固定。在多数重离子中的碳离子放疗是使用垂直、水平或45°倾斜固定射束。此外，复发直肠癌可以位于盆腔内任何位置，如骶前区、髂淋巴结或肠系膜淋巴结，因此合适的碳离子射束方向也在变化。而且，为避免肠道和皮肤的高剂量照射，通常要使用2个以上射束来获得满意的剂量分布。因此，每天都要用很复杂的患者固定方法。

在NIRS，使用较厚的低温热塑膜（Shellfitter；Keraray Co. Ltd.，Osaka，Japan）、定制的定位架（Moldcare；Alcare，Tokyo，Japan）和可以在治疗床上旋转的床。

多数复发直肠癌患者必须控制呼吸运动（见第4、5、6、7、8和9章运动管理）。有许多方法来控制运动。在NIRS，不考虑射束方向，在每次碳离子治疗和CT扫描时都采用呼吸同步。尽管在治疗盆腔肿瘤时，垂直射束受呼吸运动的影响要少于水平射束，这主要是由于空气间隙的长度不同，要求使用与呼气相扫描的治疗计划CT图像进行剂量计算相似的条件对肿瘤进行照射。

24.4.2 靶区勾画

一组层厚2.5～5.0 mm的盆腔CT图像用于治疗计划，患者使用固定器固定，并同时使用呼吸门控。

临床靶体积（CTV）为GTV外扩5 mm，并包括区域淋巴结（LN）。考虑包括在靶区中的区域淋巴结包括髂内、髂外和骶前淋巴结。肠和膀胱的剂量限制分别为最大剂量低于30 GyE/9次和60 GyE/16次。缩野前，淋巴结预防区治疗剂量通常为37.8～41.4 GyE/9次，4.2～4.6 GyE/次。靶区包括原发肿瘤、邻近淋巴结和骶前区域。靶区是依据已知的复发直肠癌局部复发规律来确定的。MRI和甲硫氨酸PET在鉴别术后纤维化、肠道与肿瘤是很有价值的。

计划靶体积（PTV）是CTV在所有方向外扩5 mm获得；然而，如果皮肤或肠道等危及器官邻近肿瘤，则对PTV进行修改（图24.1）。

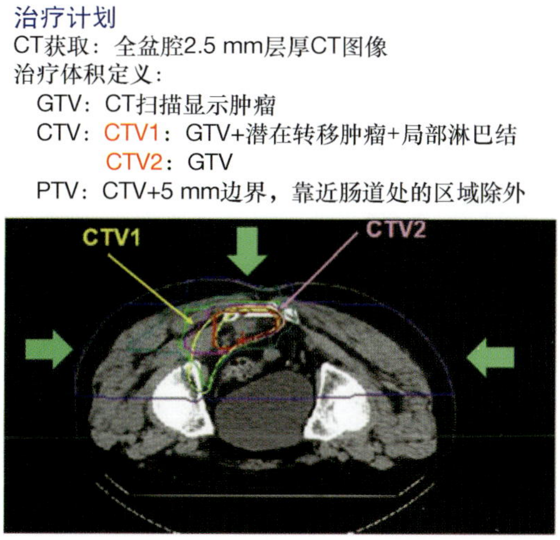

图 24.1　复发直肠癌的治疗计划方法。黄线表示临床靶体积（CTV），红线表示计划靶体积（PTV）。PTV 边界被有意缩小以避开肠道

24.4.3　处方剂量

如上所述，目前推荐的剂量为 73.6 GyE/16 次。100%的处方剂量处方在每个射野的最大剂量点上，至少 90%的处方剂量覆盖 PTV。因此，必须有额外的边界用于确定准直器和组织补偿器的形状。图 24.1 为目前 NIRS 碳离子放疗的典型剂量分布。

该治疗主要的危及器官是肠道、坐骨神经、膀胱、输尿管和皮肤。避免肠道的高剂量照射特别重要。在 NIRS，消化道的限制剂量是根据前列腺癌、宫颈癌和复发直肠癌的治疗结果确定的，大肠的最大剂量应低于 83%的处方剂量。坐骨神经也是很重要的危及器官，要尽量降低照射剂量；然而，局部肿瘤控制不但对存活，而且对生存质量都很重要。如果肿瘤靠近皮肤，也应该考虑皮肤表面所受到的剂量。选择合适的射束方向，用 2 个以上射束，特别是在治疗较大肿瘤时。

24.4.4　NIRS 的射束摆位和治疗

在 NIRS，碳离子放疗每日照射 1 次，每周 4 次（从周二至周五）。每次治疗均使用计算机辅助在线摆位系统来验证射野，使摆位误差在 2 mm 内。在患者呼气相拍摄 X 线片，并与之前拍摄的模拟定位片或数字化重建 X 线片（DRR）等参考图像进行比较。碳离子放疗是在使用呼吸门控的条件下进行，只在呼气相时进行碳离子束照射。

24.5　NIRS 最新的碳离子放疗结果

24.5.1　盆腔复发直肠癌的碳离子放疗

在 2001 年 4 月至 2012 年 8 月间，189 例患者的 198 个病灶被纳入了该研究。入组条件为 CT、MRI 和 PET 检查结果确定直肠癌局部复发，且无远处转移。治疗剂量定为 67.2 GyE，并升级到 70.4 GyE 和 73.6 GyE。主要复发部位为骶前区 75 例，淋巴结 77 例，会阴部 28 例，吻合口 9 例。

10 例患者的治疗剂量为 67.2 GyE，18（+3）例为 70.4 GyE，161（+6）例为 73.6 GyE。全部 189 例患者 198 处病灶的毒性反应很少并且轻微。没有观察到 3～5 级急性毒性反应。197 处病灶的 3 年和 5 年局部控制率分别为 94%和 89%。治疗剂量 73.6 GyE 患者的 5 年局部控制率为 97%。对于治疗后 3 个月内症状反应，疼痛症状缓解率为 97%。188 例患者的 3 年和 5 年生存率分别为 72% 和 47%。治疗剂量为 67.2 GyE、70.4 GyE 和 73.6 GyE 的患者 5 年存活率分别为 20%、24%和 51%。文献报道，复发直肠癌传统放疗和手术的 5 年存活率分别为 0～40%（表 24.2）和 20%～40%（表 24.3）。我们治疗的患者多数无法手术，所以我们的治疗结果似乎好于手术。

碳离子放疗似乎是复发直肠癌的一种安全和有效的治疗手段，提供好的局部控制和生存优势，而且并发症可以接受。

24.5.2　复发直肠癌碳离子放疗间隔器使用指征

盆腔复发肿瘤常常靠近消化道。因此，很大一部分患者被认为无法进行碳离子放疗，因为消化道无可避免地会被包括在放射野中。在我院，当肿瘤靠近危及器官时，在碳离子放疗前进行手术将肿瘤靶区与消化道用间隔器分开。

根据肿瘤与肠道间距离，肿瘤位置被分为 3 组：侵犯组、相接组和分离组。相接组为肿瘤和肠道间距离小于 5 mm。以前，相接组不能纳入碳离子放疗。

表 24.2 其他研究报道局部复发直肠癌放射治疗的结果

研究与文献	年	数量	照射剂量(Gy)	生存率		局部控制率（%）
				2 年（%）	5 年（%）	
Lybeert 等[5]	1992	76	6～66	61（1 年）	3	28（3 年）
Knol 等[6]	1995	50	60	27	8	—
Murata[7]	1997	18	12～60	44（1 年）	—	46（2 年）
Hu 等[8]	2006	23	55～66	50（2 年）	18（3 年）	
Kim 等[9]	2008	23	30～51/3f	82	23	74（5 年）
Lee 等[10]	2011	22	54～66	66	40	56（5 年）
NIRS	2012	136	73.6	87	45	93（5 年）

表 24.3 其他研究报道手术治疗的结果

研究与文献	年	患者数	存活率		
			1年（%）	2 年（%）	5 年（%）
Garcia-Aguilar 等[12]	1999	42	88	62	35
Wanebo 等[13]	1999	53	91	62	31
Salo 等[14]	1999	71	88	75	31
Saito 等[15]	2003	43	91	78	39
Moriya 等[16]	2004	48	95	76	36
Melton 等[17]	2007	29	92	65	20
NIRS	2012	136	99	87	45

我们通过使用间隔器来尽量治疗这些类型的肿瘤。为将小肠和结肠排除在临床靶体积（CTV）之外，并降低其照射剂量，我们使用结实又好用的、且在放疗结束后并不需要取出的超高分子量聚四氟乙烯材料（Gore-Tex 软组织补片，W. L. Gore & Assoc Inc，Flagstaff，Ariz）（图 24.2）。有感染的病灶则使用肠系膜、肌肉皮肤皮瓣或网膜来替代 Gore-Tex 隔离片。

2003 年，共 73 例患者使用了间隔器。多数肿瘤位于侧壁或骶前。8 例患者出现 3 级急性毒性反应，发生率高于未使用隔离片的患者。所有患者完成了治疗计划。2 年和 5 年的局部控制率分别为 96%和 88%，几乎与未使用间隔器的患者相同。使用和未使用间隔器的局部复发直肠癌患者的生存曲线相似。

此例是 59 岁日本女性患者，因诊断为术后复发直肠癌被介绍到 NIRS 医院（图 24.3）。CT 显示肿瘤位于盆腔侧壁，并与肠道相接。在放置 Gore-Tex 间隔器后，剂量分布显示肠道内的剂量极低。患者没有任何主要毒性反应。治疗后 24 个月 CT 显示肿瘤缩小。

24.6 放疗后局部复发直肠癌的碳离子放疗

在胃肠道的恶性肿瘤，许多研究已经显示盆腔再程放疗对直肠癌是安全和有效的[10-14]。再程放疗可能具有缓解症状和局部控制的作用。靠近危及器官如小肠、结肠和膀胱的局部复发病灶的再程放疗，将比原发灶初程放疗有更高的早、晚期反应风险。

该研究的目的是评估碳离子再程放疗治疗局部复发直肠癌。23 例局部复发直肠癌患者接受了碳离子再程放疗。9 例复发肿瘤位于骶前区，8 例在盆腔侧壁，6 例在会阴区。总剂量为 70.4 GyE/16 次，治疗 4 周（4.4 GyE/次）。

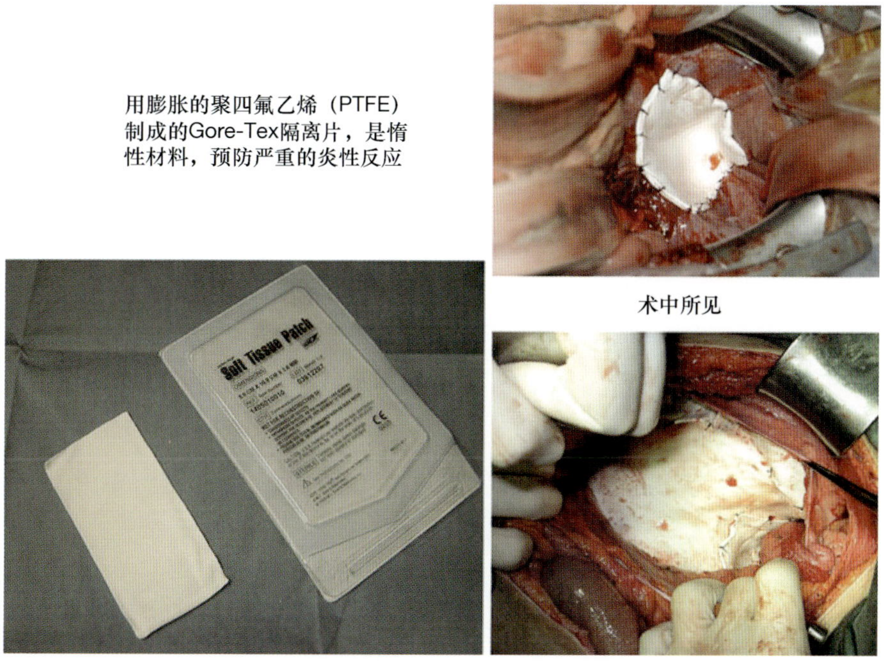

图 24.2　图示 Gore-Tex 软组织补片和它在手术中的使用。Gore-Tex 是一种聚四氟乙烯材料，它被广泛用于如血管移植和疝修补等医学材料中。术中可见隔离片被固定于后腹膜和腹膜

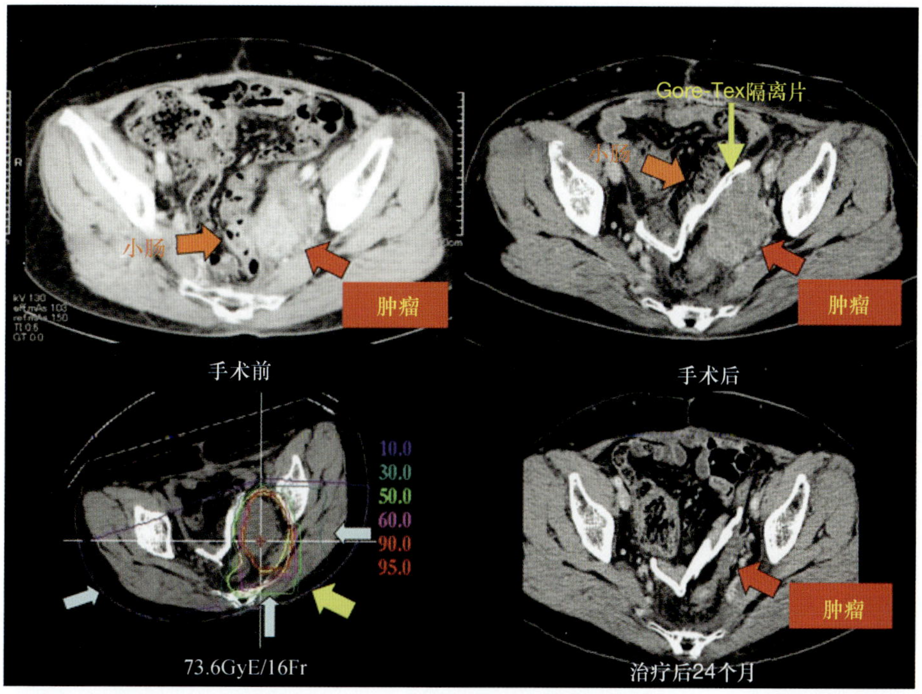

图 24.3　这是一例 59 岁女性局部复发直肠癌患者。CT 扫描显示肿块位于盆腔侧壁，并与肠道接触。放置 Gore-Tex 间隔器后，剂量分布显示周围肠道的受量非常低。治疗 24 个月后的 CT 扫描显示肿瘤缩小，患者没有发生任何大的毒副作用

所有患者完成了治疗计划。6 例患者（26%）发生了 3 级毒性反应。主要晚期毒性反应为周围神经病变和感染。该研究中没有观察到其他严重的急性反应（≥3 级）发生（表 24.4）。

表 24.4　首次照射和再程照射正常组织损伤的比较

毒性	神经病变					胃肠道				
	No	G0	G1	G2	G3	No	G0	G1	G2	G3
首次照射	17	6	6	4	1	17	10	4	3	0
再程照射	23	8	7	6	2	23	17	1	2	3[a]

[a] 所有 3 级反应都是由于治疗前进行间隔器置放手术所致

1 年和 3 年总体存活率分别为 83%（95%CI，68%～98%）和 65%（95%CI，43%～87%）。1 年和 3 年无病生存率分别为 71%（95%CI，51%～91%）和 51%（95%CI，27%～75%）。

碳离子再程放疗在局部复发直肠癌治疗中是安全和有效的，其局部控制效果好，延长了生存期，并且并发症可以接受。

24.7　展望

24.7.1　扫描束治疗

2011 年，NIRS 开始使用点扫描技术。2013 年 4 月，它被用于随呼吸运动不明显的肿瘤。然而，已经开发了运动靶区点扫描治疗技术，并会在不久的将来实现。因此，扫描束治疗也将用于复发直肠癌、肺癌或肝癌的治疗。

在各种肿瘤治疗中，扫描射束放疗的剂量分布比被动射束方式更好，因为扫描束更灵活。被动射束方式，每个射束的扩展 Bragg 峰（SOBP）长度均一，这使正常组织受到了不必要的高剂量照射。然而，扫描射束的剂量分布就没有不需要的高剂量区；如果需要且能接受靶区内的高剂量区，正常组织内的剂量可能会进一步降低。

而且，扫描射束的治疗效率也可以提高。扫描射束不需要准直器或组织补偿器，所以 CT 扫描和开始治疗之间的治疗准备时间缩短了，每次治疗的费用可以降低。

此外，扫描射束可能使碳离子旋转机架技术成为现实，患者就不会像现在使用被动束技术那样被不舒服地固定在一个倾斜位置了。

24.8　病例研究

65 岁日本男性患者，因术后复发直肠癌被介绍到 NIRS 医院。患者 4 年前接受手术，为Ⅲa 期。CT 和 PET 扫描显示肿瘤位于盆腔右侧壁，并有盆腔骨侵犯（图 24.4）

碳离子治疗使用 3 个照射野，左斜野、右斜野和后斜野，治疗剂量为 73.6 GyE，16 次治疗。

12 个月后，CT 和甲硫氨酸 PET 显示肿瘤消失，并且溶骨性病变内骨生成。

（任昌镇　穆向魁　译）

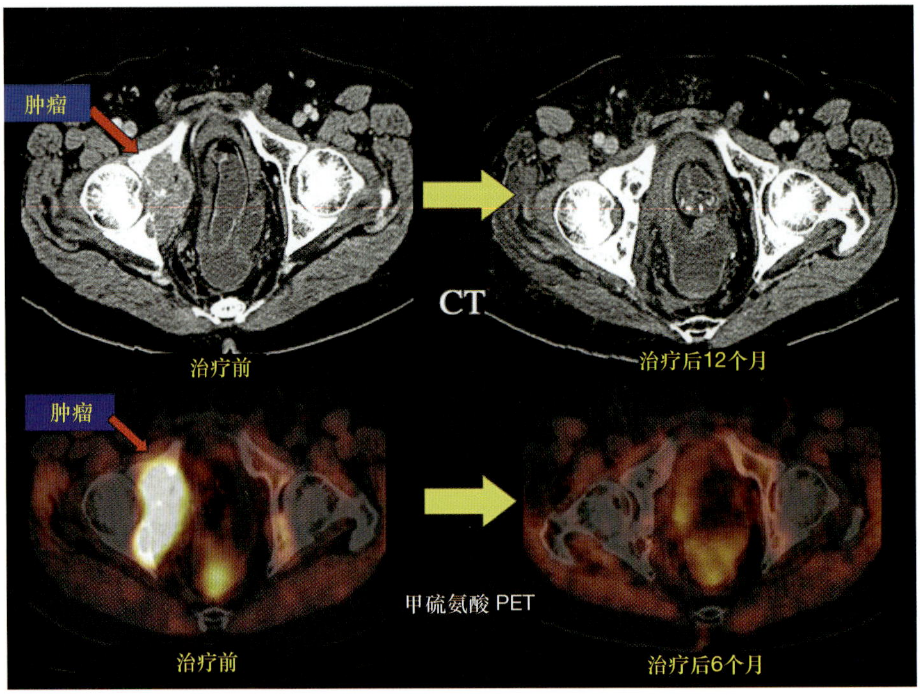

图 24.4　这是一例 65 岁男性局部复发直肠癌患者。CT 扫描和 PET 扫描显示肿瘤位于骨盆右侧壁，并浸润到盆腔骨中

参考文献

1. Kobayashi H, Hashiguchi Y, Ueno H. Follow-up for recurrent colorectal cancer. J Ppn Soci Coloproctology. 2006;59:851–6.
2. Sugihara K. Guidelines for treatment of recurrent rectal cancer. Tokyo: Nankodo Co. Ltd; 2003. p. 89–149.
3. Eising E, Potter R, Haverkamp U. Neutron therapy for recurrence of rectal cancer. Strahlenther Onkol. 1990;166:90–4.
4. Ando K, Koike S, Ohira C, et al. Accelerated reoxygenation of a murine fibrosarcoma after carbon-ion radiation. Int J Radiat Biol. 1999;75:505–12.
5. Lybeert ML, Martijn H, de Neve W, et al. Radiotherapy for locoregional relapses of rectal carcinoma after initial radical surgery: definite but limited influence on relapse-free survival and survival. Int J Radiat Oncol Biol Phys. 1992;24:241–6.
6. Knol HP, Hanssens PE, Rutten HJ, et al. Effect of radiation therapy alone or in combination with surgery and/or chemotherapy on tumor and symptom control of recurrent rectal cancer. Strahlenther Onkol. 1997;173(1):43–9.
7. Murata T, Fujii I, Yoshino M. Radiation therapy with or without chemotherapy and hyperthermia for recurrent rectal cancer. J Jpn Soc Ther Radiol Oncol. 1997;9:63–71.
8. Hu JB. Int J Radiat Oncol Biol Phys. 2006;23:241.
9. Kim MS, Choi C, Yoo S, et al. Stereotactic body radiation therapy in patients with pelvic recurrence from rectal carcinoma. Jpn J Clin Oncol. 2008;38:695–700.
10. Lee JH, Kim YS, Yang SW, et al. Radiotherapy with or without surgery for patients with idiopathic sclerosing orbital inflammation refractory or intolerant to steroid therapy. Int J Radiat Oncol Biol Phys. 2012;84:52–8.
11. Garcia-Aguilar J, Cromwell JW, Marra C, et al. Treatment of locally recurrent rectal cancer. Dis Colon Rectum. 2001;44:1743–8.
12. García-Aguilar J, Belmonte MC, Javier PJ, et al. Incontinence after lateral internal sphincterotomy: anatomic and functional evaluation. Dis Colon Rectum. 1998;41:423–7.
13. Wanebo HJ, Antoniuk P, Koness JR, et al. Pelvic resection of recurrent rectal cancer: technical considerations and outcomes. Dis Colon Rectum. 1999;42:1438–48.
14. Salo JC, Paty PB, Guillem J, et al. Surgical salvage of recurrent rectal carcinoma after curative resection: a 10-year experience. Ann Surg Oncol. 1999;6:171–7.
15. Saito N, Koda K, Takiguchi N, et al. Curative surgery for local pelvic recurrence of rectal cancer. Dig Surg. 2003;20:192–200.
16. Moriya Y, Akasu T, Fujita S, et al. Total pelvic exenteration with distal sacrectomy for fixed recurrent rectal cancer in the pelvis. Dis Colon Rectum. 2004;47:2047–54.
17. Melton GB, Paty PB, Boland PJ, et al. Sacral resection for recurrent rectal cancer: analysis of morbidity and treatment results. Dis Colon Rectum. 2006;49:1099–107.

第 14 部分

肝肿瘤

Liver Tumors

肝细胞癌 25

Hepatocellular Carcinoma

Shigeo Yasuda

摘要

日本 NIRS 在 1995 年 4 月至 2005 年 8 月进行了肝细胞癌（HCC）的碳离子放疗临床试验。在 4 项临床研究中，我们试图确定最佳剂量，并使用 15 次、12 次、8 次、4 次、2 次等 5 种不同的分次计划来缩短疗程。研究中没有发生治疗相关死亡和严重的不良反应。这些研究的结果显示，治疗可以从 5 周缩减到 2 天。目前进行的 2 次治疗获得了高级先进医疗技术的许可。因为其毒性反应低和良好的局部控制率，碳离子放疗是一种有希望的微侵袭根治性治疗 HCC 的治疗选择。

关键词

肝细胞癌（HCC）· 放射性肝功能不全

25.1 引言

肝细胞癌（HCC）是世界最常见的恶性肿瘤之一，目前有多种局部治疗手段。

HCC 的标准治疗是肝切除、经导管动脉栓塞（TAE）、经皮乙醇注射（PEI）、射频消融（RFA）和肝移植。根据调查和随访日本治疗原发肝癌的研究，从 2004 年 1 月至 2005 年 12 月的 2 年间，所有肝癌患者记录显示各种治疗手段的使用分布为：肝切除 32%，TAE 32%，经皮局部治疗［包括 PEI、经皮微波凝固治疗（PMCT）和 RFA］为 31%。每种治疗均有优缺点。例如，肝切除可以很确定地切除肿瘤细胞，但是手术也引起肝和身体的严重应激反应。TAE 临床有效，侵袭性相对较低，但是根治性有限。PEI 和 RFA 的操作简单，根治性高，但是只限于相对小的肿瘤（直径<3 cm）

鉴于放射性肝功能衰竭问题，HCC 的放射治疗一直被认为是困难的[1-2]。然而，由于近年来放射治疗设备的开发，使高度局部辐射成为可能，降低了毒性反应程度[3-6]。这促进了肝癌放射治疗研究的进步[7-12]。碳离子束拥有 Bragg 峰，以及优越的生物和物理特性，所以有比光子和质子更高的细胞致死效应[13-16]。碳离子放疗从 1995 年 4 月开始用于 HCC 治疗。

25.2 碳离子放疗概述

我们进行了 4 项临床研究，使用 15 次、12 次、8 次、4 次这样四种不同分次计划的剂量升级方案来确定最佳剂量。多数纳入这些研究的患者被确定为不接受治疗，或治疗后复发，其他治疗或目前治疗手段的预期效果不佳。在这些研究之后，我们进行了Ⅱ期临床试验，使用总剂量 52.8 GyE，4 次治疗；该研究显示治疗高度安全和有效。之后，我们目前提供 2 天 2 次治疗的更短疗程 HCC 放疗。因此，治疗时间安全地从 5 周缩短为 2 天。

目前进行的 2 天治疗获得了高级先进医疗技术的许可。

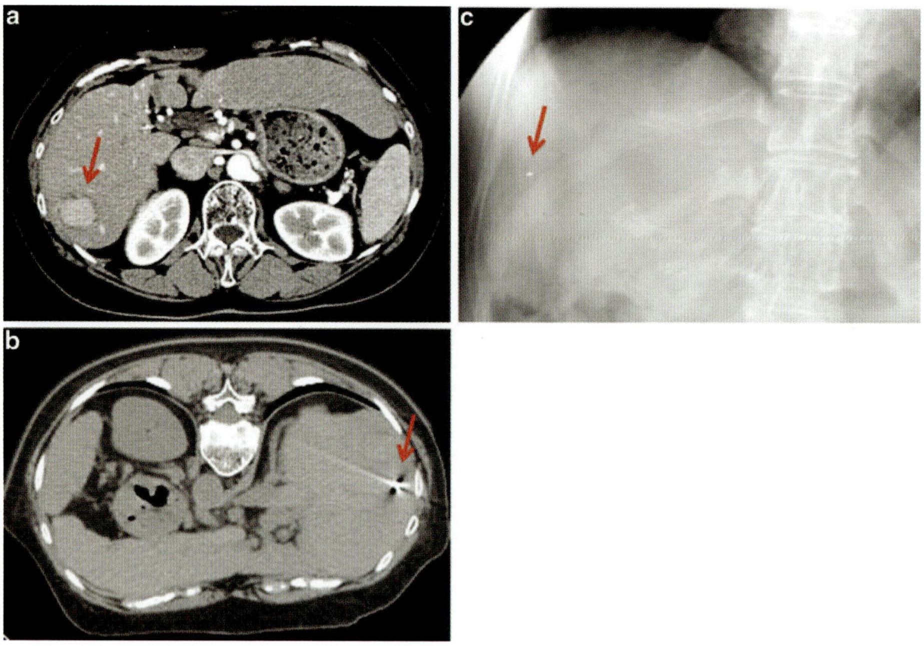

图 25.1　一例位于肝右叶后下段最大直径 5.5 cm 的肝细胞癌患者。(a) 治疗前 CT 扫描。(b) 治疗计划 CT 图像：箭头指示一个金属标志物被植入到肿瘤附近。(c) X 线图像：金属标志物可以显示（箭头）

25.3　治疗准备

治疗计划前，将 1 个或 2 个铱丝金属标志物（0.5 mm×3 mm）在超声引导下植入到肿瘤附近，作为肿瘤位置标记。这些标志物可以在 CT 和正交 X 线片中显示（图 25.1）。应用低温热塑膜和定制的定位架对患者进行精确的重复位置摆位。根据肿瘤位置，患者采用仰卧或俯卧位。因为肝位置会随胃容积不同而改变，治疗计划 CT 扫描前和每次治疗前患者禁食和禁水。

25.4　治疗计划

使用最初为三维治疗计划开发的 HIPLAN 在层厚 2.5 mm 的 CT 图像上制订三维治疗计划[17]。治疗计划靶体积（PTV）为大体肿瘤体积外扩 1～1.2 cm 边界。剂量-体积直方图用于评价肝损伤概率（图 25.2）。多数患者使用 2 个成直角交叉射野。为保证治疗的精确性，治疗计划 CT 扫描和放射治疗时使用呼吸门控技术[18]。每次治疗前使用正交 X 线透视和摄影确定患者位置和靶区位置的精确性。

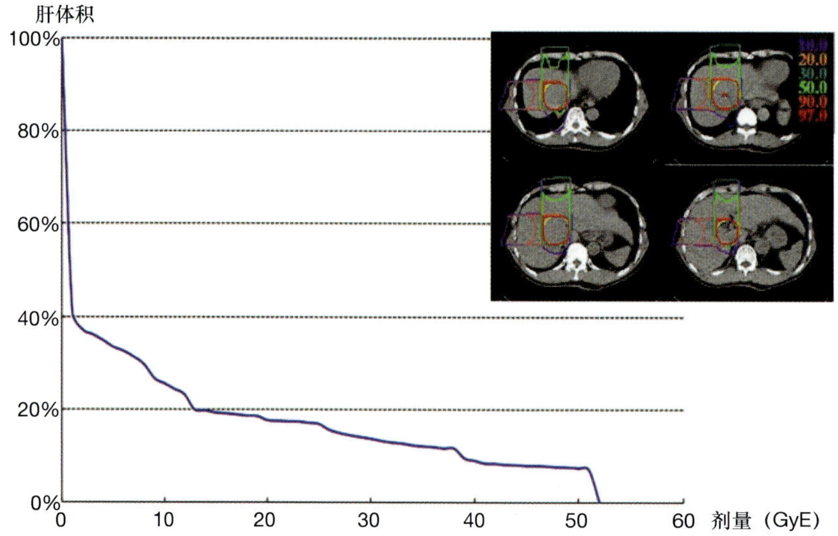

图 25.2　肝的剂量分布和剂量-体积直方图。在治疗计划中，用剂量-体积直方图评价肝损害发生的概率

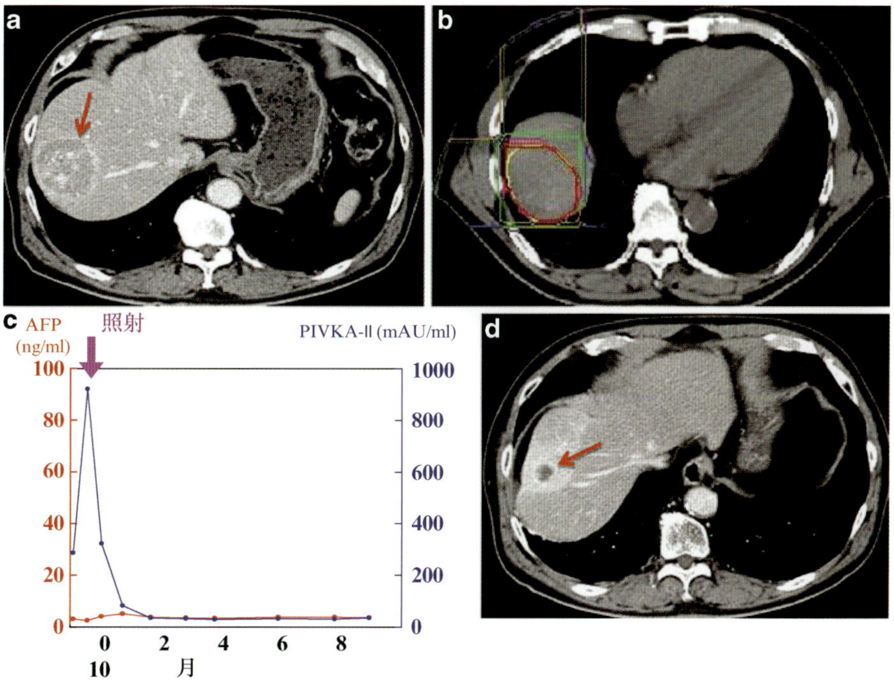

图 25.3 一例位于肝右叶前上段最大直径为 5.5 cm 的肝细胞癌。(a) 治疗前 CT 扫描。(b) 剂量分布：由前方和侧方的两个射野组成（剂量比为 1：1)。计划靶体积（PTV）被定义为大体肿瘤体积外扩 1.2 cm，为使肋骨避开高剂量区，PTV 右侧外扩边界窄。(c) 血清肿瘤标志物的变化：治疗结束后 PIKA-Ⅱ迅速下降。(d) 治疗后 9 个月的 CT 扫描：肿瘤明显缩小，无肋骨骨折

在设计治疗计划时需要特别注意防止或减少某些器官的不良反应。为减少肋骨骨折，确定 PTV 边界时，使肋骨外部不在高剂量区域内。因为肿瘤通常不会存在于外部肝表面，在肝之外的 PTV 边界可以比肝之内的 PTV 边界小（图 25.3)。为避免严重皮肤反应，皮肤不能包括在 70%处方剂量的剂量范围内。在设定 PTV 边界时，也要特别注意不要使肠道受到高剂量照射。如果肠道靠近肿瘤，尽量使射束不要穿过肠道。如果消化道几乎与肿瘤接触，由于严重胃肠道损伤风险大，很难给予高剂量治疗。此外，为避免肝衰竭，门静脉主干或主要分支不应该全部包括在 PTV 内，特别是肝硬化的情况下。

25.5 短程碳离子放疗

在 2003 年 4 月至 2012 年 8 月之间，133 例 HCC 患者接受了 2 次/疗程碳离子放疗。表 25.1 列出了患者和肿瘤信息。共 91 例男性患者，42 例女性患者。中位年龄为 72 岁（44～87 岁)。最大中位肿瘤直径为 42 mm（14～140 mm)。123 例患者为 Child-Pugh A 级，10 例为 B 级。所有 133 例患者治疗总剂量为 32.0～45.0 GyE。

在大分割试验中，无治疗相关死亡，无 4 级肝毒性反应。对于晚期反应（治疗 3 个月以后)，Child-Pugh 评分升高 2 分或 2 分以上的概率在小肿瘤组（≤5 cm）和大肿瘤组（>5 cm）分别为 6%和 3%，两组间无统计学差异（$P=0.678$)。这显示碳离子放疗后，肝功能改变很小。没有观察到消化器官的严重不良反应。无其他 4 级或 4 级以上的毒性反应（表 25.2)。

高剂量组（45.0 GyE）和低剂量组（≤42.8 GyE）1 年的局部控制率分别为 98%和 90%，3 年的局部控制率分别为 83%和 76%。根据总剂量，两组间无统计学差别（$P=0.1099$)（图 25.4)。

在高剂量组，小肿瘤组（≤5 cm）和大肿瘤组（>5 cm）1 年的局部控制率分别为 100%和 97%，

表 25.1　2次/疗程碳离子放疗的患者和肿瘤特征

特点	总计（n =133）
年龄（岁）	
中位数	72
范围	44～87
性别，n（%）	
男性	91（68）
女性	42（32）
肝硬化的病因，n（%）	
HCVAb 阳性	92（69）
HBsAg 阳性	12（9）
无	30（23）
两者都有	1（1）
Child-Pugh 分级，n（%）	
A	123（92）
B	10（8）
UICC 5th 分期，n（%）	
Ⅰ	19（14）
Ⅱ	97（73）
ⅢA	15（11）
ⅣA	2（2）
肿瘤数，n（%）	
单个	118（89）
多个	15（11）
最大肿瘤直径（mm）	
中位数	42
范围	14～140
AFP（ng/mL）	
均值±标准差	2350.3± 11891.4
PIVKA-2（mAU/ml）	
均值±标准差	5256.3± 43838.0

注：HCVAb，丙型肝炎病毒抗体；HbsAg，乙型肝炎表面抗原；UICC，国际抗癌联盟；AFP，甲胎蛋白

表 25.2　碳离子放疗后的急性和晚期毒性反应

	早期(n=133)					晚期（n=132）				
	级别					级别				
	0	1	2	3	4	0	1	2	3	4
皮肤	0	130	3	0	0	7	124	1	0	0
肝	68	35	25	4	0	50	48	26	4	0
胃肠道	133	0	0	0	0	132	0	0	0	0
肺	104	29	1	0	0	78	53	1	0	0

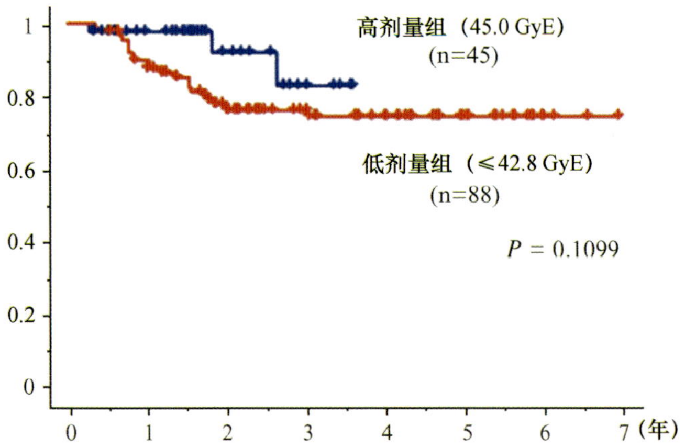

图 25.4　肝细胞癌 2 次碳离子放疗的局部控制率。高剂量组（45.0 GyE）和低剂量组（≤42.8 GyE）1 年局部控制率分别为 98% 和 90%，3 年局部控制率分别为 83% 和 76%（P=0.1099）

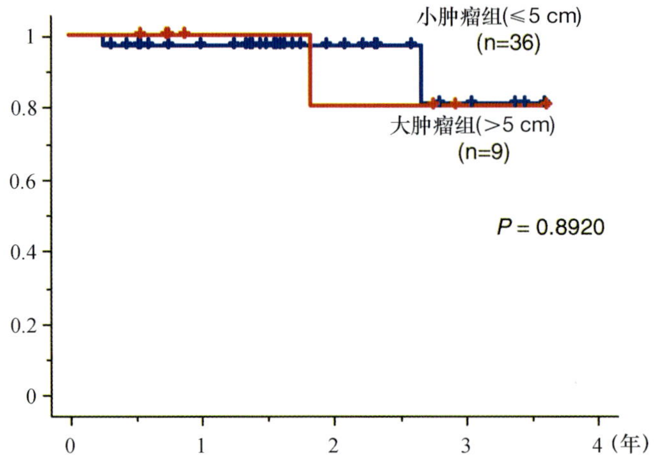

图 25.5　肝细胞癌碳离子放疗（45 GyE/2 次），不同肿瘤大小的局部控制率。小肿瘤组（≤5 cm）和大肿瘤组（>5 cm）1 年局部控制率分别为 100% 和 97%，3 年局部控制率分别为 81% 和 80%。局部控制率不依赖于肿瘤大小（P=0.892）

3 年局部控制率分别为 81% 和 80%。局部控制率不依赖于肿瘤大小（P=0.892）（图 25.5）。

高剂量组（45.0 GyE）和低剂量组（≤42.8 GyE）1 年总体存活率分别为 95% 和 96%，3 年总体存活率分别为 71% 和 59%；统计学无显著性差异（P=0.4674）（图 25.6）。单个直径≥5 cm 病灶患者碳离子放疗后 1 年存活率为 88%，3 年为 61%，5 年为 43%。根据日本肝癌研究小组的报告[19]，单个直径 5～10 cm 病灶患者术后 1 年生存率为 82%，3 年为 59%，5 年为 44%。我们的结果可以与肝切

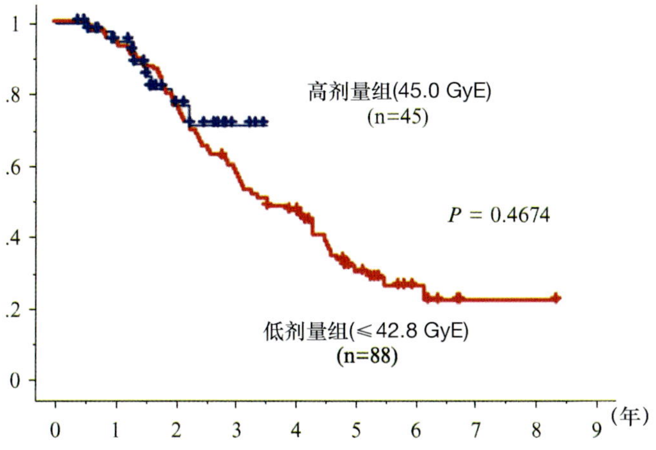

图 25.6 肝细胞癌 2 次碳离子放疗的总体生存率。高剂量组（45.0 GyE）和低剂量组（≤42.8 GyE）1 年总体存活率分别为 95% 和 96%，3 年总体存活率分别为 71% 和 59%（$P=0.4674$）

除结果相比。

表 25.3 显示质子和碳离子治疗 HCC 的结果，两者局部控制率相似，但是碳离子放疗治疗次数少。

25.6 碳离子放疗的最佳患者

我们已经报道了 HCC 碳离子放疗是安全和有效的，并且肝损伤小[16]。研究肝功能保留的原因，我们发现肝功能保留是由于非病灶区肝没有受到照射[20]。对于广泛浸润病变和多个病灶的患者，很难使用碳离子放疗得到根治。因此，碳离子放疗的适应证是肝功能为 Child-Pugh A 和 B 级的患者。对于≤3 cm 小病灶，可以使用其他有效并便宜的微侵袭治疗，如 PEI 和 RFA。相反，对于>3 cm 的病灶，很难单独用 PEI 或 RFA 治疗，碳离子放疗则为最佳治疗。而且，靠近肝门的肿瘤直径即使小于 3 cm，无并发症的微侵袭治疗也是一个重要问题。我们比较了 52.8 GyE、4 次碳离子放疗对不同部位 HCC（靠近或不靠近肝门）治疗的有效性和肝毒性反应，并且发现在肝毒性反应方面没有显著差别。极好的肿瘤局部控制与肿瘤位置不相关。因此，对于 RFA 可能伤及胆管风险较高的患者，碳离子放疗显然提供了一种有希望的治疗选择[21]。

碳离子放疗是安全和有效的，并且似乎是 HCC 的根治性和微侵袭性放射治疗。然而，在医学实践中尚需要进一步的仔细随访，来确定其临床有效性。

表 25.3 质子放疗与碳离子放疗治疗肝细胞癌的结果

射线类型	质子	质子	碳离子
机构	东部国立癌症中心医院	Tsukuba 大学	国立放射科学研究所
患者数	40	51	45
最大肿瘤直径（mm）			
中位值	45	28	35
范围	25～82	8～93	15～95
总剂量/分次	76 GyE/20 次	66 GyE/10 次	45 GyE/2 次
局部控制率	2 年 96%	3 年 94.5%	2 年 94%
		5 年 87.8%	
总体生存率	3 年 66%	3 年 49.2%	3 年 73%
		5 年 38.7%	
参考文献	Kawashima 等[11]	Fukumitsu 等[12]	

（任昌镇　译）

参考文献

1. Ingold DK, Reed GB, Kaplan HS, et al. Radiation hepatitis. Am J Roentgenol. 1965;93:200–8.
2. Phillips R, Murikami K. Primary neoplasms of the liver. Results of radiation therapy. Cancer. 1960;13:714–20.
3. Stillwagon GB, Order SE, Guse C, et al. 194 Hepatocellular cancers treated by radiation and chemotherapy combinations: toxicity and response: a Radiation Therapy Oncology Group study. Int J Radiat Oncol Biol Phys. 1989;17:1223–9.
4. Robertson JM, Lawrence TS, Dworzanin LM, et al. Treatment of primary hepatobiliary cancers with conformal radiation therapy and regional chemotherapy. J Clin Oncol. 1993;11:1286–93.
5. Xi M, Liu MZ, Deng XW, et al. Defining internal target volume (ITV) for hepatocellular carcinoma using four-dimensional CT. Radiother Oncol. 2007;84:272–8.
6. Sato K, Yamada H, Ogawa K, et al. Performance of HIMAC. Nucl Phys. 1995;A588:229–34.
7. Ohto M, Ebara M, Yoshikawa M, et al. Radiation therapy and percutaneous ethanol injection for the treatment of HCC. In: Okuda K, Ishak KG, editors. Neoplasm of the liver. Tokyo: Springer; 1987. p. 335–41.
8. Yasuda S, Ito H, Yoshikawa M, et al. Radiotherapy for large HCC combined with transcatheter arterial embolization and percutaneous ethanol injection therapy. Int J Oncol. 1999;15:467–73.
9. Cheng JC-H, Chuang VP, Cheng SH, et al. Local radiotherapy with or without transcatheter arterial chemoembolization for patients with unresectable HCC. Int J Radiat Oncol Biol Phys. 2000;47:435–42.
10. Guo W-J, Yu E-X. Evaluation of combined therapy with chemoembolization and irradiation for large HCC. Br J Radiol. 2000;73:1091–7.
11. Kawashima M, Furuse J, Nishio T, et al. Phase II study of radiotherapy employing proton beam for HCC. J Clin Oncol. 2005;23:1839–46.
12. Fukumitsu N, Sugahara S, Nakayama H, et al. A prospective study of hypofractionated proton beam therapy for patients with hepatocellular carcinoma. Int J Radiat Oncol Biol Phys. 2009;74:831–6.
13. Kanai T, Furusawa Y, Fukutsu K, Itsukaichi H, Eguchi-Kasai K, Ohara H. Irradiation of mixed beam and design of spread-out Bragg peak for heavy-ion radiotherapy. Radiat Res. 1997;147:78–85.
14. Kanai T, Endo M, Minohara S, et al. Biophysical characteristics of HIMAC clinical irradiation system for heavy-ion radiation therapy. Int J Radiat Oncol Biol Phys. 1999;44:201–10.
15. Tsujii H, Morita S, Miyamoto T, et al. Preliminary results of phase I/II carbon ion therapy. J Brachyther Int. 1997;13:1–8.
16. Kato H, Tsujii H, Miyamoto T, et al. Results of the first prospective study of carbon ion radiotherapy for hepatocellular carcinoma with liver cirrhosis. Int J Radiat Oncol Biol Phys. 2004;59:1468–76.
17. Endo M, Koyama-Ito H, Minohara S, et al. HIPLAN-a heavy ion treatment planning system at HIMAC. J Jpn Soc Ther Radiol Oncol. 1996;8:231–8.
18. Minohara S, Kanai T, Endo M, et al. Respiratory gated irradiation system for heavy-ion radiotherapy. Int J Radiat Oncol Biol Phys. 2000;47:1097–103.
19. Kudo M, Arii S, Ikari I, et al. Report of the 18th nationwide follow-up survey of primary liver cancer in Japan. Kanzo. 2010;51:460–84.
20. Imada H, Kato H, Yasuda S, et al. Compensatory enlargement of the liver after treatment of hepatocellular carcinoma with carbon ion radiotherapy – relation to prognosis and liver function. Radiother Oncol. 2010;96:236–42.
21. Imada H, Kato H, Yasuda S, et al. Comparison of efficacy and toxicity of short-course carbon ion radiotherapy for hepatocellular carcinoma depending on their proximity of the porta hepatis. Radiother Oncol. 2010;96:231–5.

第 15 部分
胰腺癌
Pancreatic Cancer

胰腺癌

26

Pancreatic Cancer

Shigeu Yamada，Kohtaro Terashima，Makoto Shinoto，
Shigeo Yasuda，Miho Shiomi，Tetsuro Isozaki

摘要

胰腺癌是第五大主要癌症死亡原因，并且被认为是日本最致命的癌症之一。手术完全切除是唯一治愈手段。即使进行了根治性手术，肿瘤也常常复发，5 年存活率低于 20%。化疗或放化疗是不能手术胰腺癌患者的标准治疗。然而，因为胰腺癌通常对放疗和化疗不敏感，所以局部控制率和存活率非常低。

我们进行了可手术胰腺癌和局部晚期胰腺癌碳离子放疗 Ⅰ/Ⅱ 期临床试验。在手术前进行 2 周、8 次的碳离子治疗，患者能够很好耐受，而且获得了极好的局部控制率和存活率。局部晚期胰腺癌患者也能够很好耐受碳离子放疗，即使同步进行高剂量吉西他滨（1000 mg/m^2）化疗时也可以很好耐受，而且同样获得良好的存活率。

在本章，我们讨论了目前 NIRS 胰腺癌碳离子放疗方法及其治疗结果。

关键词

碳离子 · 胰腺癌 · 放疗

26.1 引言

日本每年 26000 多人死于胰腺癌，并且这个数字在持续升高[1]。在日本，胰腺癌是第五大主要癌症死亡原因，并且被认为是最致命的癌症之一。手术完全切除是唯一的治愈手段，但是因为在诊断时已经是局部晚期或发生了转移，只有很小比例的患者（10%～20%）可以进行手术治疗[2]。即使进行了根治性手术，肿瘤也常常复发，5 年存活率低于 20%[3]。当肿瘤不能手术切除时，化疗或放化疗是标准治疗[4]。然而，因为胰腺癌常常对化疗和放疗不敏感，局部控制率很低。近来，在开发新抗癌药物的同时，更高级的放疗技术也已经应用于胰腺癌治疗[5,6]。这些技术仍然不能为多数患者提供一个满意的治疗结果，中位生存时间仍然只是大约 10 个月。

26.2 碳离子放疗

Koong 使用 Eppendorf 极谱针电极系统（Eppendorf polarographic needle electrode system）术中测量了 7 例胰腺癌内氧浓度[8]。所有 7 例肿瘤内明显乏氧，与附近有正常氧浓度的正常胰腺组织形成鲜明对比[7]。

乏氧细胞的抗拒性是正常氧浓度下癌细胞的 2～3 倍[8]。肿瘤乏氧被证明是放疗后局部失败的主要生物学因素。然而，使用碳离子放疗时，乏氧细胞和正常含氧细胞的放射敏感性几乎相同。碳离子能更有效地杀死乏氧细胞。而且，尽管胰腺癌干细胞被证明对传统化疗和放疗抗拒[9]，碳离子射束可更有效地杀死这些细胞。这也许是由于与 X 线相比，碳离子放疗引起的 DNA 损伤诱导时间延长[10]。

碳离子放疗也比传统放疗更安全。在主要的胰腺动脉周围有复杂的神经丛结构，而这些结构是最常发生局部复发的部位。因此，需要治疗这些部位，即使其靠近胃、十二指肠和脊髓等放射敏感器官。重离子束有独特的深度剂量曲线，具有安全对肿瘤进行有效生物剂量照射的同时，保护正常器官的潜在优势。

图 26.1 显示胰头癌的治疗剂量分布。患者接受了 52.8 GyE 剂量的碳离子放疗。足够的照射剂量可以配送到肿瘤和神经丛，而没有增加胃和十二指肠等周围器官的剂量。

26.3　NIRS 胰腺癌临床试验

我们在 2000 年开始了可手术胰腺癌患者术前碳离子放疗的Ⅰ/Ⅱ期临床实验，16 次治疗，疗程 4 周（图 26.2）。

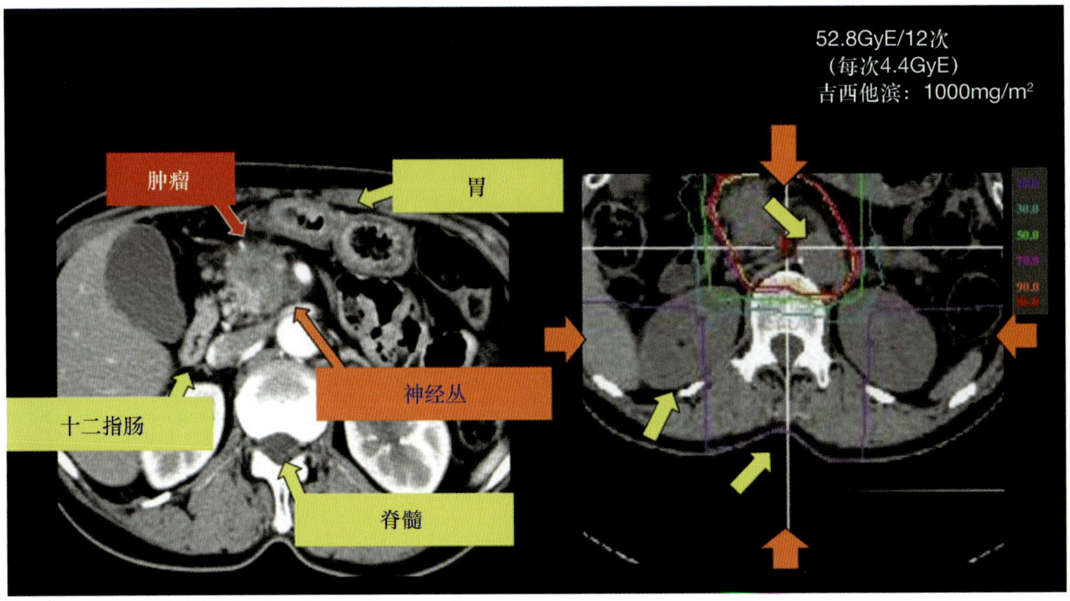

图 26.1　胰腺癌的典型剂量分布。图像是一位 75 岁男性胰头癌患者，52.8 GyE/12 次治疗。它在给予肿瘤和周围神经丛最大剂量的同时，最大限度地降低了十二指肠和胃等正常组织的受量

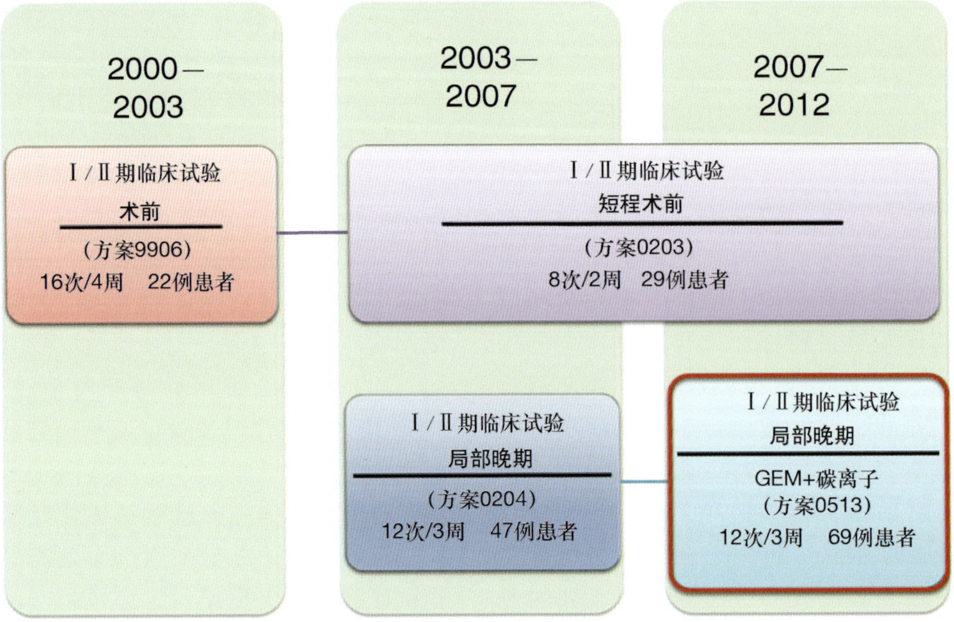

图 26.2　碳离子放疗治疗胰腺癌的临床试验路径

约 50%术后复发为局部复发，碳离子放疗的目的是降低术后局部复发。我们确立了有效且可耐受的术前碳离子放疗；并在 2003 年进行了另外一项临床试验（0203 方案），目的是降低治疗次数到 8 次，疗程 2 周。此外，我们开始了局部晚期胰腺癌Ⅰ/Ⅱ期临床试验，结果显示治疗安全，有很好的局部控制率。因此，我们目前正在进行一项碳离子结合吉西他滨的临床试验（0513 方案）。

26.4　NIRS 碳离子放疗方法

加速器和碳离子束的主要特性已经在前面讲述了[11]。

26.4.1　患者固定

同其他部位肿瘤患者一样，胰腺癌患者在碳离子放疗期间需要固定。具有最强大的重离子束的碳离子放疗设备具有垂直、水平或 45°倾斜等固定射束方向。

26.4.2　靶区勾画

一组层厚 2.5～5.0 mm 的全腹 CT 图像用于治疗计划，患者使用固定器固定，并同时使用呼吸门控系统。

治疗计划通常使用 3～4 个照射野。使用 CT 图像确定大体肿瘤（GTV）和潜在亚临床肿瘤侵犯边界，MRI 和 FDG-PET 用来诊断肿瘤转移。临床靶体积（CTV）由 GTV 外扩 0.5 或 0 cm（当与十二指肠或胃相接触时）获得。CTV 包括 GTV、神经丛和区域淋巴结，后者包括腹腔、肠系膜上、肝总和胰周淋巴结（图 26.1）。至少 50%功能性肾实质接受≤15 GyE 剂量，脊髓剂量限制在≤30 GyE。计划靶体积（PTV）为 CTV 在各个方向上外扩至少 5 mm，在肿瘤邻近危及器官如皮肤或肠道时，对 PTV 边界要进行修改。

26.4.3　处方剂量

目前局部晚期胰腺癌推荐剂量为 55.2 GyE，12 次治疗；可手术切除胰腺癌推荐剂量为 35.2 GyE，8 次治疗。全部处方剂量给在每个射野的最大剂量点处，治疗计划 PTV 至少要用 90%剂量线包绕。因此，必须有额外的边界来确定准直器和组织补偿器的形状。图 26.1 显示了目前 NIRS 碳离子放疗的典型剂量分布。

碳离子放疗主要危及器官为胃、十二指肠、小肠、肾和脊髓。其中，避免肠道受到高剂量照射特别重要。在 NIRS，根据前列腺癌、子宫癌、宫颈癌和复发直肠癌的治疗结果确定了消化道的限制剂量，即结肠的最大剂量应该不超过处方剂量的 83%。

26.4.4　NIRS 射野摆位和照射

在 NIRS，碳离子放疗每天 1 次，每周 4 次（从周二至周五）。在每次治疗前使用计算机辅助在线摆位系统进行射野验证，使摆位误差在 2 mm 以内。在呼气末摄取 X 线片，并与参考图像对比，包括之前模拟定位片或数字化重建 X 线片。碳离子放疗执行时使用如上所述的呼吸门控系统，碳离子束只在呼气相进行照射。

26.5　NIRS 碳离子放疗结果

26.5.1　可手术胰腺癌术前碳离子放疗

该研究的目的是评价碳离子放疗作为术前治疗的安全性和有效性，并在没有引起不可接受的正常组织损伤的情况下确定最佳剂量，以减少术后局部复发风险。

入组条件为确定可以进行手术治疗的胰腺癌，而且没有侵犯腹腔干或肠系膜上动脉。我们进行 8 次、2 周的碳离子放疗，治疗结束 2～4 周后进行手术（图 26.2）。初始剂量为 30 GyE，8 次治疗，之后以 5%的增量向上增加。

在 2003 年 4 月至 2010 年 12 月期间，共治疗了 26 例患者。初始剂量为 30 GyE，最后增加到 36.8 GyE。

我们按计划治疗了所有的患者。按 UICC 临床分期，ⅡA 期 15 例，ⅡB 期 11 例。26 例患者中有 21 例接受了根治性手术（切除率为 81%），余下的 5 例患者因为肝转移或拒绝治疗而没有进行手术。尽管 2 例患者发生 3/4 级反应（肝脓肿和门脉癌栓），但均不与碳离子放疗直接相关。没有其他的严重不良反应发生。在 21 例接受手术的患者中，5 年局部控制率和总体生存率分别为 100%和 52%（图 26.3）。文献报道，胰腺癌术后 5 年存活率为 20%～30%（表 26.1）。

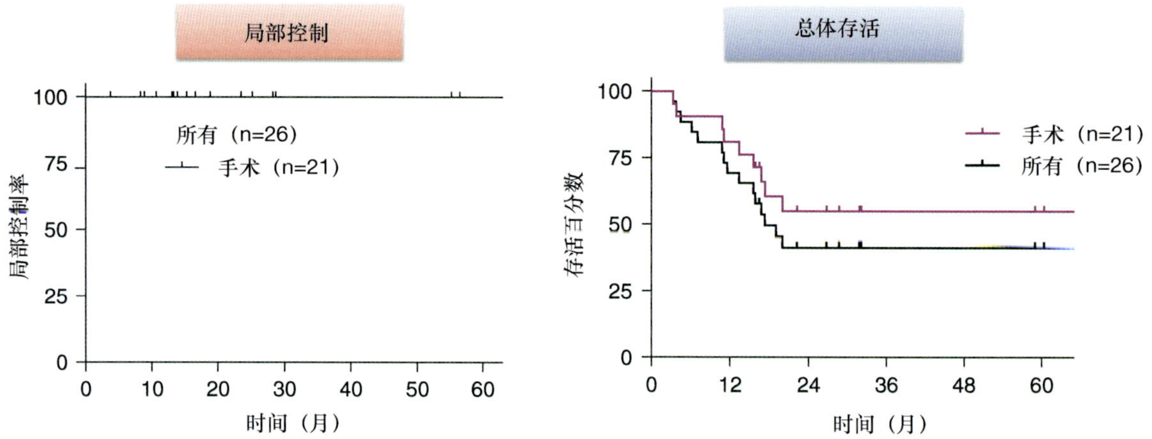

图 26.3 局部控制和总体生存。所有患者的局部控制率为100%，没有一例发生靶区内复发。手术切除后患者的5年生存率为55%

表 26.1 术前放化疗的结果

	年	病例数	治疗	局部复发率（%）	生存率	
					1年（%）	5年（%）
Moutardier[1]	2004	40	CRT+手术	—	80	30
CONKO-001[2]	2007	161	单纯手术	41	73	12
		133	手术+GEM	34	73	23
Varadhachary[3]	2008	52	CRT+手术	25	98	32
Le Scodan 等[4]	2009	26	CRT+手术	—	48	25
NIRS		21	CIRT+手术	0	81	55

26.5.2 局部晚期胰腺癌患者碳离子放疗

我们进行了局部晚期胰腺癌的碳离子放疗（12次/3周）Ⅰ/Ⅱ期临床试验，目的是评价其安全性和有效性，并确定最佳剂量。

在2003年4月至2007年2月间，47例按日本癌症委员会分期标准为Ⅳa期和Ⅳb期（对应TNM分期为Ⅲ期）无远处转移的患者被纳入该研究。去除1例治疗前接受了化疗的患者，共46例患者纳入分析。患者入组要有组织学或细胞学确定的局部晚期，并无法手术切除的胰腺导管癌。判断能否手术是根据CT图像显示肿瘤是否包绕了腹腔干和（或）肠系膜上动脉。碳离子放疗每日1次，每周4次，总治疗次数为12次，疗程3周。初始剂量38.4 GyE，以5%的增量最后增加到52.8 GyE。

所有患者按计划完成了治疗。1例患者发生3级晚期毒性反应，7例患者发生3级急性毒性反应。7例急性反应患者中，6例发生神经性厌食，1例为胆道炎。评价了46处病灶的肿瘤反应，1处病灶获得CR，7处病灶PR，37处病灶SD，1处病灶PD。1年总体局部控制率为76%，接受至少45.6 GyE治疗的患者1年控制率为95%。46例患者1年总体存活率为43%。

接受52.8 GyE治疗的患者中，约2/3患者（67%）发生最高3级的急性反应。从这些结果中，我们的结论是碳离子放疗最大耐受剂量为52.8 GyE，12次，3周治疗。

根据药物可以增加肿瘤对重离子束放疗敏感性的既往研究结果，我们为发现更有效的治疗手段，又进行了基于化疗和放疗结合的进一步研究。从2007年4月开始，我们进行了一项局部晚期胰腺癌患者吉西他滨结合碳离子放疗的Ⅰ/Ⅱ期临床研究。

26.5.3　局部晚期胰腺癌患者吉西他滨结合碳离子放疗

这个研究的目的是确定最佳的吉西他滨（一种晚期胰腺癌的标准抗癌药物）和碳离子放疗剂量，并评价联合治疗的安全性和有效性。

入组要求是患者患有局部晚期胰腺癌，侵犯腹腔干或肠系膜上动脉，无远处转移。所有患者有组织学或细胞学确定的胰腺腺癌或腺鳞癌。放疗次数固定为 12 次，疗程 3 周，而吉西他滨和碳离子放疗剂量逐步增加。放疗剂量固定在 43.2 GyE/8 次，初始吉西他滨剂量为 400 mg/m^2，继而增加到 700 和 1000 mg/m^2。之后，吉西他滨的剂量固定在 1000 mg/m^2，放疗剂量按 5%增量向上增加。吉西他滨每周 1 次，连续 3 周。照射野包括原发肿瘤、周围神经病变和淋巴结预防区域。

从 2007 年 4 月至 2011 年 2 月，60 例患者纳入到研究中。患者接受了 5 种剂量水平的碳离子放疗，并同时每周接受了 3 种剂量水平的吉西他滨治疗。

他们的临床分期是根据 UICC 分期，其中 54 例为Ⅲ期，6 例为Ⅳ期。60 例患者中有 3 例早期发生了剂量限制性毒性反应。1 例患者接受了 50.4 GyE 治疗，在治疗 10 个月后出现了 3 级胃溃疡，经保守治疗治愈。没有发现其他严重不良反应。联合吉西他滨到全量（1000 mg/m^2）治疗没有增加剂量升级的不良反应。2 年局部控制率和总体存活率分别为 26%和 32%。中位生存期为 19.3 个月。局部控制率和总体存活率随着碳离子放疗剂量增加而增加。在患者至少接受 45.6 GyE 治疗的高剂量组，2 年局部控制率和总体存活率分别为 58%和 54%（图 26.4）。文献报道局部晚期胰腺癌的 2 年存活率为 10%～25%（表 26.2）。

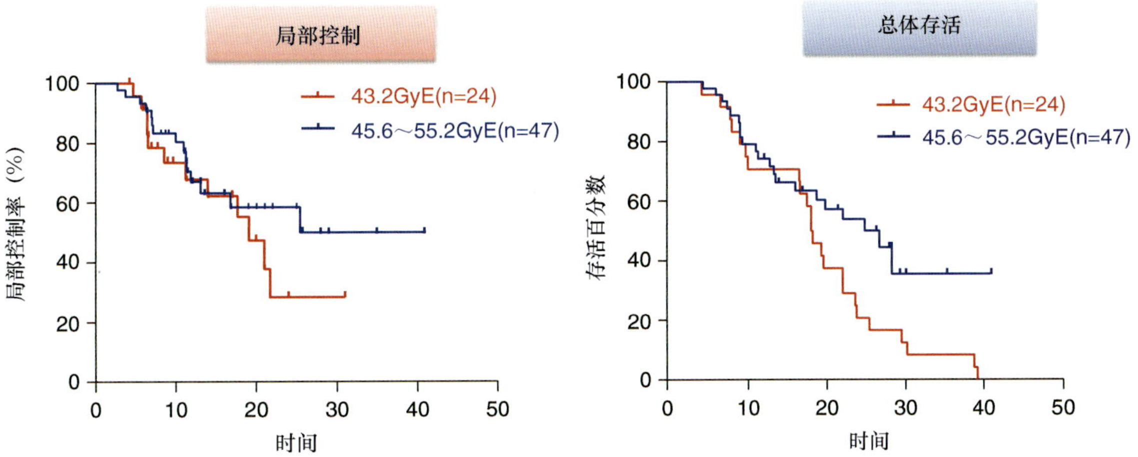

图 26.4　不同总剂量的局部控制和总体生存。剂量大于 45.6 GyE 者，2 年局部控制率为 58%，总体生存率为 54%，均高于低剂量组

表 26.2　其他研究报告的局部晚期胰腺癌放化疗结果

	年	病例数	治疗	剂量	生存率	
					1年（%）	2 年（%）
ECOG	2008	34	GEM+RT	50.4 Gy	50	12
		37	GEM	—	32	4
Ishii	2010	50	GEM	—	64	14
Sudo	2011	34	S-1+RT	50.4 Gy	71	25
Small	2011	28	GEM+BZ[a]+RT	36 Gy/15 次	45	17
Schellenberg	2011	20	GEM+SBRT	25 Gy/1 次	50	20
NIRS		47	GEM+CIRT	45.6～55.2 GyE	74	54

[a] 贝伐单抗

26.6 展望

26.6.1 扫描束治疗

在 2011 年，NIRS 开始使用扫描束。到笔者写作本文之际（2013 年 4 月），扫描束治疗一直用于随呼吸运动不明显的肿瘤。然而，目前正在开发运动靶区扫描束治疗，并会在不久的将来实现。希望通过进一步剂量升级而提高治疗的远期效果。

在各种肿瘤治疗中，扫描射束放疗的剂量分布比被动射束方式更好，因为扫描束更灵活。被动射束方式，每个射束的扩展 Bragg 峰（SOBP）长度均一，这使正常组织受到了不必要的高剂量照射。然而，扫描射束的剂量分布就没有不需要的高剂量区；如果需要且能接受靶区内的高剂量点，正常组织内的剂量可能会进一步降低。

图 26.5 同时显示被动束和扫描束剂量分布：扫描束的脊髓和肾剂量低。扫描束的治疗效率也可以提高。扫描束不需要准直器或组织补偿器，所以 CT 扫描和开始治疗之间的准备时间缩短了，每次治疗的费用也就降低了。此外，扫描束可能使碳离子旋转机架技术成为现实。使用旋转机架，患者就不会像现在使用被动束技术那样被不舒服地固定在一个倾斜位置了。

26.7 病例研究

66 岁日本男性患者，因诊断为胰腺癌被介绍到 NIRS 医院（图 26.6）

碳离子放疗使用 4 个照射野，前后对穿野（A-P，P-A）和两侧对穿野，治疗剂量为 50.4 GyE，12 次治疗。治疗后 40 个月 CT 和治疗后 6 个月 FDG-PET 复查均显示肿瘤消失。患者治疗后无病生存 70 个月，至今无需治疗。

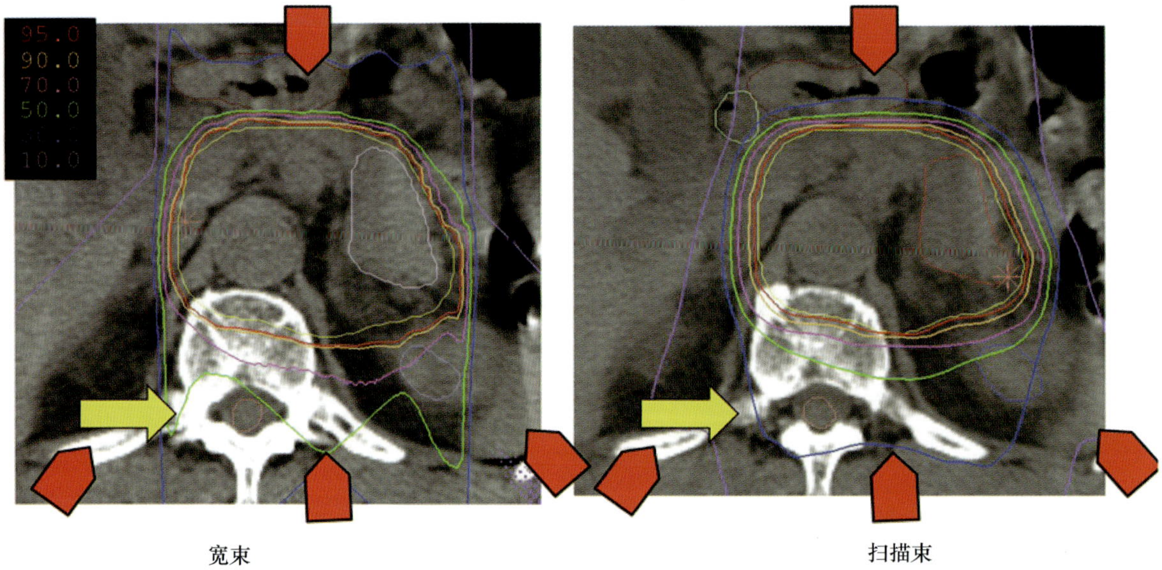

图 26.5 被动束和扫描束放疗的区别。左图和右图分别显示被动束和扫描束照射的剂量分布。扫描束照射时脊髓和肾剂量更低

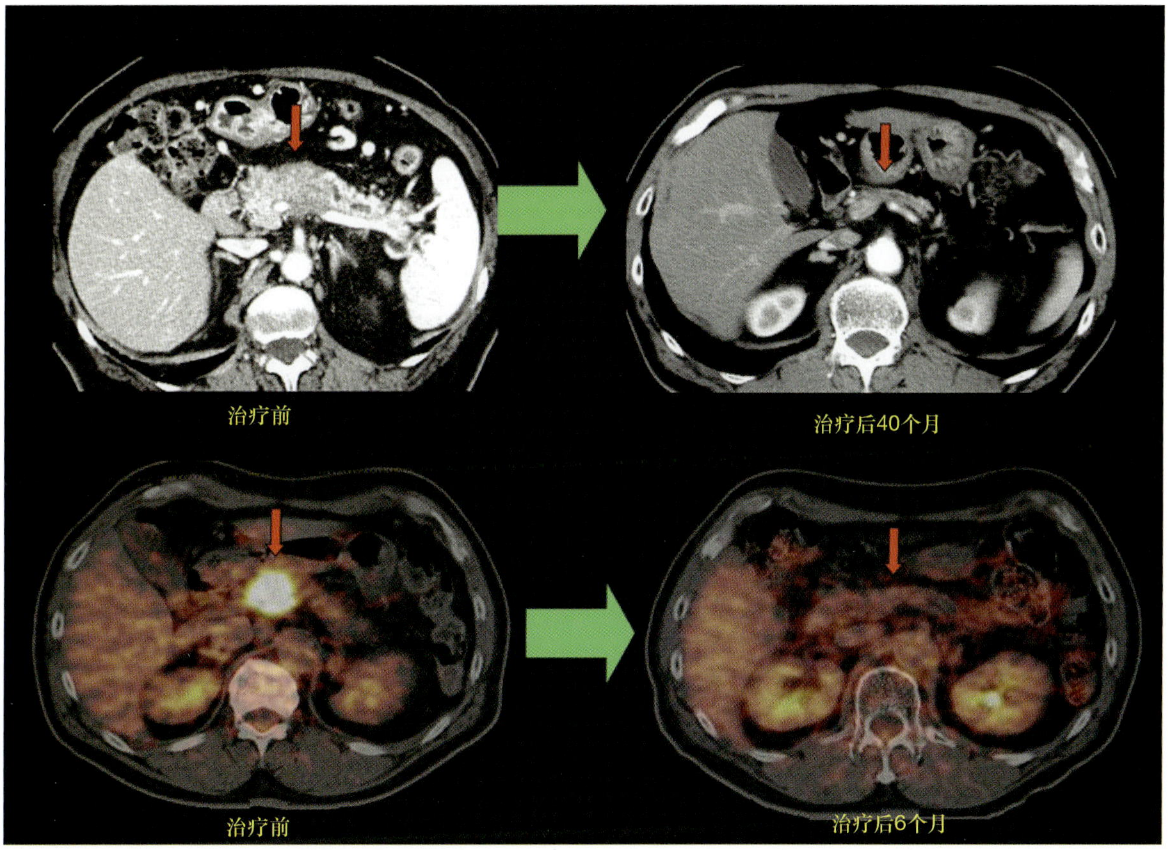

图 26.6 这是一位 66 岁男性胰腺癌患者。他接受了总剂量 50.4 GyE、12 次的碳离子放疗。治疗后 40 个月的 CT 和治疗后 6 个月的 FDG 代谢都显示肿瘤消失

（任昌镇 译）

参考文献

1. Registration committee of pancreatic cancer. Annual report of nationwide survey of pancreatic cancer. J Jpn Panc Surg. 2003;18:1–169.
2. Lillemoe KD, Cameron JL, Hardacre JM, et al. Is prophylactic gastrojejunostomy indicated for unresectable periampullary cancer? Ann Surg. 1999;230:22–330.
3. Griffin JF, Smalley SR, Jewell W, et al. Patterns of failure after curative resection of pancreatic carcinoma. Cancer. 1990;66:56–61.
4. Lillemoe KD, Cameron JL, Hardacre JM, et al. Is prophylactic gastrojejunostomy indicated for unresectable periampullary cancer? Ann Surg. 1999;230:322–30.
5. Roldan GE, Gunderson LL, Nagorney DM, et al. External beam versus intraoperative and external beam irradiation for locally advanced pancreatic cancer. Cancer. 1988;61:1110–6.
6. Moertel CG, Gundeson LL, Mailliard JA, et al. Early evaluation of combined fluorouracil and leucovorin as a radiation enhancer for locally unresectable, residual, or recurrent gastrointestinal carcinoma. J Clin Oncol. 1994;12:21–7.
7. Koong AC, Mehta VK, Le QT. Pancreatic tumors show high levels of hypoxia. Int J Radiat Oncol Biol Phys. 2000;48:919–22.
8. Ando K, Koike S, Ohira C, et al. Accelerated reoxygenation of a murine fibrosarcoma after carbon-ion radiation. Int J Radiat Biol. 1999;75:505–12.
9. Lee CJ, Dosch J, Simeone M. Pancreatic cancer stem cells. J Clin Oncol. 2008;26:2806–12.
0. Oonishi K, Cui X, Hirakawa H. Different effects of carbon ion beams and X-rays on clonogenic survival and DNA repair in human pancreatic cancer stem-like cells. Radiother Oncol. 2012;103:32–7.
1. Kamada T, Tsujii H, Tsuji H, et al. Efficacy and safety of carbon ion radiotherapy in bone and soft tissue sarcomas. J Clin Oncol. 2002;20:4466–71.

第 16 部分

泌尿系统肿瘤

Genitourinary Tumors

前列腺癌

27

Prostate Cancer

Hiroshi Tsuji，Hitoshi Ishikawa，and Takuma Nomiya

摘要

局部前列腺癌，特别是局部晚期前列腺癌，是碳离子治疗很好的适应证。在目前众多的先进治疗技术中，包括调强放射治疗（IMRT）、立体定向放射治疗（SBRT）和质子放射治疗，碳离子束提供了最集中的剂量分布。而且，由于碳离子束更高的生物学效应，可以期望提高治疗比[1,2]。为评价碳离子束这些潜在的优势，NIRS进行了碳离子放疗临床试验，而且大分割治疗方案获得了很好的疗效。试验开始于1995年，通过2项相继的Ⅰ/Ⅱ期剂量升级研究来确立了碳离子束应用技术，并确定最佳剂量分次；研究疗程5周，20次治疗。之后，一项Ⅱ期研究来确认20次碳离子放疗的可行性和有效性，并在2003年成功结束[3-6]。从那以后，大分割碳离子放疗使用16次治疗，疗程4周方案，放疗毒性方面获得了更好的结果，而且没有增加复发[7]。目前，正在评价分割次数减少到12次，疗程3周的方案。

本章叙述了通过临床试验确立的治疗方法和NIRS治疗的1700多例患者的最新治疗结果。而且，也讨论了我们目前的挑战和未来方向。

关键词

雄激素阻断治疗·碳离子放疗· 大分割·前列腺癌·生存率

27.1 引言

27.1.1 碳离子放射治疗的特点

根据日本放射治疗和肿瘤学会的结构性调查统计[8]，与西方国家相似，日本接受放射治疗的前列腺癌患者数量逐年增加。放疗在前列腺癌根治性治疗中的地位日益突出，其主要原因是现代三维放射治疗可以在保护周围正常组织的同时，给肿瘤足够的照射剂量。事实上，当与常规放疗相比，目前最先进的放射治疗，如近距离放射治疗、调强放射治疗（IMRT）、体部立体定向放射治疗（SBRT）和带电粒子治疗，获得了相当好的肿瘤控制率和很少的并发症[9-11]。在这些先进的治疗技术中，碳离子放疗理论上在物理学和生物学效应方面均具有优势。

众所周知，带电粒子束的物理特性——基于Bragg峰的深度剂量曲线，确实有利于肿瘤的治疗[12-13]。此外，碳离子在人体内散射少，可以提供更为集中的剂量沉积，使直肠受照射的体积最小。再有，碳离子射束还有生物学效应的优势[14]，已在放射线抗拒性肿瘤如骨与软组织肉瘤、头颈部非鳞状细胞癌的治疗中被证实[1,15-16]。虽然碳离子放疗的放射生物学优势在前列腺癌的治疗上仍存在争议，NIRS的经验显然已经证明了高线性能量传递（LET）辐射在碳离子大分割治疗前列腺癌的收益。

27.1.2 前列腺癌大分割放疗的益处

大分割放疗前列腺癌最近备受关注[17]，因为与其他肿瘤和周围的直肠、膀胱和尿道等正常组织相比，前列腺癌的 α/β 比值相对低。根据线性二次（LQ）模型[18]，大分割放疗因此具有提高肿瘤局部控制并减少胃肠道和泌尿生殖系统损伤的风险[19-21]。事实上，前列腺癌 IMRT 和高剂量率（high-dose-rate，HDR）大分割后装治疗已有良好治疗效果，而且并发症发生率可以与高精度的三维适形常规分割放疗相比[9,22]。Kupelian[23] 报道的大分割 IMRT 治疗总剂量 70 Gy，分次剂量为 2.5 Gy，28 次治疗的长期疗效至少与 Zelefsky 等[10] 报道的 81 Gy、45 次治疗的结果相当。在 Kupelian 等的研究中，在末次随访时有 5%的患者出现了 2 级或更严重的晚期直肠反应。因此，这些结果可以支持现代放射治疗技术的应用，如调强放射治疗、HDR 和带电粒子放疗，这些技术可以提供靶区剂量精确定位，即使应用大分割治疗方案也可以减少直肠毒性。在 NIRS 的临床试验（2 项 Ⅰ/Ⅱ 期和 1 项 Ⅱ 期临床试验）也进行了大分割治疗方案[3-6]，取得了良好的效果。此外，随着大分割治疗从 20 次降到 16 次的进展，治疗结果提高，特别在毒性方面[7]。基于这些大分割治疗良好的结果，从 2010 年我们开始了一项新的 3 周 12 次的碳离子放疗临床试验。

27.2 NIRS 临床试验

在 1995 年 7 月至 1997 年 12 月，在 NIRS 进行了首个前列腺癌碳离子放疗剂量升级研究，以确定碳离子放疗的最佳剂量水平；1998 年 1 月开始了早期和晚期前列腺癌的第二项 Ⅰ/Ⅱ 期研究（表 27.1）。第二项研究在 2000 年 3 月完成，没有发生 3 级或更严重的晚期并发症[3-5]。在考虑这些结果后，设计了一项 Ⅱ 期临床研究，目的是进一步确定固定剂量分割计划，即总剂量 66 GyE、20 次、疗程 5 周的碳离子放疗的有效性[6]。这项临床试验在 2000 年 4 月至 2003 年 10 月间进行。在研究结束时，NIRS 的碳离子放疗获得日本政府批准为先进医学，进一步向更大剂量分割方案推进，开始了 16 次、4 周治疗。采用了总剂量为 57.6 GyE，16 次的方案，并确定这个剂量分割方案的碳离子放疗是安全有效的[7]。此外，2010 开始进行一项新的碳离子放疗临床试验，治疗 12 次、3 周的更大分割方案。入组的 46 例患者，没有出现一例 2 级或以上的毒性反应或生化复发。虽然观察时间太短，难以评价这种新分割方案的疗效，但毒性反应发生率也足够低，因此 NIRS 决定从 2013 年 4 月起，所有前列腺癌患者均将使用这种分割方案。

表 27.1 NIRS 前列腺癌的临床试验

试验编号	研究设计	剂量分割[GyE/(次·周)]	分期	时间	患者数（～13.3）
9402	剂量升级	54.0～72.0/20/5	T2b-T3N0M0	95.6—97.12	35
9703	剂量升级	60.0～66.0/20/5	T1-T3N0M0	98.1—00.2	61
9904（1）	Ⅱ期	66.0/20/5	T1-T3N0M0	00.4—03.11	175
9904（2）	高级医学	66.0，63.0/20/5	T1-T3N0M0	03.12—07.8	291
9904（3）	高级医学	57.6/16/4	T1-T3N0M0	07.9	1107
1002	剂量升级	51.6/12/3	T1-T3N0M0	10.7—12.2	6
总计				95.6	1733

27.3 NIRS 的碳离子放疗方法

27.3.1 患者固定

患者仰卧位，制作固定脚和骨盆的设备。首先，应用定制的固定架（Moldcare；Alcare，东京，日本），固定脚以避免每次治疗间脚和脚趾位置和角度的变动。下一步，用低温热塑膜紧密固定骨盆（Shellfitter；Keraray Co.，Ltd.，Osaka，日本）。四维 CT 图像评估呼吸运动对前列腺的影响[5,24]。已经证实，在应用这些固定装置后，前列腺受呼吸运动的影响几乎可以忽略不计，因此我们决定 NIRS 的前列腺癌碳离子放疗不采用呼吸门控装置。

当射束从前方照射时，在 CT 定位和每次治疗时向膀胱内注入已知容积的无菌水（如 100 ml）。然而，当只用侧野照射时，不必向膀胱内注无菌水（例如，在 NIRS 应用 12 次扫描束照射治疗时），膀胱体积只在治疗计划 CT 上测量。

不使用直肠球囊，反而要让患者每日清空肠道，必要时使用泻药或灌肠。

27.3.2 靶区勾画

患者躺在固定装置中，获得一组 2.5 mm 层厚的治疗计划 CT 图像。临床靶体积（CTV）包括 CT 图像上所显示的前列腺和精囊，不考虑临床分期和危险因素（图 27.1a）。然而，低危患者的 CTV 不总是包括全部精囊。例如，T1 或 T1a 患者，CTV 则不包括精囊尖端。此外，CTV 前、侧缘外扩 10 mm 和后缘外扩 5 mm 作为安全边界，得到初始计划靶体积（PTV-1）。为减少直肠前壁的受照射剂量，在碳离子放疗的后半程使用直肠保护靶区 PTV-2，即靶区后缘缩野到直肠前边界（图 27.1b）。每个患者都需制作一个组织补偿器，使 SOBP 末端形状与 PTV 相似。准直器界定 PTV 的轮廓。

27.3.3 NIRS 的处方剂量

在 NIRS 的被动束照射技术，碳离子放疗应用 5 个不规则形状的照射野：① 1 个前-后射野；② 1 对侧野，照射 PTV1；③ 1 对侧野，照射 PTV2。每次治疗使用 1 个照射野。100%的处方剂量给在每个射野的最大剂量点上。PTV2 至少被 90%的处方剂量覆盖。PTV1 的最小剂量高于最大剂量的 50%，这取决于保护 PTV2 的体积。图 27.2 显示被动束照射的典型剂量分布。

剂量-体积直方图（DVH）用来评估计划的剂量分布，特别是直肠[25]。直肠的参考 DVH 已在最初的 NIRS 碳离子放疗毒性研究中获得，是首个和第 2 个剂量升级试验中发生 1 级或以下直肠毒性反应患者的平均 DVH（图 27.3）。将新患者的治疗计划与参考 DVH 相比较，以避免直肠 DVH 超过参考 DVH，特别是在高剂量水平。

从 NIRS 治疗前列腺癌、妇科肿瘤、复发直肠癌等骨盆肿瘤的经验，确定了碳离子放疗的消化道剂量限制（表 27.2）。根据这些限制，接受 50.6 GyE、16 次治疗的直肠体积不超过 5%，这与参考 DVH 相符合（图 27.3）。

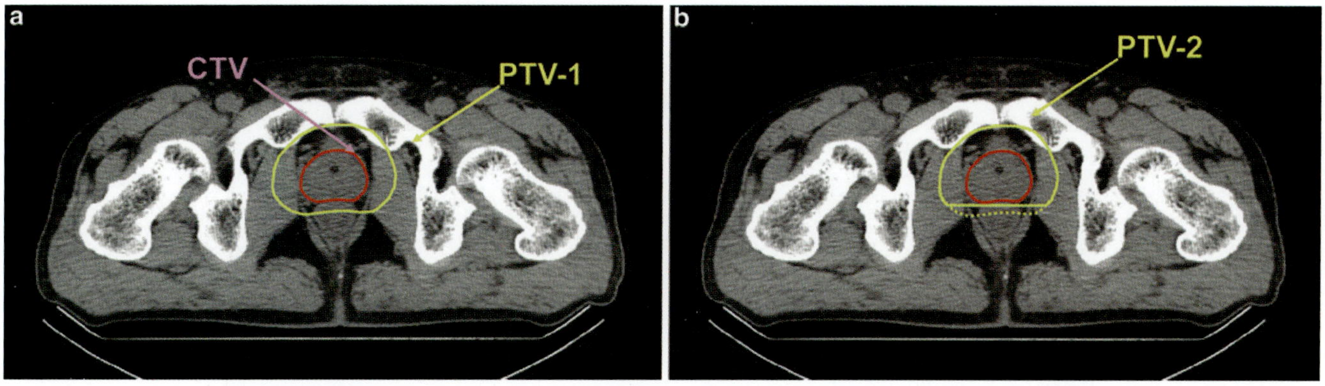

图 27.1 (a) 原则上，临床靶体积（CTV）包括前列腺和精囊，但并不总是包括整个精囊，这主要取决于临床分期。初始计划靶体积 PTV-1，被定义为 CTV 外扩 10 mm，除了后缘外扩 5 mm。(b) NIRS 在治疗的后半程，靶区后缘缩野到直肠前缘，形成第二个计划靶体积（PTV-2），以降低直肠的毒性反应

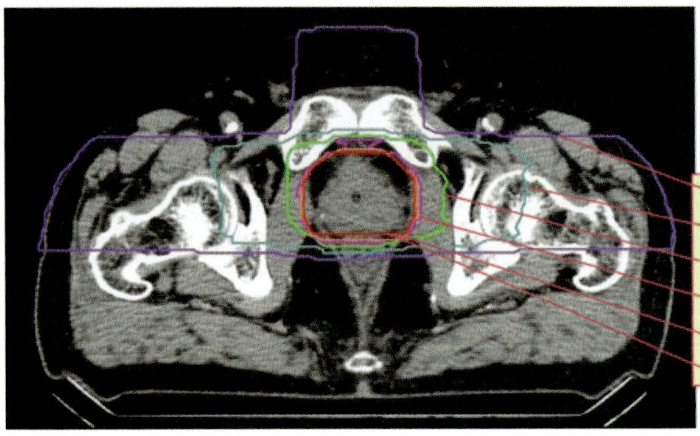

图 27.2 NIRS 被动束照射技术的典型剂量分布。处方剂量为等中心处 66 或 63 GyE，治疗 20 次；57.6 GyE，治疗 16 次

表 27.2 碳离子放疗消化道剂量限制

	剂量限制		
	20 次	16 次	ED[a] 2 GyE/次
直肠			
D_{max} (GyE)	66.0	60.8	83.2
$D_{5\%}$ (GyE)	60.0	56.0	72.0
$D_{10\%}$ (GyE)	50.0	46.4	55.0
$D_{20\%}$ (GyE)	30.0	28.8	27.0
小肠			
D_{max} (GyE)	50.0	48.0	52.0

[a]ED，等效剂量

27.3.4 射野摆位

在 NIRS，碳离子放疗每天 1 次，每周 4 次（从周二至周五）。当使用前野治疗时，每次摆位前用无菌水填充膀胱。每次治疗前用计算机辅助在线定位系统验证照射野，使摆位误差小于 2 mm[5,6]。治疗中不应用直肠气囊和呼吸门控系统。

27.3.5 前列腺癌中的扫描束和被动束照射技术

在 2011 年 NIRS 已经拥有了点扫描射束传送技术。目前，几乎所有的前列腺癌患者都用这种点扫描技术治疗。根据我们的判断，在前列腺癌的治疗中点扫描照射技术可以提供比被动束照射技术更好的剂量分布。图 27.4 显示了被动束照射（a）和扫描束照射（b）的剂量分布。被动束照射治疗计划使用前野和 2 个侧野，扫描束照射治疗计划只使用 2 个侧野。与 3 野被动束照射相比，使用 2 个野的扫描束照射降低了髋关节的受照剂量。

此外，如 DVH 显示，与被动束照射相比，扫描束照射可以少量降低直肠的受照体积（图 27.5）。从前野照射时需用无菌水填充膀胱，然而只使用侧野照射时患者更加舒适。从这一点来看，与 3 野被动束照射技术相比，2 侧野扫描束照射不增加直肠和髋关节的照射剂量是非常重要的。

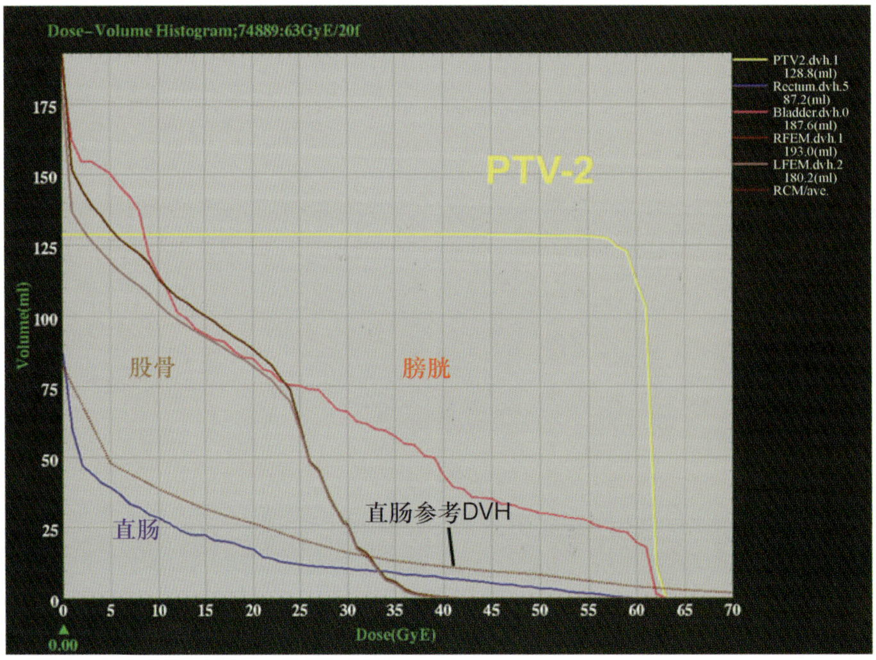

图 27.3 在 NIRS 使用剂量-体积直方图作为剂量限制。参考 DVH，棕色虚线是早期剂量升级研究中 0 或 1 级直肠并发症患者的平均 DVH。制订新治疗计划，使直肠 DVH 在参考线以下，特别是在高剂量水平

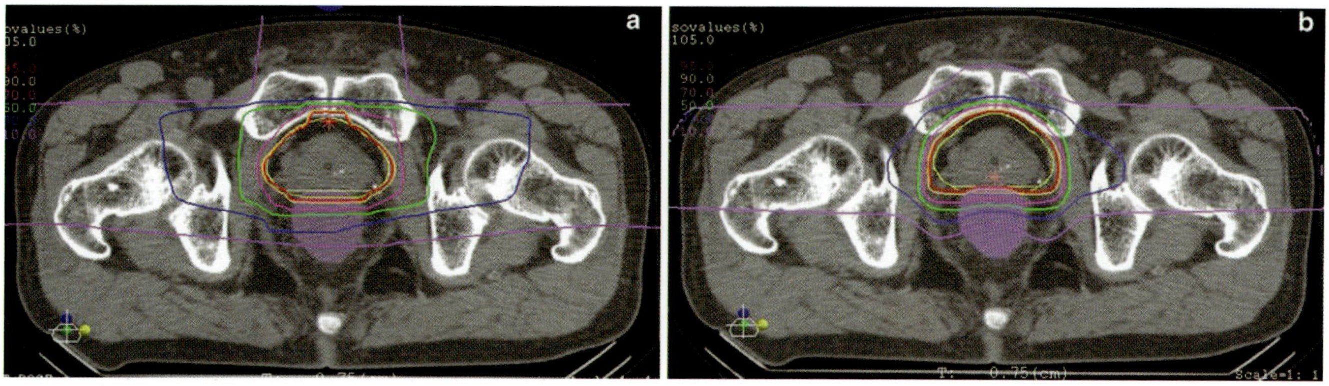

图 27.4　(a) 3 野被动束照射的剂量分布。(b) 2 野扫描束照射的剂量分布。与 3 野被动束照射相比，2 野扫描束照射可有效降低髋关节的受照剂量

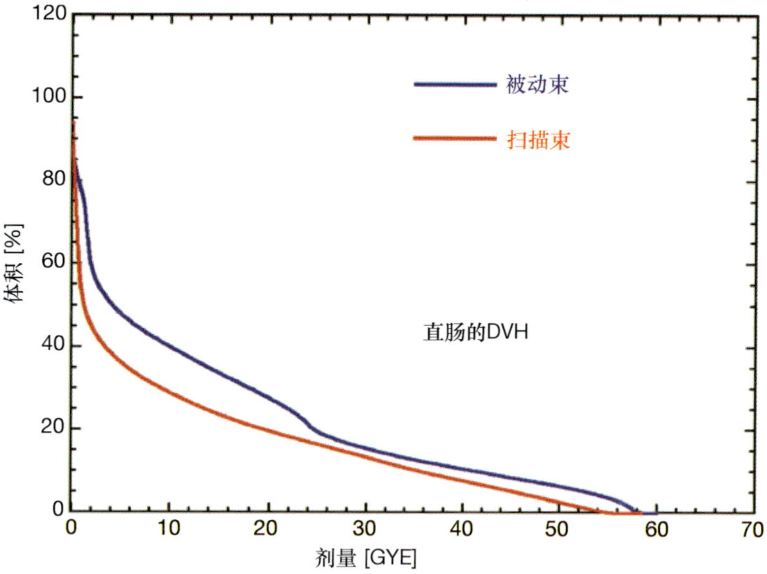

图 27.5　不同束流配送技术的直肠剂量-体积直方图的比较。扫描束技术的直肠受照体积略小于被动束照射技术

因为已经确定 NIRS 使用的固定方法使前列腺在治疗间的运动非常小[24]，因此可以安全地应用扫描束照射治疗前列腺癌。

27.3.6　雄激素阻断疗法

雄激素阻断疗法（androgen deprivation therapy，ADT）联合 RT 的使用仍有争议。在 NIRS，根据前列腺癌风险组，ADT 治疗包括药物或手术去势治疗，合并使用或不使用抗雄激素。在碳离子放疗前，对中危和高危组的患者进行 2～6 个月的新辅助 ADT 治疗。中危组患者继续辅助 ADT 治疗 6 个月，高危组患者则持续了两年。低危组患者不接受新辅助或辅助 ADT 治疗[5,6,26]。

27.4　NIRS 碳离子放疗的最新结果

截至 2013 年 2 月，1733 例前列腺癌患者在 NIRS 接受碳离子放疗（表 27.1）。其中，1479 例患者在 2000 年开始的Ⅱ期试验期间或之后接受治疗，并至少随访 6 个月。通过 Kaplan-Meier 统计方法，全组患者 5 年和 10 年总生存率分别为 95.1% 和 79.6%（图 27.6）。值得注意的是 87 例死亡患者中，只有 18 例死于原发性前列腺癌。根据 Phoenix 标准，PSA 升高超过 nadir ＋2.0 被判定为失败，111 例患者符合生化失败标准。5 年和 10 年生化无复发率分别为 90.7%和 83%（图 27.6）。1479 例患者中，773 例（52.3%）属于高危组，因此肿瘤控制的结果是比较满意的。基于现有的 1144 例患者的临床资料，发现 T 分期和 Gleason 评分对生化复发

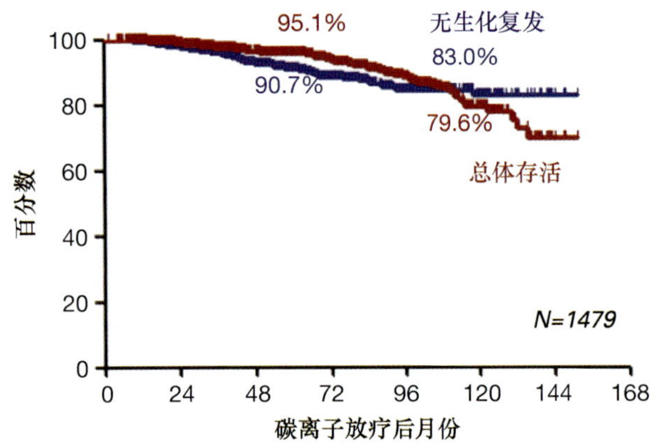

图 27.6 NIRS 碳离子放疗患者的总生存率和无生化复发率。根据 Phoenix 标准判定生化复发

表 27.3 生化检验和总体存活率的主要预后因素

		5年率（%），long-rank 检验				
		患者数	bNED[a]	P 值	OS[b]	P 值
全部		1144	91		95.7	
T 分期	T1/2	836	93.1	0.0004	97.9	0.0026
	T3	308	85.5		90.6	
PSA	<20	829	92.1	N. s.	97.1	0.0025
	≥20	315	88.6		92.8	
GS[c]	≤6	265	92.5	0.0001[d]	97.6	0.0010[d]
	7	558	93.5	0.0001[d]	96.5	0.0026[d]
	≥8	321	85.4		92.8	

[a]bNED：5 年生化控制率，没有复发证据
[b]OS：总体存活率
[c]GS：Gleason 评分
[d]Gleason 评分≥8 分的 P 值

率有显著影响（表 27.3）。此外，T 分期、初始 PSA 和 Gleason 评分均影响患者生存率。

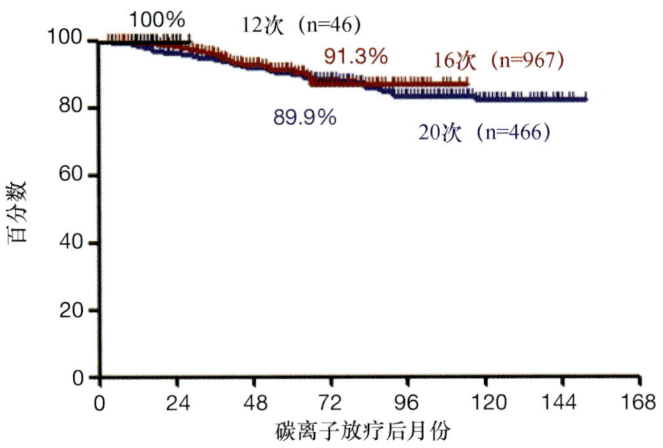

图 27.7 碳离子放疗分割剂量对无生化复发率的影响。无统计学差异

考虑碳离子放疗分割剂量对生化控制的影响，未观察到 20 次治疗和 16 次治疗两组间的生化无复发率的差异（图 27.7）[7]。尽管对 12 次治疗组的观察时间很短，且患者数量太少，没有患者出现生化复发。

对于晚期放射毒性，在剂量为 63.0 GyE/20 次治疗组和 57.6 GyE/16 次治疗组的胃肠道（GI）和泌尿生殖系统（GU）晚期 2 级或以上并发症发生率，直肠分别为 2.3%和 0.4%，泌尿生殖系统分别为 6.1%和 2.4%。表 27.4 显示了现代放疗技术使用常规分割或大分割治疗前列腺癌，出现 2 级或以上 GI 和 GU 毒性反应发生率。与其他放疗技术相比，碳离子放疗引起这些毒性反应的风险更低，特别是直肠出血的发生[11,23,27-30]。这些结果确定了将 16 次治疗的碳离子放疗进一步提高分次剂量的可行性。此外，这些结果也揭示了我们假设的碳离子生物学效应和 LQ 模型计算的等效剂量也许是合理的，即使在前列腺癌碳离子放疗中。

表 27.4 晚期放射毒性发生率比较

单位	放疗技术	剂量(Gy/f)	患者数	毒性≥2 级	
				胃肠道（%）	泌尿生殖系统（%）
Christie H	IMRT	60.0/20	60	9.5	4
Princess M. H	IMRT	60.0/20	92	6.3	10
Cleveland CF	IMRT	70.0/28	770	4.4	5.2
Stanford U	SRT	36.25/5	41	15	29
RTOG9406	3DCRT	78.0/39	118	25～26	23～28
Loma Linda U	质子	75.0/39	901	3.5	5.4
NIRS	碳离子	63.0/20	216	2.3	6.1
		57.6/16	967	0.4	2.4

27.5　展望

27.5.1　新的更大分割放疗临床试验

考虑到成本效益、患者方便和基于 LQ 模型的治疗效果等，进一步更大分割放疗在前列腺癌治疗中拥有较好的前景。应用 IMRT、SBRT 或 CyberKnife 等治疗技术，对分次剂量高于 3 Gy 的大分割治疗进行了研究，有些患者出现了严重的并发症（表 27.4）[11,27,28]。相反，在 NIRS，碳离子放疗的大分割方案得到成功应用，并且没有引起任何严重的并发症。基于这些经验，NIRS 开始了一项新的碳离子放疗临床试验，总剂量 51.2 GyE，12 次治疗，疗程 3 周，分次剂量为 4.3 GyE（表 27.1）。虽然随访时间依旧很短，但没有患者出现 2 级或以上的晚期毒性反应或生化复发。

27.5.2　扫描射束照射

在 NIRS，拥有了扫描束照射技术，并主要应用于前列腺癌。这种新的束流配送方法的使用，不但剂量分布更好，而且治疗效率也得到提高。扫描束照射技术不需要准直器或补偿器。因此，从 CT 图像扫描到开始治疗之间的准备时间可以大大缩短。此外不必再向膀胱内注水，因此每次治疗的摆位时间也可以缩短。然而，扫描束照射技术最大的优点是比被动束照射技术有更好和更灵活的剂量分布。与被动束照射技术的扩展 Bragg 峰内均匀的生物学剂量不同，扫描束技术的剂量分布可以是任意的。即使通过优化剂量计算，如同被动束照射技术一样，使每个照射野给 PTV 的剂量是均匀的，但是扫描束照射技术的剂量集中性比被动束照射技术更好（图 27.4 和图 27.5）。此外，扫描束照射装置可以根据多射野优化（IMPT，调强粒子治疗）进行计算，并实际配送剂量，每个射野照射到 PTV 的剂量不必均一。事实上，使用 X 线的 IMRT 使用这些方法进行计算和配送剂量，其剂量分布可以通过碳离子束的使用得到进一步改善。图 27.8 显示了一个 PTV 内不均匀剂量分布的治疗概念。在这种情况下，尿道的剂量可以有目的地被降低至 90%处方剂量以下，但 PTV 内肿瘤负荷区域的剂量覆盖不会变差。碳离子束的侧向半影窄，所以这是可以实现的。然而这项治疗需要每次使用图像引导技术，并在尿道内插入尿管。SBRT 组也在测试进一步减少治疗次数的可能性（图 27.9）。

27.6　病例研究

日本男性 76 岁前列腺癌患者（T2aN0M0），被介绍到我院。患者最初的 PSA 为 5.7ng/ml，病理诊断为腺癌。任何影像学检查都没有发现肿瘤。MRI 也只显示前列腺轻度肿大，没有明显的肿瘤征象（图 27.10）。中心的病理学家诊断 Gleason 评分为 3+3=6。患者被划归为低危组，因此只接受碳离子放疗，不接受雄激素阻断疗法（ADT）。使用被动照束照射技术，碳离子放疗剂量为 57.6 GyE，16 次治疗（图 27.11）。直肠 DVH 的任何一点均低于参考 DVH。

碳离子治疗 5 年后患者仍存活，并且没有任何复发或毒性作用发生。

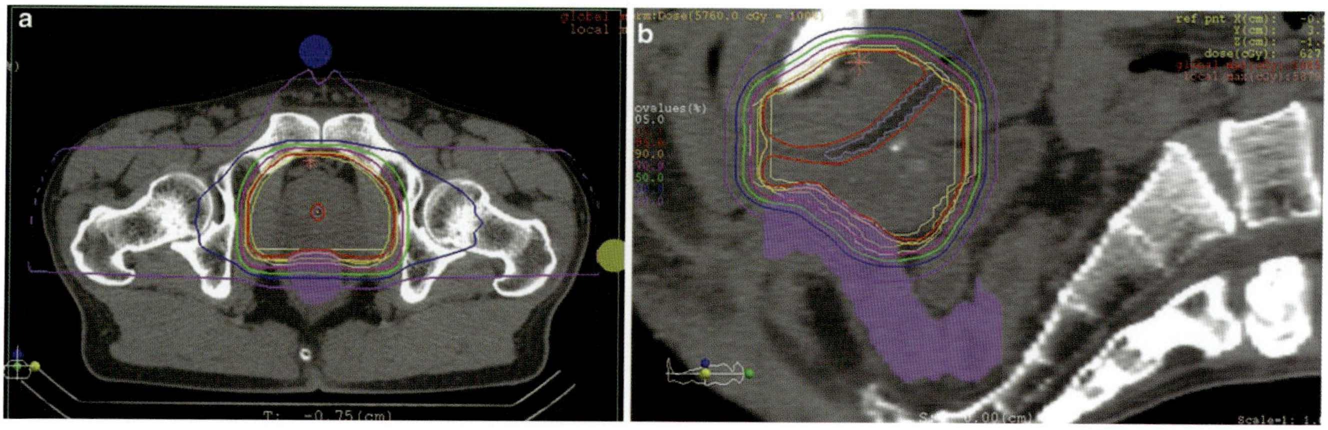

图 27.8　利用碳离子束扫描照射，以降低尿道周围剂量为目的的剂量计算。(a) 横断面图；(b) 矢状面图

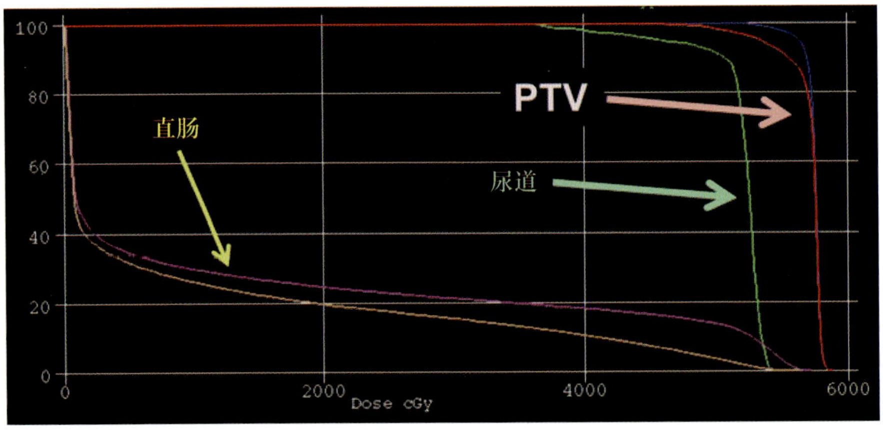

图 27.9 以降低尿道周围剂量为目的的治疗计划的剂量-体积直方图。尿道的剂量可以降低至 PTV 剂量的 90%，而没有降低 PTV 内的剂量覆盖

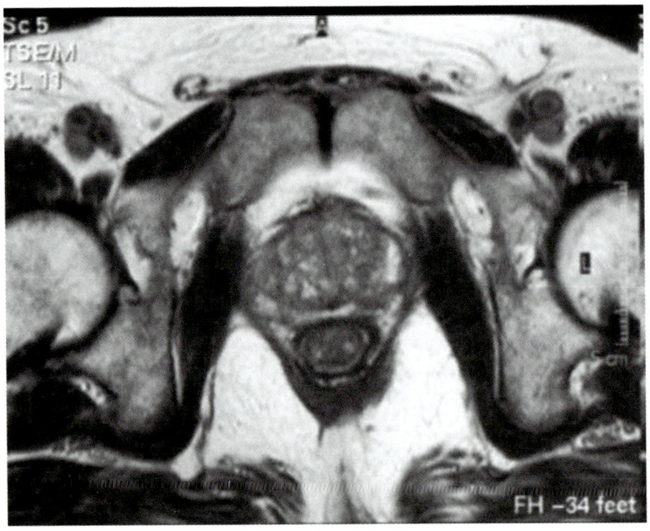

图 27.10 治疗前 MRI T2 加权成像。前列腺略有增大，内部信号强度很不均匀，但是未见肿瘤征象

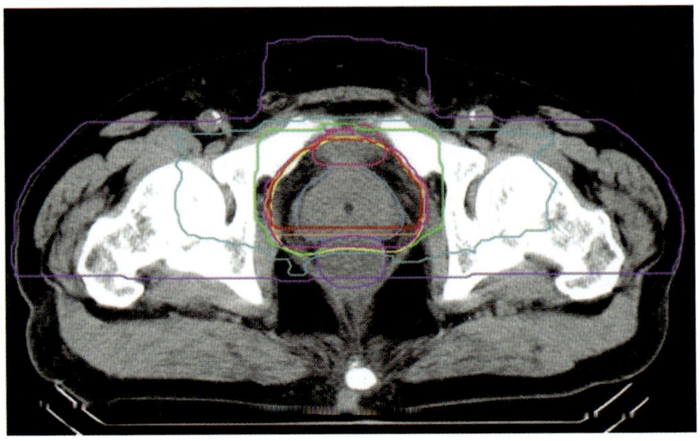

图 27.11 该患者碳离子放疗的剂量分布。使用三个射束照射，1 个前野和 2 个侧野

（任昌镇 穆向魁 译）

参考文献

1. Tsujii H, Mizoe JE, Kamada T, et al. Overview of clinical experiences on carbon ion radiotherapy at NIRS. Radiother Oncol. 2004; 73:S41–9.
2. Okada T, Kamada T, Tsuji H, et al. Carbon ion radiotherapy: clinical experiences at National Institute of Radiological Science (NIRS). J Radiat Res. 2010;51:355–64.
3. Ishikawa H, Tsuji H, Kamada T, et al. Carbon-ion radiation therapy for prostate cancer. Int J Urol. 2012;19:296–305.
4. Akakura K, Tsujii H, Morita S, et al. Phase I/II clinical trials of carbon ion therapy for prostate cancer. Prostate. 2004;58:252–8.
5. Tsuji H, Yanagi T, Ishikawa H, et al. Hypofractionated radiotherapy with carbon ion beams for prostate cancer. Int J Radiat Oncol Biol Phys. 2005;63:1153–60.
6. Ishikawa H, Tsuji H, Kamada T, et al. Carbon ion radiation therapy for prostate cancer: results of a prospective phase II study. Radiother Oncol. 2006;81:57–64.
7. Okada T, Tsuji H, Kamada T, et al. Carbon ion radiotherapy in advanced hypofractionated regimens for prostate cancer: from 20 to 16 fractions. Int J Radiat Oncol Biol Phys. 2012;84:968–72.
8. Shibuya H, Tsujii H. The structural characteristics of radiation oncology in Japan in 2003. Int J Radiat Oncol Biol Phys. 2005;62:1472–6.
9. Aström L, Pedersen D, Mercke C, et al. Long-term outcome of high dose rate brachytherapy in radiotherapy of localised prostate cancer. Radiother Oncol. 2005;74:157–61.
10. Zelefsky MJ, Fuks Z, Hunt M, et al. High-dose intensity modulated radiation therapy for prostate cancer: early toxicity and biochemical outcome in 772 patients. Int J Radiat Oncol Biol Phys. 2002; 53:1111–6.
11. King CR, Brooks JD, Gill H, et al. Stereotactic body radiotherapy for localized prostate cancer: interim results of a prospective phase II clinical trial. Int J Radiat Oncol Biol Phys. 2009;73:1043–8.

12. Wilson RR. Radiological use of fast protons. Radiology. 1946; 47:487–91.
13. Kanai T, Endo M, Minohara S. Biophysical characteristics of HIMAC clinical irradiation system for heavy-ion radiation therapy. Int J Radiat Oncol Biol Phys. 1999;44:201–10.
14. Koike S, Ando K, Uzawa A, et al. Significance of fractionated irradiation for the biological therapeutic gain of carbon ions. Radiat Prot Dosimetry. 2002;99:405–8.
15. Kamada T, Tsujii H, Tsuji H, et al. Efficacy and safety of carbon ion radiotherapy in bone and soft tissue sarcomas. J Clin Oncol. 2002; 20:4466–71.
16. Mizoe JE, Tsujii H, Kamada T, et al. Dose escalation study of carbon ion radiotherapy for locally advanced head-and-neck cancer. Int J Radiat Oncol Biol Phys. 2004;60:358–64.
17. Fowler JF, Ritter MA, Chappell RJ, et al. What hypofractionated protocols should be tested for prostate cancer? Int J Radiat Oncol Biol Phys. 2003;256:1093–104.
18. Fowler JF. Total doses in fractionated radiotherapy implications of new radiobiological data. Int J Radiat Biol. 1984;46:103–20.
19. Macías V, Biete A. Hypofractionated radiotherapy for localised prostate cancer. Review of clinical trials. Clin Transl Oncol. 2009; 11:437–45.
20. Arcangeli G, Saracino B, Gomellini S, et al. A prospective phase III randomized trial of hypofractionation versus conventional fractionation in patients with high-risk prostate cancer. Int J Radiat Oncol Biol Phys. 2010;78:11–8.
21. Livsey JE, Cowan RA, Wylie JP, et al. Hypofractionated conformal radiotherapy in carcinoma of the prostate: Five-year outcome analysis. Int J Radiat Oncol Biol Phys. 2003;57:1254–9.
22. Vicini FA, Vargas C, Edmundson G, et al. The role of high-dose rate brachytherapy in locally advanced prostate cancer. Semin Radiat Oncol. 2003;13:98–108.
23. Kupelian PA, Thakkar VV, Khuntia D, et al. Hypofractionated intensity-modulated radiotherapy (70 gy at 2.5 Gy per fraction) for localized prostate cancer: long-term outcomes. Int J Radiat Oncol Biol Phys. 2005;63:1463–8.
24. Kumagai M, Okada T, Mori S, et al. Evaluation of the dose variation for prostate heavy charged particle therapy using four-dimensional computed tomography. J Radiat Res. 2013;54:357–66.
25. Ishikawa H, Tsuji H, Kamada T, et al. Risk factors of late rectal bleeding after carbon ion therapy for prostate cancer. Int J Radiat Oncol Biol Phys. 2006;66:1084–91.
26. Ishikawa H, Tsuji H, Kamada T, et al. Adverse effects of androgen deprivation therapy on persistent genitourinary complications after carbon ion radiotherapy for prostate cancer. Int J Radiat Oncol Biol Phys. 2008;72:78–84.
27. Coote JH, Wylie JP, Cowan RA, et al. Hypofractionated intensity-modulated radiotherapy for carcinoma of the prostate: analysis of toxicity. Int J Radiat Oncol Biol Phys. 2009;74: 1121–7.
28. Martin JM, Rosewall T, Bayley A, et al. Phase II trial of hypofractionated image-guided intensity-modulated radiotherapy for localized prostate adenocarcinoma. Int J Radiat Oncol Biol. 2007;69: 1084–9.
29. Michalski JM, Bae K, Roach M, et al. Long-term toxicity following 3D conformal radiation therapy for prostate cancer from the RTOG 9406 phase I/II dose escalation study. Int J Radiat Oncol Biol Phys. 2010;76:14–22.
30. Schulte RW, Slater JD, Rossi Jr CJ, et al. Value and perspectives of proton radiation therapy for limited stage prostate cancer. Strahlenther Onkol. 2000;176:3–8.

肾细胞癌

28

Renal Cell Carcinoma

Takuma Nomiya，Hiroshi Tsuji

摘要

肾细胞癌（renal cell carcinoma，RCC）占肾实体肿瘤的绝大多数。RCC的标准治疗是局部/根治性肾切除术。RCC一直被认为是放射线抗拒的肿瘤，因此只找到了几个根治性放射治疗RCC的研究。从1997—2007年，10例原发性RCC患者在我们中心接受了碳离子放疗。中位最大肿瘤直径为4.3 cm中位总剂量为72 GyE，16次治疗。存活患者中位随访时间为86个月，除了1例肿瘤未控外，所有肿瘤均被控制。4例患者死亡，其中1例患者死于癌症，剩余3例死于其他疾病。肿瘤对碳离子放疗的响应非常特别，在数年间几乎所有的肿瘤都在萎缩而没有进展。在我们中心，尽管患者的数量较少，碳离子放疗的初步临床经验显示了良好的结果。一个正式的碳离子放疗根治原发性RCC的Ⅱ期临床试验已经开始。预计碳离子放疗将成为一个对RCC患者的标准治疗方案。

关键词

碳离子放疗・肾细胞癌・肿瘤响应

28.1 引言

28.1.1 流行病学

肾癌约占世界恶性肿瘤的2%，每年的发病人数约为273 000，每年世界范围内死亡人数约为116 000（2008）[1]。对于男性来说，肾癌的发病率约占所有恶性肿瘤的3%，每年患病人数约有169 000人，死亡人数约有72 000人。对女性来说，肾癌的发病率占所有恶性肿瘤的3%。每年患病人数约为104 000人，死亡人数约为44 000。男/女肾癌的发病比约为3∶2，癌症特异性死亡率中肾癌不在前十名以内[1]。与2002年的统计数据相比，男性和女性的患病率都有增加的趋势[2]。

肾细胞癌（RCC）占恶性肾肿瘤的80%以上，其余主要是肾盂癌。各种族间的肾细胞癌发病率也有所不同，亚洲和非洲发病率较低，北美和欧洲的发病率较高。西欧男性（11/100 000）肾细胞癌的发病率是东南亚男性（2/100 000）的5倍以上[2]。日本男性（6/100 000）的发病率居于两者中间。

据报道，美国肾癌的年发病和死亡人数分别为65 000和13 700，男/女的发病比例约为5∶3[3]。在同一地区（如美国），黑人的肾癌发病率有比白人高的倾向[4]。不同地域间肾癌发病率的差异可能与影像检查设备分布率（CT，计算机断层扫描；US，超声成像；MRI，磁共振成像等）和检查频率更加相关。这些背景因素被认为是欧美发达国家肾癌发病率偏高的原因之一，不同于种族基因的差异。

如报道的肾细胞癌发病率为15%～35%，近来也有许多报道指出肾细胞癌的发病率正在持续增加[5-9]。偶然发现的肾细胞癌的特征如下：①大多数患者为早期肿瘤；②肿瘤病理分级较低；③肿瘤体积较小；④预后较好[5-9]。另一方面，有症状的肾细胞癌的特征如下：①常常是晚期患者；②病理分期较高；③预后不良。一项研究报告指出，偶然发现的肾细胞癌和有症状的肾细胞癌的5年生存率分别为85%和40%～50%，而前者的预后明显要优于后者[8]。另一项研究表明，女性偶然发现的肾细胞癌发病率要明显高于男性，女性患者的预后比男性患者好得多[9]。但是，没有提到病因。

28.1.2　病因学

吸烟被认为是引发肾细胞癌的因素之一[10,11]。一项长达25年的长期队列研究显示，在吸烟患者中，肾细胞癌的发病率尤其要高。研究人员发现每天抽烟的数量与肾细胞癌的发病率有着密切的关系，重度吸烟者（每天抽烟超过40根）患RCC的危险上升了2.06倍。所以，抽烟被认为是引发肾细胞癌的主要危险因素。

肥胖和高血压也被认为是引发肾细胞癌的高危因素[12]。Chow等根据体重指数将360000名瑞典男性分成8组并进行分析。分析结果显示，两组体重指数偏高组有更高的发病风险（1.7～1.9），全组统计学分析显示发病风险有差异（$P<0.001$）。

在分析血压（BP）时，根据收缩压/舒张压将患者分为6组，在血压较高组中肾细胞癌发病率是血压较低组的1.4～2.3倍（分别为$P=0.007$，$P<0.001$）。另一方面，研究人员不认为体重指数、舒张压和收缩压是肾盂癌的重要发病因素（P值分别=0.25、0.74、0.91）[12]。

一些基因分析揭示VHL蛋白（von Hippel-Lindau，一种肿瘤抑制蛋白）的功能缺失也许是RCC发病率较高的原因。VHL蛋白与乏氧诱导因子-1α（HIF-1α）的降解有关；因此，VHL蛋白的功能缺失被认为导致了HIF-1α过表达。HIF-1α过表达导致HIF-1调控基因转录增加，如转化生长因子-α（TGF-α）、血小板生长因子（PDGF）和血管内皮生长因子（VEGF），这些转录促进癌症发生和肿瘤生长。

28.2　碳离子放射治疗的意义

28.2.1　治疗：根治性手术

除了在积极普检中发现的小的肾肿块，局灶性RCC的标准治疗是根治性手术。部分肾切除术是T1aN0 RCC患者的标准治疗[14]。而根治性肾切除是Ⅱ/Ⅲ期肾细胞癌的标准治疗手段。近来开展了创伤较小的部分肾切除手术（肾单元保护手术）[15-19]。这些微创手术的好处之一是保留了同侧肾功能，并降低了术后肾功能不全的发生。许多研究曾报道，这种手术的结果很好，疾病特异性存活率达90%以上[15-19]。但是，这种治疗对T2或者更大肿瘤患者的治疗效果较差；因此，要慎重考虑是否要对这样的患者进行肾单元保护手术。

28.2.2　手术以外的治疗

射频消融和冷冻治疗这两种局部疗法为肾细胞癌患者提供了手术以外的替代疗法。一项meta分析表明，冷冻消融术的治疗效果良好，局部进展率约5%[20]。相比之下，射频消融的治疗效果比冷冻消融术和部分肾切除术的效果差，有将近13%的局部进展率。然而，冷冻消融术要用腹腔镜进行手术，是一个有创手术。因此，在患者无法进行手术的情况下，可以考虑使用射频消融术。

由于肾细胞癌具有较高的放射线抗拒性，传统分次放疗已经不用作根治性治疗手段，几乎所有关于RCC放射治疗的学术论文都将其作为姑息疗法[21,22]。但是，近期有关于原发性肾细胞癌根治性放疗的研究报道[23,24]。由于肾细胞癌的放射线抗拒性，1.8～2.0 Gy/次的传统照射的有效性低。肾细胞癌根治性立体定向放疗使用8～15 Gy/次的较高分次剂量，4年局部控制率约为80%，治疗效果好。虽然近来挑战性研究在增加，但对于原发性肾细胞癌的根治性放疗方案仍未建立。在这种情况下，下文我们将要叙述的碳离子疗法也许会改变放疗作为原发性RCC治疗选择的观念。

28.3　临床特点和诊断性检查

28.3.1　RCC的病理学

2004年，世界卫生组织（WHO）发表了肾肿瘤的新分类[25]。在该分类中，恶性肾肿瘤分类如下：透明细胞 RCC、乳头状 RCC、嫌色细胞 RCC、Bellini 集合管癌、肾髓质癌、Xp11 易位癌、神经母细胞瘤、黏液性管状和梭形细胞癌。约 90%的实体肾肿瘤是 RCC，包括所有良性和恶性的肾肿瘤[26]。约有 85%的肾细胞癌是透明细胞癌，乳头状肾细胞癌占 10%，嫌色细胞癌占 2%～5%，其他类型的肾细胞癌很少[27,28]。我们根据组织学类型进行预后对比，透明细胞癌预后不好，而嫌色细胞癌和乳头状肾细胞癌的预后要优于透明细胞癌[27,28]。在北美，一项分析表明了组织学亚型和 10 年生命周期的关系。随着 10 年生命周期的增加，透明细胞癌的比例在下降（$P=0.008$），而乳头状细胞癌的比例在上升（$P=0.005$）[29]，然而，这些变化的意义并没有被明确界定。

28.3.2　肾细胞癌的自然史

近来，积极普检已经明确用于偶然发现的肾细胞癌和肾小肿瘤。根据 Volpe 等对 60 多例肾小肿瘤随访 22.5～39 个月的回顾性分析后发现，肿瘤直径平均每年增长 1～5 mm[30]。报告的手术切除率不同，最终进行手术切除的比率为 14%～100%；组织学确诊为 RCC 的比率为 80%～100%。Sowery 等报道称，在 22 例偶然发现的肾肿瘤中，有 2 例因为肿瘤的快速生长而进行了手术切除；其余 20 例显示缓慢生长，中位随访时间为 26 个月，年平均直径增长为 8 mm[31]。

尽管手术是肾细胞癌的常规主要治疗，但对于偶然发现的 RCC 或是上文提到的缓慢生长的 RCC，应该考虑密切观察[32]。

28.3.3　诊断和 TNM 分期

TNM 分期是由 AJCC（美国癌症联合委员会）定义的[33]。肾细胞癌可通过 CT、US 或 MRI 等影像设备进行临床诊断。如上所述，超过 90%的实体肾肿瘤是肾细胞癌，所以没有活检的影像诊断也可以被接受。因为肿瘤种植的风险和对治疗策略的影响小，所以常规活检的意义是有争议的[34]。

28.4　辐射技术的一般管理

28.4.1　碳离子治疗计划

所有患者用定制的树脂体膜固定，而且患者在固定状态下进行治疗计划 CT 扫描和照射。层厚 3～5 mm 的平扫 CT 用于治疗计划。图 28.1 显示了肾细胞癌的典型治疗计划和剂量分布。肾细胞癌的放疗计划通常用垂直和水平 2 个照射野。为了避免发生皮肤溃疡，当高剂量区在皮肤表面时，要考虑改变射野方向或增加一个射野。在没有明确淋巴结转移的情况下，靶区局限在肿瘤上，区域淋巴结不包括在照射野内。

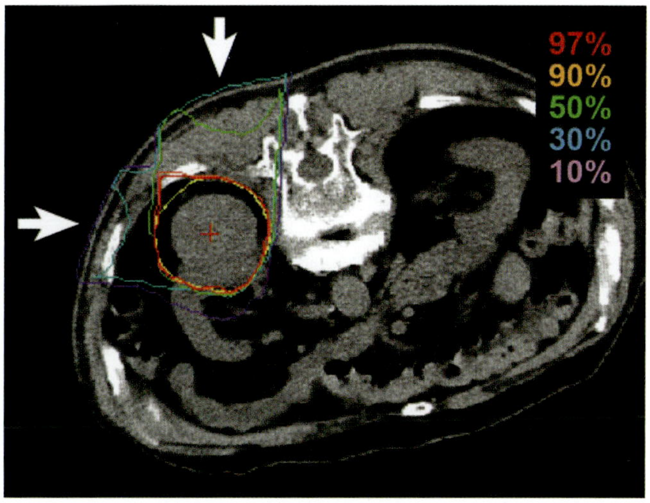

图 28.1　碳离子放疗的剂量分布

临床靶体积（CTV）为肉眼可见肿瘤（大体肿瘤体积，GTV）外扩 0～5 mm 边界，ITV（内边界）为 CTV 在头尾方向外扩 5～10 mm 边界（取决于呼吸门控的精度），计划靶体积为 ITV 外扩 5～10 mm 边界。不要求把整个肾都放在照射野中。最合适的脊形滤过器被用于调整扩展 Bragg 峰（SOBP），制作树脂组织补偿器来调整射野的深度和形状，多叶光栅或金属准直器用于射野塑形。中心目前每日治疗 1 次，每周治疗 4 次（周二至周五）。

由于呼吸器官的运动，使用呼吸传感系统进行呼吸-同步照射是治疗必不可少的。由于很难用 X 线片来确定肾（或肿瘤）的位置，需要在局麻下在肿瘤周围肾皮质内植入一个或多个金属标志物（长 1～3 mm）作为靶区标记。为了避免对剂量分布的影响和不造成肿瘤种植转移，肿瘤内不能植入金属标志物。由于标志物植入后有迁移的风险，因此 2～3个标志物是最合适。所有的照射都是通过 X 线成像识别这些永久标志物来进行。

在过去的治疗中，总剂量为 64～80 GyE/16 次，并取得了较好的治疗效果。一个接受了

72 GyE/16 次治疗的患者发生了局部复发；由于是边缘复发，不清楚 72 GyE/16 次治疗是否足够。目前，Ⅱ期临床试验使用总剂量 66 GyE，12 次治疗。

28.4.2 危及器官

28.4.2.1 胃肠道

在肾肿瘤的放射治疗中，最重要的危及器官就是胃肠道。当升结肠或降结肠与肾肿瘤接触时，治疗很困难。当肿瘤位于肾的前上方时，应注意十二指肠、小肠和胃。

28.4.2.2 肝

当肿瘤位于右肾头侧时，一部分肝将受到照射。但是除了一过性轻度肝功能不全，引起严重毒性反应的可能性小。

28.4.2.3 肾/肾盂

通过保留同侧正常肾，可以防止肾功能损失。因为肾盂萎缩会导致上游肾皮质的功能不全，必须尽可能地保护肾盂。

28.4.2.4 肾上腺

因为肾上腺位于两侧，因此由同侧肾上腺功能不全引起有症状的肾上腺功能障碍的可能性较小。当患者存在肾上腺功能不全时，预先的解释是很必要的。

28.4.2.5 皮肤/肌肉

体表剂量应限制如下：60 GyE≤20 cm^2，以避免 3 级晚期皮肤毒性反应[35]。肌肉受照射影响的可能性较小，但大剂量的照射会引起持久性钝痛。

28.4.2.6 脊髓

脊髓通常不在肾肿瘤附近；但是，当脊髓与肾肿瘤接触（T4 或巨大肿瘤），应避免脊髓受到高剂量照射。

28.5 治疗结果

28.5.1 碳离子治疗的结果

我们曾经报道过碳离子治疗原发性肾细胞癌的初步结果[36]。患者特征列于表 28.1。9 个患者有组织学证实的肾细胞癌，其中 8 例为透明细胞癌，另外 1 例为混合型；此外，有 1 例患者诊断为肾细胞癌，没有活检。7 例患者诊断为临床Ⅰ期（T1aN0：5，T1bN0：2），3 例患者为临床Ⅳ期（T4N0：2，T3aN2：1）。肿瘤的平均最大直径为 4.3 cm（范围 2.4～12 cm），最初中位肿瘤体积约为 38.4 cm^3（范围 5.8～508.7 cm^3）。存活患者的中位随访时间为 86.2 个月（8.1～137.8）。局部复发被定义为明确的肿瘤生长，除外在照射后肿瘤一过性增大。

5 年局部控制率、病因特异性生存率和总体生存率分别为 89%、100%和 80%（图 28.2）。4 例死亡患者中，1 例患者死于肾细胞癌，其余 3 例患者死于其他疾病（肺炎，2 例；急性心肌梗死，1 例）。虽然死于其他疾病的 3 例患者有肿瘤残留，但无局部复发和远处转移。3 例患者发生远处转移，最初转移部位均为肺部。1 例患者在接受碳离子治疗后 41 个月发生了局部复发。局部复发是因有明确的肿瘤增长而确定，MRI 显示照射的肿瘤边缘对比增强。同时检测出多发肺转移瘤；因此，开始了干扰素治疗，之后进行了白细胞介素治疗和分子靶向治疗。因为这些治疗，患者在末次随访日仍带瘤生存。

28.5.2 肿瘤体积时间进程

图 28.3 显示肿瘤体积时间进程。肾细胞癌对碳离子治疗的响应是独特的。如图所示，几乎所有的肿瘤在两年内均未消失。照射后一年内肿瘤反应分为如下三种模式：缩小、无变化和一过性增大。但是，各组肿瘤最终会缩小，因此，这些早期肿瘤响应很难预测预后。临床上，一过性增大常常在其他恶性肿瘤中出现，特别是鳞状细胞癌中；但一般出现在治疗后 1～2 个月内。相反，在几例患者中，肿瘤治疗后的一过性增大持续了 6～12 个月，所以我们必须小心，不要误认为这是疾病进展。如上所述，除了 1 例患者确定为局部复发外，其余患者都没有明确的肿瘤增大（如图 28.3 的虚线所示）。

28.5.3 碳离子治疗的毒性

与碳离子治疗相关的严重毒性反应为 4 级皮肤毒性，只发生于 1 例患有 T4 巨大肿瘤并伴随髂肋肌侵犯的患者。回顾放疗计划，为在照射野内包括整个肿瘤和外扩边界，一部分皮肤被包括在放疗计

表 28.1　患者特征

序号	年龄	性别	组织学	TNM（UICC）	总剂量/分次数（GyE/16 次）	最大直径（cm）	肿瘤体积（cm^3）	局部失败	远处转移	晚期毒性	随访期（月）	死或生存
1	67	男性	RCC	T1bN0M0	72	5	52.33	(－)	(－)	(－)	118	DID
2	70	男性	RCC	T1aN0M0	72	3.2	11.32	(－)	(－)	(－)	42.4	DID
3	59	男性	RCC	T4N0M0	80	6.5	120.21	(－)	(－)	(＋)	72.3	NED
4	55	男性	RCC	T1aN0M0	80	2.4	5.8	(－)	(－)	(－)	137.8	NED
5	71	男性	RCC	T1aN0M0	80	3	6.28	(－)	(－)	(－)	126.8	NED
6	69	男性	RCC	T4N0M0	72	12	508.68	(－)	(＋)	(－)	74.4	DOD
7	82	男性	RCC	T1aN0M0	72	3	12.31	(－)	(－)	(－)	8.1	DID
8	55	男性	—	T1aN0M0	72	3.6	24.42	(－)	(－)	(－)	89.5	NED
9	61	男性	RCC	T1bN0M0	72	5	62.8	(＋)	(＋)	(－)	82.9	AWD
10	52	女性	RCC	T3aN0M0	64	6.5	137.2	(－)	(＋)	(－)	75.7	AWD

NED，无瘤生存；DID，死于并发疾病；DOD，死于肿瘤；AWD，带瘤生存

图 28.2　RCC 患者碳离子放疗效果

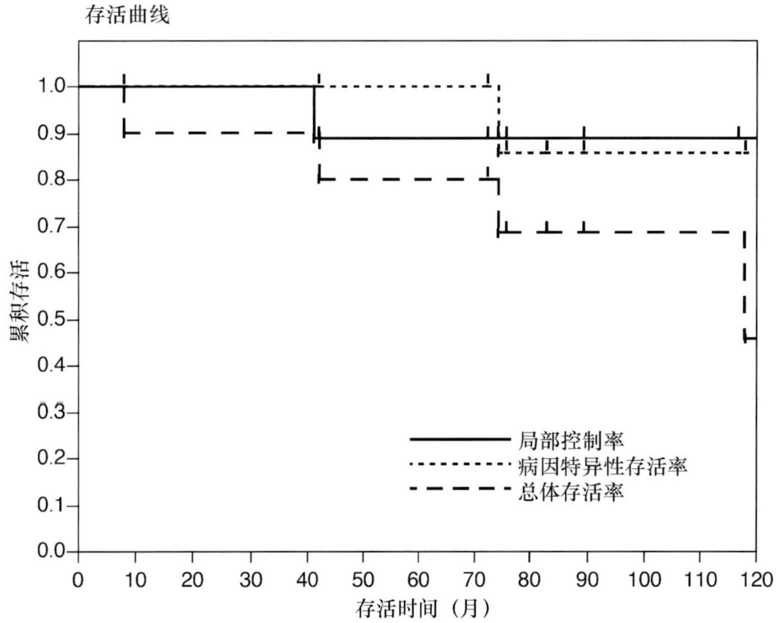

划的高剂量区域内。这例患者在 1998 年接受了 80 GyE/5 次的治疗，皮肤的照射剂量超出了上述的限制剂量（当时还没有定义剂量限制）。而且当时碳离子治疗保护皮肤的经验还不足。我们相信，在目前具有足够的知识和经验的情况下，如果治疗相同的患者将不会发生毒性反应。这名患者接受了皮肤移植并无病存活。没有观察到其他 2 级或以上毒性反应。

虽然通常认为肾细胞癌具有放射线抗拒性，但在这 10 例患者中，碳离子治疗对肾细胞癌的治疗结果令人满意。

28.5.4　RCC 放疗后肿瘤的响应标准

应小心地评估碳离子治疗后肿瘤的响应。碳离子治疗后的 RCC 自然进程很有特色，肿瘤存在好多年，既无进展也无转移。几乎所有的 RCC 在治疗后

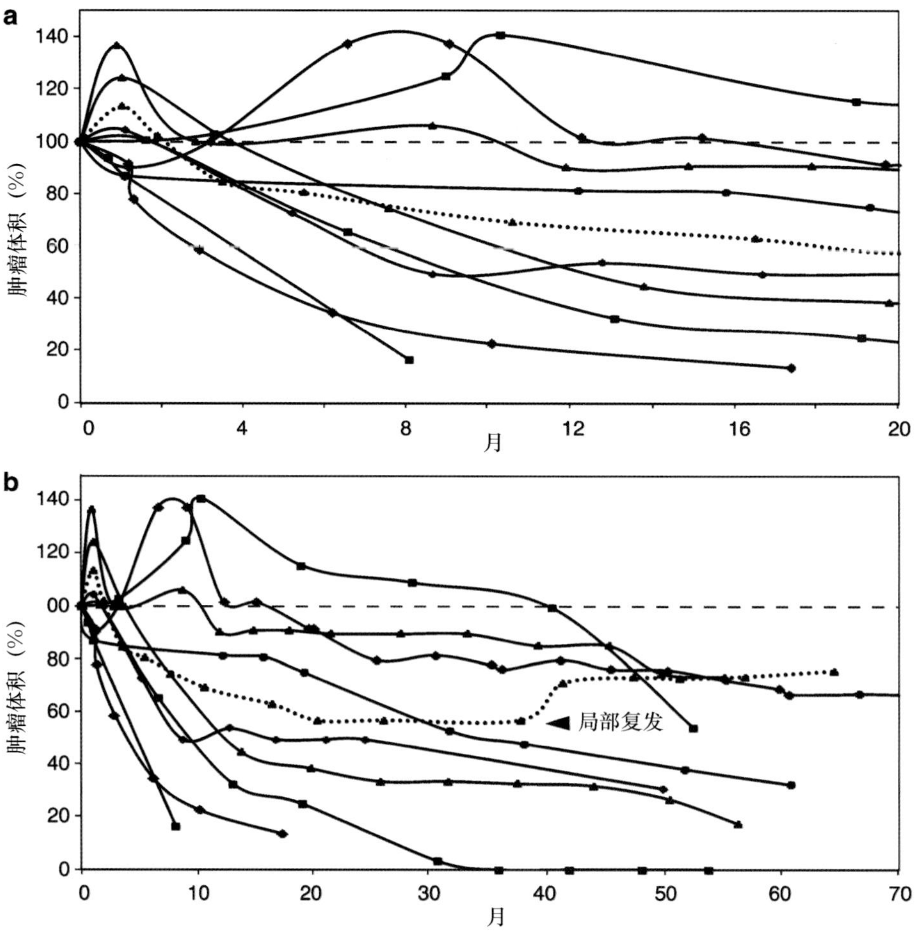

图 28.3 （a）短期内肿瘤体积时间进程。（b）长期肿瘤体积时间进程。碳离子放疗前的肿瘤体积定义为 100%。在短期观察中，肿瘤大致按照“缩小”“无变化”和“一过性增大”进行分类。在长期观察中，所有肿瘤都开始缩小。1 例患者显示明显的肿瘤再生长，并被确定为局部复发（虚线）

多年缩小都很缓慢，这个过程被认为是肿瘤对碳离子治疗的响应，因为未经治疗的 RCC 自然病程没有肿瘤缩小[30-32]。基于这些特点，碳离子治疗（放疗）后的肿瘤响应标准应包括以下概念：①即使肿瘤存在了数年也没有再增长，可考虑为“控制”。②除了在接受治疗后出现的一过性增长，明确的肿瘤再增长定义为“局部复发”。

28.6 病例研究

如图 28.3 所示，除了 1 例复发肿瘤外，所有肿瘤都非常缓慢地收缩。有 1 例患者残余肿瘤存在 9 年多，肿瘤缩小非常缓慢（图 28.4c，d）。小肿瘤倾向于缩小快，并在短时间内消失。我们获得了 1 例肿瘤在治疗后无复发，因其他疾病死亡的 RCC 患者尸检标本（图 28.5）。肿瘤有明显缩小，治疗 8 个月后肿瘤残留，但尸检证实无复发或远处转移（图 28.6）。图像显示残留肾肿瘤的显微镜表现。标本显示癌症细胞变性：胞质透明、核丢失、玻璃样变性、巨噬细胞/淋巴细胞浸润和血管浸润。这些发现表明肿瘤组织在变性过程中。

28.7 结论

过去，肾细胞癌通常被认为是一种典型的放射线抗拒的肿瘤。所以，除了在不能做手术或某些特殊情况下，肾细胞癌患者接受根治性放疗的机会很少。因此，只有少数几项关于原发 RCC 根治性放疗的研究。然而，我们中心的碳离子治疗 RCC 的初步临床经验给我们带来了意外的良好效果。这种治疗

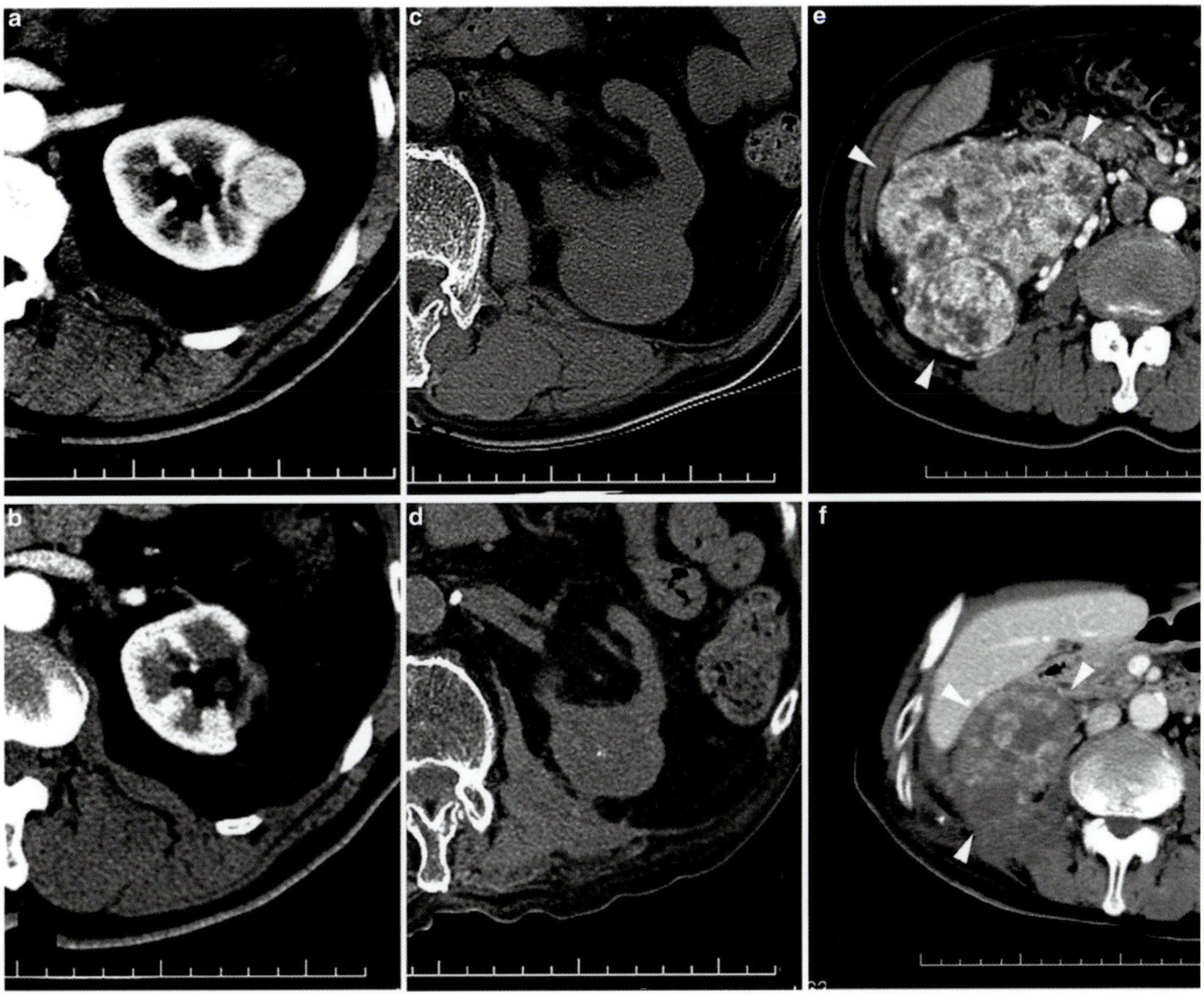

图 28.4 碳离子放疗（CIRT）前的 CT 图像（a）和 CIRT 后 5 年的 CT 图像（b）。另一患者 CIRT 前的 CT 图像（c）和 CIRT 后 9 年的 CT 图像（d），显示肿瘤已经明显缩小。因为糖尿病肾病而进行了 CT 平扫。CIRT 前的 CT 图像（e）和 CIRT 后 4 年的 CT 图像（f），这个肿瘤尽管大（白色无尾箭头），肿瘤一直在缩小且无转移

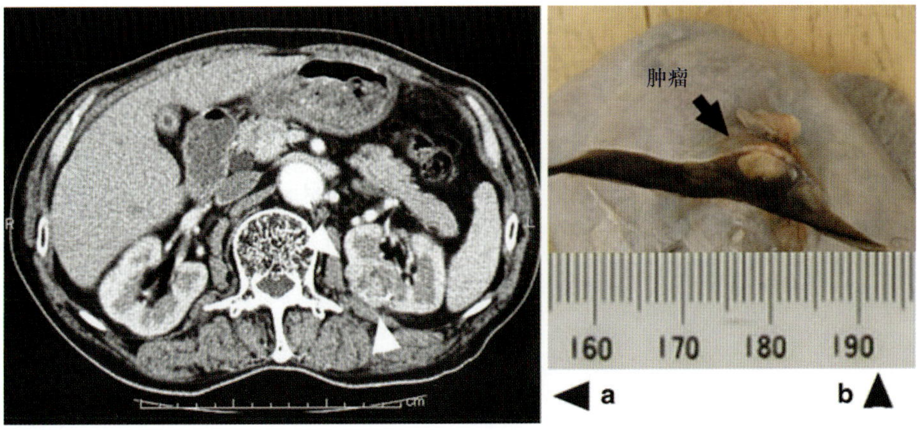

图 28.5 该患者因其他疾病死亡。（a）RCC 治疗前的 CT，肿瘤最初最大直径为 3 cm。（b）尸检所见大体肿瘤（碳离子治疗后 8 个月）

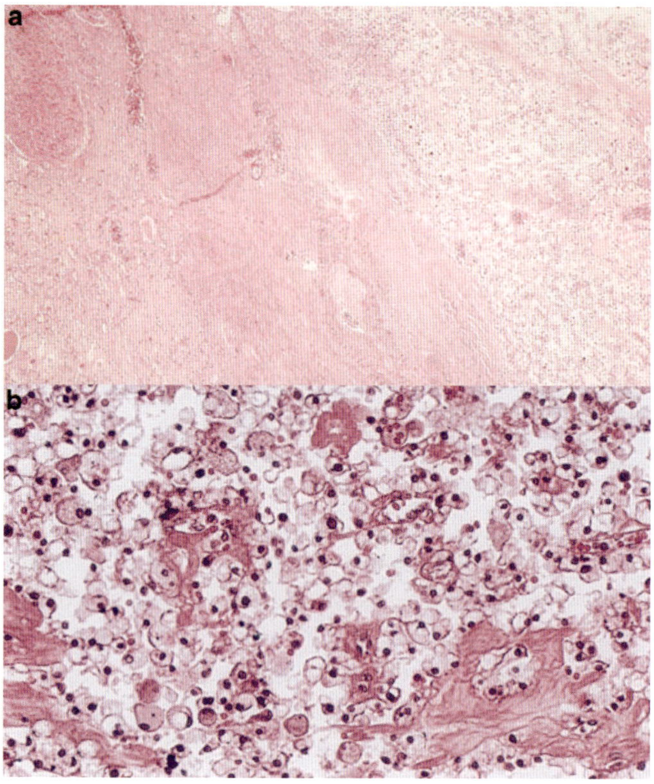

图 28.6 （a）碳离子治疗 8 个月后低倍镜下（×40）的 RCC 标本。（b）高倍镜下（×200）的 RCC 标本。治疗后 RCC 标本显示癌细胞变性：胞质透明、核丢失、玻璃样变性、巨噬细胞/淋巴细胞浸润、血管浸润

的优点是其微创伤的自然特性，其对于小肿瘤或直径超过 10 cm 的大肿瘤均具有较好的治疗效果。我们中心已经开始了一项正式碳离子治疗原发性肾细胞癌的Ⅱ期临床实验，从 2012 年开始为该项临床试验注册登记患者。我们期待着此次试验的长期结果。

（任昌镇　穆向魁　译）

参考文献

1. Ferlay J, Shin HR, Bray F, et al. GLOBOCAN 2008 v2.0, Cancer incidence and mortality worldwide: IARC CancerBase No. 10 [Internet]. Lyon: International Agency for Research on Cancer; 2010. http://globocan.iarc.fr, accessed on day/month/year.
2. Parkin DM, Bray F, Ferlay J, et al. Global cancer statistics, 2002. CA Cancer J Clin. 2005;55(2):74–108.
3. DeSantis C, Naishadham D, Jemal A. Cancer statistics for African Americans. CA Cancer J Clin. 2013;63(3):151–66. doi:10.3322/caac.21173.
4. Vaishampayan UN, Do H, Hussain M, et al. Racial disparity in incidence patterns and outcome of kidney cancer. Urology. 2003;62(6):1012–7.
5. Sánchez-Martín FM, Millán-Rodríguez F, Urdaneta-Pignalosa G, et al. Small renal masses: incidental diagnosis, clinical symptoms, and prognostic factors. Adv Urol. 2008:310694. doi:10.1155/2008/310694. Epub 2009 Jan 21.
6. Tsui KH, Shvarts O, Smith RB, et al. Renal cell carcinoma: prognostic significance of incidentally detected tumors. J Urol. 2000;163(2):426–30.
7. Lightfoot N, Conlon M, Kreiger N, et al. Impact of noninvasive imaging on increased incidental detection of renal cell carcinoma. Eur Urol. 2000;37(5):521–7.
8. Homma Y, Kawabe K, Kitamura T, et al. Increased incidental detection and reduced mortality in renal cancer–recent retrospective analysis at eight institutions. Int J Urol. 1995;2(2):77–80.
9. Beisland C, Medby PC, Beisland HO. Renal cell carcinoma: gender difference in incidental detection and cancer-specific survival. Scand J Urol Nephrol. 2002;36(6):414–8.
10. Vineis P, Alavanja M, Buffler P, et al. Tobacco and cancer: recent epidemiological evidence. J Natl Cancer Inst. 2004;96(2):99–106.
11. McLaughlin JK, Hrubec Z, Heineman EF, et al. Renal cancer and cigarette smoking in a 26-year followup of U.S. veterans. Public Health Rep. 1990;105(5):535–7.
12. Chow WH, Gridley G, Fraumeni Jr JF, et al. Obesity, hypertension, and the risk of kidney cancer in men. N Engl J Med. 2000;343(18):1305–11.
13. Zagzag D, Krishnamachary B, Yee H, et al. Stromal cell-derived factor-1alpha and CXCR4 expression in hemangioblastoma and clear cell-renal cell carcinoma: von Hippel-Lindau loss-of-function induces expression of a ligand and its receptor. Cancer Res. 2005;65(14):6178–88.
14. Campbell SC, Novick AC, Belldegrun A, et al. Practice Guidelines Committee of the American Urological Association. Guideline for management of the clinical T1 renal mass. J Urol. 2009;182(4):1271–9.
15. Novick AC. Laparoscopic and partial nephrectomy. Clin Cancer Res. 2004;10(18 Pt 2):6322S–7.
16. Hafez KS, Fergany AF, Novick AC. Nephron sparing surgery for localized renal cell carcinoma: impact of tumor size on patient survival, tumor recurrence and TNM staging. J Urol. 1999;162(6):1930–3.
17. Belldegrun A, Tsui KH, deKernion JB, et al. Efficacy of nephron-

sparing surgery for renal cell carcinoma: analysis based on the new 1997 tumor-node-metastasis staging system. J Clin Oncol. 1999;17(9):2868–75.
18. Lerner SE, Hawkins CA, Blute ML, et al. Disease outcome in patients with low stage renal cell carcinoma treated with nephron sparing or radical surgery. J Urol. 1996;155(6):1868–73.
19. Moll V, Becht E, Ziegler M. Kidney preserving surgery in renal cell tumors: indications, techniques and results in 152 patients. J Urol. 1993;150(2 Pt 1):319–23.
20. Kunkle DA, Uzzo RG. Cryoablation or radiofrequency ablation of the small renal mass: a meta-analysis. Cancer. 2008;113(10):2671–80.
21. Onufrey V, Mohiuddin M. Radiation therapy in the treatment of metastatic renal cell carcinoma. Int J Radiat Oncol Biol Phys. 1985;11(11):2007–9.
22. DiBiase SJ, Valicenti RK, Schultz D, et al. Palliative irradiation for focally symptomatic metastatic renal cell carcinoma: support for dose escalation based on a biological model. J Urol. 1997;158(3 Pt 1):746–9.
23. Wersäll PJ, Blomgren H, Lax I, et al. Extracranial stereotactic radiotherapy for primary and metastatic renal cell carcinoma. Radiother Oncol. 2005;77(1):88–95.
24. Svedman C, Sandström P, Pisa P, et al. A prospective phase II trial of using extracranial stereotactic radiotherapy in primary and metastatic renal cell carcinoma. Acta Oncol. 2006;45(7):870–5.
25. Lopez-Beltran A, Scarpelli M, Montironi R, et al. 2004 WHO classification of the renal tumors of the adults. Eur Urol. 2006;49(5):798–805.
26. Steinbach F, Stockle M, Muller SC, et al. Conservative surgery of renal cell tumors in 140 patients: 21 years of experience. J Urol. 1992;148(1):24–9.
27. Cheville JC, Lohse CM, Zincke H, et al. Comparisons of outcome and prognostic features among histologic subtypes of renal cell carcinoma. Am J Surg Pathol. 2003;27(5):612–24.
28. Patard JJ, Leray E, Rioux-Leclercq N, et al. Prognostic value of histologic subtypes in renal cell carcinoma: a multicenter experience. J Clin Oncol. 2005;23(12):2763–71.
29. Skolarus TA, Serrano MF, Berger DA, et al. The distribution of histological subtypes of renal tumors by decade of life using the 2004 WHO classification. J Urol. 2008;179(2):439–43.
30. Volpe A, Jewett MA. The natural history of small renal masses. Nat Clin Pract Urol. 2005;2(8):384–90.
31. Sowery RD, Siemens DR. Growth characteristics of renal cortical tumors in patients managed by watchful waiting. Can J Urol. 2004;11(5):2407–10.
32. Kouba E, Smith A, McRackan D, et al. Watchful waiting for solid renal masses: insight into the natural history and results of delayed intervention. J Urol. 2007;177(2):466–70.
33. Edge SB, Byrd DR, Compton CC, Fritz AG, Greene FL, Trotti A, editors. AJCC cancer staging manual. 7th ed. New York: Springer; 2010.
34. Herts BR, Baker ME. The current role of percutaneous biopsy in the evaluation of renal masses. Semin Urol Oncol. 1995;13(4):254–61.
35. Yanagi T, Kamada T, Tsuji H, et al. Dose-volume histogram and dose-surface histogram analysis for skin reactions to carbon ion radiotherapy for bone and soft tissue sarcoma. Radiother Oncol. 2010;95(1):60–5.
36. Nomiya T, Tsuji H, Hirasawa N, et al. Carbon ion radiation therapy for primary renal cell carcinoma: initial clinical experience. Int J Radiat Oncol Biol Phys. 2008;72(3):828–33.

第 17 部分

妇科肿瘤

Gynecologic Tumors

宫颈癌

Cervical Cancer

29

Masaru Wakatsuki

摘要

碳离子束可以提供更好的剂量分布，在给靶区足够剂量的同时降低了周围正常组织的照射剂量。而且，由于碳离子在 Bragg 峰内高 RBE 值使其拥有更好的生物学优势。一些报道显示了碳离子在治疗几种恶性肿瘤中具有良好效果。关于局部晚期宫颈癌碳离子放疗的临床试验，有 5 项已经完成，2 项正在进行。

从 1995 年 6 月至 2013 年 3 月，依照 7 个碳离子放疗方案共治疗了 197 例局部晚期宫颈癌患者。碳离子放疗已经被确立为局部晚期宫颈癌安全的短疗程治疗手段。尽管这些实验组患者数量有限，已经显示碳离子放疗在宫颈局部晚期巨大鳞状细胞癌或腺癌治疗上可以潜在提高疗效；这些结果支持继续研究来确定其治疗的有效性。此外，我们正在执行一个新的与化疗同步的碳离子放疗临床试验。

关键词

碳离子放疗 · 局部晚期宫颈癌 · 粒子治疗 · 宫颈腺癌 · 宫颈鳞癌

29.1 引言

在多数发展中国家，宫颈癌是继乳腺癌之后，女性第二种最常见的癌症。多数患者为鳞状细胞癌；但是在过去 40 年中，特别是在年轻女性中，腺癌和腺鳞癌已经有上升趋势。

在疾病的早期阶段，单纯手术或放疗可以根治宫颈癌[1]。但是对于局部晚期病变，治疗效果不令人满意。在 20 世纪 90 年代，几组临床Ⅲ期试验和 meta 分析显示铂类药物为基础的同步放化疗（concurrent chemoradiation therapy，CCRT）可以提高局部控制率和存活率[2-4]。根据这些临床试验结果，CCRT 渐渐成为宫颈癌的标准治疗。虽然如此，5 年局部失败率为 30％或更高，特别是以盆腔为主要复发部位的Ⅲ期或ⅣA 期患者。此外，宫颈腺癌比鳞状细胞癌更加放射线抗拒，并已经是放射治疗的一个预后因素。

因此，为提高局部晚期巨大鳞状细胞癌和局部晚期腺癌的治疗效果，应该进一步探索治疗策略。

29.2 碳离子放疗的意义

CCRT 是局部晚期宫颈癌的标准治疗。近来，许多研究者报道了局部晚期宫颈癌的临床试验结果，铂类为基础的 CCRT 已经成为标准治疗。然而，局部晚期病变 CCRT 治疗后失败模式分析显示，局部区域复发率为 20％～30％，而且复发率随着肿瘤大小的增加而升高。Toita 等报告了 CCRT 治疗肿瘤体积＜50、50～70、＞70 mm 的患者，2 年局部控制率分别为 85％、72％和 54％[5]。Parker 等报告了肿瘤体积＜50 和＞50 mm 的患者 5 年局部控制率分别为 73％和 56％[6]。

在多数临床试验中，多数患者为鳞状细胞癌，腺癌约占 10％。对于放疗结果，宫颈腺癌显得比鳞状细胞癌更加放射线抗拒，而且局部晚期宫颈腺癌不管是否配合化疗，放疗的局部控制不好。Grigsby 等报道了Ⅲ期宫颈腺癌放射治疗的 5 年局部控制率为 33％[7]；Niibe 等报道了ⅢB 期单纯放疗或 CCRT 的局部控制率为 36％[8]；Huang 等报道了Ⅲ期和ⅠB-ⅡA 巨大（＞4 cm）宫颈癌单纯放疗或 CCRT 分别为 58％和 48％[9]。放射治疗结合或不结合化疗治疗宫颈腺癌的结果不令人满意。

因此，这些结果显示对于局部晚期巨大宫颈癌或宫颈腺癌需要更有效的治疗手段。一种提高疗效的方法是使用其他化疗药物作为放疗增敏，另外一个方法是使用粒子治疗。从 1995 年，NIRS 已经进行了一系列局部晚期鳞状细胞癌和宫颈腺癌的临床试验。

29.3　临床特性和诊断检查

在 NIRS，我们到目前为止进行了 7 项局部晚期宫颈鳞状细胞癌和宫颈腺癌的临床试验（完成 5 项，正在进行 2 项）（图 29.1）。这些研究的入组标准为，①病理证实的鳞状细胞癌、腺癌或腺鳞癌；②国际妇产科联盟（FIGO1994）分期为ⅡB、Ⅲ或ⅣA 期（鳞状细胞癌直径＞4 cm），无直肠侵犯；③初治患者；④预期寿命超过 6 个月。如果患者患有严重盆腔感染、严重心理疾病或活动性双原发癌症则不能入组。治疗前评估包括患者病史，妇科和放疗科专家进行体格和盆腔检查、宫颈活检、常规血细胞计数、血生化、胸部 X 线片、膀胱镜检查和直肠镜检查。使用内镜评估膀胱或直肠累及状况。所有患者进行腹部和盆腔 CT、盆腔 MRI 和 PET 扫描。根据 FIGO 分期系统进行分期，尽管只有盆腔淋巴结增大的患者纳入了试验组，但是 CT 图像中主动脉旁淋巴结最小直径＞1 cm 的患者不入组。肿瘤大小使用盆腔检查和 MRI 扫描进行评价，在 T2 加权像上进行测量。未进行分期探查术，所以 CT 显示的阳性盆腔淋巴结未经病理证实。没有患者做了淋巴结切除。PET 用来帮助发现远处转移病灶。病理学专家评估肿瘤标本。这些临床研究的治疗方案由 NIRS 的人类临床研究伦理委员会评价并批准，在治疗开始前所有患者签署知情同意书。

29.4　放疗技术一般方法

碳离子放疗每天 1 次，每周 4 次（周二至周五）。在每次治疗时，患者带固定器摆放在治疗床上，患者

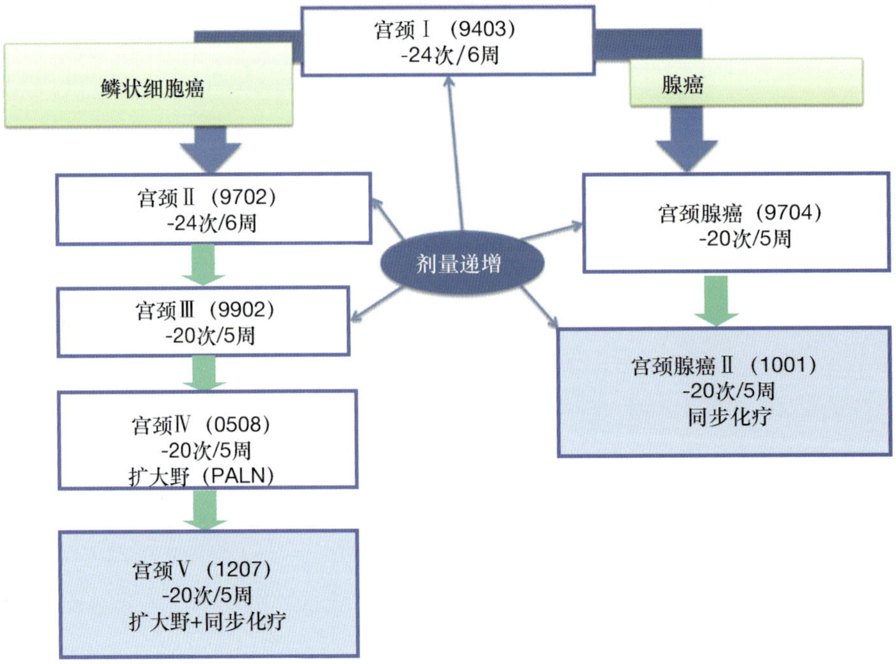

图 29.1　宫颈癌的临床试验历程

治疗位置通过计算机辅助的在线摆位系统进行验证。为减少内靶区摆位误差，膀胱内注入 100～150 ml 生理盐水。如果需要，鼓励患者使用泻药，防止在治疗期间出现便秘。计算肿瘤靶区和周围正常器官的放射剂量，并用 GyE 来表示。GyE 定义为碳离子物理剂量（Gy）乘以相对生物学效应值 3.0。

治疗包括整个盆腔预防照射，或扩大野照射加局部增量照射。整个疗程中，一般进行 3 次治疗计划 CT 扫描，局部增量的临床靶体积（CTV）根据肿瘤缩小情况缩减 2 次。整个盆腔照射的临床靶区（CTV-1）包括原发病灶的 CTV 和淋巴结预防区域，包括所有大体肿瘤和潜在微小病灶区域。原发病灶和淋巴结临床靶体积与质子放疗相似[10-14]。原发病灶的临床靶体积包括肿瘤、子宫、卵巢、子宫旁组织，并至少包括阴道上半部分[10]。盆腔淋巴结的临床靶体积包括髂总、髂内、髂外、闭孔和骶前淋巴结；扩大野包括盆腔淋巴结区域和主动脉旁淋巴结区域（图 29.2a～c）[14]。

计划靶体积（PTV-1）包括 CTV-1 外扩 5 mm，作为摆位误差安全边界；子宫外扩 1.5 cm 作为每次治疗间和治疗中器官移动误差的安全边界。CTV-1 最少用 90%剂量线覆盖（图 29.2d）。CTV-1 治疗结

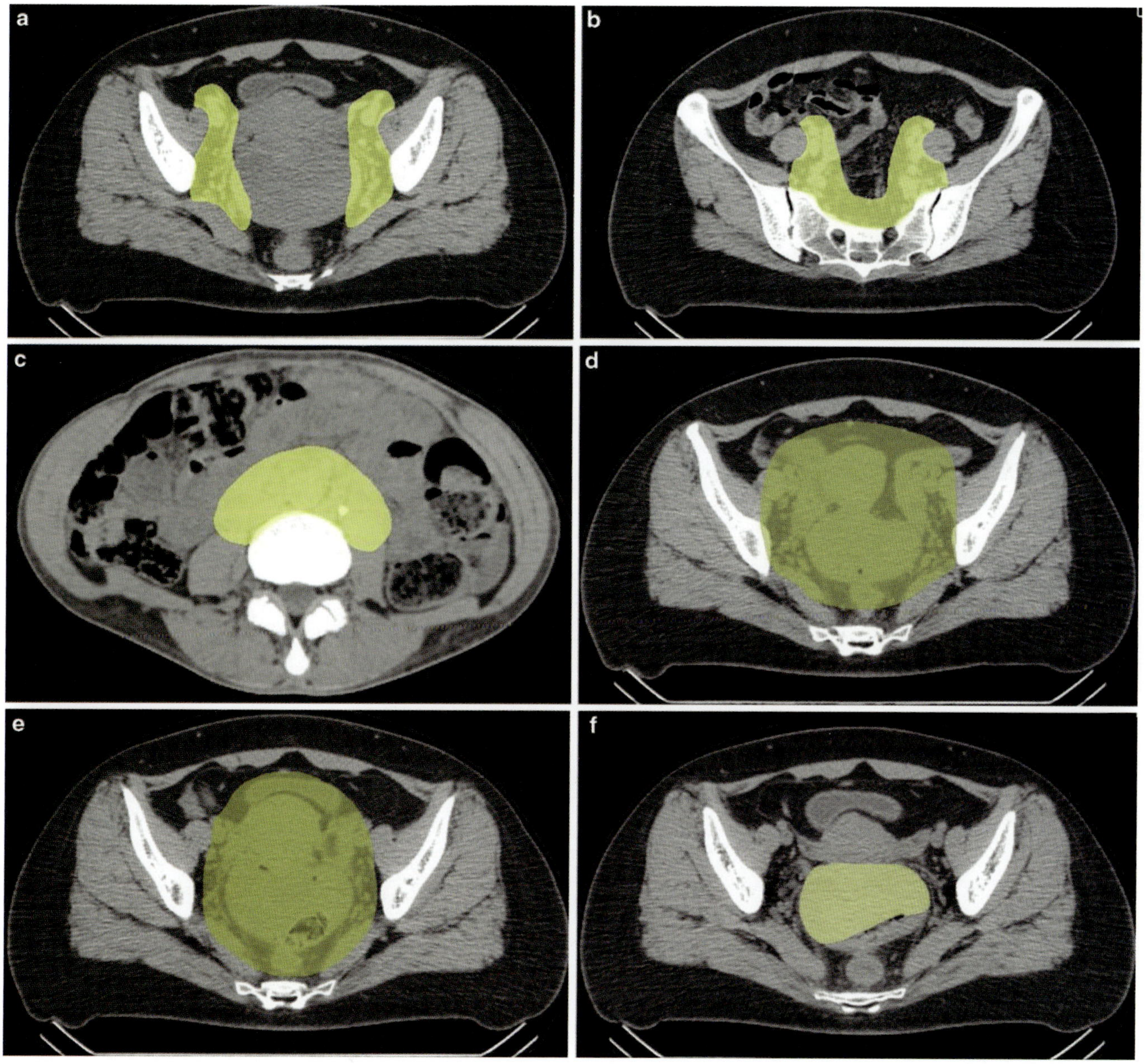

图 29.2 （a，b）盆腔淋巴结的临床靶体积。（c）主动脉旁淋巴结的临床靶体积。（d）临床靶体积-1（CTV-1）。（e）CTV-2。（f）CTV-3

束，第一次缩减 CTV 包括大体肿瘤（GTV）、宫颈、子宫、宫旁组织、阴道上半部分和卵巢（=CTV-2）。CTV-2 外扩 5 mm 边界获得 PTV-2（图 29.2e）。最后，CTV 缩减到 GTV（CTV-3），未外扩边界获得 PTV-3（图 29.2f）。正常器官，如直肠、乙状结肠、膀胱和盆腔内小肠，尽可能地排除在 PTV 外。

最初的两个碳离子放疗临床试验（9403 和 9702）是宫颈鳞状细胞癌，18%的患者出现严重的胃肠道（GI）并发症[15]。因此，在 2000 年之后，对治疗技术进行了修订。根据 DVH 的分析，胃肠道的剂量限制在 60 GyE 以下，而且在 PTV-3 最后增量照射时也不能超出这个限制剂量[15]。此外，自 2002 年起，在进行碳离子放疗时使用阴道填塞使宫颈和直肠分隔开。

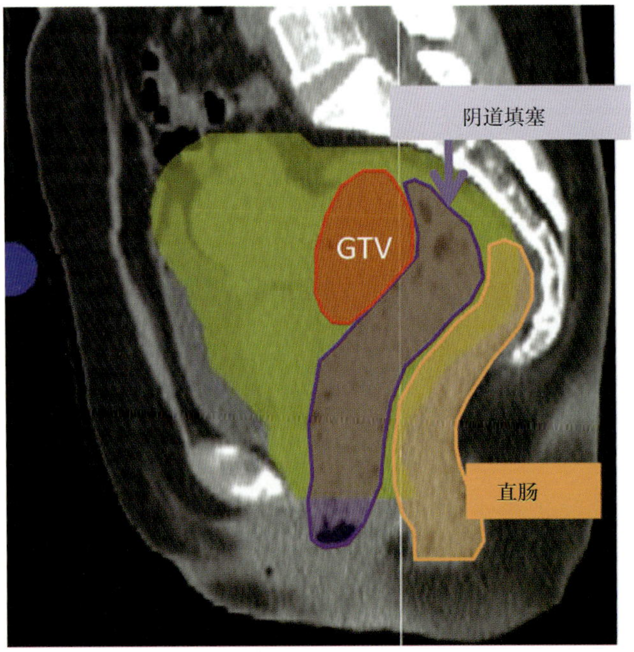

图 29.3 阴道填塞（紫色）间隔开宫颈（红）和直肠（橙）

对宫颈局部晚期鳞状细胞癌的治疗计划包括 PTV-1 治疗 13 次，PTV-2 治疗 5 次和 PTV-3 治疗 2 次。前三个临床试验方案（9403、9702 和 9902）是剂量升级试验，第四个试验方案（0508）包括扩大野照射试验。在方案 9902 中，根据实验方案 9403 和 9702 的 DVH 分析，PTV-1 和 PTV-2 的剂量分别被固定在 13 次 39 GyE 和 5 次 15.0 GyE（3.0 GyE/次）。对于局部增量照射，剂量升级将 2 次 10 GyE 作为 PTV-3 的初始剂量。对于所有胃肠道的限制剂量被严格控制在 60 GyE 以下，以防止严重的晚期毒性。最初的剂量是基于试验方案 9403 和 9702 的结果制订的，其中 18%的患者出现晚期胃肠道并发症，经过半年度妇科肿瘤工作组的讨论，在观察了治疗后的晚期毒性后，剂量递增到 2 次 18 GyE。对宫颈肿瘤的总剂量为 20 次 64.0～72.0 GyE。在试验方案 0508 中，CTV-1 是腹主动脉旁淋巴结区和全盆腔；PTV-1、PTV-2 和 PTV-3 的照射剂量被分别固定在 13 次 39.0 GyE、5 次 15.0 GyE 和 2 次 18 GyE（图 29.4）。

在宫颈局部晚期腺癌的治疗方案中（试验方案 9704），PTV-1、PTV-2 和 PTV-3 的照射次数分别为 12 次、4 次和 4 次（图 29.5）。这是一项剂量升级临床试验，根据先前的研究结果（试验方案 9403），此次 PTV-1 的剂量被固定在 12 次 36.0 GyE（3.0 GyE/次）。对于局部增量，剂量升级研究计划初始剂量为 8 次 26.4 GyE，然后以 2.4 或 3.6 GyE 的增量逐渐递增至 8 次 38.4 GyE。经过仔细观察急性正常组织反应，根据妇科肿瘤工作组每年 2 次讨论结果实施剂量升级试验。宫颈肿瘤的总剂量达到了 20 次 62.4～74.4 GyE。

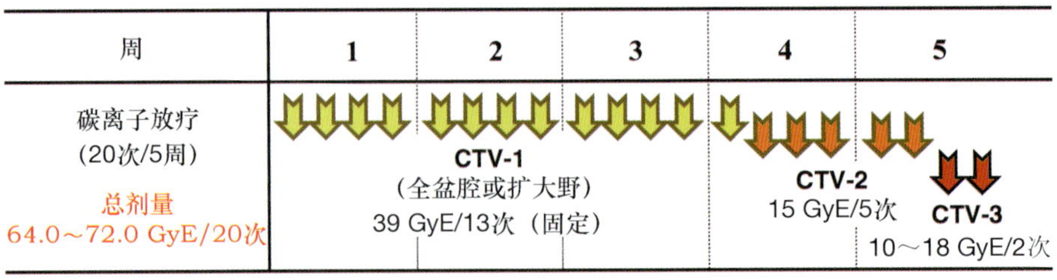

图 29.4 试验方案 0508 和 9902 的治疗计划

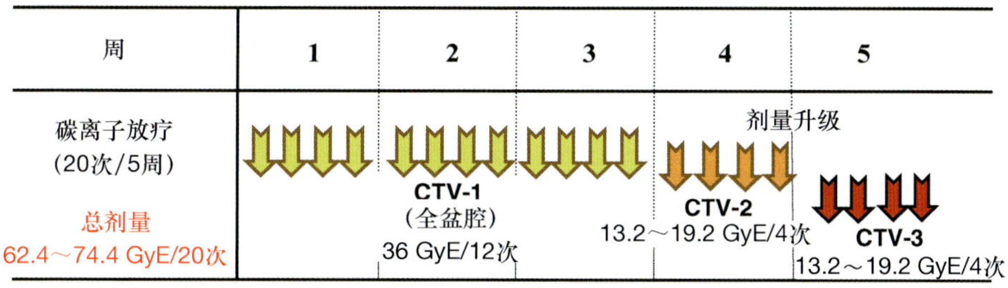

图 29.5　试验方案 9704 治疗计划

29.5　治疗结果

29.5.1　宫颈局部晚期鳞状细胞癌（方案 9702、9902、0508）

1997 年 12 月至 2011 年 1 月之间，62 例局部晚期宫颈鳞状细胞癌患者接受了碳离子治疗。有化疗或盆腔放疗史的患者被排除在研究之外。患者的特征汇总在表 29.1。总治疗时间（OTT）为 32～48 天，中位总治疗时间为 36 天。所有患者和存活患者的中位随访时间分别为 29 和 49 个月。

表 29.1　患者特征(9702，9902，0508，鳞状细胞癌)

患者数	62
随访，范围（中位值）(月)	8～168（29）
年龄，范围（平均值）(岁)	31～80（59）
患者状态	
0～1	21
2	1
分期	
ⅡB	14
ⅢB	38
ⅣA	10
淋巴结状况	
阴性	24
阳性	38
肿瘤大小（cm），范围（中位值）	4.0～12.0（6.4）
<5.0	10
5.0～6.9	30
≥7.0	22

所有观察到的急性和晚期毒性反应都列于表 29.2。虽然有 28 位患者（45.2%）出现急性胃肠道(GI)毒性反应（G1～G2），15 位患者（24.2%）出现急性泌尿生殖系统（GU）毒性反应（G1～G2），但所有患者都完成了治疗计划。没有患者出现 3 级或以上的急性毒性反应。对于晚期毒性反应，20 位患者出现胃肠道并发症（G1～G4）。其中，18 例有轻度或中度的直肠或乙状结肠出血；只有 1 例患者发生 G4 直肠并发症并经挽救手术治疗，另外 1 例患者出现严重的直肠出血。这些病例是在方案修订前接受的治疗。15 名患者出现 1 级或 2 级 GU 晚期毒性反应，无患者出现 3 级或更高的毒性反应。

5 年总体生存率和局部控制率分别为 74.1%和 53.2%（图 29.6）。然而 5 年生存率仍然不是很理想，主要原因可能是因为患者常出现远处转移。远处转移率高可归因于晚期肿瘤，包括巨大肿瘤体积和盆腔淋巴结转移率高。

为了提高生存率和局部控制率，我们探索了化疗与碳离子放疗的联合治疗。目前，对于子宫的局部晚期鳞状细胞癌，我们正在进行一项新的碳离子放疗结合同期化疗的临床试验。

表 29.2　毒性反应(9702，9902，5008)

	例数	急性反应（CTCAE 3.0 版本）					
		G0	G1	G2	G3	G4	G5
消化道	62	34	23	5	0	0	0
泌尿生殖系统	62	47	13	2	0	0	0
皮肤	62	37	25	0	0	0	0
	例数	晚期反应（RTOG/EORTC）					
		G0	G1	G2	G3	G4	
消化道	62	42	14	4	1	1	
泌尿生殖系统	62	49	7	6	0	0	
皮肤	62	61	1	0	0	0	

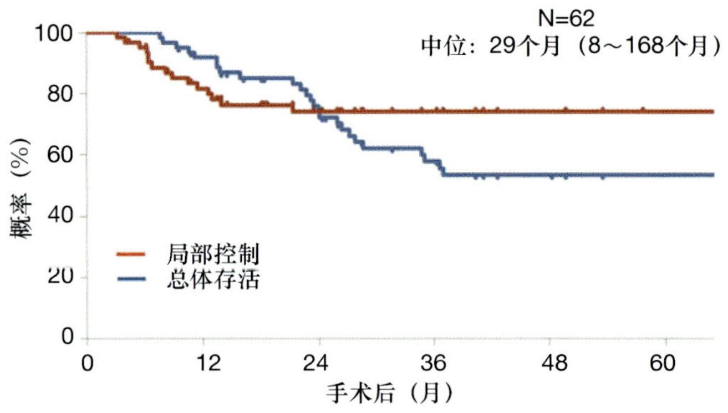

图 29.6 试验方案 9702、9902 和 0508（鳞状细胞癌）的总体生存率和局部控制率。蓝线是总体生存曲线，红线是局部控制曲线

29.5.2 宫颈局部晚期腺癌（9704）

在 1998 年 4 月至 2010 年 2 月之间，55 例局部晚期子宫癌患者接受了碳离子放疗。患者特征总结在表 29.3。总的治疗时间为 32～40 天，中位治疗时间为 35 天。所有患者和存活患者的中位随访时间分别为 38 个月（7～141 个月）、66 个月（27～141 个月）。

表 29.3 患者特征(9704，宫颈腺癌)

宫颈癌病例	55
年龄（中位值）	28～85 岁（59 岁）
病理	
腺癌	42
腺鳞细胞癌	13
分期	
ⅡB	20
ⅢB	33
ⅣA	2
肿瘤大小（中位值）	3.0～11.8 cm（5.5 cm）
盆腔淋巴结	
阴性	31
阳性	24
剂量（碳离子放疗）	
62.4 GyE/20 次	3
64.8 GyE/20 次	4
68.0 GyE/20 次	10
71.2 GyE/20 次	21
74.4 GyE/20 次	17

所有观察到的急性晚期毒性都列于表 29.4。虽然有 23 位患者（41.3%）出现急性胃肠道（GI）毒性反应（G1～G2），11 位患者（12.7%）出现急性泌尿生殖系统（GU）毒性反应（G1），但所有患者都完成了治疗计划。没有患者出现 3 级或以上的急性毒性反应。至于晚期毒性反应，19 名患者出现晚期 GI 并发症，其中 18 名患者出现轻度或中度的直肠或乙状结肠出血。只有 1 例患者发生 G4 直肠并发症并经挽救手术治疗，这例患者是在方案修订前接受的治疗。13 名患者出现 1 级或 2 级 GU 晚期毒性反应，无患者出现 3 级或以上的毒性反应。

5 年局部控制率、包括挽救手术的局部控制率和总体生存率分别为 54.5%、68.2%和 38.1%（图 29.7a）。尽管巨大肿瘤获得了较好的局部控制，这项研究的总体生存率仍然不令人满意。研究表明，宫颈局部晚期腺癌的预后较差，5 年生存率仅为 25%～29%[7-9,16]。这可能是由于局部控制差和市场发生远处转移。在目前的研究中，2 年和 5 年的远处转移率分别为 49.1%和 64.8%（图 29.7b）。这些比率均高于其他研究中的数据，可能是因为本研究中的患者没有接受同步化疗，肿瘤大小也比其他研究中的大，总体生存率高于其他研究。因此，为了提高生存率和局部控制率并降低远处转移率，化疗和碳离子放疗的同步治疗需进一步探索。

表 29.4 毒性反应(9704，宫颈腺癌)

	例数	急性反应（CTCAE 3.0 版本）					
		G0	G1	G2	G3	G4	G5
消化道	55	32	20	3	0	0	0
泌尿生殖系统	55	51	11	0	0	0	0
皮肤	55	30	8	0	0	0	0

	例数	晚期反应（RTOG/EORTC）				
		G0	G1	G2	G3	G4
消化道	55	43	10	2	0	1
泌尿生殖系统	55	45	5	5	0	0
皮肤	55	57	1	0	0	0

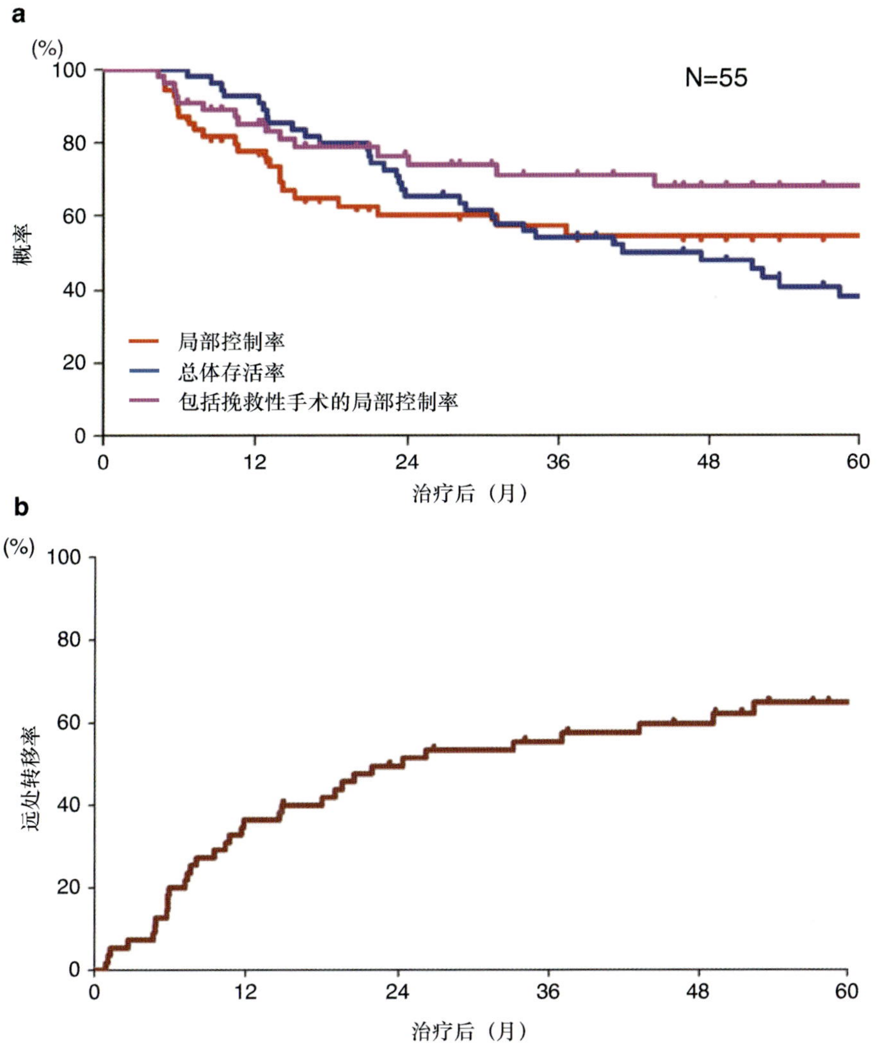

图 29.7　(a) 试验方案 9704（宫颈腺癌）的局部控制率、包括挽救性手术的局部控制率和总体生存率。蓝线是总体生存率曲线，红线是局部控制率曲线，粉线是包括挽救性手术的局部控制率曲线。(b) 累积远处转移率

29.6　病例研究

日本女性患者，32 岁，诊断为宫颈鳞状细胞癌，FIGO 分期为ⅡB。MRI 图像显示宫颈肿块大小为 76 mm×80 mm×56 mm（图 29.8a），并伴随双侧髂外淋巴结肿大（图 29.8b）。甲硫氨酸-PET 扫描图像上看到肿瘤高代谢（图 29.8a）。肿瘤侵至宫旁，但没有侵犯骨盆侧壁。

碳离子放疗扩大野预防照射剂量为 39.0 GyE，13 次治疗；包括原发肿瘤和肿大淋巴结的 CTV 剂量为 15.0 GyE，5 次治疗；原发肿瘤的剂量为 18.0 GyE，2 次治疗。总剂量为 72.0 GyE，20 次治疗（图 29.8c）。

6 个月之后，MRI 显示肿瘤完全消失（图 29.8d）。接受碳离子放疗后 3 年，患者存活，无复发或转移。

29.7　总结

碳离子放疗已经成为局部晚期宫颈癌的安全治疗方式。这些结果表明，碳离子放疗具有提高局部晚期巨大鳞状细胞癌或宫颈腺癌治疗效果的潜力，我们应该继续研究并确认治疗的效果。此外，我们正在进行一项新的碳离子放疗与化疗的同步治疗临床试验。

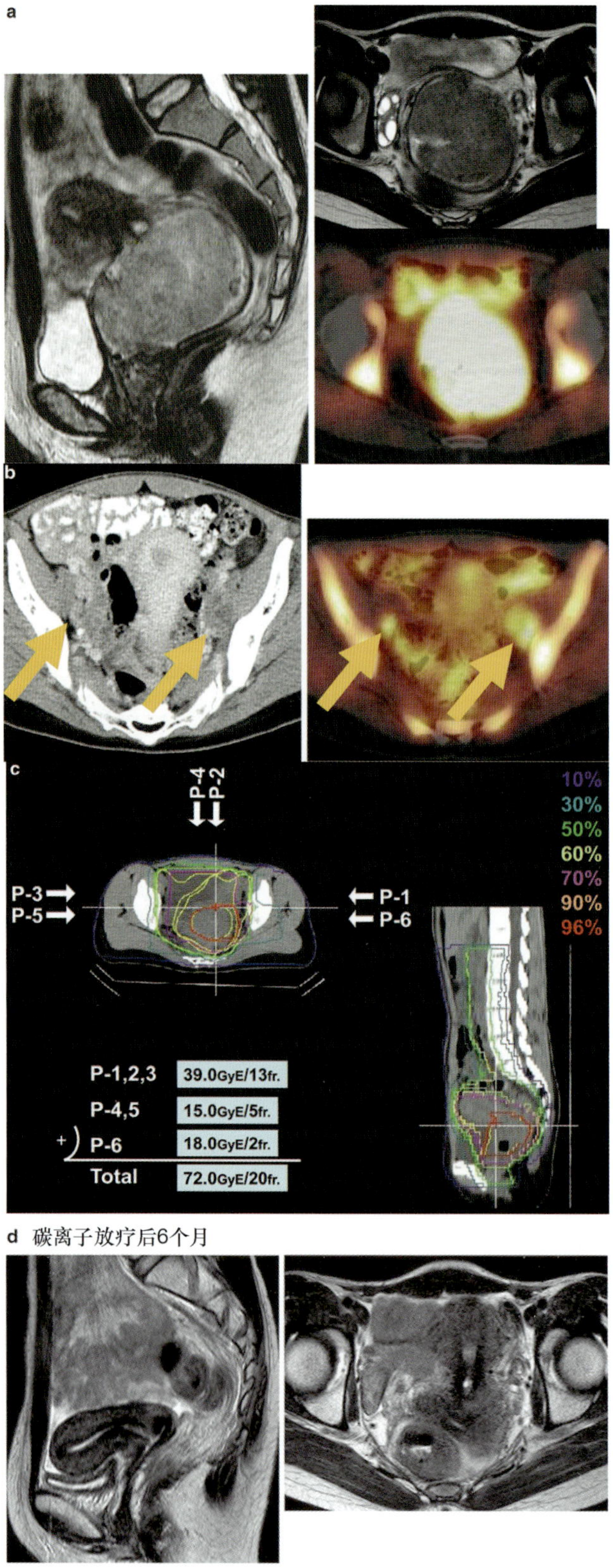

图 29.8 （a）宫颈癌治疗前的 MRI 和甲硫氨酸-PET 扫描图像。（b）治疗前的盆腔淋巴结 CT 和甲硫氨酸-PET 扫描图像。（c）碳离子放疗的剂量分布。（d）碳离子放疗后 6 个月的 MRI 图像

（曹明慈　任昌镇　穆向魁　译）

参考文献

1. Nakano T, et al. Long-term results of high-dose rate intracavitary brachytherapy for squamous cell carcinoma of the uterine cervix. Cancer. 2005;103(1):92–101.
2. Rose PG, et al. Long-term follow-up of a randomized trial comparing concurrent single agent cisplatin, cisplatin-based combination chemotherapy, or hydroxyurea during pelvic irradiation for locally advanced cervical cancer: a Gynecologic Oncology Group Study. J Clin Oncol. 2007;25(19):2804–10.
3. Eifel PJ, et al. Pelvic irradiation with concurrent chemotherapy versus pelvic and para-aortic irradiation for high-risk cervical cancer: an update of radiation therapy oncology group trial (RTOG) 90-01. J Clin Oncol. 2004;22(5):872–80.
4. Chemoradiotherapy for Cervical Cancer Meta-Analysis, C. Reducing uncertainties about the effects of chemoradiotherapy for cervical cancer: a systematic review and meta-analysis of individual patient data from 18 randomized trials. J Clin Oncol. 2008;26(35):5802–12.
5. Toita T, et al. Phase II study of concurrent chemoradiotherapy with high-dose-rate intracavitary brachytherapy in patients with locally advanced uterine cervical cancer: efficacy and toxicity of a low cumulative radiation dose schedule. Gynecol Oncol. 2012; 126(2):211–6.
6. Parker K, et al. Five years' experience treating locally advanced cervical cancer with concurrent chemoradiotherapy and high-dose-rate brachytherapy: results from a single institution. Int J Radiat Oncol Biol Phys. 2009;74(1):140–6.
7. Grigsby PW, et al. Adenocarcinoma of the uterine cervix: lack of evidence for a poor prognosis. Radiother Oncol. 1988;12(4): 289–96.
8. Niibe Y, et al. High-dose-rate intracavitary brachytherapy combined with external beam radiotherapy for stage IIIb adenocarcinoma of the uterine cervix in Japan: a multi-institutional study of Japanese Society of Therapeutic Radiology and Oncology 2006–2007 (study of JASTRO 2006–2007). Jpn J Clin Oncol. 2010;40(8):795–9.
9. Huang YT, et al. Long-term outcome and prognostic factors for adenocarcinoma/adenosquamous carcinoma of cervix after definitive radiotherapy. Int J Radiat Oncol Biol Phys. 2011;80(2): 429–36.
10. Toita T, et al. A consensus-based guideline defining clinical target volume for primary disease in external beam radiotherapy for intact uterine cervical cancer. Jpn J Clin Oncol. 2011;41(9):1119–26.
11. Taylor A, et al. Mapping pelvic lymph nodes: guidelines for delineation in intensity-modulated radiotherapy. Int J Radiat Oncol Biol Phys. 2005;63(5):1604–12.
12. Small Jr W, et al. Consensus guidelines for delineation of clinical target volume for intensity-modulated pelvic radiotherapy in post-operative treatment of endometrial and cervical cancer. Int J Radiat Oncol Biol Phys. 2008;71(2):428–34.
13. Lim K, et al. Consensus guidelines for delineation of clinical target volume for intensity-modulated pelvic radiotherapy for the definitive treatment of cervix cancer. Int J Radiat Oncol Biol Phys. 2011;79(2):348–55.
14. Japan Clinical Oncology Group, et al. A consensus-based guideline defining the clinical target volume for pelvic lymph nodes in external beam radiotherapy for uterine cervical cancer. Jpn J Clin Oncol. 2010;40(5):456–63.
15. Kato S, et al. Dose escalation study of carbon ion radiotherapy for locally advanced carcinoma of the uterine cervix. Int J Radiat Oncol Biol Phys. 2006;65(2):388–97.
16. Eifel PJ, et al. Adenocarcinoma of the uterine cervix. Prognosis and patterns of failure in 367 cases. Cancer. 1990;65(11):2507–14.

妇科黑色素瘤 30

Gynecological Melanoma

Kumiko Karasawa

摘要

妇科器官的原发恶性黑色素瘤（malignant melanoma，MM）是极其少见的。尽管由于肿瘤范围、患者年龄和身体条件的因素，不是所有的患者都适合手术治疗，手术仍是这种肿瘤最好的治疗手段。根据头颈部黏膜 MM 和脉络膜 MM 碳离子放疗的良好的局部控制效果，我们从 2004 年开始使用碳离子放疗治疗妇科 MM。小骨盆使用 3 个照射野预防照射 36 GyE，10 次治疗；然后使用 2 或 3 个照射野照射原发肿瘤和可触及淋巴结总剂量达到 57.6 GyE，16 次治疗。从 2011 年 4 月，体积超过 60 mL 的肿瘤照射剂量高达 64.0 GyE，16 次治疗。危及器官限制剂量为：肠道 60 GyE。23 例患者总体 3 年局部控制率为 50%。碳离子放疗可以成为手术的潜在无创替代治疗。

关键词

恶性黑色素瘤 · 阴道黑色素瘤 · 外阴黑色素瘤

30.1 引言

妇科器官（包括外阴、阴道、子宫和卵巢）的原发恶性黑色素瘤是极其少见的。据报道，妇科黑色素瘤占所有黑色素瘤的 1%～3%。恶性黑色素瘤占原发恶性肿瘤的发生率为：外阴 2%～4%，阴道 3%，宫颈和卵巢低于 1%[1-4]。

手术切除是恶性黑色素瘤的最佳治疗手段。留出安全边界的整体切除术常常是原发肿瘤的治疗选择，虽然因为肿瘤范围、患者年龄和身体状况等因素的影响，不是所有的患者都适合手术治疗。而且，即使进行了全切手术，肿瘤局部控制和长期存活的结果仍不能令人满意，术后可能伴有身体和功能的残疾。系统治疗，如达卡巴嗪单药治疗和 DAVFeron（达卡巴嗪、尼莫司汀、长春新碱和 β-干扰素）治疗已经被用于治疗晚期或复发病变，而且在目前，分子靶向药物如威罗菲尼（vemurafenib）和伊匹木单抗（ipilimumab）也被应用到临床。据报道，局部控制率和存活率主要与肿瘤厚度相关，而且肿瘤厚度超过 4 mm 的患者 5 年存活率大约为 25%。因为妇科恶性黑色素瘤少见，还没有确定一个最佳治疗手段，并且治疗结果也不令人满意。对于疾病分期，有多种分期方法被应用，如根据侵犯深度的 Breslow 分期、Clark 标准和 Chung 标准；而且 UICC 皮肤病分期比 UICC 每种妇科部位分期更好地反映预后水平。

30.2 碳离子放疗的意义

恶性黑色素瘤被认为是放射线抗拒肿瘤，光子放疗的局部控制率不令人满意。然而，使用高分割剂量能提高局部控制率，3 年局部控制率为 30%～60%[2-4]。碳离子放疗的显著特点是较好的相对生物效应，这对放射线抗拒的肿瘤有益处。NIRS 碳离子放疗对头颈部和脉络膜恶性黑色素瘤良好的局部控制提示其高效性。碳离子放疗可能是妇科恶性黑色素瘤确定性的非侵袭性治疗手段。

30.3 临床特点和诊断性检查

肿瘤范围由 CT、MRI 和 PET 确定。碳离子放疗的适应证是未侵及皮肤的、淋巴结转移未超过腹股沟淋巴结和盆腔区域的生殖器黏膜恶性黑色素瘤。碳离子放疗需要肿瘤和正常结构（如肠道和膀胱）分开至少 5 mm。

30.4 放射技术的一般处理

患者取仰卧位，使用骨盆定位装置（Moldcare；Alcare，东京，日本）和固定体膜（Shellfitter；Keraray Co.，Ltd.，Osaka，日本）固定患者。临床靶体积（CTV1）为包括 GTV（大体肿瘤体积）的小骨盆和阳性转移淋巴结外扩 5 mm，使用 3 个照射野，照射剂量为 36 GyE，10 次治疗。之后，CTV2 缩小到 GTV 和阳性转移淋巴结外扩 5 mm 边界，使用 2～3 个照射野，照射总剂量 57.6 GyE，16 次治疗。在之前的研究中，大体积肿瘤控制率差。因此从 2011 年 4 月，我们对体积超过 60 ml 的肿瘤照射总剂量 64 GyE，16 次治疗。危及器官肠道的限制剂量为 60 GyE。图 30.1 显示一个典型的放射野和剂量分布。

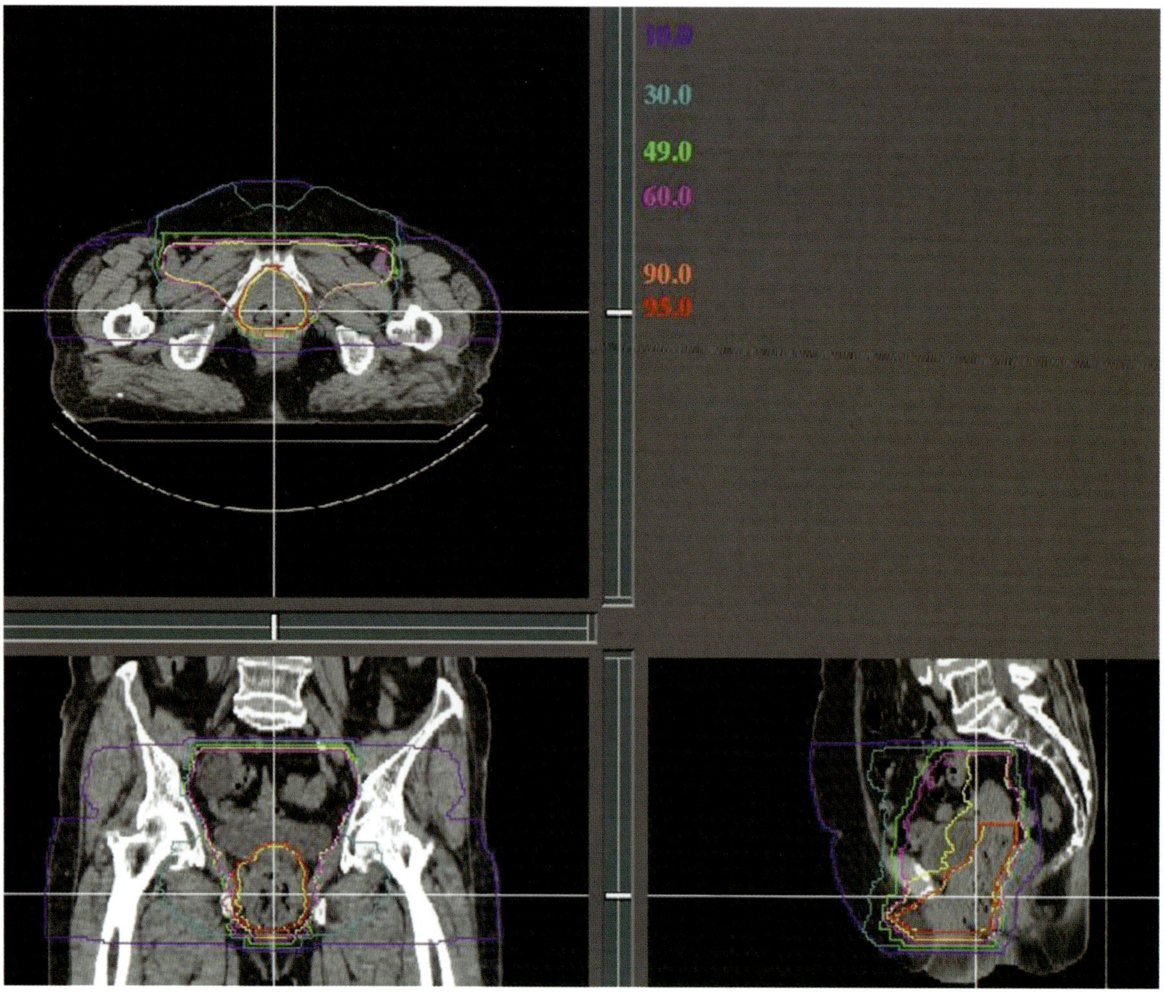

图 30.1 典型的妇科恶性黑色素瘤的放射野和剂量分布图。一例 T1N0M0 阴道恶性黑色素瘤

30.5 治疗结果

用碳离子放疗共治疗了 23 例患者。1 例患者发生了皮肤、肠道和膀胱的 3 级急性反应。3 年总体局部控制率、区域控制率和无远处转移率分别为 50%、76%和 40%。这些数值可以与手术治疗结果相比较[5-12]。图 30.2 和图 30.3 为外阴和阴道恶性黑色素瘤患者治疗前、后的图像。

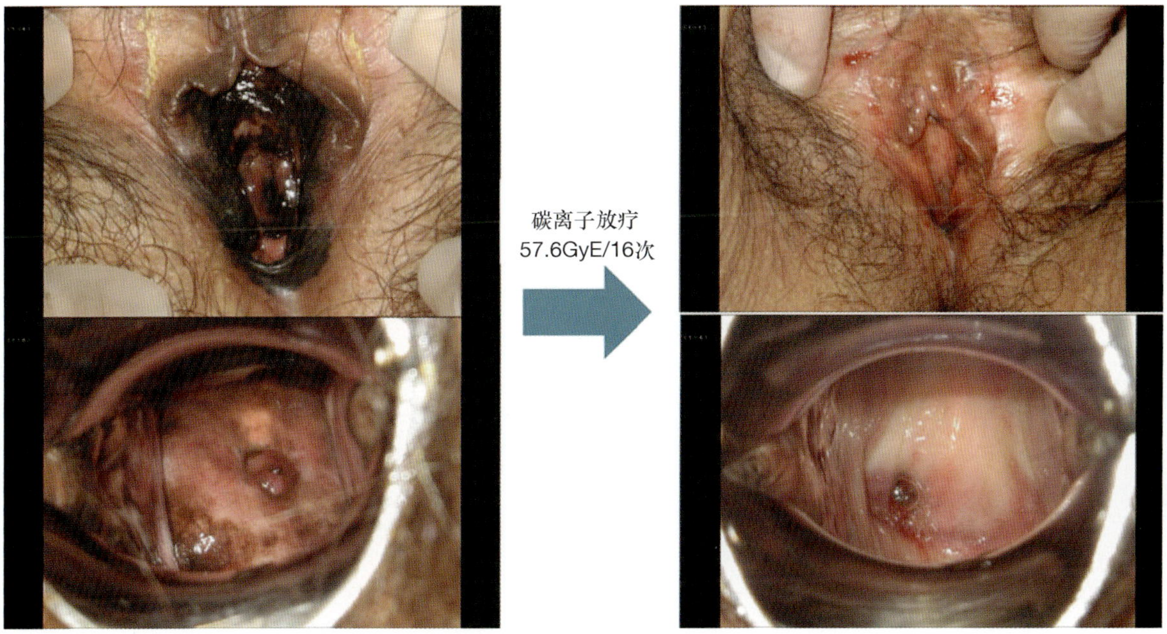

图 30.2　一例 T4N0M0 期外阴恶性黑色素瘤患者接受碳离子放疗前、后的图像

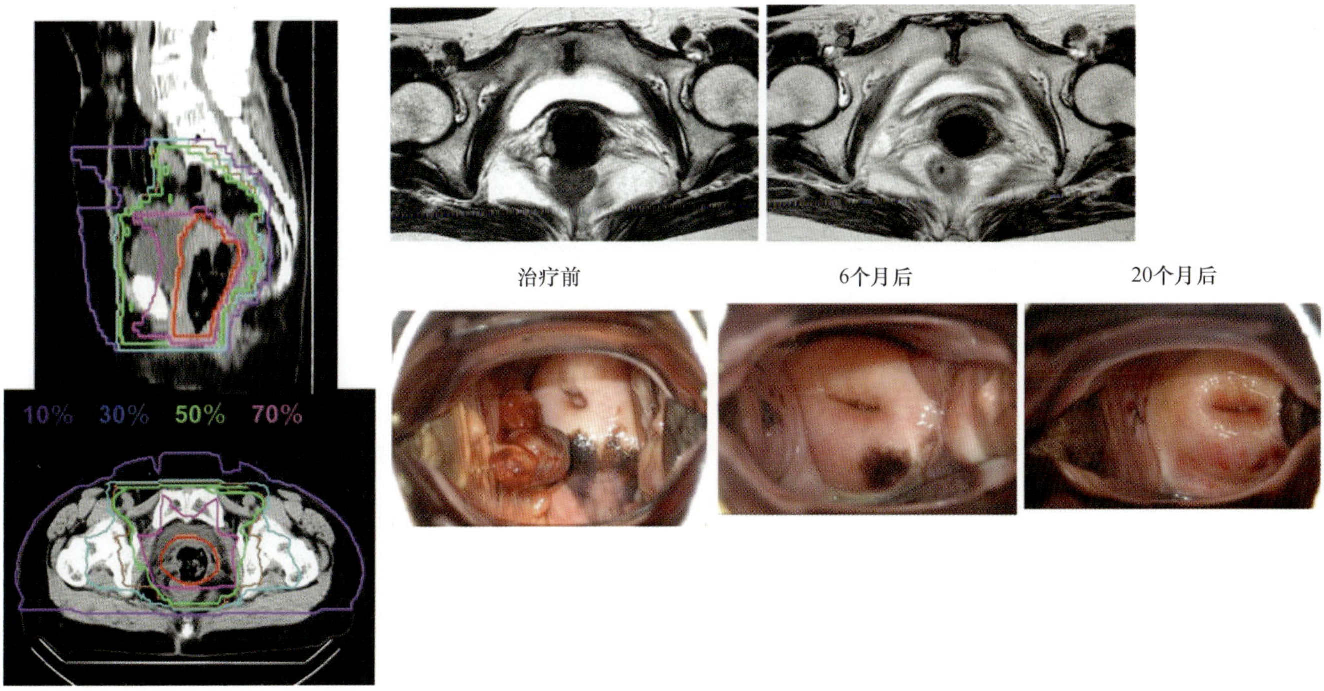

图 30.3　一例 T4N0M0 期阴道恶性黑色素瘤患者接受碳离子放疗前、后的图像

30.6 病例研究

病例 1

女性患者，80 岁，患有阴道恶性黑色素瘤 T2N0M0。她的妇科专家由于其高龄而咨询我们。患者接受了碳离子放疗，总剂量 57.6 GyE，16 次治疗，分次剂量为 4.4 GyE（图 30.1）。

病例 2

女性患者，76 岁，患有外阴黑色素斑，诊断为恶性黑色素瘤 T1N0M0。她的皮肤病专家在前哨淋巴结活检后咨询我们对她进行碳离子放疗。患者接受了扫描束碳离子放疗，总剂量为 57.6 GyE，16 次治疗（图 30.4）。

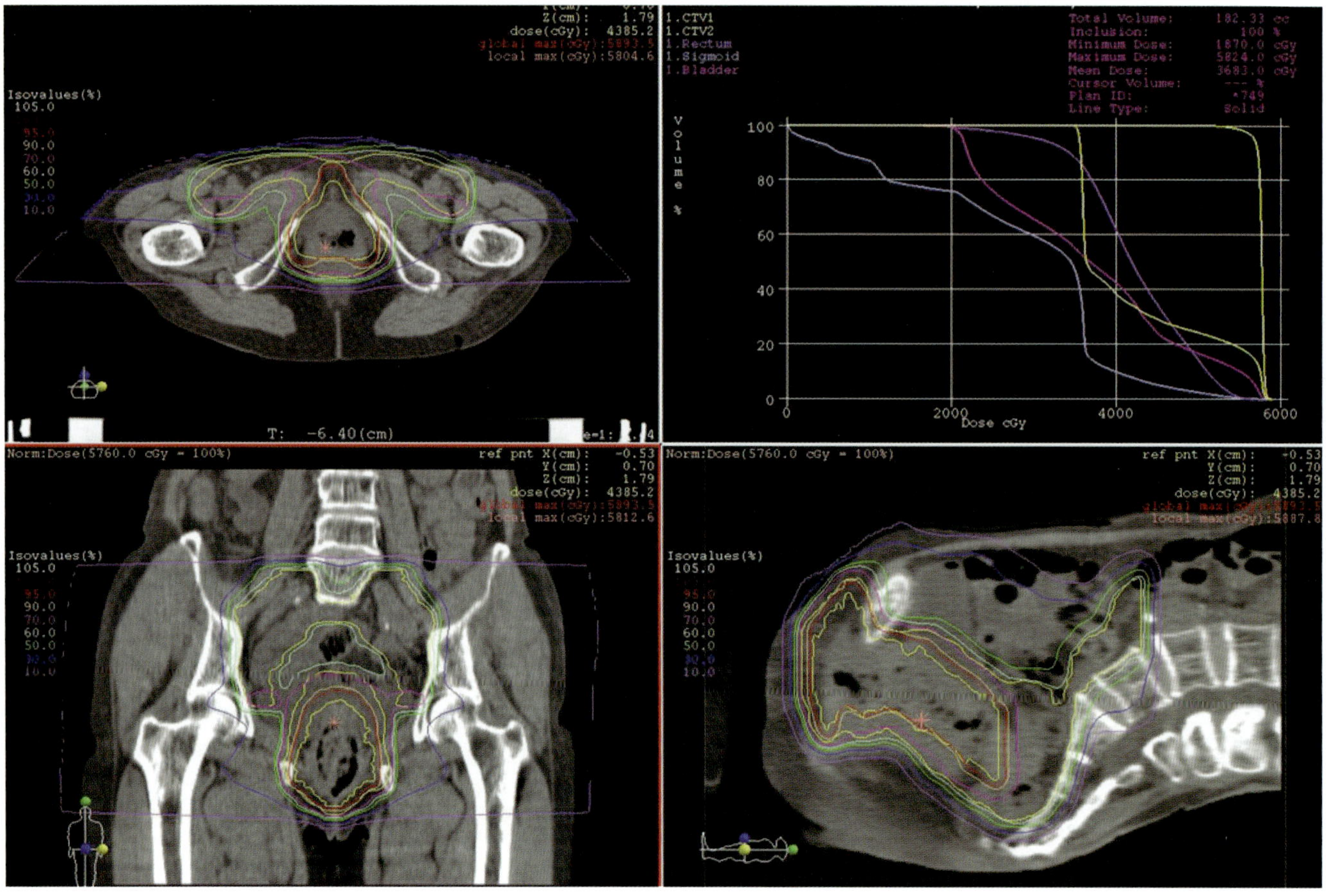

图 30.4 一例接受碳离子扫描射束治疗的 T1N0M0 期外阴恶性黑色素瘤患者

（任昌镇 译）

参考文献

1. Slingluff CL, Flaherty K, Posenberg SA, Read PW. Cutaneous melanoma. In: DeVita VT, Lawrence TS, Rosenberg SA, editors. Cancer principle & practice of oncology. 9th ed. Philadelphia: Lippincott Williams & Wilkins; 2011. p. 1643–91.
2. Tewari KS, Monk BJ. Malignant melanoma. In: Stehman FB, Schilder JM, editors. Invasive cervical cancer, Clinical gynecologic oncology. 7th ed. Philadelphia: Elsevier; 2012. p. 102.
3. Tewari KS, Monk BJ. Melanoma. In: Slomovitz BM, Coleman RL, editors. Invasive cancer of vulva, Clinical gynecologic oncology. 7th ed. Philadelphia: Elsevier; 2012. p. 239–43.
4. Tewari KS, Monk BJ. Malignant melanoma. In: Di Saia P, Creasman WT, editors. Invasive cancer of the vagina, Clinical gynecologic oncology. 7th ed. Philadelphia: Elsevier; 2012. p. 257–8.
5. Frumovitz M, Etchepareborda M, Sun CC, et al. Primary malignant melanoma of the vagina. Obstet Gynecol. 2010;116:1358–65.
6. Verschraegen CF, Benjapibal M, Supakarapongkul W, et al. Vulvar melanoma at the M. D. Anderson Cancer Center: 25 years later. Int J Gynecol Cancer. 2001;11:359–64.
7. Creasman WT, Phillips JL, Mench HR. A survey of hospital management practice for vulvar melanoma. J Am Coll Surg. 1999;188:670–5.
8. Ragnarsson-Olding BK, Kanter-Lewensohn LR, Lagerlof B, et al. Malignant melanoma of the vulva in a nationwide, 25-year study of 219 Swedish females. Cancer. 1999;86:1273–84.
9. DeMatos P, Tyler D, Seigler HF. Mucosal melanoma of the female genitalia: a clinicopathologic study of forty-three cases at Duke University Medical Center. Surgery. 1998;124:38–48.
10. Look KY, Roth LM, Sutton GP. Vulvar melanoma reconsidered. Cancer. 1993;72:143–6.
11. Trimble EL, Lewis Jr JL, Williams LL, et al. Management of vulvar melanoma. Gynecol Oncol. 1992;45:254–8.
12. Bradgate MG, Rollason TP, McConkey CC, et al. Malignant melanoma of the vulva: a clinicopathological study of 50 women. Br J Obstet Gynaecol. 1990;97:124–33.

第 18 部分
骨和软组织肉瘤
Bone and Soft Tissue Sarcomas

骨和软组织肉瘤 31

Bone and Soft Tissue Sarcomas

Reiko Imai

摘要

1996年开始了一项不能手术治疗的骨和软组织肉瘤剂量升级的临床试验，来评价碳离子放疗的安全性和有效性。剂量升级临床试验和接下来的固定剂量临床试验显示，碳离子放疗对无转移肉瘤局部控制良好，并且在可接受的并发症水平下有生存优势。95%的入组患者为躯干部位肉瘤。固定剂量临床试验全组3年和5年局部控制率分别为79%和71%，3年和5年存活率分别为71%和59%。到2013年3月，在几个临床试验中，共使用碳离子放疗治疗了900多例骨和软组织肉瘤患者。最常治疗的肉瘤为骶骨脊索瘤，其次为躯干高级别骨和软组织肉瘤。本章内容为碳离子放疗治疗无法手术的C2以下的肉瘤。

关键词

碳离子放疗·带电粒子治疗·肉瘤·躯干肉瘤

31.1 引言

肉瘤发病率比其他肿瘤低得多。在日本，每年骨和软组织发生的恶性肿瘤大约分别有500和2000例患者[1,2]。肉瘤有多种病理类型（如骨肉瘤、骨软骨瘤和脂肪肉瘤），并且可以发生于身体任何部位。根据肿瘤病理类型和发生部位，相同的治疗方案可能会有不同的治疗结果[3]。骨和软组织肉瘤的主要治疗手段是外科手术。在过去的30多年中，多学科治疗方式，包括手术、化疗和放疗，已经成功地治疗了一些类型的骨和软组织肉瘤。此外，外科技术和假体修复术的巨大进步显著增加了肢体保存率。然而，由于肿瘤位置、大小和（或）侵犯深度，一些肿瘤无法切除。位于四肢的肿瘤常常可以根治性切除，而累及脊柱、盆腔和其他身体中轴部位的肿瘤不能总是应用手术治疗，特别是晚期病例[4]。

直到最近，无法手术的肉瘤有时使用外放射治疗和（或）近距离放射治疗，并联合化疗。然而，化疗对几种类型的肉瘤有效，传统放疗只对部分肉瘤有较好的治疗效果。由于缺乏任何有效的局部治疗，因此无法手术的肉瘤预后极差[5]。在日本千叶县NIRS，1996年开始一项不能手术治疗的骨和软组织肉瘤剂量升级临床试验来评价碳离子放疗的安全性和有效性[6]。剂量升级临床试验和接下来的固定剂量临床试验显示，碳离子放疗对无转移肉瘤局部控制良好，并且在可接受的并发症水平下有生存优势。95%的入组患者为躯干部位肉瘤。固定剂量临床试验组3年和5年的局部控制率分别为79%和71%，3年和5年存活率分别为71%和59%。到2013年3月，在几个临床试验中，共使用碳离子放疗治疗了900多例骨和软组织肉瘤患者。

31.2　碳离子放疗

特别为NIRS碳离子放疗设计的HIPLAN软件程序被用于进行三维治疗计划设计。标准的骨和软组织肉瘤治疗方案为16次治疗，疗程4周，每日1次，每周从周二至周五进行4次治疗。剂量升级和随后的固定剂量临床试验使用剂量为52.8～73.6 GyE。在两个临床试验中，被用于肉瘤的标准总剂量为70.4 GyE；脊柱肿瘤为64.0 GyE；骶骨脊索瘤为67.2 GyE，16次，疗程4周。治疗躯干肉瘤主要使用的能量为350、400和430 MeV/n。

靶区勾画必须使用薄层增强CT图像（3～5 mm）。增强MRI对评价骨侵犯和肿瘤软组织内侵犯范围很有价值。PET-CT有时在确定化疗后肿瘤残留很有价值。不管病理结果是什么，大体肿瘤体积（GTV）至少外扩5 mm边界来包括潜在微侵犯病灶而获得临床靶体积（CTV），CTV同时覆盖CT和MRI图像上的强化区域。高级别肉瘤侵犯周围组织和术后肿瘤复发时，要使用更大的边界。CTV外扩5 mm摆位误差安全边界来获得计划靶体积（PTV）。如果肿瘤靠近或邻接危及器官（如小肠、皮肤和脊髓），要相应缩小边界。

通常使用3个以上照射野进行治疗，目的是避免严重的正常组织不良反应。碳离子放疗不使用旋转支架，所以其效果决定于照射角度。因此，为获得最佳照射路径，使用固定设备维持患者体位，如仰卧、俯卧、仰卧倾斜位。每次治疗使用一个照射野。在治疗室照射时，患者在治疗床上，仰卧或俯卧于定制的固定设备中20～30 min。碳离子束照射约几分钟。

至于毒性反应，2%的患者发生了皮肤/软组织3级和4级晚期毒性反应。皮肤总剂量大小是引起反应的主要因素。Yanagi等发现剂量-体积直方图中$V_{64}>100$ ml，剂量-表面直方图（dose-surface histogram）中$S_{60}>20$ cm^{2}可以用来预测晚期皮肤反应[7]。此外，晚期皮肤反应出现提示应考虑其他危险因素，包括：①皮下肿瘤侵犯；②大肿瘤体积；③骶尾部侵犯；④手术史；⑤化疗；⑥使用2个照射野治疗。使用3个以上照射野照射可以降低皮肤表面接受的照射剂量，避免放射导致的皮肤反应。在过去几年中，接受3个以上射野照射，总剂量为70.4 GyE的患者，晚期3级和3级以上皮肤反应发生率在可接受范围内。

31.3　碳离子放疗治疗的主要肉瘤

31.3.1　脊索瘤

在我们医院，碳离子放疗治疗最常见的骨和软组织肉瘤是骶骨脊索瘤。骶骨脊索瘤是少见肿瘤。尽管手术是该肿瘤的首选治疗，但并不总是可以进行手术。骶骨脊索瘤通常发展缓慢，在引起疼痛和其他症状前不能被察觉。许多被介绍到我院的骶骨脊索瘤患者的肿瘤直径大于10 cm。骶骨脊索瘤的根治性手术（骶骨切除术）是最具侵袭性的手术之一。在骶骨中的骶神经关乎到排泄和行走功能。根据肿瘤累及骶骨的水平，切除这些神经会使行走、排尿和大肠运动功能障碍，并影响患者的生存质量。骶骨切除术是一个具有挑战性的手术。骶骨脊索瘤常常发生于老年人群，常由于合并症和高龄而无法手术。

从1996—2007年，NIRS共使用碳离子放疗治疗了95例骶骨脊索瘤患者[8]，其中位年龄为66岁。84例患者为首次治疗，11例患者为术后复发。肿瘤中位直径为9 cm。碳离子放疗剂量为52.8～73.6 GyE，中位总剂量为70.4 GyE，16次治疗，疗程4周。5年局部控制率为88%，中位局部失败时间为35个月（13～60个月）。5年总体存活率为86%，中位随访时间为42个月（13～112个月）。95例患者中，91%在用或不用辅助设备的情况下仍能行走。2例患者发生了严重的皮肤和软组织反应，需要植皮治疗。15例患者发生了严重的骶神经并发症，需要持续药物治疗，并影响了患者的日常活动。碳离子放疗后，脊索瘤体积逐渐缩小[9]。到2012年3月，各种部位的204例脊索瘤患者接受了碳离子放疗。如上所述，脊索瘤患者通常是高龄。目前，碳离子放疗不仅用于不能手术患者，而且还可作为能手术的高龄患者的替代治疗[10,11]。

31.3.2　骨肉瘤

躯干骨肉瘤患者组为第二大组，而且比脊索瘤患者年轻。对于四肢骨肉瘤，手术联合化疗已经确立为有效治疗方案，而且碳离子放疗可能并无优势。碳离子放疗的适应证为无法手术的躯干骨肉瘤，如发生于骨盆或脊柱和脊柱旁的肿瘤。在我们的患者中，78 例无法手术的躯干骨肉瘤患者的 5 年局部控制率和总体存活率分别为 62% 和 33%[12]。最初介绍的患者中位年龄是 41 岁（11～83 岁）。肿瘤位于盆腔为 61 例，脊柱或脊柱旁为 15 例，其他区域为 2 例（纵隔和胸壁）。肿瘤中位直径为 10 cm。78 例患者的中位随访时间为 24 个月（2～166 个月）。除了 3 例患者发生严重的皮肤/软组织并发症需要植皮外，没有观察到其他严重毒性反应。肿瘤完全控制 5 年以上的 9 例患者中（5 例是少年患者），8 例患者可在用或不用拐杖帮助下行走，6 例不用止痛药。

如文献中报道，无法手术骨肉瘤的存活率为 10%或更低[13]。因此，碳离子放疗似乎为无法手术的患者提供了生存收益。在我们治疗的患者中，肿瘤体积为患者存活和肿瘤局部控制的预后因素。在我们的患者中，肿瘤体积小于 500 cm^3 的 38 例患者 5 年局部控制率为 88%，而肿瘤体积大于 500 cm^3 的 40 例患者 5 年局部控制率为 31%。38 例小体积肿瘤患者的 5 年总体存活率是 46%，而大体积肿瘤组是 19%[12]。

31.3.3　软骨肉瘤

软骨肉瘤是骨肉瘤中第二常见的原发骨恶性肿瘤。必须进行肿瘤根治性区域切除来获得长期无病生存。化疗和放疗无效[14]。躯干软骨肉瘤是我们研究中第三大患者组。我们评价了用碳离子放疗治疗 75 例患者的 78 处软骨肉瘤病灶，包括 2 例肢体软骨肉瘤。患者在介绍到我们医院时无转移病灶，介绍的外科医生确定患者无法进行手术治疗。患者中位年龄为 56 岁。78 处病灶中，85%病理级别为 2 级以上。中位照射总剂量为 70.4 GyE，16 次治疗，疗程 4 周。CTV 范围为 25～2900 cm^3（中位 496 cm^3）。所有患者的中位随访时间为 41 个月（3～117个月），所有存活患者随访超过 2 年。在 5 年时，实际局部控制率和总体存活率分别为 55%和 57%。4 例患者发生 3 或 4 级晚期皮肤/软组织反应。在 16 例年龄超过 70 岁的患者中，10 例存活超过 3 年，而且可以行走[15]。

31.4　碳离子放疗治疗的主要部位

31.4.1　骶骨肉瘤

骶骨切除术是骨外科中最有挑战性的手术之一，而且有时为保证足够的切除范围而导致严重的神经损伤。切除双侧 S3 以上骶神经会引起肠道和泌尿功能障碍。切除双侧 S1 神经会损伤患者行走功能。当大肿瘤超过骶髂关节而侵犯髂骨，或者巨大肿瘤侵犯臀部，手术常常无法进行。手术选择是根据对病例进行的全面评估。无法手术的肿瘤患者为碳离子放疗的适应证。

骶骨肉瘤是我们研究中治疗最多的肿瘤，而且最常见的肉瘤是骶骨脊索瘤。

当对骶骨肿瘤实施碳离子放疗时，需要预先考虑以下因素。首先，避免或减少肠道受到照射，特别是直肠。如果肿瘤挤压直肠，使全部直肠扁平，有时最好在碳离子放疗前行结肠造口术。如果肿瘤突入小肠，建议在放疗前植入分隔器来分开肿瘤和肠道。其次，应该减少皮肤受照剂量。这可以通过使用 3 个以上照射野来分散皮肤照射剂量，并使用水平野有效地避开皮肤表面。第三，应该降低坐骨神经照射剂量。在我们的研究中，坐骨神经损伤的严重程度依赖于坐骨神经的 DVH 值，越高照射剂量和越大肿瘤体积，导致的骶神经并发症越严重。在暂定指南中，70.4 GyE、16 次治疗、照射体积 10 cm^3，显示与严重症状相关，如瘫痪。然而，当肿瘤广泛累及坐骨神经时，不可能降低 DVH 值。在我们的研究中，对坐骨神经没有设定特殊的剂量限制。骶骨脊索瘤总剂量 67.2 GyE，16 次治疗。

31.4.2　骨盆肉瘤

手术治疗是治疗盆腔肉瘤的主要手段，而且广泛足够范围手术切除肿瘤可有较好的局部控制和存活。与骶骨肉瘤相似，骨盆肉瘤决定进行手术要在全面评估肿瘤解剖位置的基础上。骶骨病变除外，特别是原发于髋臼骨的髋臼肉瘤，或侵犯髋臼的肿瘤，占所有使用碳离子放疗的盆腔肿瘤的 2/3。当碳离子放疗用于盆腔肿瘤治疗，应预先考虑如下事项。首先，通过放置分隔器的手段使肿瘤和肠道分开，来减少肠道所受照射剂量。其次，通过使用 3 个以上照射野的方式应该可以减少皮肤所受照射剂量。最后，应该减少髋臼骨和股骨头所受照射剂量。有时，在碳离子放疗几年以后，观察到髋臼骨和股骨头破坏（图 31.7）。在射束通过股骨颈的一些病例中，观察到股骨颈骨折。然而，当肿瘤发生于或侵犯了这些骨骼时，不可能避免照射髋臼骨和股骨头。在 2011 年，NIRS 可以使用扫描束方式治疗。在治疗髋臼肉瘤时，扫描束照射可以比被动束照射的剂量分布更好，因此可以降低股骨头和股骨颈的照射剂量。这个策略可能对防止股骨头和股骨颈破坏是有用的。

31.4.3　脊柱和脊柱旁肉瘤

治疗脊柱和脊柱旁肿瘤是对带电粒子射束特性的最好应用。由于肿瘤靠近脊髓使治疗特别复杂。光子治疗脊髓的耐受限制剂量为 40～46 Gy，治疗 20～25 次。

使用“匹配野技术”（patch combination technique）来优化体积不规则并靠近脊髓的肿瘤的剂量分布。靶体积被分成两个部分，每一部分使用单独的照射野治疗——一个前/后野和一个侧野。利用 Bragg 峰尾部快速的剂量衰减的特性，一个照射野的 Bragg 峰尾与另外一个照射野的侧缘相匹配。联合使用 2 组照射野和 2 个匹配线交替治疗，来去除射野侧尾匹配造成潜在的剂量不均匀[16-17]。碳离子放疗脊髓的限制剂量为 30 GyE，16 次治疗；然而，放射导致的脊髓病变很少见，特别是经验有限的碳离子放疗；未来需要更多的病例积累和进一步的分析。应该使脊髓的照射剂量降到最低。到 2012 年，在我们的研究中除了骶骨病变外，碳离子放疗共治疗了 100 例脊柱和脊柱旁肉瘤。患者年龄从 12 岁至 84 岁（中位年龄为 53 岁）。原则上，用于治疗脊柱和脊柱旁肉瘤的总剂量分别为 64 GyE 和 70.4 GyE，均为 16 次治疗。所有患者中位随访时间为 31 个月。在 5 年时，实际总体局部控制率和总体存活率分别为 75% 和 51%。该组患者中，2 例患者发生了 3 级脊髓晚期反应。Matsumoto 等也报道了碳离子放疗对 48 例脊柱肉瘤的影响[18]。

31.4.4　腹膜后肉瘤

放射治疗软组织肉瘤，包括腹膜后肉瘤，已经成为手术的辅助治疗[19]。碳离子放疗已经用于局部晚期无法手术的病例；然而，复杂的解剖条件带来技术的困难。碳离子放疗在治疗邻近小肠、肾和脊髓的肿瘤时风险很高。当肿瘤邻近小肠时，有时在碳离子放疗前手术放置排异反应小的和血管扩张少的分隔器，使小肠与照射野分开，保证足够的边界。

从 1997 年 5 月至 2006 年 2 月，分析了 24 例（17 例男性，7 例女性）无法手术的腹膜后肉瘤的碳离子放疗治疗结果[20]。患者年龄从 16 岁至 77 岁（中位年龄，48.4 岁）。患者包括原发肿瘤和复发肿瘤。12 例患者在放疗前接受了 4 周以上的化疗。多数患者接受的总剂量为 70.4 GyE，16 次治疗。CTV 的范围为 53～1194 cm^3（中位值，525 cm^3）。2 年和 5 年实际总体存活率分别为 75% 和 50%，实际局部控制率为 77% 和 69%。在随访期间未观察到 3 级毒性反应。

31.4.5　四肢肉瘤

碳离子放疗治疗肢体肉瘤的情况是少见的，用于如大腿部肿瘤侵犯近端和腹股沟区，或者患者高龄无法手术，或者是患有合并症的患者。碳离子放疗也被考虑用来治疗软组织肉瘤的 80 岁以上高龄患者。在 2000 年 4 月至 2010 年 5 月间，碳离子放疗治疗了 17 例肢体原发肉瘤。患者中位年龄为 53 岁。9 例患者为初治肿瘤，8 例为复发肿瘤。17 例患者中，8 例拒绝截肢手术。其中 4 例患者肿瘤位于上肢，13 例患者肿瘤位于下肢。4 例患者患有骨肉瘤，13 例患者患有软组织肉瘤。17 例患者中，13 例患者处方剂量为 70.4 GyE，16 次治疗，疗程 4 周。中位随访时间为 37 个月（11～97 个月）。影像学反应率为 65%，5 年局部控制率为 76%。5 年总体存活率为 56%。在随访末期，17 例患者中有 10 例患者无病情进展。4 例肿瘤复发：1 例再次接受碳离子放疗后仍存活，其他 3 例患者由于系统转移而死亡。6 例患者远处失败。1 例股骨头软骨肉瘤患者发生了股骨头骨折，并在碳离子放疗后 27 个月接受了外科固定术。没有观察到其他严重反应[21]。

31.5　病例研究

病例 1　骶骨肉瘤

老年男性，67 岁，患有腰部疼痛。MRI 显示骶骨肿瘤。针吸活检诊断为脊索瘤。肿瘤被判定为无法手术（图 31.1 和图 31.2）。

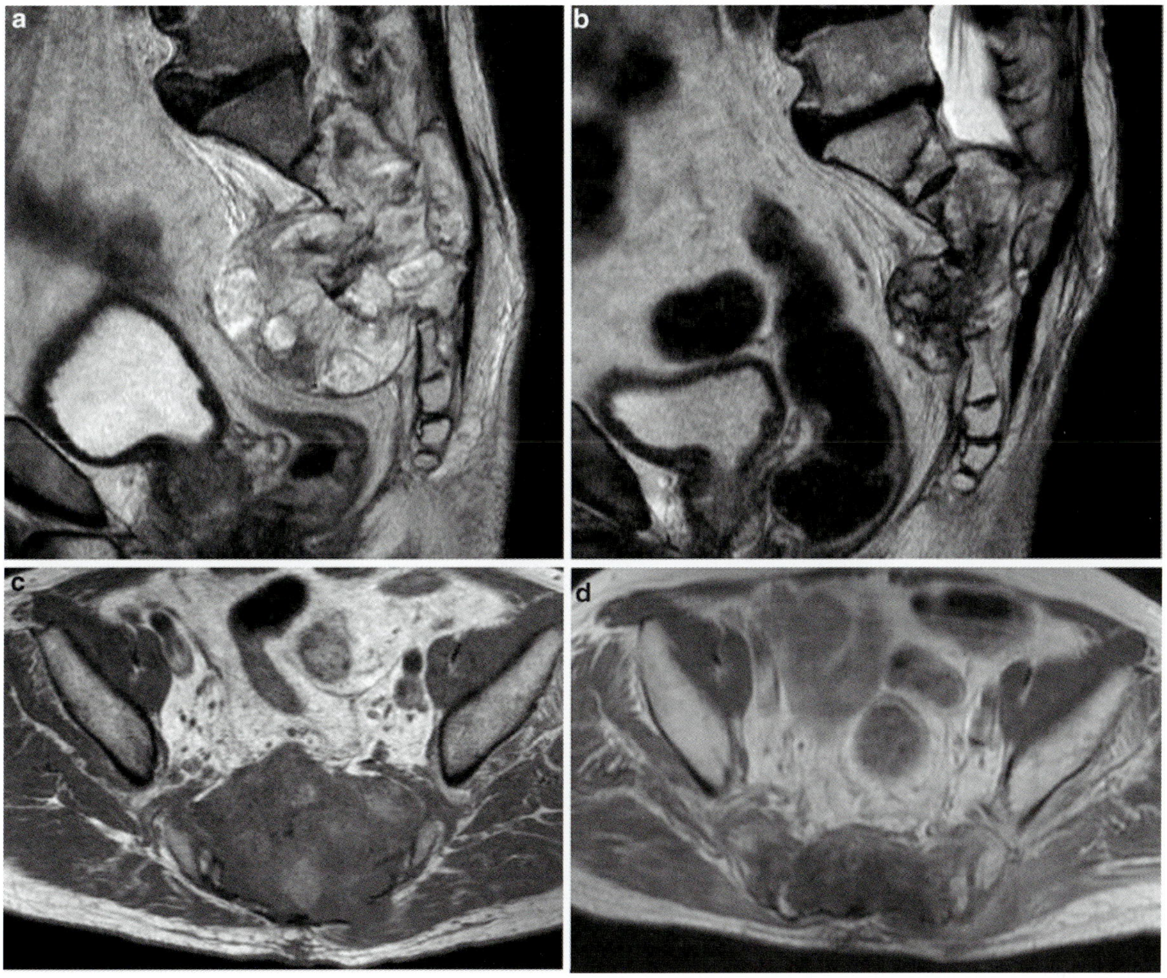

图 31.1　(a) 碳离子放疗前的 MRI 矢状面 T2 加权成像。(b) 碳离子放疗后 4 年的 MRI 矢状面 T2 加权成像。(c) 碳离子放疗前 MRI 横断面增强 T1 加权成像。(d) 碳离子放疗后 4 年的 MRI 横断面增强 T1 加权成像

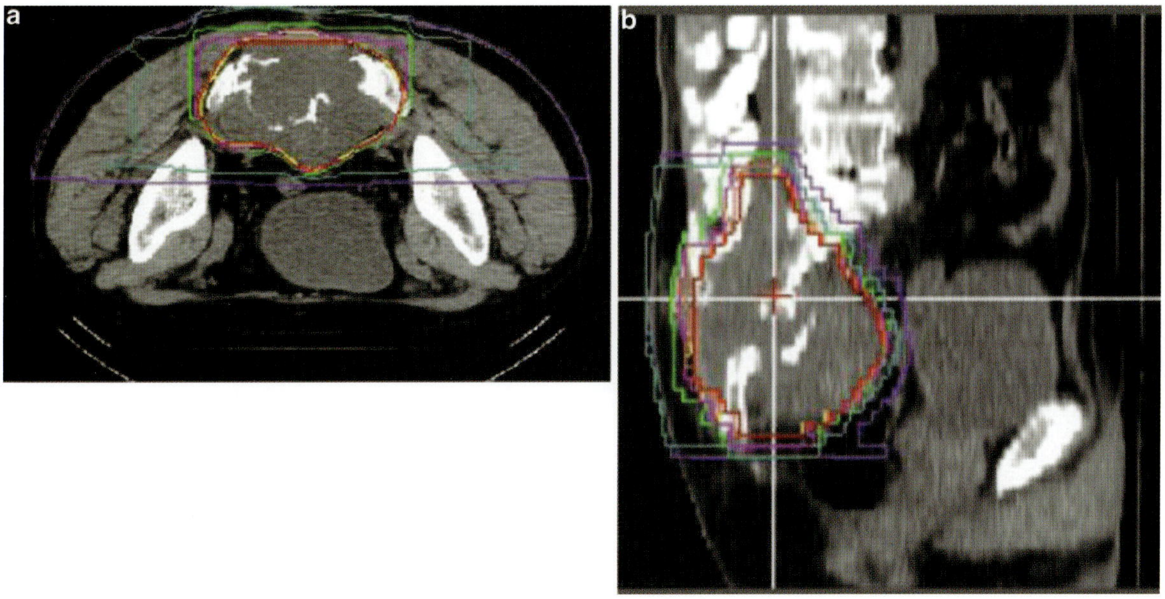

图 31.2　骶骨脊索瘤患者的剂量分布。(a, b) 70.4 GyE，16 次，疗程 4 周

病例 2 骶骨肉瘤

男性患者，25 岁，主诉左腿疼痛。MRI 检查发现骶骨肿瘤。针吸活检诊断为骨肉瘤。患者接受了 2 周期化疗，无效。肿瘤被判定为无法手术（图 31.3 和图 31.4）。

病例 3 髋臼肉瘤

男性患者，44 岁，患有左侧髋部疼痛。MRI 显示髋臼肿瘤。针吸活检诊断为软骨肉瘤（2 级）。患者拒绝手术治疗（图 31.5、图 31.6 和图 31.7）。

病例 4 腹膜后肉瘤

男性患者，71 岁，左侧腰大肌巨大肿块。患者曾在 10 个月前接受部分横结肠切除术，当时病理诊断为恶性纤维组织细胞瘤（MFH）。针吸活检诊断为 MFH 转移瘤。肿瘤被判定为无法手术治疗（图 31.8 和图 31.9）。

病例 5 脊柱肉瘤

女性患者，59 岁，主诉颈部疼痛。MRI 显示颈椎肿瘤。针吸活检诊断为上皮样血管内皮瘤。肿瘤被判定为无法手术治疗（图 31.10、图 31.11 和图 31.12）。

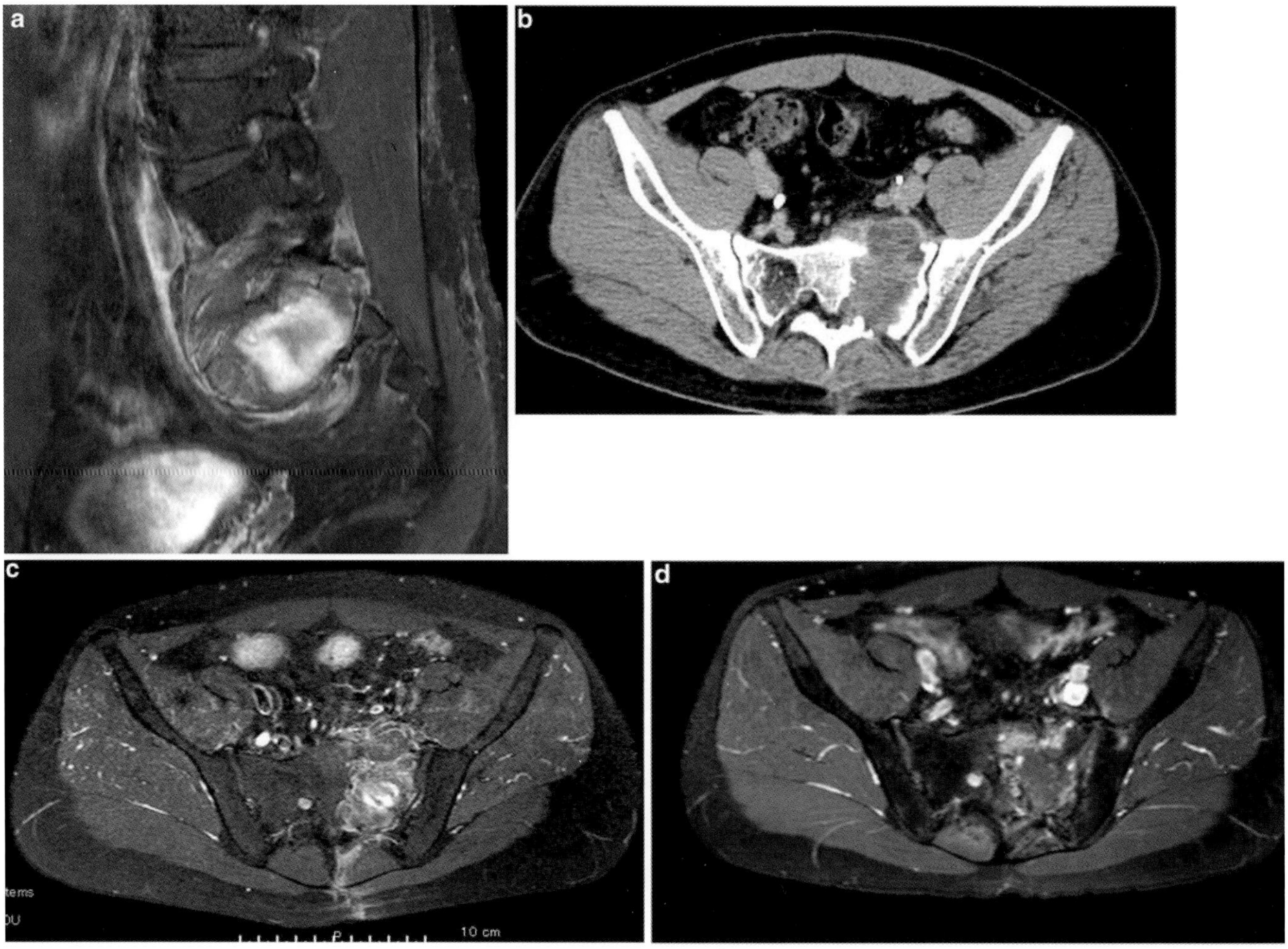

图 31.3 （a）碳离子放疗前 MRI 矢状面 T1 增强成像。（b）碳离子放疗前的增强 CT 图像。（c）碳离子放疗前的 MRI 横断面增强 T1 加权成像。（d）碳离子放疗后 5 年的 MRI 横断面增强 T1 加权成像

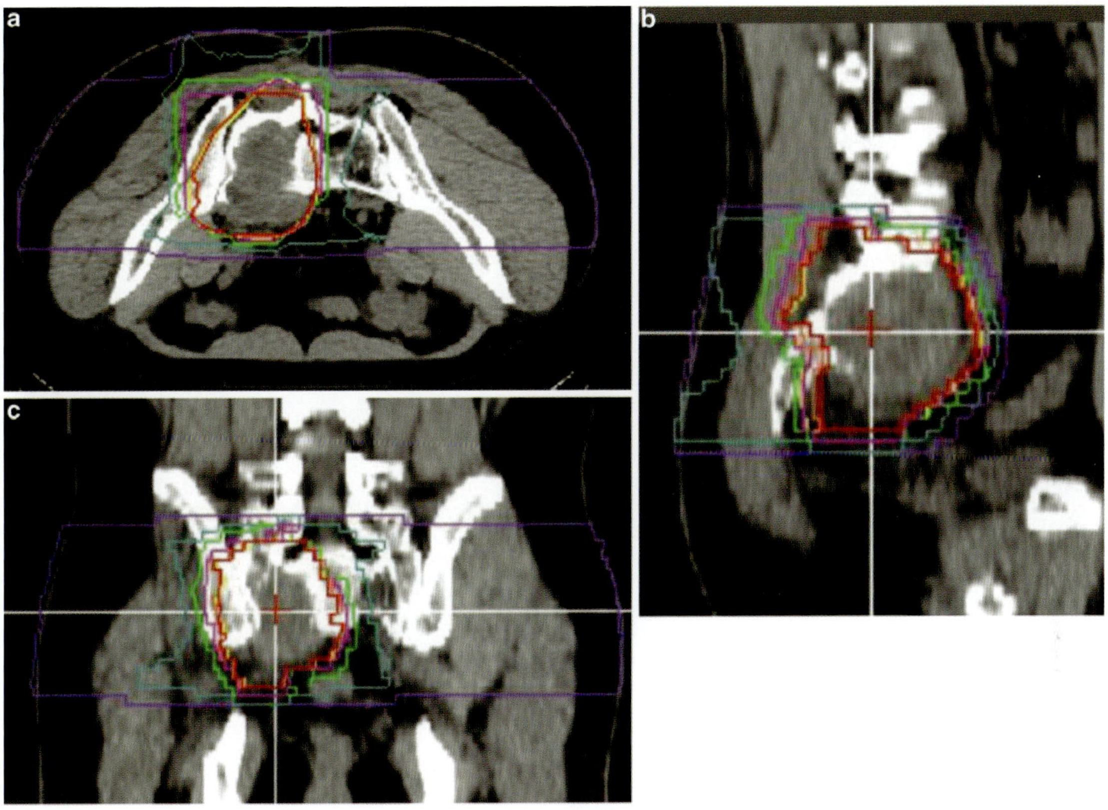

图 31.4 骶骨骨肉瘤患者的剂量分布：（a～c）70.4 GyE，16 次，疗程 4 周

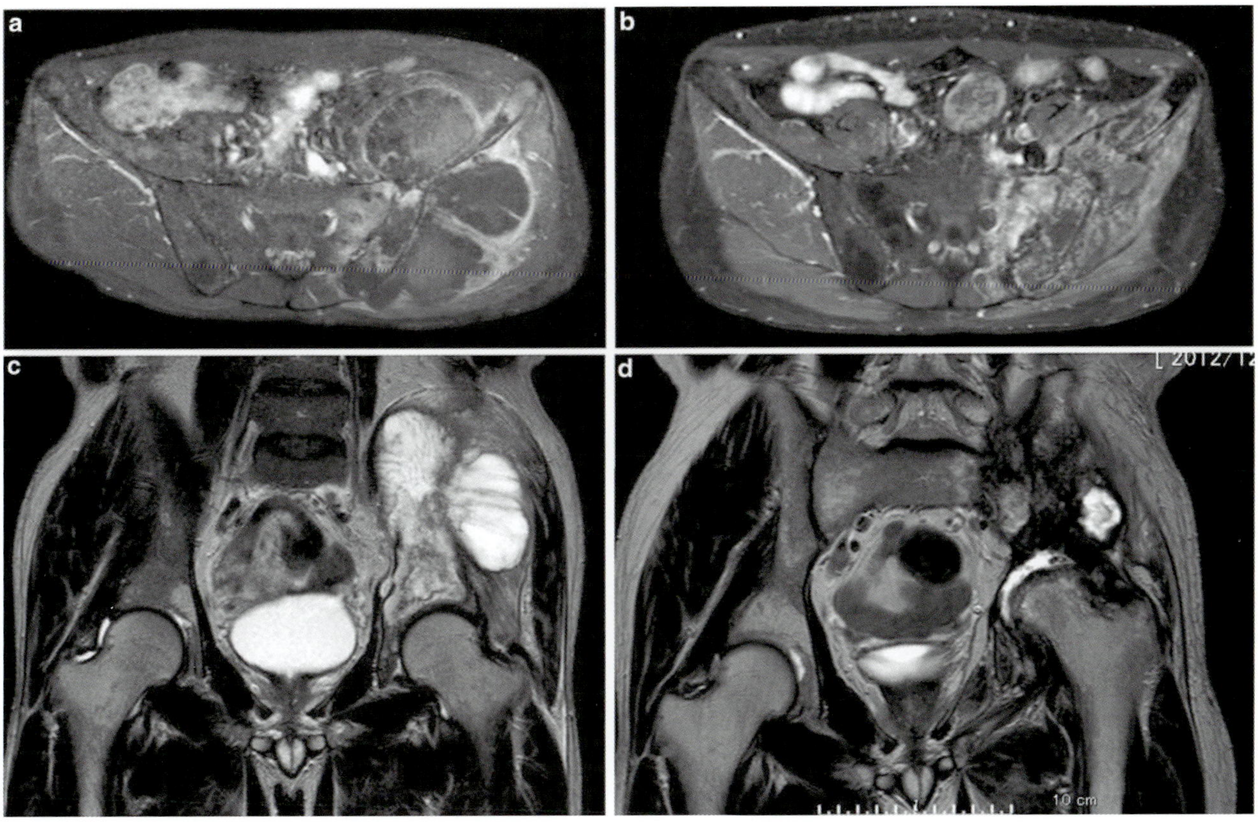

图 31.5 （a）碳离子放疗前的 MRI 横断面增强 T1 加权成像。（b）碳离子放疗后 3.5 年的 MRI 横断面增强 T1 加权成像。（c）碳离子放疗前的 MRI 冠状面 T2 加权成像。（d）碳离子放疗后 3.5 年的 MRI 冠状面 T2 加权成像

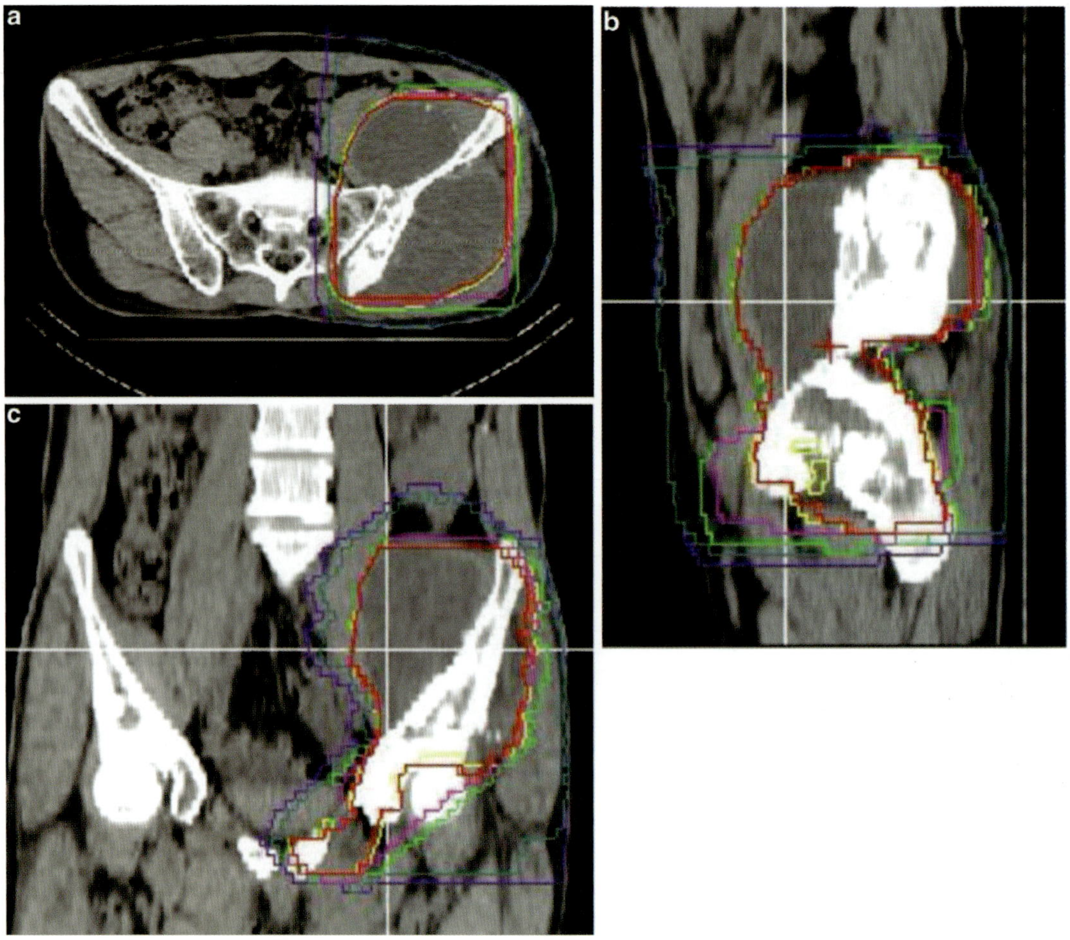

图 31.6　髋臼软骨肉瘤的剂量分布：（a～c）70.4 GyE，16 次，疗程 4 周。完全避免了股骨头的照射

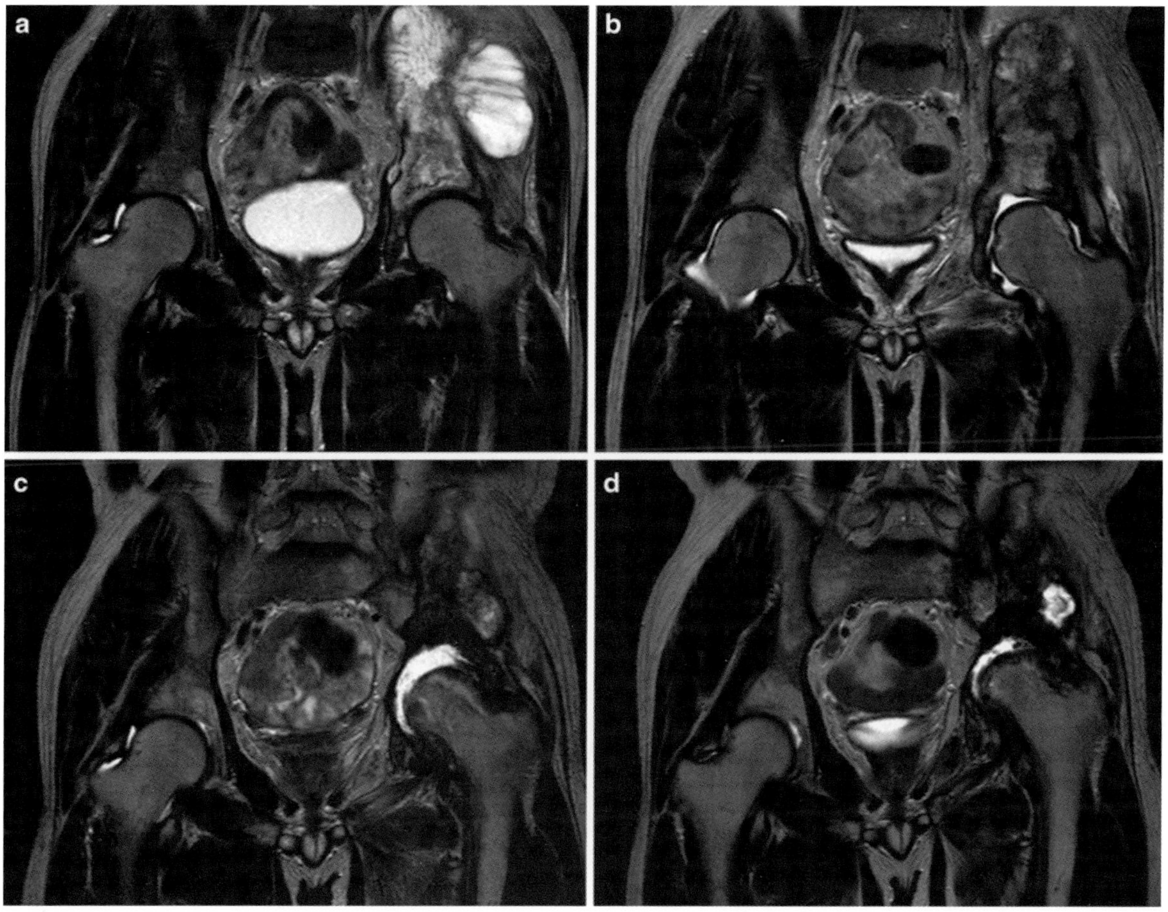

图 31.7　经碳离子放疗后髋臼和股骨头随时间出现的破坏。(a) 碳离子放疗前 MRI 冠状面 T2 加权成像。(b) 1 年后 MRI 冠状面 T2 加权成像。(c) 2 年后 MRI 冠状面 T2 加权成像。因为髋臼骨退化，左股骨头进入髂骨比右侧深。(d) 3.5 年后 MRI 冠状面 T2 加权成像

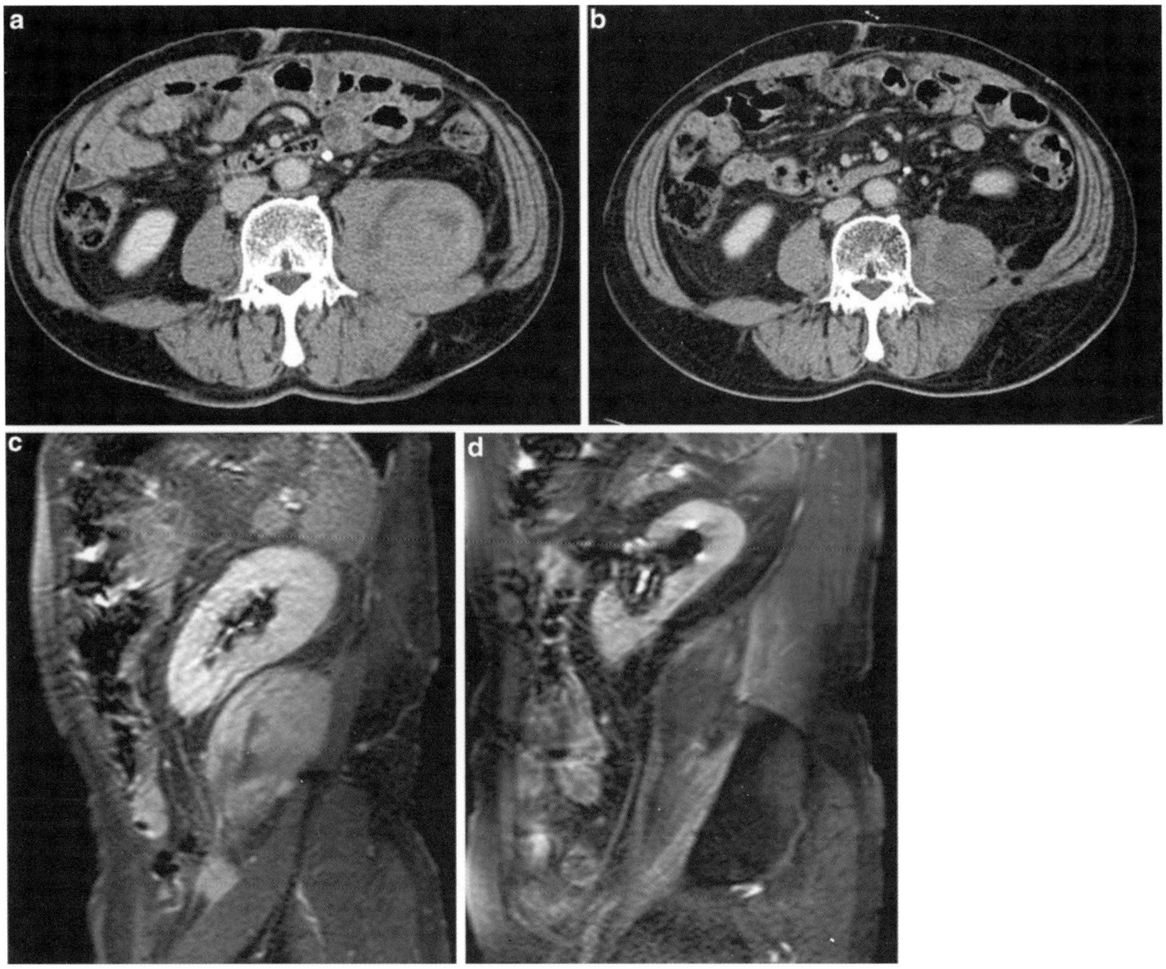

图 31.8　(a) 碳离子放疗前的增强 CT 图像。(b) 碳离子放疗后 3 年的增强 CT 图像。(c) 碳离子放疗前 MRI 矢状面增强 T1 加权成像。(d) 碳离子放疗后 3 年 MRI 矢状面增强 T1 加权成像

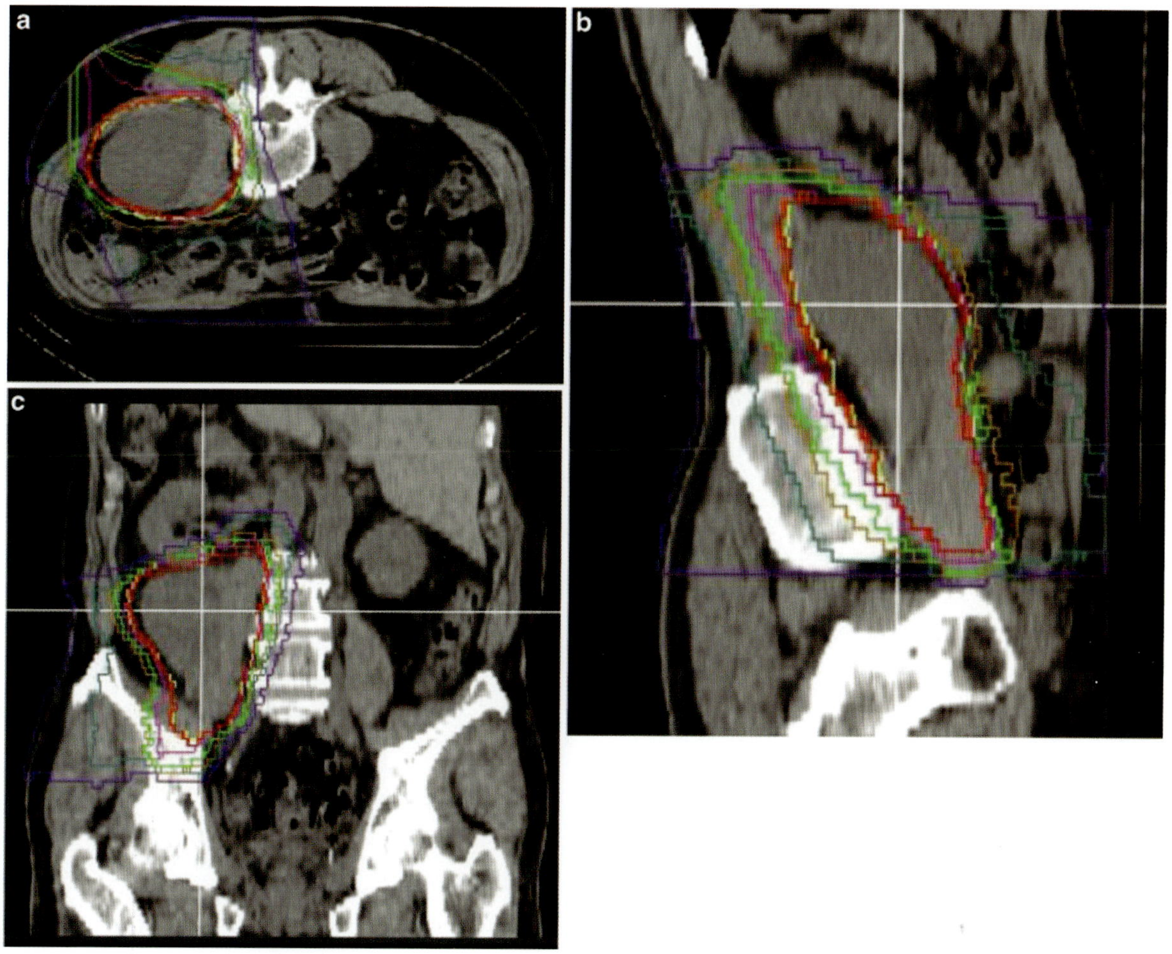

图 31.9　腹膜后恶性纤维组织细胞瘤患者的剂量分布：(a～c) 70.4 GyE，16 次，疗程 4 周

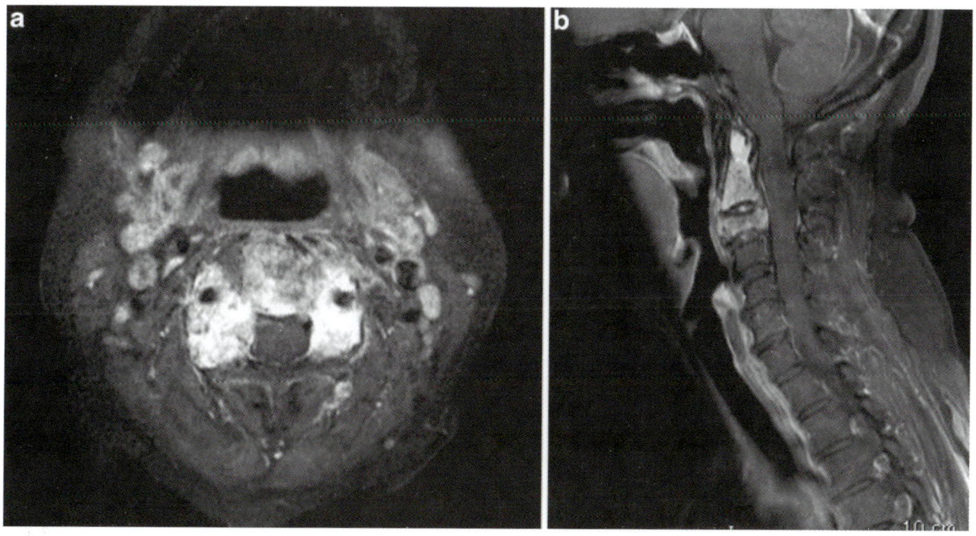

图 31.10　(a) 碳离子放疗前 MRI 横断面增强 T1 加权成像。(b) 碳离子放疗前 MRI 矢状面增强 T1 加权成像

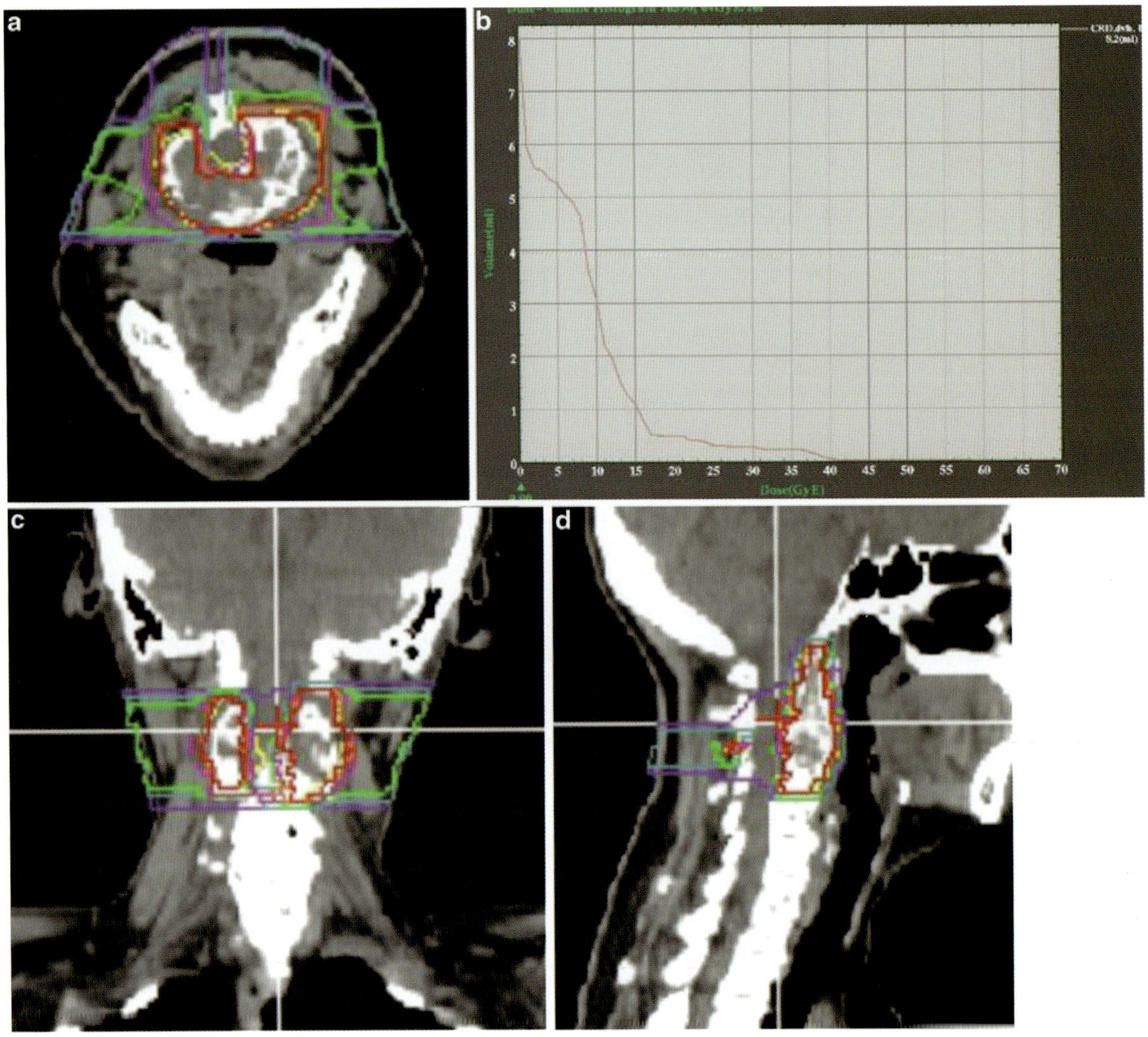

图 31.11　(a, c, d) 颈部上皮样血管内皮瘤患者应用“相邻野匹配技术”(patch technique) 治疗的剂量分布，64.0 GyE，16 次，疗程 4 周。(b) 脊髓的剂量-体积直方图

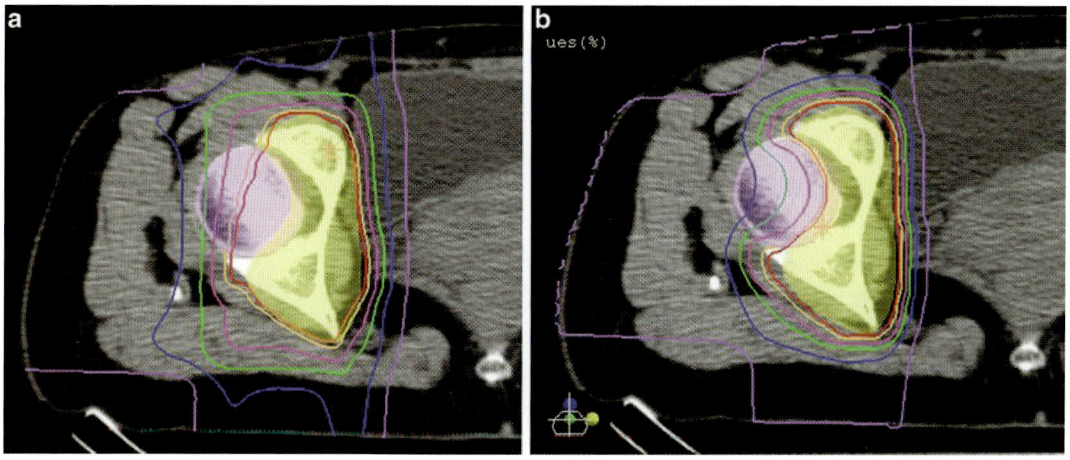

图 31.12 （a）被动束照射治疗髋臼肉瘤的剂量分布。（b）扫描束照射的剂量分布。两个计划都使用了前野、后野和左侧野三个射野。红色、粉红色、绿色和蓝色线分别显示总剂量的 96％、70％、50％和 30％。很明显，使用扫描束照射股骨头的高剂量区比使用被动束照射更小

（任昌镇　穆向魁　译）

参考文献

1. The JOA committee of tumors. General rules for clinical and pathological studies on malignant bone tumors. 3rd ed. Tokyo: Kanehara; 2000.
2. The JOA committee of tumors. General rules for clinical and pathological studies on malignant soft tissue tumors. 3rd ed. Tokyo: Kanehara; 2000.
3. Jaffe N. Osteosarcoma: review of the past, impact on the future. The American experience. Cancer Treat Res. 2009;152:239–62.
4. Ozaki T, Flege S, Kevric M, et al. Osteosarcoma of the pelvis: experience of the Cooperative Osteosarcoma Study Group. J Clin Oncol. 2003;21:334–41.
5. Fernández-Trigo V, Sugarbaker PH. Sarcomas involving the abdominal and pelvic cavity. Tumori. 1993;79:77–91.
6. Kamada T, Tsujii H, Tsuji H, et al. Efficacy and safety of carbon ion radiotherapy in bone and soft tissue sarcomas. J Clin Oncol. 2002;20:4466–71.
7. Yanagi T, Kamada T, Tsuji H, et al. Dose-volume histogram and dose-surface histogram analysis for skin reactions to carbon ion radiotherapy for bone and soft tissue sarcoma. Radiother Oncol. 2010;95:60–5.
8. Imai R, Kamada T, Sugahara S, et al. Carbon ion radiotherapy for sacral chordoma. Br J Radiol. 2011;84:S48–54.
9. Serizawa I, Imai R, Kamada T, et al. Changes in tumor volume of sacral chordoma after carbon ion radiotherapy. J Comput Assist Tomogr. 2009;33:795–8.
10. Imai R, Kamada T, Tsuji H, et al. Effect of carbon ion radiotherapy for sacral chordoma: results of phase I-II and phase II clinical trials. Int J Radiat Oncol Biol Phys. 2010;77:1470–6.
11. Imai R, Kamada T, Tsuji H, et al. Carbon ion radiotherapy for unresectable sacral chordomas. Clin Cancer Res. 2004;10:5741–6.
12. Matsunobu A, Imai R, Kamada T, et al. Impact of carbon ion radiotherapy for unresectable osteosarcoma of the trunk. Cancer. 2012;118:4555–63.
13. Kawai A, Huvos AG, Meyers PA, et al. Osteosarcoma of the pelvis-oncologic results of 40 patients. Clin Orthop Relat Res. 1998; 348:196–207.
14. Pring ME, Weber KL, Unni KK, et al. Chondrosarcoma of the pelvis. A review of sixty-four cases. J Bone Joint Surg Am. 2001;83:1630–42.
15. Maruyama K, Imai R, Kamada T, et al. Carbon ion radiation therapy for chondrosarcoma. Int J Radiat Oncol Biol Phys. 2012; 84:S139.
16. Hug EB, Adams J, Fitzek M, et al. Fractionated, three-dimensional, planning-assisted proton-radiation therapy for orbital rhabdomyosarcoma: a novel technique. Int J Radiat Oncol Biol Phys. 2000; 47:979–84.
17. Imai R, Kamada T, Tsuji H, et al. Cervical spine osteosarcoma treated with carbon-ion radiotherapy. lancet Oncol. 2006;7: 1034–5.
18. Matsumoto K, Imai R, Kamada T, et al. Impact of carbon ion radiotherapy for primary spinal sarcoma. Cancer. 2013;119:3496–503.
19. Heslin MJ, Lewis JJ, Nadler E, et al. Prognostic factors associated with long-term survival for retroperitoneal sarcoma: implications for management. J Clin Oncol. 1997;15:2832–9.
20. Serizawa I, Kagei K, Kamada T, et al. Carbon ion radiotherapy for unresectable retroperitoneal sarcomas. Int J Radiat Oncol Biol Phys. 2009;75:1105–10.
21. Sugahara S, Kamada T, Imai R, et al. Carbon ion radiotherapy for localized primary sarcoma of the extremities: results of a phase I/II trial. Radiother Oncol. 2012;105:226–31.

第 19 部分
其他肿瘤
Other Tumors

再程放射治疗

32

Previously Irradiated Tumors

Masashi Koto

摘要

碳离子放疗具有较高的物理选择性和生物学效应，允许在给肿瘤足够剂量的同时避开正常组织。因此，碳离子放疗可能控制放射线抗拒肿瘤，即使在照射区域内复发肿瘤。本章讨论了局部复发肿瘤的一般治疗原则，并展示了放疗后复发肿瘤患者接受再程碳离子放射治疗的典型病例。

关键词

碳离子放疗 · 再程放疗

32.1 引言

对于放疗后局部复发或照射野内第二原发肿瘤患者的治疗选择通常是有限的，以根治为目的的挽救手术曾是较好的治疗选择，虽然只能用于有限体积的肿瘤。对于不能进行挽救手术的患者，再程放疗是一个治疗选择；但是因为与初程放射治疗相比，正常组织的放射耐受性明显降低，所以适于再程放疗的患者也是有限的。

再程放射治疗常常以姑息性治疗为目的，只偶尔用于根治性治疗。尽管现代放疗技术的发展，如调强放射治疗和立体定向放疗，但再程放疗的效果仍然不令人满意[1]。而碳离子放疗可能会控制这些患者。此外，治疗计划中使用 MRI 和 PET，以及呼吸门控和图像引导放疗等复杂技术，使其更容易提供更精确的放射治疗。因此，碳离子放疗可以安全地给予复发肿瘤足够的剂量，而避免正常组织。碳离子再程放疗可以是经选择患者的治愈性治疗。

32.2 碳离子放疗的意义

碳离子具有较高的物理选择性，因为其在组织内的射程有限；因此与光子相比，碳离子放疗的剂量适形性更好。因为与光子相比，碳离子束在 Bragg 峰内有更高的线性能量传递（LET），所以碳离子也具有更好的生物学特性[2]。因此，碳离子放疗可以潜在控制照射野内复发的放射线抗拒肿瘤。

32.3 临床特性和诊断性检查

再程放疗前，参考以前的放疗计划来确定剂量分布和处方剂量，以及正常组织的剂量。CT 和 MRI 对确定复发肿瘤与危及器官的相对位置很有用。对于肿瘤的勾画，PET 常常是有帮助的。

32.4 放疗技术的一般处理

再程放疗中，应注意正常组织剩余的耐受剂量。再程放疗主要考虑的是正常组织修复能力的丢失，与初程放疗相比，晚期毒性危险会明显增加[3]。因此，应避免危及器官的高剂量照射，如小肠、皮肤或中枢神经系统。在以下章节中展示碳离子再程放疗的病例。

32.5 病例研究

32.5.1 病例 1（直肠癌）

男性患者，69 岁，直肠癌，接受了腹会阴联合直肠切除术。3 年后发生骶前复发。给予光子放疗 30 次，共 60 Gy 治疗，并进行了化疗。然而，在光子放疗后 2 年，再次发现肿瘤复发。患者被推荐到我们医院进行碳离子放疗。肿瘤在骶前，最大直径 33 mm（图 32.1a）。患者固定在俯卧位，使用 3 个照射野放疗。碳离子放疗剂量为 70.4 GyE，16 次治疗。避开小肠和皮肤等危及器官（图 32.1b）。约 4 年后，患者无病生存，没有严重并发症（图 32.1c，d）。

32.5.2 病例 2（骶骨脊索瘤）

男性患者，33 岁，骶骨脊索瘤，接受了手术治疗，术后放疗 25 次，共 50 Gy。20 年后，出现局部复发，并经活检证实。患者被介绍到我们医院进行碳离子放疗。肿瘤位于残存骶骨的残端，最大直径 60 mm（图 32.2a，b）。患者俯卧位固定，使用 3 个照射野。碳离子放疗剂量为 60.4 GyE，16 次治疗。避开结肠和皮肤等危及器官（图 32.2c，d）。此外，避开双侧骶神经。7 年后，患者无病生存，并且能独立行走。

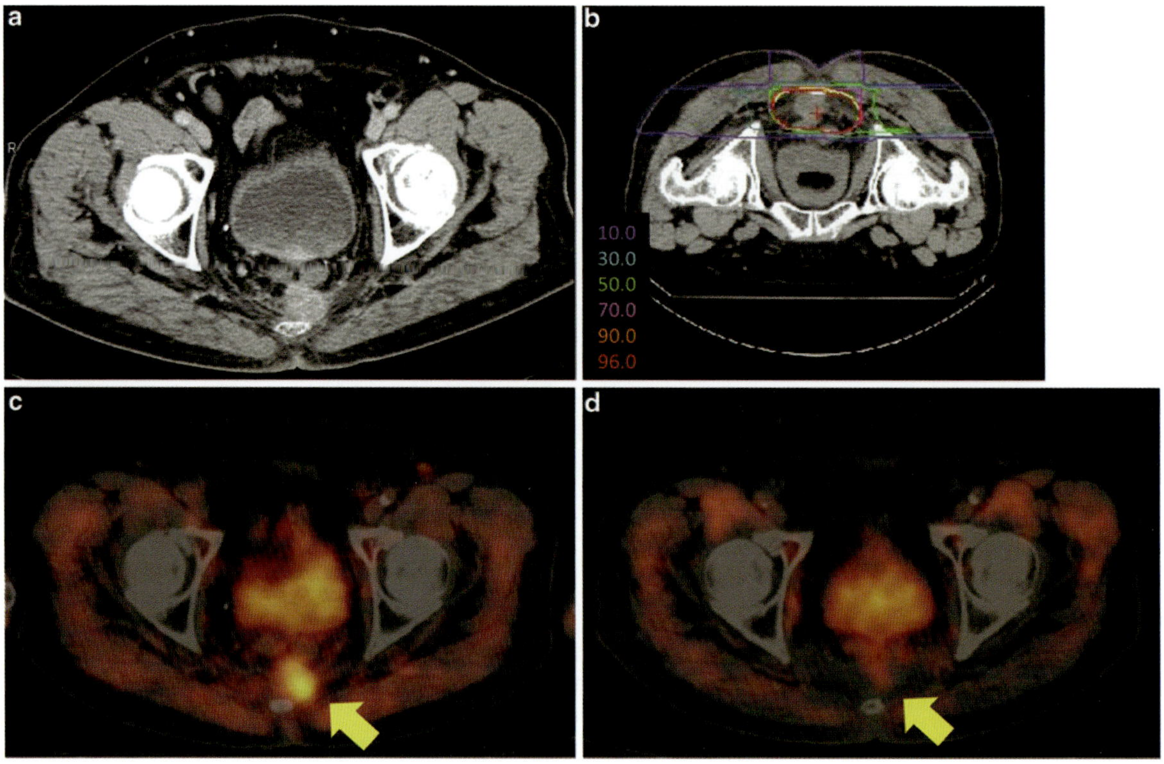

图 32.1 (a) 碳离子治疗前 CT 横断面图像。(b) 具有代表性的横断面剂量分布。在碳离子放疗前 (c) 和治疗后 40 个月 (d) ^{11}C 标记的甲硫氨酸-PET 图像

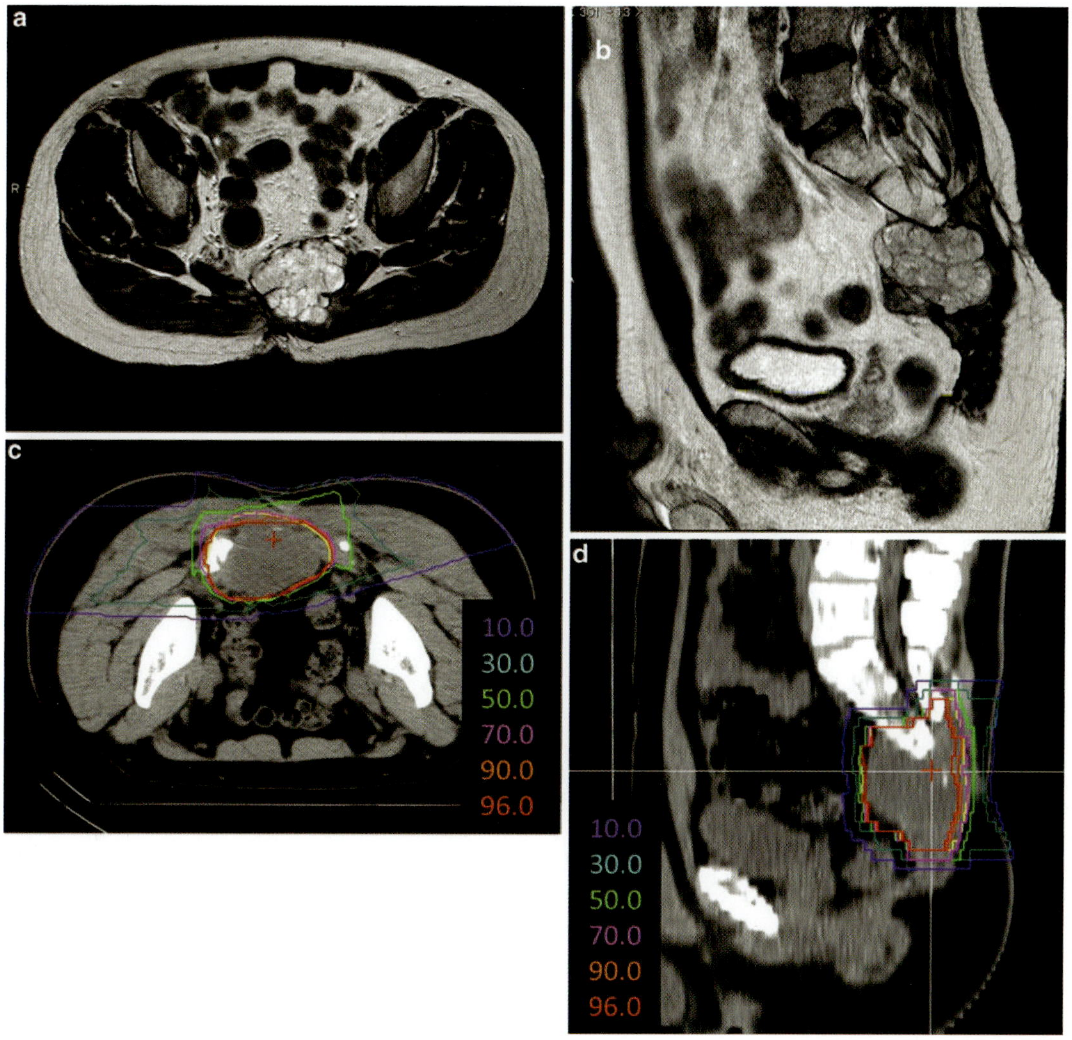

图 32.2　碳离子放疗前 MRI 横断面（a）和矢状面（b）T2 加权成像；横断面（c）和矢状面（d）有代表性的剂量分布

32.5.3　病例 3（左臀部黏液样脂肪肉瘤）

男性患者，46 岁，左臀部黏液样脂肪肉瘤，接受了手术，并在术前进行 15 次共 30 Gy 的放疗。2 年后，患者发生了局部复发，进行了二次手术。二次术后 6 个月，再次出现局部复发。患者被介绍到我们医院进行碳离子放疗。MRI 检查显示肿瘤位于左侧梨状肌前，侵犯左侧坐骨神经（图 32.3a，b）。患者俯卧位固定，3 野照射。碳离子放疗总剂量 64.0 GyE，16 次治疗。控制直肠和皮肤在足够低的剂量（图 32.3c，d）。患者治疗后 2 年出现左侧坐骨神经麻痹，使用助行工具。患者碳离子放疗后存活 6 年，无肿瘤复发。

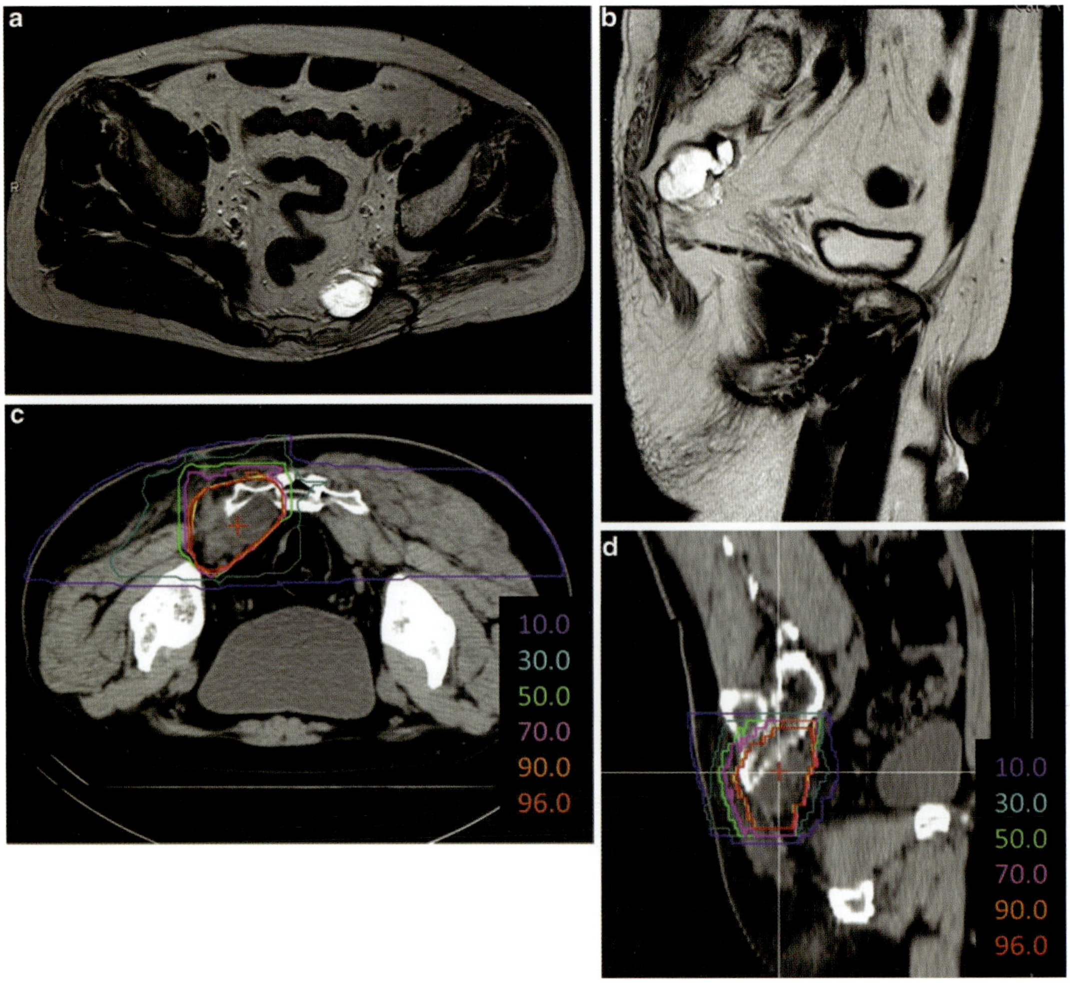

图 32.3 碳离子放疗前 MRI 横断面（a）和矢状面（b）T2 加权成像。横断面（c）和矢状面（d）有代表性的剂量分布

32.5.4 病例 4（腮腺基底细胞腺癌）

男性患者，36 岁，左侧腮腺基底细胞腺癌，进行手术治疗，术后接受了超分割放疗 50 次，剂量 60 Gy。10 年后，患者出现面部麻木，并在左侧腮腺床位置出现肿块。MRI 检查显示肿瘤在左侧腮腺部位，沿着面神经侵入颅底（图 32.4a，b）。患者被确定为无法进行手术治疗，接受了碳离子放疗 12 次，剂量 57.6 GyE。使用了 3 个照射野，以避免严重皮肤反应（图 32.4c，d）。治疗后观察了 2 年，无肿瘤复发和严重不良反应。

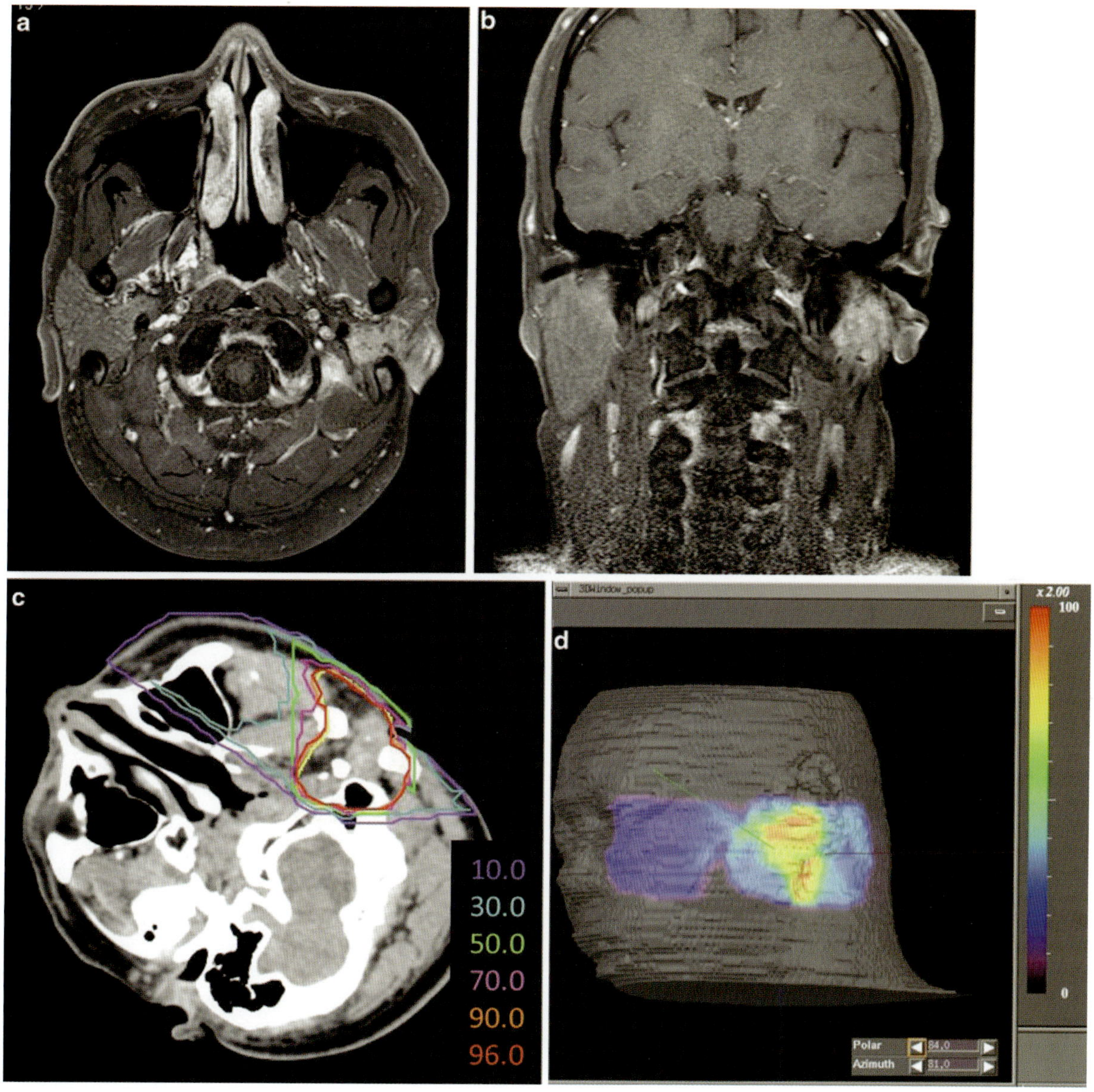

图 32.4 碳离子放疗前 MRI 横断面（a）和冠状面（b）增强 T1 加权成像。（c）横断面有代表性的剂量分布。（d）皮肤表面剂量

（黎鋆 任昌镇 穆向魁 译）

参考文献

1. Cardinale RM, Benedict SH, Wu Q, Zwicker RD, Gaballa HE, Mohan R. A comparison of three stereotactic radiotherapy techniques: ARCS vs. noncoplanar fixed fields vs. intensity modulation. Int J Radiat Oncol Biol Phys. 1998;42:431–6.
2. Kanai T, Endo M, Minohara S, Miyahara N, Koyama-ito H, Tomura H, Matsufuji N, Futami Y, Fukumura A, Hiraoka T, Fu-rusawa Y, Ando K, Suzuki M, Soga F, Kawachi K. Bio-physical characteristics of HIMAC clinical irradiation system for heavy-ion radiation therapy. Int J Radiat Oncol Biol Phys. 1999;44:201–10.
3. Okayasu R. Repair of DNA damage induced by accelerated heavy ions–a mini review. Int J Cancer. 2012;130:991–1000. doi:10.1002/ijc.26445.

转移瘤

Metastatic Tumors

33

Kumiko Karasawa

摘要

无系统扩散的转移瘤，被称为寡转移（oligometastasis），是碳离子放疗的一个良好适应证。在进行碳离子放疗前需要仔细地选择患者。根据肿瘤位置、大小、范围、放射敏感性和是否曾经接受过放疗，确定分次治疗计划。原则上，48 GyE/12次用于淋巴结治疗。肿瘤在照射部位进展率约为 8%，而远处进展率为 55%。尽管没有降低远处转移，碳离子放疗治疗各种恶性肿瘤淋巴结复发的局部控制良好，毒性反应可以接受。

关键词

骨转移・淋巴结转移・单一转移

33.1 引言

癌症转移被认为是系统疾病的一部分，通常使用系统治疗，单一淋巴结转移或无系统扩散的远处转移，被称为寡转移，是碳离子放疗的适应证。多数复发患者在咨询碳离子放疗前接受了系统化疗，部分患者接受了同步放化疗。需要仔细选择碳离子放疗患者，避免在治疗中或治疗刚刚结束后发生系统转移。

33.2 碳离子放疗的意义

碳离子放疗适用于没有其他肿瘤扩散的局部转移瘤，达到患者长期存活的结果。因为碳离子放疗的高度剂量适形和高的生物学效应，局部控制比光子高。因此，碳离子放疗可以潜在控制曾经放疗的部位（见第 29 章）。

33.3 临床特性和诊断性检查

适应证为单一或小的区域转移淋巴结，及单一的肺、肝和骨转移瘤，而且复发病灶与放射敏感器官之间的间隔至少为 5mm。放射敏感器官包括胃肠道、皮肤、脊髓和膀胱。

可以考虑使用 PET/CT 进行诊断性检查。

33.4 放射技术的一般处理

治疗系统需要复发病灶与放射敏感器官最少有 5 mm 的间隙，放射敏感器官包括胃肠道、膀胱，而且照射野不超过 15 cm。在一些病例中，在碳离子治疗前手术插入 Gore-Tex 分隔器，使病灶与放射敏感器官间隔开。与放射治疗技术一样，所有放疗部位使用 3-D 适形治疗计划系统，使用 2～4 个照射野，必要时使用呼吸门控。勾画靶区时，累及淋巴结作为 GTV，预防淋巴结区域定义为 CTV，PTV 定义为 CTV 外扩 5 mm（除外 GI）。每周治疗 4 次，共治疗 12 次，疗程 3 周，总剂量为 48 GyE。

33.5 治疗结果

从 1996 年至 2012 年 2 月，我们共治疗了 189 例患者，233 处转移淋巴结。没有观察到 3 级和 3 级以上急性不良毒性反应。观察到 1 例晚期不良反应，在再程放疗区域发生了十二指肠出血。全组中观察到肿瘤局部进展的患者为 8%，区域进展为 15%，远处进展为 55%。全组患者 1 年、2 年、3 年和 4 年的总体生存率分别为 77%、53%、43%和 29%（中位生存时间，2 年 2 个月）。

33.6 病例研究

病例 1

男性患者，54 岁，患有肋骨肿瘤，针刺活检发现原发肿瘤为甲状腺癌。患者的外科医生确定无法进行手术治疗，被介绍到我们医院（图 33.1，由 Reiko Imai 医生提供）。

病例 2

男性患者，65 岁，诊断为眼眶鳞状细胞癌，成功地使用碳离子放疗。然而，不幸的是发生了腮腺淋巴结转移。患者接受了 12 次碳离子放疗，总剂量为 52.8 GyE，存活 4 年，无晚期不良反应（图 33.2）。

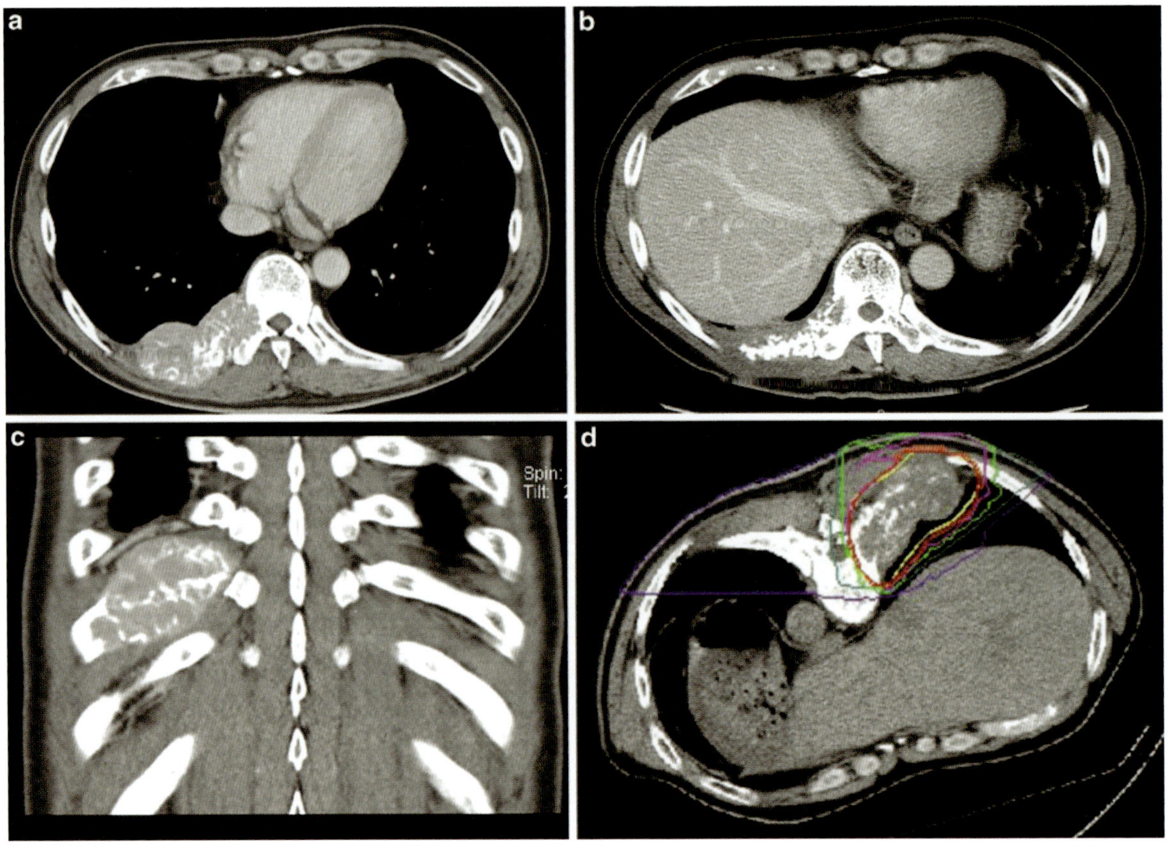

图 33.1 (a) 碳离子放疗前增强 CT 图像。肿瘤位于右侧第 10 肋，患者有明显后背部疼痛。(b) 碳离子放疗后 8 年的增强 CT 图像。肿瘤明显缩小并部分钙化，患者后背部疼痛消失。(c) 碳离子放疗前增强 CT 图像。(d) 此患者的剂量分布：共治疗 16 次，疗程 4 周，总剂量为 70.4 GyE（由 Reiko Imai 医生提供）

病例 3

女性患者，57 岁，复发卵巢癌（腺癌），接受碳离子放疗。患者腹主动脉旁多发淋巴结转移，虽然接受了化疗，但是效果为 SD。患者接受了 12 次治疗，总剂量为 52.8 GyE，存活 6 年，无晚期不良反应（图 33.3）。

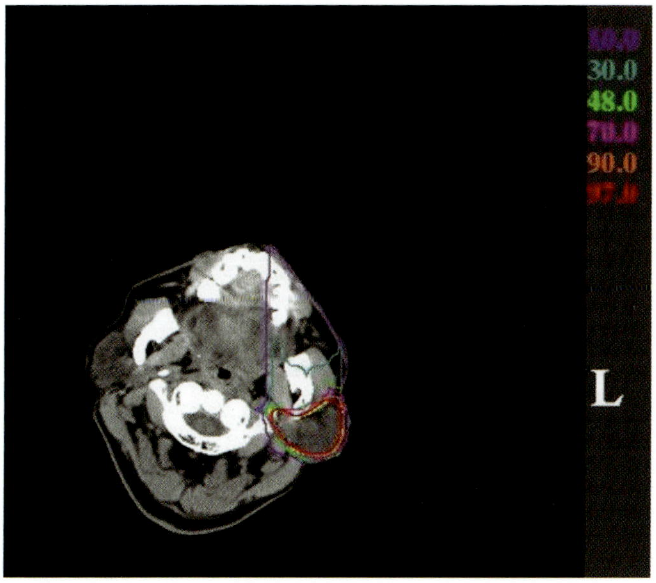

图 33.2　一例眼眶鳞状细胞癌腮腺淋巴结转移的剂量分布

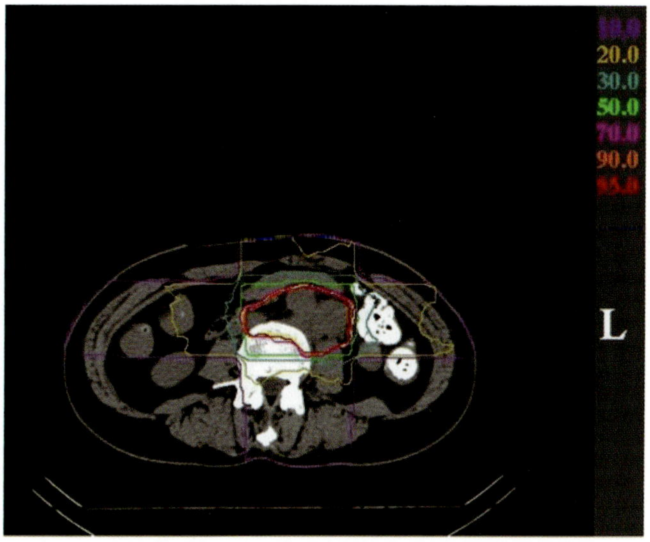

图 33.3　卵巢癌腹主动脉旁多发淋巴结转移的剂量分布

（穆向魁　任昌镇　译）

脑肿瘤

Brain Tumors

34

Masashi Koto

摘要

多形性胶质母细胞瘤（glioblastoma multiforme，GBM）是最常见的侵袭性脑肿瘤，死亡率高。放疗是GBM综合治疗的一部分。然而，照射野内累积复发率超过80%。碳离子放疗由于其具有更高的生物学效应，有提高局部控制和总体生存的潜能。本章报道了GBM碳离子放疗的首个临床试验结果。

关键词

碳离子放疗·胶质母细胞瘤

34.1 引言

GBM是脑部最常见的侵袭性脑肿瘤，死亡率高[1]。尽管联合手术、化疗和放疗，GBM仍然局部控制不好，长期生存率低[2]。中位生存期大约只1年。几个关于GBM治疗后复发形式的研究显示，射野内累积复发率超过80%[3]。替莫唑胺为基础的放化疗可以提高GBM患者生存率，特别是有O^6-甲基鸟嘌呤-DNA甲基转移酶启动子甲基化的患者[4]。然而，野内复发是替莫唑胺为基础的放化疗最常见的复发形式[5]。

34.2 碳离子放疗的意义

由于碳离子有高LET成分，有更好的肿瘤局部剂量分布和更高的相对生物效应（RBE），在GBM治疗中可能有优势。Combs等报道了碳离子放疗与光子放疗相比，对胶质母细胞瘤细胞有更强的细胞杀伤作用[6]。碳离子放疗可以潜在地提高GBM野内肿瘤控制，并延长存活期。

34.3 临床特征和诊断性检查

GBM患者有头痛、恶心、癫痫发作、单侧无力或精神改变。

用于GBM诊断和治疗计划的标准方法是CT和MRI。与正常脑组织相比，高级别胶质瘤的特点是血脑屏障破坏和水含量增高，因此肿瘤可以在增强CT和MRI中显示。T1-加权MRI更适合显示解剖和增强区域，而T2-加权MRI对诊断水肿更敏感。PET可以提供代谢和血脑屏障功能等信息。一种用于胶质瘤诊断的放射标记氨基酸是11C标记的甲硫氨酸（MET）。胶质瘤细胞大量摄取放射标记的氨基酸，不受血脑屏障影响；而在正常脑组织中摄取很少。因此，MET-PET能比CT或MRI更准确地确定肿瘤范围[7]。我们之前报道了MET-PET可以预测高级别胶质瘤碳离子放疗的预后[8]。直接用MET-PET与治疗计划CT进行融合，对确定靶区范围很有用。

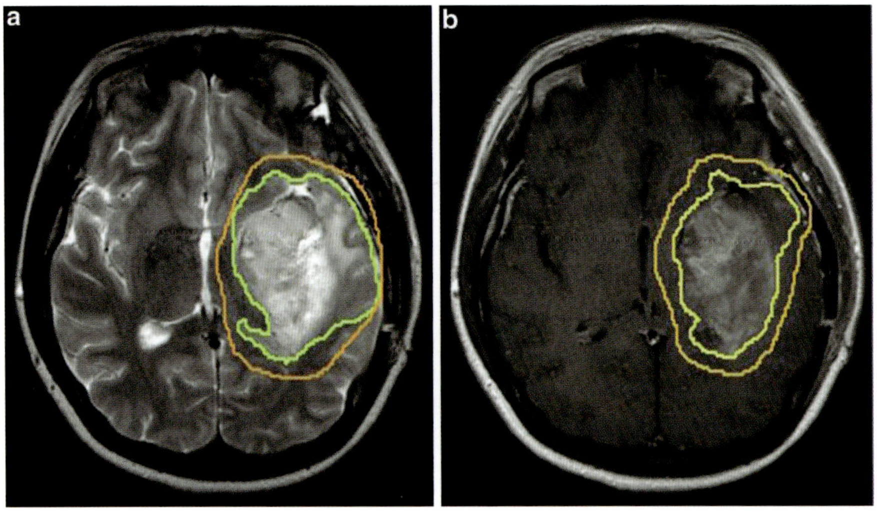

图 34.1　光子放射治疗和碳离子放疗的靶区勾画。(a) 浅绿色轮廓显示的是 T2-加权 MRI 的高信号区域，橙色轮廓显示的是光子放射治疗的最后靶区。(b) 黄色轮廓显示的是 T1-加权 MRI 钆强化区域，橙色轮廓显示的是碳离子放疗的最后靶区

34.4　一般处理和放射技术

从 1994 年至 2002 年进行了高级别胶质瘤患者的Ⅰ/Ⅱ期临床研究[9]。患者接受手术，配合同步放化疗到 50 Gy，25 次治疗，接着进行碳离子放疗。传统放疗的靶体积根据 MRI 勾画，包括手术后瘤床和异常 T2 像显示的肿瘤浸润范围，并最少外扩 5 mm 边界（图 34.1a）。光子放疗使用对穿野或一对正交带楔野，每次治疗使用所有照射野。在光子放疗的第 1 周和第 4 或第 5 周使用盐酸尼莫司汀（ACNU），剂量为 100 mg/m^2。在光子放疗和 ACNU 化疗后，给予 2 周碳离子放疗，每周 4 次，共 8 次治疗。在仔细观察正常组织不良反应后，碳离子放疗总剂量从 16.8 GyE 升级到 24.8 GyE，升级剂量间隔为 10%（16.8，18.4，20.0，22.4 和 24.8 GyE）。碳离子放疗根据 MRI 勾画靶区，包括强化区域，最少外扩 5 mm 边界（图 34.1b）。

34.5　治疗结果

NIRS 的Ⅰ/Ⅱ期剂量升级研究共治疗了 48 例患者，包括 32 例胶质母细胞瘤和 16 例间变星形细胞瘤[9]。在光子放疗结束后给予碳离子剂量升级放疗，升级剂量分为 5 个剂量水平（16.8，18.4，20.0，22.4 和 24.8 GyE），所有患者按计划进行了治疗。

32 例胶质母细胞瘤患者的中位生存期为 17 个月。根据碳离子剂量，患者分为 3 个组：低剂量组（16.8 GyE）、中等剂量组（18.4～22.4 GyE）和高剂量组（24.8 GyE）。在 32 例 GBM 患者中，三个剂量组的中位生存期分别为 7、19 和 26 个月；单变量分析显示只有碳离子剂量有统计学意义。非血液严重不良反应很少，最严重的皮肤急性反应为 2 级，脑组织急性反应为 1 级。晚期并发症中，有 4 例患者发生 2 级反应，需要激素治疗。然而，没有发生 3/4 级不良反应。

34.6　病例研究

男性患者，47 岁，表现为步态异常。MRI 显示肿瘤侵犯双侧额叶。患者接受了肿瘤次全切除术，病理诊断为 GBM（图 34.2a，b）。患者被介绍到我们医院进行放射治疗。在术后 30 天行 ACNU 化疗和光子放疗，总剂量为 50 Gy，25 次。在放化疗后，患者接受了 18.4 GyE、8 次的碳离子增量放疗（图 34.2c）。在综合治疗后 1 年，出现边缘复发，患者接受了立体定向放疗，剂量 40 Gy/10 次。16 年后，患者无病生存。

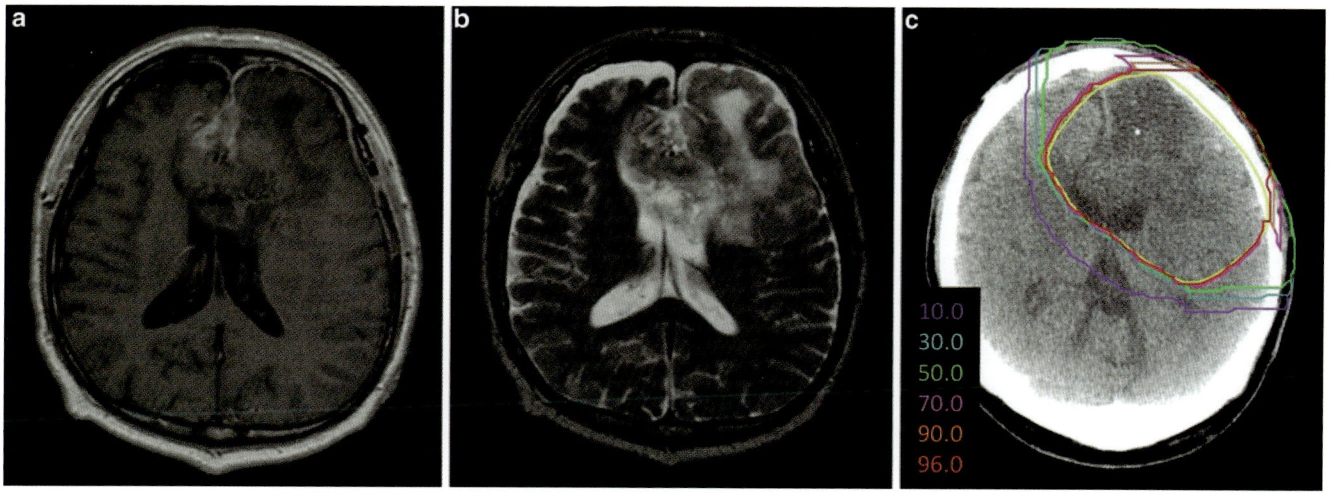

图 34.2　碳离子治疗前 T2-加权 MRI（a）和钆增强 T1-加权 MRI（b）。侧脑室水平具有代表性的横断面等剂量分布（c）

（任昌镇　穆向魁　译）

参考文献

1. Behin A, Hoang-Xuan K, Carpentier AF, Delattre JY. Primary brain tumours in adults. Lancet. 2003;361:323–31.
2. Laperriere N, Zuraw L, Cairncross G, Cancer Care Ontario Practice Guidelines Initiative Neuro-Oncology Disease Site Group. Radiotherapy for newly diagnosed malignant glioma in adults: a systematic review. Radiother Oncol. 2002;64:259–73.
3. Hegi ME, Diserens AC, Gorlia T, Hamou MF, de Tribolet N, Weller M, Kros JM, Hainfellner JA, Mason W, Mariani L, Bromberg JE, Hau P, Mirimanoff RO, Cairncross JG, Janzer RC, Stupp R. MGMT gene silencing and benefit from temozolomide in glioblastoma. N Engl J Med. 2005;352:997–1003.
4. Stupp R, Hegi ME, Mason WP, van den Bent MJ, Taphoorn MJ, Janzer RC, Ludwin SK, Allgeier A, Fisher B, Belanger K, Hau P, Brandes AA, Gijtenbeek J, Marosi C, Vecht CJ, Mokhtari K, Wesseling P, Villa S, Eisenhauer E, Gorlia T, Weller M, Lacombe D, Cairncross JG, Mirimanoff RO; European Organisation for Research and Treatment of Cancer Brain Tumour and Radiation Oncology Groups; National Cancer Institute of Canada Clinical Trials Group. Effects of radiotherapy with concomitant and adjuvant temozolomide versus radiotherapy alone on survival in glioblastoma in a randomised phase III study: 5-year analysis of the EORTC-NCIC trial. Lancet Oncol. 2009;10:459–66. doi:10.1016/S1470-2045(09)70025-7.
5. Milano MT, Okunieff P, Donatello RS, Mohile NA, Sul J, Walter KA, Korones DN. Patterns and timing of recurrence after temozolomide-based chemoradiation for glioblastoma. Int J Radiat Oncol Biol Phys. 2010;78:1147–55. doi:10.1016/j.ijrobp.2009.09.018.
6. Combs SE, Zipp L, Rieken S, Habermehl D, Brons S, Winter M, Haberer T, Debus J, Weber KJ. In vitro evaluation of photon and carbon ion radiotherapy in combination with chemotherapy in glioblastoma cells. Radiat Oncol. 2012;27(7):9. doi:10.1186/1748-717X-7-9.
7. Ogawa T, Shishido F, Kanno I, Inugami A, Fujita H, Murakami M, Shimosegawa E, Ito H, Hatazawa J, Okudera T, et al. Cerebral glioma: evaluation with methionine PET. Radiology. 1993;186:45–53.
8. Mahasittiwat P, Mizoe JE, Hasegawa A, Ishikawa H, Yoshikawa K, Mizuno H, Yanagi T, Takagi R, Pattaranutaporn P, Tsujii H. l-[METHYL-(11)C] methionine positron emission tomography for target delineation in malignant gliomas: impact on results of carbon ion radiotherapy. Int J Radiat Oncol Biol Phys. 2008;70:515–22.
9. Mizoe JE, Tsujii H, Hasegawa A, Yanagi T, Takagi R, Kamada T, Tsuji H, Takakura K; Organizing Committee of the Central Nervous System Tumor Working Group. Phase I/II clinical trial of carbon ion radiotherapy for malignant gliomas: combined X-ray radiotherapy, chemotherapy, and carbon ion radiotherapy. Int J Radiat Oncol Biol Phys. 2007;69:390–6.

乳腺癌 35

Breast Cancer

Kumiko Karasawa

摘要

乳腺癌是世界上女性的主要健康问题。近年来，日本大约 50%的患者诊断时早于Ⅰ期。早期乳腺癌的标准治疗是保乳治疗，包括保乳手术和全乳腺分次放疗。乳腺癌术后 5 周多的放射治疗引起的皮肤不良反应仍然是患者的一个负担。根据 4 个随机临床试验和 40 多个前瞻性试验的结果，加速部分乳腺照射（accelerated partial breast irradiation，APBI）是低危患者全乳房照射的替代治疗。从这个意义上说，碳离子放疗是有效的局部治疗，可能比标准根治放疗更有效。我们研究所在 2013 年开始 1 项低危 T1N0M0 侵袭性导管癌碳离子根治性放疗的临床试验，目的是开发疗程 1 周的短程碳离子放疗，而且我们相信该治疗可以取代手术和 5 周多的放射治疗。此外，大家认为碳离子放疗可以预防区域淋巴结复发和单发远处转移。

关键词

早期乳腺癌・低级别乳腺癌・部分乳腺照射・区域淋巴结复发

35.1 引言

乳腺癌是世界多数区域内女性最常见的癌症之一。根据日本乳腺癌协会 2010 年乳腺癌统计，92%为临床 0～Ⅱ期，其中 88.9%的组织学类型为常见的浸润性导管癌（http：//www.jbcs.gr.jp/Member/tourokusyukei.html）。早期乳腺癌的标准治疗是保乳治疗，包括保乳手术和全乳腺分次放疗。然而，问题是：早期乳腺癌是否真的必须要进行全乳腺照射。全乳腺照射疗程 5 周，会引起皮肤不良反应和乳房萎缩。数篇文献报道，90%的乳腺内复发病变发生在手术瘢痕周围，96%的乳腺内复发病变发生在同一象限，特别是低级别肿瘤[1]。

对乳腺癌患者来说，目前的共识是应该考虑治疗期间和治疗后肿瘤控制和生存质量（QOL），而且全乳腺照射也许对早期低级别乳腺癌治疗过度。加速部分乳腺照射（APBI）对低危肿瘤患者是全乳腺照射的替代治疗。4 个随机临床试验和超过 40 个前瞻性试验的结果证实了 APBI 的有效性。美国放射肿瘤协会 2009 年发布了 APBI 应用指南（表 35.1）[1]。

表 35.1　美国放射肿瘤协会 APBI 共识声明（2009）

因素	适合	谨慎	不适合
年龄	＞60 岁	50～59 岁	＜50 岁
BRCA 1/2 突变	无	—	有
肿瘤大小	＞2 cm	2 cm＜，2 cm，＜3 cm	3 cm，3 cm＜
T 分期	T1	T0，T2	T3，T4
淋巴血管间隙浸润	无	局限的/局灶的	有
ER 状态	阳性	阴性	—
多中心病灶	仅单中心	—	多中心
多灶性	＜2 cm	2.1～3 cm	＞3 cm
组织学	浸润性导管癌或其他有利分型	浸润性小叶癌	
纯 DCIS	不允许	＜3 cm	如果＞3 cm
广泛的导管内癌成分	不允许	＜3 cm	如果＞3 cm
N 分期	pN0	—	pN1，2，3
淋巴结手术	前哨淋巴结活检，腋窝淋巴结清扫	—	未行手术

在该指南中，不只列出了 APBI-适合组，而且同时列出了 APBI-争议组和 APBI-不适合组。因此，年龄≥60 岁、BRCA1/2 变异阴性、肿瘤≤2 cm（T1）、无淋巴血管侵犯、雌激素受体（ER）阳性、单中心肿瘤、浸润性导管癌或其他有利组织学类型、无广泛的导管内癌成分（EIC）、pN0 的患者适于单纯局部治疗。碳离子放疗适于局部治疗，而且可能对局部乳腺癌起到足够的根治性放疗效果。NIRS 从 2011 年开始了使用碳离子治疗乳腺癌的准备工作，我们从 2013 年开始进行低危 T1N0M0 浸润性导管癌碳离子根治性放疗的临床试验。

35.2　碳离子放疗的意义

碳离子放疗获益于其比高能 X 线的立体定向体部放疗（SBRT）和调强放射治疗（IMRT）有更好的剂量分布。此外，碳离子放疗同时具有更高的生物学效应，带来更高的局部肿瘤控制，而正常组织的不良反应为低度。尽管在过去 19 年中，NIRS 使用碳离子治疗了 7000 多例患者，至今还没有实施一项乳腺癌研究方案。碳离子放疗临床试验有两个主要研究目的，一个是治疗使用传统手段无法医治的晚期肿瘤，另外一个是治疗常见肿瘤以提高患者存活率和生存质量。我们没有治疗乳腺癌的原因是难以确定适合部分乳腺照射的患者。

乳腺癌是日本女性最常见的肿瘤，每年新增患者 50000 例。在日本，乳腺癌也是预后良好的肿瘤，5 年存活率为 82%（http://www.jbcs.gr.jp/Member/tourokusyukei.html）。中位患者年龄为 59 岁，年龄≥80 岁患者每年超出 2000 例，其中一些患者由于伴发疾病而无法进行手术。因此，对于老年化社会，为不适于依照治疗指南进行治疗的患者开发低创伤治疗是重要的。

由于碳离子与光子和质子相比有更好的剂量分布和生物学效应，碳离子放疗被认为能够达到减少早期乳腺癌治疗负担的目标[2-4]。

35.3　临床特征和诊断性检查

适合接受碳离子放疗的乳腺癌为 T1N0M0，ER 阳性，HER2 阴性，浸润性导管癌，或其他有利组织学类型，没有 EIC，没有淋巴血管间隙浸润，肿瘤与皮肤间隙超过 5 mm。决定治疗前，使用增强 MRI 评价肿瘤和导管浸润范围。

35.4　一般处理和放射技术

35.4.1　放置金属标志物（fiducial markers）

治疗前，在距导管浸润范围上下边缘 5 mm 处植入两个金属标志物（Visicoil™；IBA）（图 35.1）。

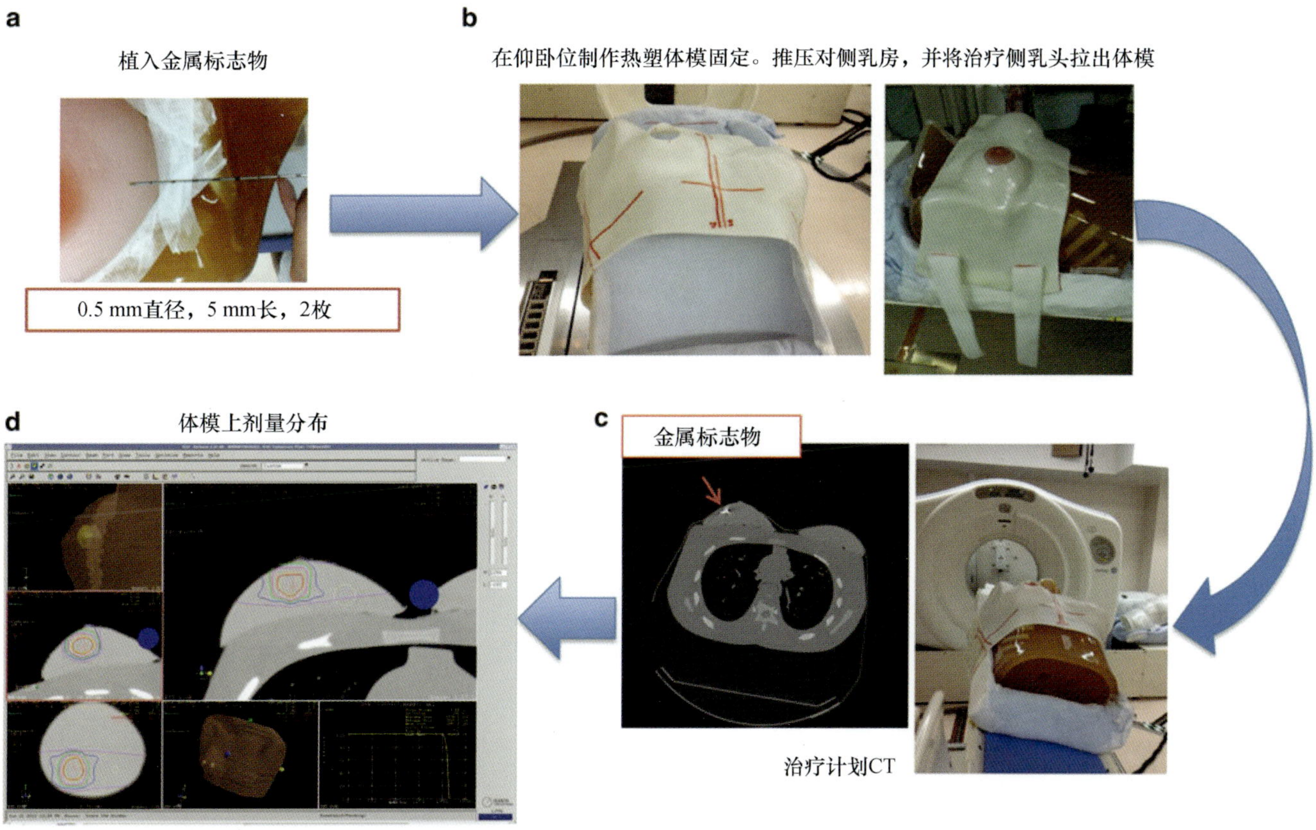

图 35.1　体模模拟计划。(a) 植入金属标志物。(b) 在仰卧位用热塑膜固定。推压对侧乳房，将患侧乳头置于热塑膜外。(c) 治疗计划 CT。(d) 体模内剂量分布

35.4.2　治疗位置和固定

原则上治疗位置为仰卧位。该治疗中，固定患侧乳腺是一个关键。固定架（Moldcare；Alcare，东京，日本）使患者位于仰卧位，头端略抬高使双上肢降低。固定体膜（Shellfitter；Keraray Co.，Ltd.，Osaka，日本）由三部分组成：颈部、乳腺和腹部。在患侧乳腺的乳头周围体膜部分开孔，从开口处露出乳头并固定。对侧不需要开孔，乳腺被压在膜下面。

35.4.3　勾画靶区和危及器官

患者在固定状态下获取一组 2.5 mm 层厚的治疗计划 CT，并和动态 MRI 图像融合用于治疗计划。临床靶体积（CTV）为 MRI 显示的大体肿瘤和导管内部分。CTV 外扩 5 mm 安全边界和 5 mm 前方边界获得 PTV。如果肿瘤与皮肤表面距离小于 5 mm，应缩小皮肤方向边界。

35.4.4　处方剂量

我们设计了乳腺癌碳离子放疗的剂量升级研究。总剂量为 48.0、52.8 和 60.0 GyE，4 次治疗，疗程 1 周；分次剂量分别为 12、13.2 和 15 GyE。根据我们治疗乳腺癌肺转移的经验确定了这些剂量水平。

35.4.5　每日治疗

重复摆位通过金属标志物引导、在体膜和皮肤上的标记、乳腺内钙化和骨结构的引导下完成。照射时使用呼吸门控系统。疗程 1 周，从周二至周五每天治疗（图 35.2）。

35.4.6　治疗结果

我们刚刚开始进行一个乳腺肿瘤的临床试验，并没有任何其他中心的数据来显示原发乳腺癌的放射敏感性。然而，我们有限的转移性乳腺癌碳离子放疗经验可能会提供原发乳腺癌最佳控制剂量分次的线索。

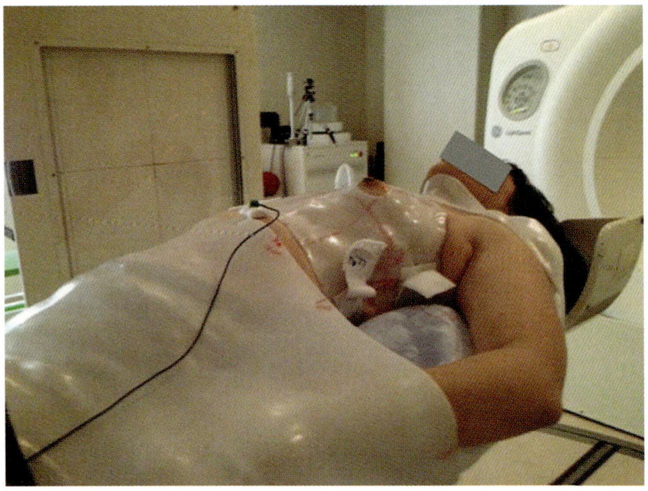

图 35.2 乳腺肿瘤放射治疗患者的摆位

在 1997 年至 2013 年，4 例单发肺转移、2 例胸骨旁淋巴结转移和 1 例单发肝转移乳腺癌患者接受了碳离子放疗。6 cm 肝转移病灶接受单次 36 GyE 碳离子治疗，患者肿瘤局部控制并存活 5 年以上。肺转移患者接受 60 GyE、4 次治疗。1 例 13 cm 大小的肺转移病灶接受 57.6 GyE，16 次治疗，肿瘤未控制；而其他患者肿瘤控制。

35.5 病例研究

病例 1

老年女性患者，50 岁，诊断为 T1N0M0 浸润性导管乳腺癌，肿瘤位于左乳腺，2 cm 大小。因为以前库欣综合征手术造成了严重不良反应，患者拒绝任何手术治疗。患者接受碳离子放疗，13.2 GyE/次，共 4 次治疗，总剂量 52.8 GyE（图 35.3）。至今，肿瘤控制。

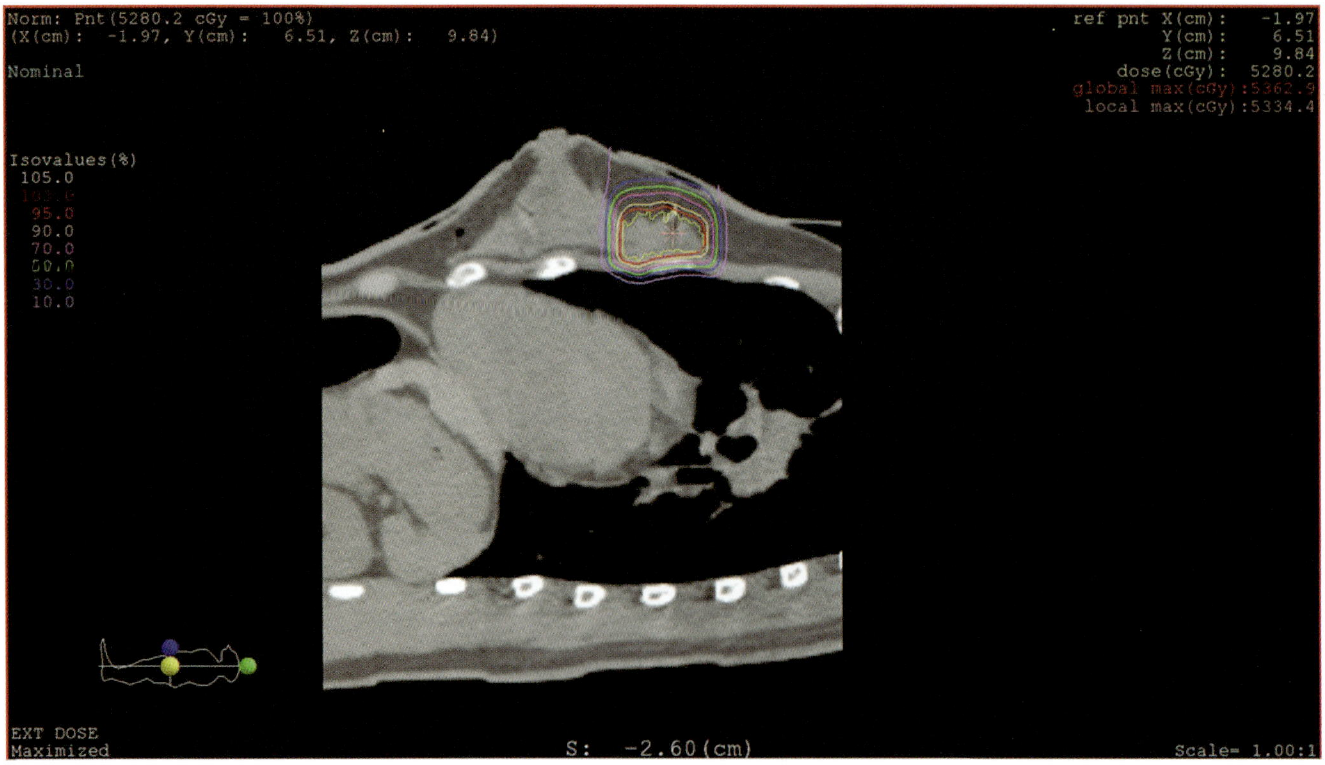

图 35.3 一例 $T_1N_0M_0$ 期乳腺癌治疗计划的剂量分布

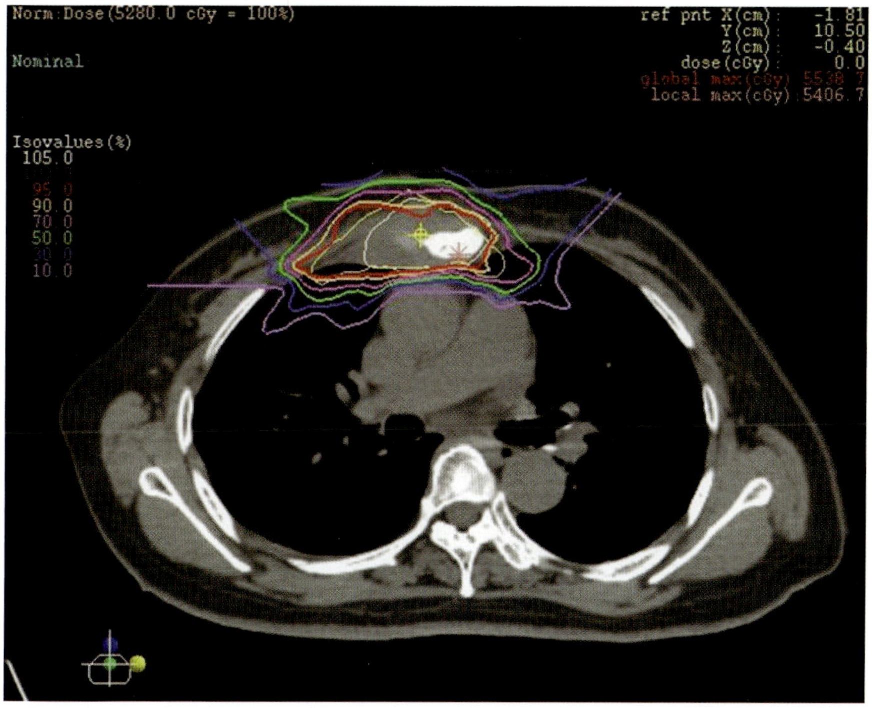

图 35.4 一例胸骨旁淋巴结复发治疗计划的剂量分布

病例 2

老年女性患者，73 岁，右侧胸骨旁淋巴结复发。患者曾接受双侧保乳治疗，包括双侧全乳腺照射。右侧胸骨旁淋巴结复发后，尽管肿瘤进展，患者还是接受了一些系统化疗。患者接受碳离子放疗，4.4 GyE/次，12 次，总剂量 52.8 GyE（图 35.4）。目前，没有复发征象。

（曹明蕊 穆向魁 任昌镇 译）

参考文献

1. Smith BD, Arthur DW, Buchholz TA, et al. Accelerated partial breast irradiation consensus statement from the American Society for Radiation Oncology (ASTRO). Int J Radiat Oncol Biol Phys. 2009;74:987–1001.
2. Hepel JT, Tokita M, MacAusland SG, et al. Toxicity of three-dimensional conformal radiotherapy for accelerated partial breast irradiation. Int J Radiat Oncol Biol Phys. 2009;75(5):1290–6.
3. Kozak KR, Smith BL, Adams J, et al. Accelerated partial-breast irradiation using proton beams: initial clinical experience. Int J Radiat Oncol Biol Phys. 2006;66(3):691–8.
4. Bush DA, Slater JD, Garberoglio C, et al. Partial breast irradiation delivered with proton beam: results of a phase II trial. Clin Breast Cancer. 2011;11(4):241–5.
5. Vicini FA, Kestin LL, Goldstein NS. Defining the clinical target volume for patients with early-stage breast cancer treated with lumpectomy and accelerated partial breast irradiation: a pathologic analysis. Int J Radiat Oncol Biol Phys. 2004;60(3):722–30.

索　引

G

H

J

K